U0199589

病证型结合中医诊疗新模式研究方法

主　审　张华强　陈启光

主　编　申春悌　王　忠　王海南

编　委　张华强　陈启光　申春悌　王　忠　王海南
符为民　陈晓虎　朱　佳　陈江宁　徐丽华
史锁芳　石　磊　郦永平　钱卫东　陈炳为
沈春锋　邹　丹　庄　鑫　黄晓珊　刘　骏
王澄淑　王池社　颜新云　翟洪军

人民卫生出版社
·北　京·

图书在版编目（CIP）数据

病证型结合中医诊疗新模式研究方法 / 申春悌，王忠，王海南主编 . —北京：人民卫生出版社，2021.10

ISBN 978-7-117-32246-1

Ⅰ. ①病… Ⅱ. ①申… ②王… ③王… Ⅲ. ①中医诊断学－研究方法②中医治疗学－研究方法 Ⅳ. ①R24-3

中国版本图书馆 CIP 数据核字（2021）第 213816 号

病证型结合中医诊疗新模式研究方法
Bing Zheng Xing Jiehe Zhongyi Zhenliao
Xin Moshi Yanjiu Fangfa

主　　编：申春悌　王　忠　王海南
出版发行：人民卫生出版社（中继线 010-59780011）
地　　址：北京市朝阳区潘家园南里 19 号
邮　　编：100021
E - mail：pmph @ pmph.com
购书热线：010-59787592　010-59787584　010-65264830
印　　刷：北京汇林印务有限公司
经　　销：新华书店
开　　本：787 × 1092　1/16　　印张：27　　插页：4
字　　数：657 千字
版　　次：2021 年 10 月第 1 版
印　　次：2021 年 11 月第 1 次印刷
标准书号：ISBN 978-7-117-32246-1
定　　价：166.00 元
打击盗版举报电话：010-59787491　E-mail：WQ @ pmph.com
质量问题联系电话：010-59787234　E-mail：zhiliang @ pmph.com

主编简介

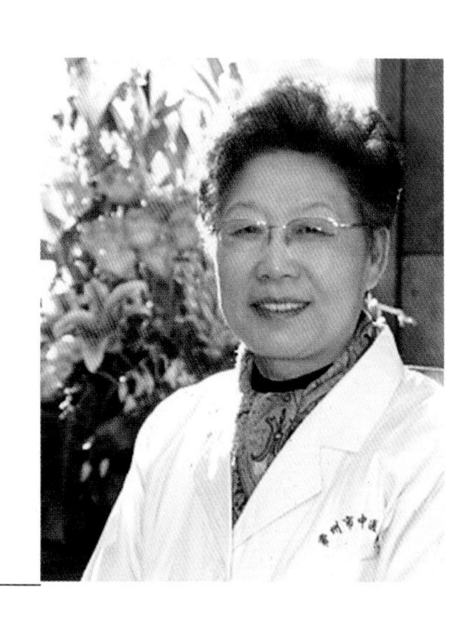

申春悌

孟河医派传人。南京中医药大学博士研究生导师、教授、主任中医师，江苏省名中医，全国中医药传承博士后合作导师，第五批全国老中医药专家学术经验继承工作指导老师、全国名老中医药专家传承工作室指导老师，孟河医派名中医工作室导师。

世界中医药学会联合会临床数据监查工作委员会会长，中国中药协会中药注射剂安全有效性研究与评价专业委员会副主任委员，江苏省中医药学会内科专业委员会副主任委员，江苏省中西医结合学会呼吸系统专业委员会副主任委员。

中国中医科学院特聘研究员，科技部中医药科技项目审评专家，国家自然科学基金委员会项目评审专家，国家药品监督管理局药品审评专家，国家科学技术奖励评审专家，江苏省中医药局科技项目评审专家，并兼任山东省、浙江省中医药科技计划项目评审专家。

为江苏省中药剂型改革定向科研学科基地负责人，一直致力于院内自制制剂的开发和研究，并长期从事中医临床科研方法的探索。擅治急慢性支气管炎、哮喘、阻塞性肺疾病，眩晕症、心律失常、偏头痛，月经不调、痛经、不孕症、更年期综合征等。

主持各类科研项目 20 项，获各类成果奖 19 项，获新药证书 1 项、临床批件 2 项、专利 6 项。发表论文 125 篇，编写专著 5 本。

主编简介

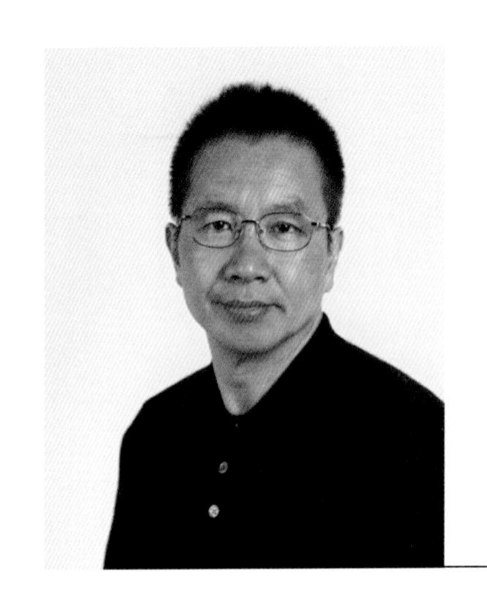

王　忠

研究员，博士研究生导师，现任中国中医科学院中医临床基础医学研究所副所长；世界中医药学会联合会临床数据监查工作委员会副会长兼常务秘书长；中国产学研合作促进会医学专家委员会常务秘书长；中国民族医药学会药品临床评价分会副会长；中国药理学会临床药理专业委员会常务委员；国家药品监督管理局药品审评专家；国家自然科学基金委员会项目评审专家。*Biochemical Pharmacology*、*Biopharmaceutics & Drug Disposition* 等杂志审稿人。先后承担和参与国家“973 计划”、“863 计划”、“十二五”国家科技支撑计划、“重大新药创制”科技重大专项及国家自然科学基金等多个项目，已培养硕士、博士和博士后 20 余人，在 *Trends in Molecular Medicine*、*Drug Discovery Today*、*Journal of Clinical Pharmacology* 等国内外期刊发表文章 100 余篇，SCI 文章 50 余篇。2011 年在 *Journal of Clincal Pharmacology* 上提出了具有中国特色的创新学科——“方剂组学”（Fangjiomics），系统分析了中药配伍的理论、方法以及可能指导未来组合治疗的巨大潜力，被 *Nature* 专刊引用。2012 年和 2013 年先后在 *Expert Opinion on Drug Discovery* 和 *Drug Discovery Today* 上系统介绍创新学科“模块药理学”（Modular pharmacology）的新概念，全面地诠释药物与疾病间关系，当年即被 *Pharmacology & Therapeutics* 引用。2014 年出版《医案学》。

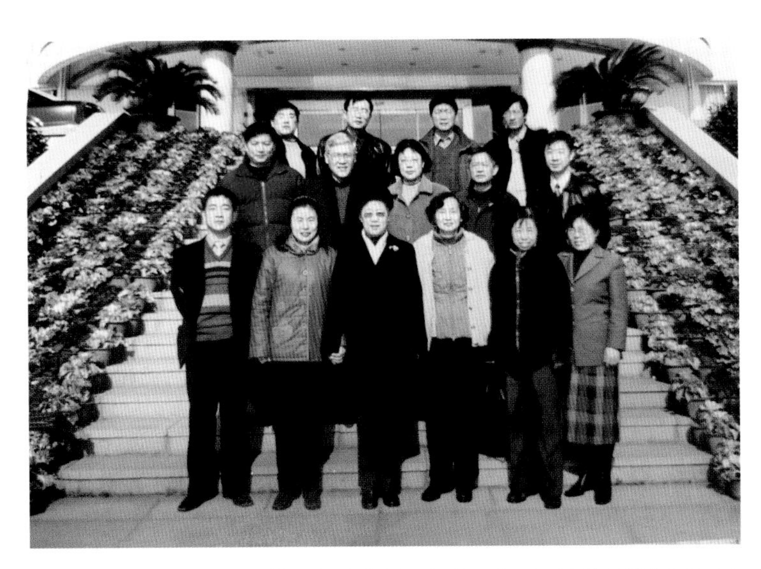

2004 年 1 月　张华强教授组织国家自然科学基金重点项目——证的应用基础研究江苏课题组于常州召开项目总结会，迎接专家组验收

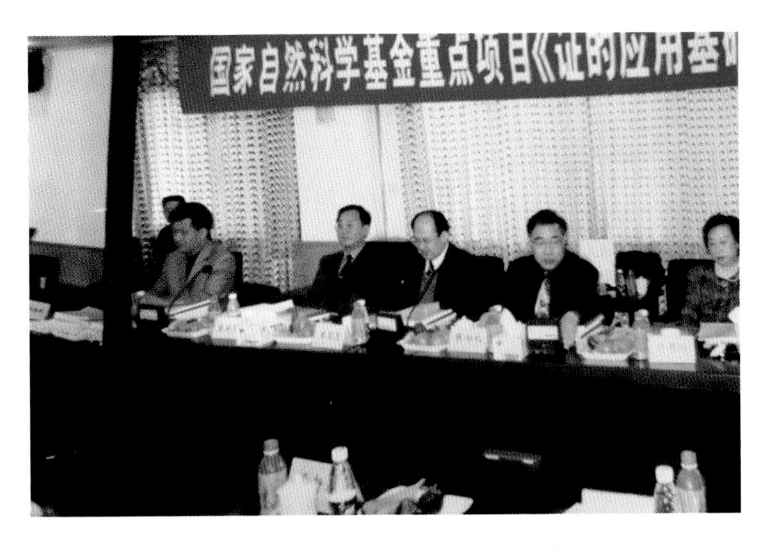

2004 年 3 月　国家自然科学基金重点项目——证的应用基础研究验收报告会召开，验收专家组成员有张伯礼、许有玲、王昌恩、王庆国、王平、吕志平、凌昌全等

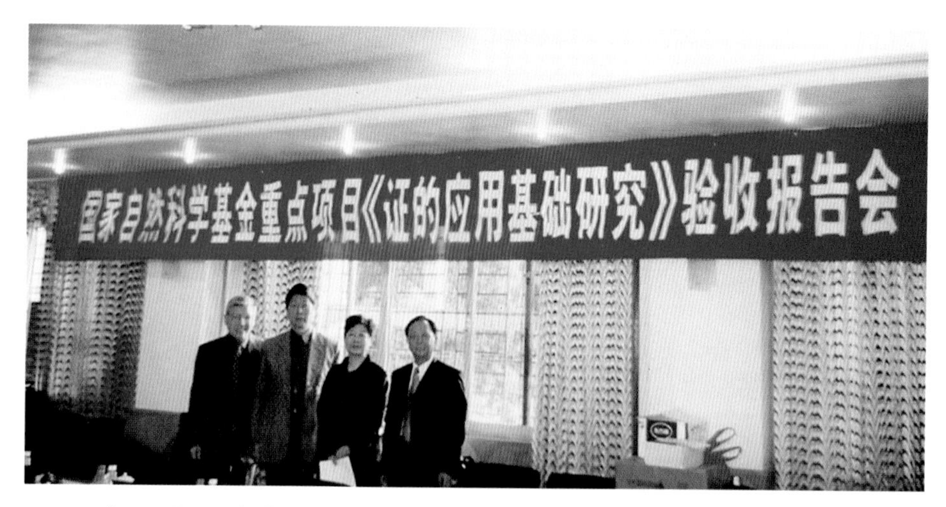

2004 年 3 月　张华强、申春悌、陈启光、符为民于广州中医药大学参加国家自然科学基金重点项目——证的应用基础研究验收报告会答辩，得到专家组一致好评

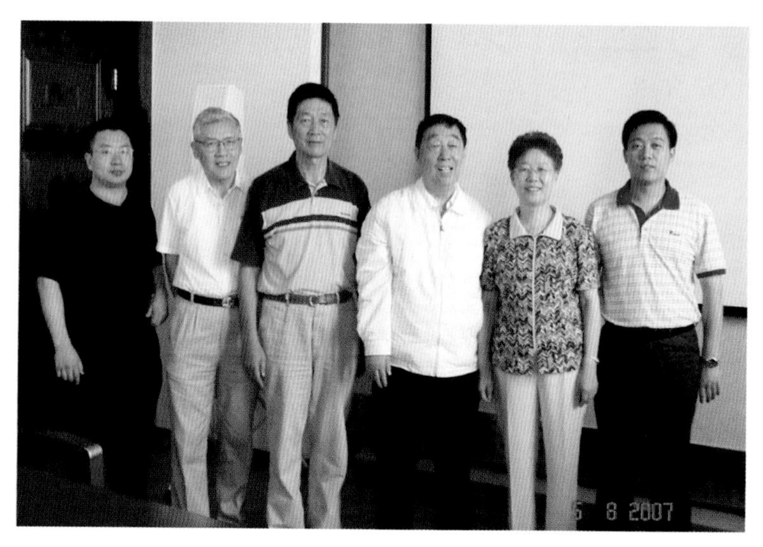

2007 年 8 月　病证结合研究江苏课题组于北京中国中医科学院向王永炎院士汇报病证型诊断模式研究进展

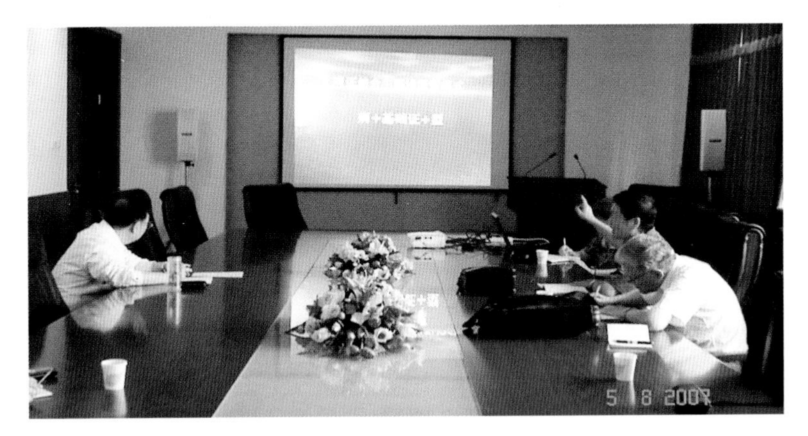

2007 年 8 月　病证结合研究课题组张华强向王永炎院士汇报病证型中医诊断新模式的构成内容

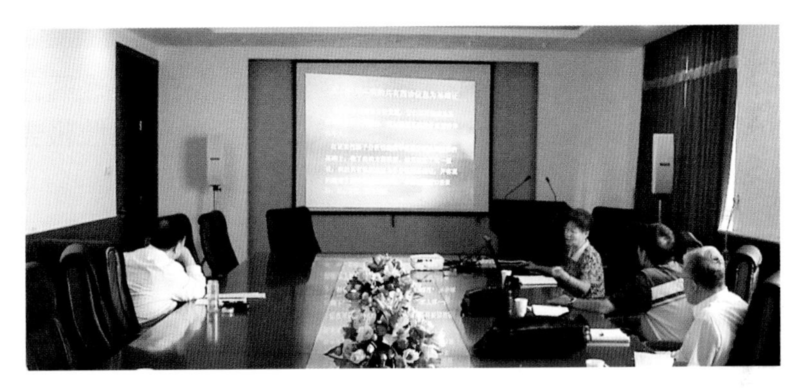

2007 年 8 月　课题组讨论王永炎院士提出的证“内实外虚”概念和基础证及核心病机的关系问题

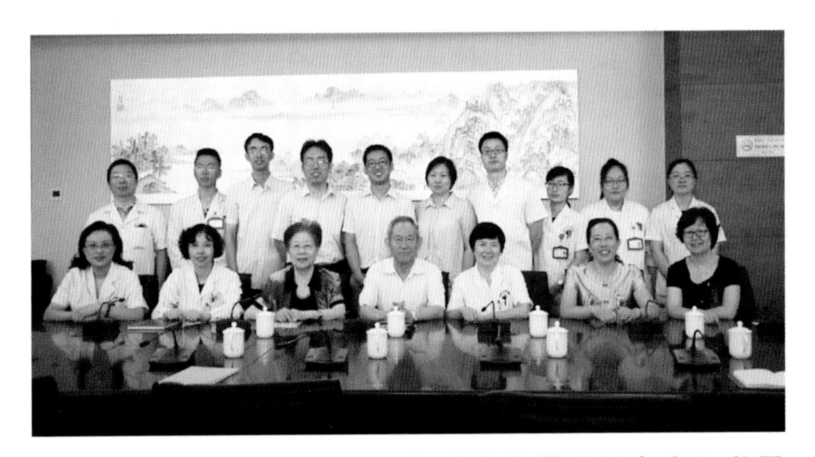

2015 年 8 月　“十二五”国家科技支撑计划专家组世界中医药学会联合会李振吉副会长、徐春波秘书长等一行于常州市中医医院听取病证型诊断模式项目研究汇报

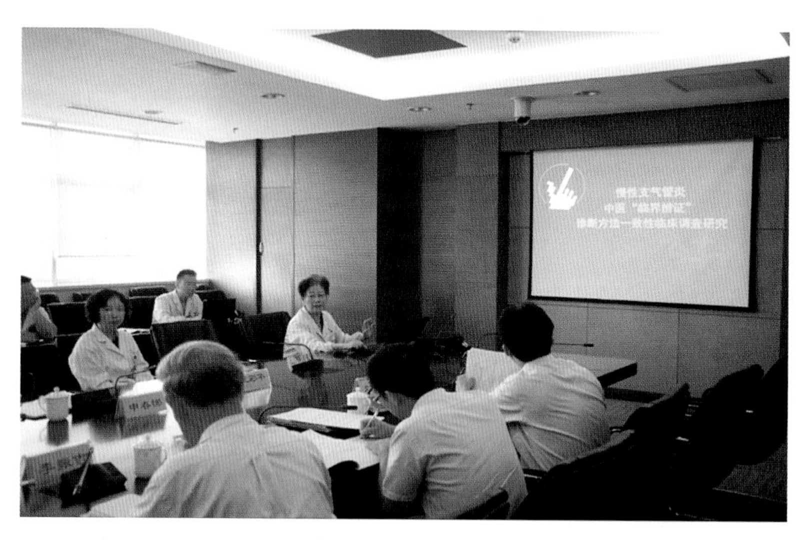

2015 年 8 月　申春悌代表课题组向国家科技支撑项目专家组汇报病证型诊断模式临床实践应用的一致性研究结果

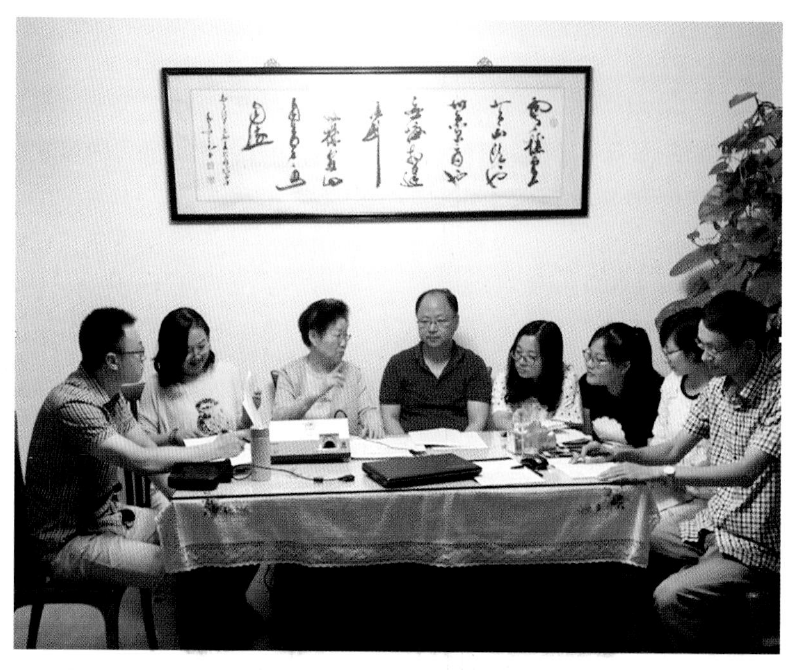

2016 年 10 月　王海南博士参加《病证型结合中医诊疗新模式研究方法》编写框架讨论会

王永炎序

中医药学是全球唯一全面系统传承的医药学，原创思维以观象议病辨证为主体本体，以气阴阳五行学说为关系本体，具有实践经验与国学哲理的中国格致学的精华，格物即正事，致知是创新的动力。

证候是中医现代化研究的核心问题之一，是中医药历史文化和深邃东方哲理的精华所在，是人体复杂系统偏离正常稳态时的特殊状态，自古以来都是通过定型性描述的方式加以认识和把握。系统科学和计算科学的兴起为复杂系统研究提供了新思路。人体是一个复杂巨系统，具有自调节、自适应和自组织的特点，数学模型是对系统进行定量分析常用的工具，其中由状态变量和控制参数构成的某种数学方程式，被称为状态方程，是最常用的描述系统状态转移规律的数学模型，系统的行为、特征、未来发展的趋势等都可以通过它们来刻画。证候的“内实外虚”特征中关键的内容之一就是对“候”的规律的认识和总结，其“内核”即内实的主症，是积两千年的临床实践总结归纳和检验的关于病证的共性规律，而包裹在“内核”之外的症状信息集合是个体的个性表现。证候是多因素、高维度的，通过多种多样的联结形式和高阶度联结构成的一个复杂的立体结构网络，该网络随着时间的演进而变化。这就是证候内实外虚、动态时空、多维界面的三个特征。

中医临床研究对于设定与随机、必然与偶然，以非线性不确定性的数据，展现天道自然一体的混沌运动，大自然和人类社会许多数据其实就是一种没有周期性次序的混沌，激活数据学是基于复杂系统理论及混沌研究的关于大数据的技术，数据在搜索、融合、激活与碰撞状态下，某一个临界点的扰动必然会导致某种全局性的后果。因而证候体系内涵研究，可以得出较为明确的结论，即证候概念中最核心的内容就是象思维背景下具象整合的象-素-候-证的病机，“内核”为“内实”的主症，“外虚”的多元影响因素则以“内实外虚”主体流转的动态时空与多维界面维度阶度层面灵活转换。

证候体系是连接中医理论与临床的关键，最终目标就是要实现理论与实践的统一，在诊疗实践中检验理论，升华理论，更新理论框架，做有思想的研究，提高临床疗效水平。

自1995年，以张华强、申春悌、陈启光教授为核心研究团队，以中医临床辨证为出发点，采用国际通用的科学方法，将个体化诊断方法和群体大样本研究结合起来，不断探索建立符合中医药学自身发展规律的科学、规范、全新的诊断方法和评价模式，初步建立了病证型分类标准研究的基本思想、基本方法和基本框架，形成了病证型结合研究证候分类辨证标准的数据分析技术流程，完成了8个病种38个中医临床辨证分类指标可供临床使用的辨证诊断，在反复实践不断探索过程中，逐渐形成以因子分析、潜在类别分析和结构方程模型为基础的系列分析方法，通过降“维”升“阶”提取高血压病的基础证、不同型的常见证候要素，进一步完善了病证型分类方法学研究。该团队能开拓视野并落实到中医学自身规律与方法学的研究方面，其形成的病、证、型结合分类研究的成果，提出的基础证、特征型的证型“八字”表述概念，提供了中医临床辨证研究的新思路和新方法，将为定性和定量结合的病证分类研究提供依据，有利于丰富中医辨证论治理论，更新中医学教材内容和新药开发，并为中医药行业技术规范标准的制定提供参考依据。书稿即将付梓，感谢作者团队对我的信任，虽在病中，不敢懈怠，谨志数语，爰为之序。

中央文史研究館館員

中国工程院院士

王永炎

庚子季夏

张伯礼序

中医传承发展有五千年的历史，在保障民族繁荣昌盛，维护人民健康中发挥了重要作用。中医学的理论博大精深，支脉繁茂。不同地域特点，不同学术流派是中医药发展的内生动力之一。“吴中名医甲天下，孟河名医冠吴中”便是中医学术流派的著名例证。

孟河医派临证辨证细腻准确，用药润和平正，常于平淡中显奇效，传承甚久，日益发展。申春悌教授作为孟河医派的优秀传人，在继承其师徐迪华教授所创之中医证的“临界状态”学说的基础上，与张华强教授、陈启光教授等组成课题组，数十年致力于中医辨证规律及方法的研究，取得诸多令人瞩目的科研成果。

申春悌教授课题组立足临床，采用横断面调查等流行病学研究方法与因子分析、结构方程模型等数理统计方法深入开展证的应用基础研究，比较各症状因子指标与证候分类的相关性，分析疾病与基础证、基础证与各分型之间的联系，以明确疾病基础证和各分型的临界辨证指标，进而提出“病证型结合”的诊疗模式，有效地指导着中医的临床诊治，深入浅出，清晰明了，在业内有较大学术影响。

自20世纪90年代初，与申春悌教授相识，共事已近卅年，共同承担了多项国家攻关项目研究，近十余年又共同承担了国家中医药病证标准的制定工作。申春悌教授中医基础功底深厚，临床经验丰硕，且善于吸取当代科学知识为我所用。为学勤勉，为友真诚，是一位颇令人尊敬的良师益友。我所受教益颇多，感念至深。

今次，申春悌教授携其门人、弟子等撰写专著，将其与课题组研究中医辨证规律及方法的科研历程一一展现。这不仅是对以往工作的总结，也是展示中医证治研究的深刻解析，可谓启迪后人的一瓣心香。相信专著的问世，必将对人们深入认识中医辨证规律、探索病证结合的临床实践大有裨益。

本书的撰写从一个侧面反映出孟河医派守正创新，不拘泥于中西之争，将中西医学熔冶于一炉的学术风范，是发皇古义，融汇新知，传承创新，实践中西医结合的范例，可资借鉴学习。先睹为快，乐而为序。

中国工程院院士
天津中医药大学校长
中国中医科学院名誉院长
张伯礼

庚子年夏

前　　言

中医药必须要尊重规律、传承精华、守正创新，发展中医药学科内涵，突出中医药优势；同时应与时俱进，吸纳同时代科学技术与方法，不断促进中医药学科发展，创新中医药理论与临床实践，服务现代临床防病治病的需求。

本书旨在通过对以张华强教授、陈启光教授、申春悌教授为核心的研究团队，在王永炎院士、张伯礼院士多年的指导和帮助下，在江苏省科技厅、国家中医药管理局、国家自然基金委员会、国家重点基础研究发展计划（973 计划）等立项资助下的病证型诊疗新模式的建立和方法学研究经过及成果的系统回顾和总结，助力现代中医临床诊疗水平的提高及规范病证结合证候分型标准的研究。

中医药学是以疗效为基础的临床医学，是当今医学体系中唯一具有独特理论体系和丰富临床实践经验，延用数千载而不衰的医学体系，它不仅为中华民族的繁衍昌盛做出了重大贡献，还对世界文明产生了举世瞩目的影响。

中医药学独特的诊疗方法和卓著疗效，是其得以延续、发展和走向世界的基本保障；辨证论治理论及实践，是中医基础理论和临床实践之间的纽带和桥梁，彰显了中医的生命观、健康观、疾病观和诊疗观，具有丰富的个体化诊疗和精准治疗的内涵，是中医核心理论的重要组成部分，最集中、最突出地显示出中医的显著特色和巨大优势。“辨证”与“论治”相较，辨证是基础，只有辨证精准，论治才能获取确切疗效。数十年来，医学界借鉴现代多学科的最新技术、手段和方法，开展中医四诊客观化、证的标准化、证的量化、证的本质和证的动物模型研制等研究，取得了可喜的成绩。由于研究结果尚未摆脱经验式、不确定性的诊断模式，使传统辨证缺乏客观、统一的规范和标准，给中医诊断、疗效评定、中药新药研发、临床防治效果提高，以及行业标准制定、国际交流和知识产权保护等造成诸多困难。同时因临床缺乏科学规范的辨证诊断标准，使中医临床疗效的提高也大受影响。这些问题已经成为制约中医药传承创新和实现现代化的瓶颈。

1995 年，时任江苏省中医药管理局局长的张华强教授在长期的中医药教学和管理工作中，认为中医领域存在基础理论研究发展不快、中医教育起点有待提高等一系列问题，通过长期思索和考虑，怀着对发展中医事业的使命感、紧迫感，提出中医临床辨证现代化研究首先要解决病和证的“两张皮”问题。在国家中医药管理局和江苏省科技厅的支持下，立项“中医临床辨证现代化的研究”，简称“9521 工程”，寓意该研究为 1995 年面向 21 世纪的中医基础理论研究的创造性工程，任重道远，需长期不懈努力，自此拉开了江苏中医药界开展临床病证型结合方法研究的序幕。

1996 年 9 月 19 日江苏省中医药管理局主持召开了“中医临床辨证现代化的研究”项目的专家咨询委员会会议，该会议既是一次中医临床辨证现代化研究思路与方法的交流会，也是“9521 工程”课题研究实施方案的研讨会。会议决定中医临床辨证现代化研究应坚持中医药是研究的出发点和归属，研究成果必须能回归、充实、提高、发展中医药学术体系。在采用国际通用的科学方法将个体化诊疗方法经验总结和群体大样本研究结合起来的同时，应建立符合中医药学自身发展规律的科学、规范、全新的诊断方法和评价模式。

1997 年，经过“病统证”和“证统病”的不同研究模式的尝试，课题以西医病为依托，以中医传统辨证结果为依据，从中医临床实践入手，运用临床流行病学 /DME（设计、衡量、评价，design measurement evaluation）方法，把临床研究、实验研究、数理统计分析和以中医理论体系为本的理性分析充分结合，通过较大样本的群体性的病证结合研究，探索病证结合中医证候的分类标准，建立新的中医临床辨证诊断模式，以促进中医临床诊疗水平提高和理论创新。这一研究对中医学来说是一种创新性研究。该观点得到了全国政协委员陈可冀、吴咸中教授的支持，两会期间，《中国中医药报》刊登了二位应加强现代中医基础医学研究的提案。随之，1998 年张华强教授组织了我省名老中医江育仁教授、周仲瑛教授、徐景藩教授、申春悌教授等联名撰写了题为“病证结合中医临床辨证现代化研究”的建议书，得到了国家自然基金委员会的认可。1999 年由广州中医药大学赖世隆教授和南京中医药大学张华强教授共同牵头的国家自然基金重点项目——“证”的应用基础研究获得立项，广州中医药大学从事纯中医证候标准的研究，南京中医药大学从事心、肺、肝部分的病证结合研究。自 1995 年项目研究预试验开始，通过近八年的努力工作，2004 年 3 月 8 日项目研究成果在广州中医药大学通过了国家自然科学基金委员会以张伯礼院士为首的专家组验收，专家们对此研究一致予以高度评价，评为 A 级、国内领先水平。研究中，我们进行了近 2 000 例的病案回顾性调查及 4 600 例临床病人现场调查的群体性研究，探索了病证结合，中医证候分型标准研究的基本思想、基本方法和基本框架；形成了病证型结合研究证候分类辨证标准的数据分析技术流程；完成了 8 个病种 38 个中医临床辨证分类指标以供临床精准辨证诊断使用。为继续参加 2005 年国家重点基础研究发展计划（973 计划）证候规范与辨证方法体系项目，主持高血压病中医证候要素研究课题奠定了基础。

项目研究中，东南大学陈启光教授曾赴美国国立卫生研究院调研方法学，提出中医的病证型结合证候分类研究是一种隐变量的研究，主要特点是使用隐结构模型，结合使用类似教育学和心理学研究的某些方法对数据进行分析。在陈启光教授指导下，王忠研究员、王海南博士在参研本课题工作中对医理设计和数据分析进行了认真探讨。课题组提出病证型结合中医证候分类研究方法，即在信息量化的基础上，采用数学和统计学相结合的方法，用 AMOS 软件对收集的全信息数据进行双盲法的统计处理，在反复实践不断探索过程中，逐渐形成以因子分析、潜在类别分析和结构方程模型为基础的系列分析方法。

2005 年，我们在王永炎院士提出的证候“内实外虚”理论和孟河医派徐迪华教授证“临界状态”理论的指导下，提出病证结合“基础证”概念，即疾病的核心病机就是证候的“内实”部分，是该疾病的基础证。随之以国家重点基础研究发展计划（973 计划）证候规范与辨证方法体系的高血压病课题为模型，进行了更加规范而深入的研究，在原研究方法的基础上，通过降“维”升“阶”提取高血压病的基础证、不同分型的常见证候要素，研究各证候要素及其应证组合，回答了一个病应该有几个证和型的分类，每个病的基础证和不同型有哪些指标构成，即“同病异证（型）”的辨证分类指标，同一个证候分型在不同西医病种中的表现，即“异病同证（型）”的辨证指标，这些所谓相同的证候分型所表现的主要指标有无差异，同时探讨了定量反映证候分型与其相应的主要指标间的关系，证候分型与证候分型之间相关关系的表达，如何定量反映病与证候分型之间的因果关系等问题。探索了病证型结合的中医辨证诊断新模式，提出了疾病的基础证、特征型的证型“八字”表述概念，完善了病证型分类方法学研究。

2012年，陈炳为教授代表课题组再次申报了国家自然科学基金“潜在变量模型在中医证候量化中的应用研究”，从统计理论和临床实践的需要出发，在应用诊断分类模型对证候要素进行提取研究结果基础上，用Bayesian后验概率原理对个体进行统计诊断，为临床医师对病人进行个体化临床诊疗提供参考，也为建立中医人工智能计算机辅助诊断模型提供理论和实践的依据。

2018年，江苏“9521工程”研究团队、中国中医科学院临床基础研究所、南京中医药大学附属常州中医医院与金陵科技学院联合研发“病证结合中医辨证诊断研究辅助平台”，拟将病证型研究的思路和方法计算机智能化，为进行病证型辨证诊断分类研究的临床医生提供更加便捷的使用方法。

病证型结合诊断分类研究提供了新的中医临床辨证思维方式，为研究病中证候分类的定性和定量提供依据，丰富了中医基础和辨证论治理论与实践。同时在研究中，为了实践本诊疗模式的可行性，我们进行了不同疾病的临床诊断和治疗实践工作，不断完善了病证型传统与现代相结合的中医诊疗模式。

今天我们将“八五”期间国家攻关项目中风病先兆症证候学的临床调查研究对病证结合研究的思考；“九五”期间对“病统证”“证统病”的临床调查研究；“十五”期间完成的病证型结合分类研究的基本思想、基本方法、基本框架；“十一五”期间对中医病证型分类方法的临床实践研究；“十二五”期间初步建立的病证型结合诊疗新模式以及“十三五”期间对研究思路和方法的计算机智能化辅助平台研究奉献给读者，为使中医临床辨证论治理论和实践逐渐步入现代化可持续健康发展道路，共同攻坚克难，携手努力。

自1995年立项至今的26年研究中，始终得到了东南大学王澄淑老师的大力支持和帮助。感谢“9521工程”课题运行中对病种临床资料收集倾注了大量心血的江苏省中医医院符为民、郦永平（脑梗死），陈晓虎（高血压），石磊（冠心病），陈江宁、钱卫东（高脂血症），徐丽华（慢性支气管炎），朱佳（慢性肺源性心脏病），史锁芳（支气管哮喘）。感谢积极参与国家重点发展规划项目病证结合中医辨证标准规范方法学的研究（2003CB517101）高血压病病证结合证候要素研究的常州市中医医院陆岩、常惠，辽宁中医药大学附属医院梁茂新，南京市中医医院顾宁，江苏省中西医结合医院沈建平，广东省中医院珠海分院刘志龙、王严冬等老师，同时也感谢我历届研究生的共同参与和努力，在此一并衷心致谢。

本书即将付梓之际，全国抗击新冠肺炎疫情先进个人、南京中医药大学附属医院史锁芳教授因公殉职，史教授用生命践行伟大抗疫精神，我们永远怀念他。

南京中医药大学附属常州中医医院　申春悌
2021年10月20日

目　　录

上篇　理　论　篇

中篇　方　法　篇

下篇 实践篇

上篇　理　论　篇

第一章

概　论

“病”与“证”的概念从古至今一直是中医药理论研究与临床实践过程中的主线，辨病并非西医的专利，更是中医诊断的最基本特征，中医学注重辨病与辨证的结合，这些方法经历了长期临床实践的考验，并在医疗活动中不断发展和补充。本书的病证型诊疗模式是在病证结合基础上的再一次升华，促进了中西医的融合，是现代中医临床研究的切入点，是构建现代中医诊疗方法的有效途径。

病、证、型结合是从不同角度，采用传统和现代相结合的方法获取对疾病的认识。“病”是机体在一定条件下与来自内外环境的致病因素相互作用而产生的损伤与抗损伤过程中，引发一系列代谢、功能和/或结构的变化，表现为症状、体征和行为的异常。“证”是疾病临床症状表达的生理病理反应状态，是在疾病发生发展过程中某一阶段的病理概括，是病机产生的核心。“型”是在疾病证候诊断分类研究发展的基础上延伸出来的，在疾病基础证确定后，根据特异临床症状进行的再次诊断分类。病证型结合是明确疾病的现代医学诊断，辨析疾病的“基础证”，确定和基础证相关的“特异型”的诊疗方法，有利于中医临床诊断和治疗水平的提高。因此，系统地回顾中医学辨病、证、型的历史，可以为进一步研究临床病证型结合，提高中医临床疗效，创立新的中医诊疗模式提供思路和方法。

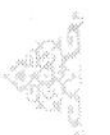

第一节　传统中医对病与证的认识

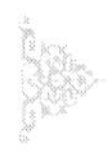

诊断是治疗的前提，辨病准确才能对症下药。传统医学对辨病的认识早于辨证，但重视两者的有机结合，只是在不同的历史时期，相应的社会文化背景对医家认识和诊治疾病的思维方法与模式，具有或多或少的渗透与影响，故而出现辨病论治和辨证论治的侧重差异。辨病是中医临床不可缺少的内容，临床治疗的目标主要也是针对病，任何疾病都会有原因可查、病机可寻、规律可循、治法可用、预后可测，临床诊疗须辨病与辨证相结合。

一、中医学辨病的历史沿革

中医“病”和“证”的概念和具体内涵是什么？历代医家众说纷纭，缺乏公认、标准的表述。纵观古今医籍，关于中医辨病的记载略早于辨证，但病、证、症往往同时出现，互相关联，难以分割却各有侧重，尤其是在中医学理论体系构建之初，证的概念尚未从病中分化出来，当时以病为辨析目的，治疗依病进行，辨病论治是当时最有效的认识与治疗疾病的方法，因而无论过去和现在，辨病论治都应作为中医治疗学的一部分。直到1986年卫生部在北京召开的全国中医证候规范化学术研讨会上初步将“疾病”定义为“在病因作用或正虚邪凑的条件下，体内出现的具有一定规律的邪正交争、阴阳失调的全部演变过程，具体表现为若干特定的症状和阶段相应的证候”。“证候”是“疾病本质的反映，在疾病发生发展过程中，它以一组相关的脉症表现出来，能够不同程度地揭示病位、病性、病因、病机，为治疗提供依据，并指明方向”。这一解说，基本明确了“病”“证”“症”的内容实质与关系。

（一）中医学“病”的早期文字记载

“病”的文字记载最早可追溯至商代，较《黄帝内经》（以下简称《内经》）对证的论述早了 1 000 多年；殷墟出土的甲骨文中，载病 323 片、415 辞，记载有疾首、疾目、疟、疥、蛊、龋等 20 多种疾病名称，是我国现存最早的文字古籍，也是疾病最原始的记录，较埃及、希腊等文明古国类似记载早 700~1 000 年。《诗经》《尚书》《周易》等典籍中，对热病、昏迷、浮肿、顺产、逆产、不孕等病已经有了初步的记载和论述[1]。《周礼》论述有疮疡、创伤、骨折等外科病名。目前发现最早的医方书《五十二病方》中记载有 52 类 103 种疾病，283 个医方。《内经》中多处提及“病名”一词，如《素问·疏五过论》有“诊之而疑，不知病名”，并以“病”的形式进行专篇讨论。由此可见，很早以前中医学对多种疾病就有了较为普遍的认识，且远早于西方医学，是世界医学极为重要的一部分，以医学理论的创新性来说，在当时是无可比拟的。

（二）辨病论治理论的形成和发展

从商周时期《周礼》中外科疾病的记述，到秦汉时期对疾病详细论述的不断扩大，可以看到辨病论治理论的形成；追溯中医经典著作《内经》提出疾病、证候、症状三种形式，最早提及“病名”一词，应是辨病施治思想的源头。书中著录病名 300 多种，其中“疟论”“痹论”“痿论”“咳论”“寒热病”“水肿”“热病”等都以病的形式分设专篇，并对其病因、病理、病位、临床表现、诊断及鉴别诊断、治疗、预后进行了相关阐述。且“十三方”就是针对疾病而设的，初具专病专方的特点。

东汉张仲景继承和发展了辨病思想[2]，奠定了在辨病论治体系下的辨证施治思想。《伤寒论》以六经病分类，先列总纲，然后按具体病名分类，最后则详细地分析脉证、传变、合病、并病、变证，给出治疗方案、处方用药、服用方法等。整体结构脉络清晰，一目了然，完全是在辨病基础上进行辨证的。《金匮要略》则更加明确，全书以病名立篇，以病统方，据病施治，初步确立了辨病论治框架，可以说将《内经》辨病论治理论向前推进了一大步。

（三）辨病论治体系的建立和完善

晋隋唐宋时期的医家在前人认识的基础上，对疾病有了更加全面和深入的了解。尤其是葛洪、巢元方、孙思邈、王焘、王怀隐、许叔微等人，均善于从收集整理名方验方入手，总结中医辨病用方经验，在充实理论的基础上建立中医辨病论治体系。当时的医家非常重视对疾病的认识，所载病名已逾 1 000 种[3]，对疾病的命名也更加科学合理。晋代葛洪明确指出医学研究应“分别病名，以类相续，不相错杂”，所著《肘后备急方》对多种疾病的论述属我国乃至世界之最，如所述天行发斑疮，是世界上对天花病最早的认识。隋代巢元方《诸病源候论》以病为纲，从源分候，书中论述的雀盲症，欧洲到 10 世纪才有所记载。该时期在发展辨病的基础上，辨病和辨证相结合治疗也有所发展，唐代孙思邈《备急千金要方》《千金翼方》既有辨病论治，按病列方，又有辨证论治，按证列方；王焘的《外台秘要》中所罗列的病种更为全面，包括内、外、妇、儿、骨伤、皮肤、五官等科疾病，收方达 6 000 余首；王怀隐等编著的《太平圣惠方》100卷，分列1 670门，录方16 834首，可谓齐备。宋代以后，受理学思想体系的影响，医学界开始在典籍中寻找辨证素材，并加以推演，出现了以《伤寒微旨论》《南阳活人书》《小儿药证直诀》为代表的“辨证”之书。宋代王硕在《易简方》中说：“六淫外感，七情内贼，停寒蕴热，痰饮积气，交互为患，证候多端。亦有证同而病异，证异而病同者，尤难概举。”这里已将病和证分开来说。最值得称道的是北宋大观年间（公元1110年）太医局编著的《太平惠民和剂局方》，分列诸风、伤寒、痰饮、诸虚、小儿诸疾等14门，载方788首，大多因病而设，其中四君子汤、四物汤、二陈汤等名方，在临床上应用十分普遍，有些成为家喻户晓的常备药，使专方治病成为风尚，有力地推动了辨病论治研究的发展，且不断完善了辨病论治的体系[4]。

（四）辨病论治方法的提高和创新

明清时期，我国南方一带流行瘟疫、霍乱一类的传染病，众多医家习用六经、脏腑辨证之法治疗，屡屡败北，不得不考虑辨病论治，当时吴又可、吴昆、王肯堂、叶天士、吴鞠通、徐灵胎等人均在其专著中反复强调“诊病施治”的重要性和迫切性。孙志宏《简明医彀》对200余病证各列一个主方，在主方基础上根据疾病不同表现进行加减，并列有成方及简效方，以备医者查阅，颇多实用，孙氏于该书自序中称：“其书备而不冗，约而不漏，义类浅显，人人可解，若射必有彀，故命曰《简明医彀》”。龚廷贤《万病回春》列有“诸症主药”，李时珍《本草纲目》中亦载有大量专病专方。清代医家喻嘉言指出“先议病，后用药”，张璐著《张氏医通》列内、外、妇、儿诸科各病专方，以备其用。清代伊始，叶天士、徐灵胎等医家高度重视辨病问题，足见辨病在论治上的重要地位。其后汪昂的《医方集解》、吴仪洛的《成方切用》、鲍相璈的《验方新编》等书中也大量记载了简、廉、便、验的治病名方，这些都大大地丰富和提高了中医辨病论治内容。中医学在长期临床实践中确立了众多疾病名称，如疟、痢疾、霍乱、白喉、肠痈、破伤风、肺痿、麻风、黄疸、白癜风、噎膈等，其中包括病名的二级分类，如黄疸在《金匮要略》分为五疸，《诸病源候论》分为九疸，后世则以黄疸、谷疸、女劳疸、黑疸、酒疸沿用，痢疾分湿热痢、寒湿痢、疫毒痢、噤口痢、休息痢等。

中医学在民国时期受到严重摧残，新中国成立后又获得了新生，20世纪50年代中期，中医学界进行了关于中医辨证论治的大讨论，将辨证论治原则列为中医基本特色之一，淡化了对辨病论治的进一步研究，无形中影响了中医临床的进步和发展，直到20世纪90年代中期，辨病论治问题才被诸多有识之士重新提到发展中医学的议事日程上来，并赋予了新的概念，将中医辨病论治研究提升到一个新的水平。原国家技术监督局于1997年3月4日发布了《中医临床诊疗术语》，其中关于中医疾病，规定了中医内、外、妇、儿、眼、耳鼻喉、皮肤、肛肠等科临床常见病及其定义，计930条，并按中医认识疾病的规律进行分类，病的确定以中医为主，在符合中医学理论体系和临床实践的前提下，收录了部分新创及经过改进和优化的病名，以反映中医学术发展的成熟内容，另有症状性术语49条，当病种难以确定时，可以症状待查形式作为暂时性诊断。

通览20世纪90年代前有关中医的辨病论治研究著述，可以发现它们最大的特点就是不断创造新理论、新方法。如果说明清时期温病学说是中医学一种突破的话，那么近几十年诸多学者在辨病论治、专病专方等方面的研究成果则为中医学理论注入了新的内涵。目前国内正式面市的众多新药、新产品，均遵循中医基本理论，根据中医药君、臣、佐、使组方原则，在病证结合方法的指导下进行临床试验和药理毒理实验，较之古人有了很大的进步，在提高该类药物临床疗效客观性的基础上，保证了用药的安全性。这些病证结合的中药新药其实也是辨病论治的实践产物。后人要在古人临床经验的基础上取得更好的疗效，就必须注重创新，这也是时代赋予中医药的使命。

二、中医学辨证的历史沿革

辨证论治思想孕育于《内经》，发挥于《伤寒杂病论》，在数千年的历史实践中不断丰富与发展。直至近现代，中医学者才将指导中医临床的辨证方法归纳总结成“辨证论治”理论体系。

（一）中医学“证”的早期文字记载

“证”字最早出现在《内经》，即《素问·至真要大论》之“气有高下，病有远近，证有中外”。而“证候”一词最早出现在南朝陶弘景《肘后百一方·序》中，其撰“《效验方》五卷，具论诸病证候”。如今广泛使用的“证”是明清以来逐渐形成，上世纪50年代才确定下来的具有特定概念的术语。

从“病”与“证”的文字记载上来看，传统中医对病的认识早于对证的认识，且内容丰富。传统辨证实际上是在辨病的基础上发展而来的，是人们在对疾病认识不断清晰以后，为了加强对复杂疾病临床治疗的针对性，逐步把疾病某一阶段病因、病位、病性和邪正关系等病理内容概括为“证候”，以对疾病进行进一步诊断分类，有利于临床的治疗。

（二）辨证思想的萌芽和发展

中医辨证思想历史悠久，最早在《内经》中就蕴含了辨证思维雏形，如《素问·至真要大论》提出，“谨守病机，各司所属”，其实质就是辨证论治。《内经》病机十九条分隶上下、五脏、风寒暑热火，且书中以风论、咳论、痹论、痿论等对诸专病分证加以阐述，初见辨证论治之端倪。书中涉及望神、察色、闻声、问病、切脉等诊断学内容，以及三因制宜、整体恒动、标本先后的辨证原则，为后世各种辨证方法的发展及理论体系的完善奠定了基础。据此，可认为《内经》已初步构建了辨证论治理论的框架。

东汉著名医家张仲景将辨证论治的哲学思想与临床相结合，创六经辨证，以此确立了辨证论治的理论体系。其著《伤寒杂病论·自序》曰：“撰用《素问》《九卷》《八十一难》《阴阳大论》《胎胪药录》，并平脉辨证，为《伤寒杂病论》合十六卷。”这是“辨证”一词的最早记载。书中还提出了“观其脉证，知犯何逆，随证治之”的理论，确立了中医辨证论治的原则。

晋唐时期，辨证方法得到了进一步发展，医家大多将辨证和治疗结合研究，但亦有把辨证作为诊断学科来研究的医家，其代表为西晋王叔和，其所著的《脉经》系统阐述了三部九候、寸口、二十四脉等脉法[5]。隋·巢元方等编撰的《诸病源候论》是我国第一部论述病源和病候诊断的专著；后来唐·孙思邈《备急千金要方》将五脏六腑分虚实，丰富了脏腑辨证的内容。

宋金元时期，学术氛围浓厚，辨证方法的发展突飞猛进。宋·陈无择《三因极一病证方论》中将病因分为内因、外因及不内外因三类，是病因辨证理论与方法比较完备的著作。金元四大家是该时期医学思想的集大成者，刘完素提“六气皆从火化”，发展了火热论的辨证学说；李东垣主张“百病皆由脾胃衰而生”，对脾胃病的辨证进行了完善；张从正主张“病由邪生”,发展了汗、吐、下的治疗理论;朱丹溪力倡“相火论”,认为“阳常有余,阴常不足”,深化了阴虚证的病机及治疗。元代敖氏著《点点金》及《金镜录》,结合临床分析病机,完善了辨证的方法。

明清时期,历代医家在前人的基础上不断完善和发展辨证思维,形成了各家学派百花齐放的局面,虽然各医家思想偏重不同,但对辨证都尤为重视。明·楼英《医学纲目》提出辨证论治基本步骤为“先分别气血、表里、上下、脏腑之分野,以知受病之所在,次察所病虚实寒热之邪以治之”。明·周之干在《慎斋遗书》提出“辨证施治”;明·张介宾《景岳全书》中的“脉神章”“十问歌”“二纲六变”“诊病施治”之论等,对后世临床诊断影响甚大。清·程钟龄《医学心悟》中的“寒热虚实表里阴阳”篇是对八纲辨证的又一次总结。清代吴谦在《医宗金鉴》中强调“证详表里阴阳虚实寒热,方按君臣佐使性味功能”,至此“八纲”这一具有重要意义的辨证纲领始告完全形成。章虚谷在《医门棒喝·论景岳书》中最早提出“辨证论治”一词:“不明六气变化之理,辨证论治,岂能善哉?”

温病学说的形成是辨证体系中的又一次里程碑式的发展。清·叶天士在总结前人学术经验的基础上,为弥补六经辨证的不足,扩展了外感热病的证候范围,创立了“卫气营血辨证”,建立了温病辨证论治的新体系。吴鞠通进一步总结并发展了温病学说,著书《温病条辨》,以三焦为纲,病名为目,创立了“三焦辨证”方法。

1955年,任应秋在《中医的辨证论治体系》中明确提出了“辨证论治”的现代概念及意义,并首次将其提升到中医临床治疗基本原则的高度,“辨证论治”才作为中医固定术语真正登上当代中医学的舞台[6]。自此,中医辨证论治得到广泛认可,并作为中医的“特色”之一正式出现在《中医学基础》教材里:“所谓‘辨证’,就是分析、辨别、认识疾病的证候。‘论治’就是根据辨证的结果,确立相应的治疗法则……辨证论治过程,实际上就是认识疾病和解决疾病的过程……由此可见,‘辨证’的‘证’是对疾病的原因、部位、性质,以及致病因素和抗病能力相互斗争情况的概括。”现代辨证理论已经日臻成熟、完善,辨证方法不断发展,除了传统的望闻问切,亦可借助仪器设备检测的方法拓展和延伸中医传统的诊断视野。

(三)辨证方法的丰富与完善

传统中医学已形成了“脏腑辨证”“八纲辨证”“六经辨证”“气血阴阳辨证”“卫气营血辨证”“三焦辨证”“病因辨证”“经络辨证”这八种经典的辨证体系。随着时代的进步,临床医学实践的不断发展,经典的辨证体系已不能完全适用于复杂的临床实际,当代学者为了适应日新月异的医学需求,开始探索更多新的辨证方法。

据统计[7],新中国成立至今的文献及专著记载中有明确定义的辨证方法就有41种。早期学者们的研究仍停留在对传统辨证体系的改进与充实上,如秦伯未于1961年提出的以风、寒、暑、湿、燥、火、疫、痰、食、虫、精、神、气、血为辨证要点的“十四纲要辨证”方法。方药中先生理论联系临床提出“脏腑经络定位,风火湿燥寒表里气血虚实阴阳毒十四字定性,必先五胜,治病求本,法于机先”的辨证论治七步法。

随着现代医学的不断渗入,很多学者提出新的辨证方法应吸取现代医学的长处,重视对疾病的微观认识,尝试病证结合的辨证模式,在现代医学疾病下进行辨证分型的方法开始登上历史舞台。1986年沈自尹[8]提出了“微观辨证”法,作为对中医宏观辨证的必要补充,开始逐步融入当代中医临床诊疗中。1980年林兰等将糖尿病归纳为阴虚热盛、气阴两虚、阴阳两虚三个证型,2003年国家中医药管理局推广了这一研究成果,此为现代辨病与辨证结合研究的早期萌芽[9]。1997年，江苏省江育仁教授、周仲瑛教授、徐景藩教授、张华强教授、申春悌教授共同上书国家自然基金委，要求对病证结合进行中医临床基础理论研究，并于1998年经专家论证立项“证的应用基础研究”，张华强[10]教授课题组对高血压、冠状动脉粥样硬化性心脏病、脑梗死、慢性支气管炎、慢性肺源性心脏病、支气管哮喘、更年期综合征、高脂血症这八个病种进行了病证结合的临床证候分类研究。病证结合的方法逐渐被广大研究者所接受，目前现代医学疾病下的辨证分型已经被中医教材采用，并逐步成为全国各类专业学会制定辨证分类标准的方法。

为了更好地简化辨证过程，规范辨证标准，王永炎院士[11]提出以象为素，以素为候，以候为证，病证结合，方证相应的原则，完善与推广辨证方法体系。所谓“证候要素”辨证方法，是将复杂的证候分解为数量相对局限、内容相对清晰的证候要素；再通过各证候要素间、证候要素与其他传统辨证方法系统间的不同应证组合方式，使辨证方法体系不再是由各种具体证候单纯的线性组合相联系的平面，而是以证候要素、应证关系组合为核心的多维多阶体系。朱文锋[12]教授提出的“证素辨证”法将证候分为病位、病性两类要素共50项，执简驭繁地使辨证过程更加灵活。国医大师周仲瑛[13]提出审证求机，辨机论治的“病机证素”辨证方法，以“机素 - 机元 - 单病机 - 复合病机”为主线的辨证结构，强化了中医辨证思维的过程。综上所述，证候要素、证素辨证、病机证素等研究成果都为病证结合、证候分类研究提供了中医辨证分类方法研究的基础。

中医师们在从接诊患者收集临床四诊信息到产生辨证结果，必然会经历对辨证信息进行思维加工的过程，部分学者就此角度对辨证深入研究，提出了症状相关辨证法、症状比较辨证法、特征辨证法、主症辨证法、类证辨证法、识别假象辨证法等。

中医临床注重方证结合，“有是证用是方”是“方剂辨证”的理论基础，1987年柯雪帆[14]总结经典联系临床后提出“汤方辨证”法，即以某一有效常用方剂的典型证候为标准，分析临床病证，探究病机及治则。

从辨病与辨证的历史发展来看，辨病的出现略早于辨证，但两者紧密联系，不能分割，都是为了认识疾病的发生发展规律，指导疾病的防治。它们从不同角度对疾病加以阐述，中医学辨病论治是从疾病的全过程、特征上认识疾病的本质，强调始发病因以及病理发生和发展的过程；辨证重在从疾病当前的表现判断病变的位置与性质，强调与疾病有关的各种因素共同作用下的机体整体反应特征。

三、传统辨病与辨证的局限

病与证紧密联系，辨病与辨证自然也不能分割。单辨病，中医病名较为笼统、繁杂；单辨证，又易忽略疾病的发展规律。故长期以来，中医注重辨病、辨证的有机结合。

（一）中医辨病诊断的缺陷

长期以来，中医疾病诊断研究虽多，结论却种种不一，个人撰述见仁见智，即使是国家主管机构或行业发布的有关“原则”“标准”等文本，也有不统一之处，如《中药新药临床研究指导原则》（以下简称《指导原则》，1993年发布）、《中医病证诊断疗效标准》（以下简称《疗效标准》，1994年6月26日发布）、《中医病证分类与代码》（1995年发布）及中医院校全国统编教材中都存在许多不统一的问题。

1. 疾病分类不统一　《指导原则》将癫狂合一而称，《疗效标准》则将癫与狂作为各自独立的病名。又如,内科病证分列“哮病”“喘病”,儿科病证中合称“哮喘病”;尚又另立“肺炎喘嗽”“小儿咳嗽病”病名。同类疾病分类不一。

2. 病证命名不清晰　《中医病证分类与代码》内科“外感热病类”列有太阳病、少阳病、阳明病、太阴病、少阴病、厥阴病,而在该书“证候标识符、证候类目名称和代码表”中,又有“六经证候”,即为太阳证候、少阳证候、阳明证候、太阴证候、少阴证候、厥阴证候。前者按《伤寒论》原著精神列为六类病,而后者又将此六者置换为六个证候,病证命名混淆不清。

3. 疾病描述不一致　《疗效标准》将蛲虫病定义为“由于蛲虫寄生于人体肠道,以肛门或外阴部作痒,搔抓难忍为主要临床表现的寄生虫病”,并将“蛲虫病”分为“虫扰魄门证”和“脾胃虚弱证”。而《疗效标准》对“虫扰魄门证”的定义是“蛲虫排卵时肛门发痒,夜间为甚”,此处对证的描述实际上是对病的描述,且蛲虫病与“虫扰魄门证”定义对病的描述显然并不一致。

(二)中医辨证论治的不足

辨证论治是中医理论的核心,尤其是中医临床医学的精髓,是中医诊疗疾病的重要原则和方法。新中国成立以来,在对中医的整理研究中,许多中医前辈撰文著书,全面阐述和介绍了中医的辨证论治体系,确立了辨证论治在整个中医诊疗体系中的重要地位,并把它作为中医学的基本特点之一,同时认为是东汉张仲景在《伤寒杂病论》中确立了辨证论治的原则。这一提法得到了中医界的普遍认可,并对中医学的发展起了非常重要的作用,但也导致了现代中医重视辨证而忽视辨病的结果,致使中医的辨病论治理论停滞不前,延缓了中医对疾病命名科学化、规范化的研究,从而影响了中医学的快速发展。

实际上,中医辨证论治自身也存在着许多不足之处,定量检测的参数较少,因而存在一定的不清晰性及随意性;它易受假象干扰和主观因素的影响;因缺乏微观层次的认识,对某些已有器质性变化的疾病,因代偿而尚未表现出功能的异常或者尚无症状者,大多影响诊断和治疗效果。举例如下。

1. 无证可辨　中医对于疾病的诊察,主要凭借望、闻、问、切四诊,由于方法局限,对疾病认识的深度和广度受到限制。加之受“司外揣内”认知方法的影响,有些疾病的早期,已有器质性病变,但虽已有诸内却尚未形之外,多表现为隐匿状态而无法获知。如糖尿病前期、隐匿性肾炎、肿瘤等疾病的初起,往往无证可辨,失去了早期治疗的机会。慢性肝炎、慢性肾炎等病经过治疗,症状消失,但化验仍有阳性指标,如此时仅限于临床症状层面的辨证论治,则会令医者无计可施。

2. 有证而误治　有时临床上虽有证可辨,但由于缺乏对疾病基本矛盾或本质的了解,往往事与愿违。如声音嘶哑会因喉癌、肺癌、声带息肉、声带麻痹等疾病引起,若不明确诊断疾病,只是一般对症治疗,多无疗效,且易延误病情,失去治疗时机。

3. 病因辨证　传统中医对病因的认识,大致分为外感、内伤、饮食、劳倦、房事、痰饮、气滞、虫积、外伤、疫疠等,尚未将新的致病因素纳入辨证系统。以引起“非典”的 SARS 病毒为例,“非典”患者的病因是感染了 SARS 病毒而引起了发热、咳嗽、头痛、肌肉酸痛等症状,如何用中医的病因学术来诠释?笼统地把其归属为中医的“邪”或“毒”的范围并不利于指导临床治疗。这就需要我们找出规律或延伸病因辨证的科学内涵。

4. 群体研究成果缺乏　传统的辨证论治难以全面反映大规模群体病例的共同诊治规律,难以发挥对某一疾病大面积的防治能力。

5. 医学概念欠规范　医生认识疾病的着眼点不同，以致对同一病证得出不同结论。作为一种科学的定义，应在它所属范围之内，无论用在何处，其含义都应该是一致的。中医学中常常一事多指，阻碍了人们对疾病的全面统一认识。如同一病证，有按病因、八纲、脏腑分型之不同。同一证名，但标准不一，内涵不一。证型分类复杂，有的是单证，如气滞、血瘀、脾虚、肾虚；有的是复合证，如肝郁气滞、肝郁脾虚等。以上情形给总结临床疗效、探索辨证论治规律带来了一定困难和影响。

6. 病证研究欠统一　现今中医临床对病证间的统一认识不够，就是说，每一种病应该包括哪些证候，必然证、或然证、兼夹证如何区别等问题尚未形成一致认识。如果什么病都是固定的几个证，可能会使辨证论治僵化，因为动态变化是证的基本特征之一，从证的发生发展来看，有前沿证、非典型证、典型证[15]。

中医诊断疾病的手段是通过望、闻、问、切四诊所获临床表现的各种症状、体征，判断体内病变，而不是建立起受控的实验体系，对生理病理现象做定性定量分析。因此主观因素较多，客观指标较少，给医生明确诊断带来很大的不确定性，这就难免出现偏差和错误。特别是临床上有些疾病的潜伏期、初期，尚无症状或体征表现于外而无证可辨，就使得主要依靠司外揣内手段的辨证论治失去了对疾病进行早期治疗的机会，这不能不说是它的一大缺憾！例如直肠癌早期的症状，很容易与慢性痢疾混淆，如果不运用现代医学的方法早期确诊，就会贻误病情。现代医学所得出的检查证据，已大大超出中医望、问、闻、切的诊察范畴，对多数疾病能做出明确诊断，这是对四诊手段的延伸，是一种发展。

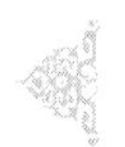

第二节　病证型结合模式的建立

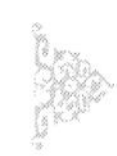

传统中医诊病的模式讲究辨病与辨证的结合，这里的“病”特指中医疾病。但由于历史条件的限制，中医病名多较为笼统、直观，中医辨病的空间较为局限，也不利于证候研究的开展。随着现代医学的发展，中医学者渐渐发现借助现代科学技术，结合现代医学理论和思维方法对疾病做出明确诊断，可以优势互补，弥补中医学在诊断和疗效评判标准方面缺乏规范的不足。在此基础上发展出的病证结合模式，既可汲取西医辨病准确的优势，又可运用中医的辨证思维对临床症状进行辨证分型、确定治则治法和遣方用药，从而达到有效的治疗目的。近年来为了更准确地进行方证相应的临床治疗，在病证结合研究的基础上，又延伸出病证型结合的诊疗新模式。

一、病证结合概念的引入

16 世纪到 19 世纪末，随着西方医学传入中国，当时的一些医家开始认识到中西医的不同，并逐步尝试融汇中西医之所长。明代方以智《医学会通》中首次提出中西医汇通思想。清代周雪樵认为“中医之所以能自立，不致为西医所侵夺澌灭者，亦自有道焉，寒热虚实是也……仆之治病，凡治病器具概用西法，至开方用药则用中法，有急病及中药所不及者，则以西药济之”，体现了西医治病与中医对证治疗的结合。以张锡纯为代表的中西医汇通派“师古不泥古，参西而不背中”，推崇西医诊断疾病，中医治疗疾病。在对霍乱的诊治中，他认为“用显微镜审查此病之菌，系弯曲杆菌……即为霍乱无疑也。治欲细审此病之凉热百不失一，当参霍乱方及霍乱治法篇，自能临证无误”，显示了西医辨病、中医辨证施治疾病的模式。杨则明认为：“中医并非不贵求病之所也……西医并非不讲究辨证也，以求特效药与属味药，故不得于病之单位上用力，遂以能识病压倒中医，故中医治病愈而不知所患何病，西医有明病所而无治法者。”近代名医章次公早年提出“发皇古义，融会新知”，临床主张“双重诊断，一重治疗”。

20世纪初，由于实验医学的诞生，西方医学开始向现代医学过渡，化学药品及抗生素在临床针对急性感染性疾病的使用，使西医在国际上的地位迅速上升，西医学对疾病的诊断成为“金标准”，被人们广泛接受。中医学辨证论治精华仍被学者们拥立和维护，医学界开始出现西医辨病与中医辨证相结合的临床诊疗模式。由于该模式结合中西医所长，故被广泛运用并逐渐被认可。如西医译著大量出版，在《汉译临床医典》中收载的病名下，都附记历代中医典籍中的固有病名，这是首次中西医病名统一的尝试[16]。

以上中、西医学磨合的过程都证明病证结合呈发展趋势，可以充分融合西医诊病与中医治病的优势，中西合璧，相得益彰。

二、病证型结合模式的演变

中医重宏观整体辨证，西医重辨病，这是中西医各自的优势特征，已成为学术界的基本共识，辨病与辨证的结合就是两种医学优势互补的落脚点，也是两种医学在思维方法论层次上的结合。对于病证结合的认识，有两种常见的模式：一是传统中医辨病结合辨证论治；二是现代医学明确诊断疾病结合辨证论治。我们在病证结合研究的基础上，提出病证型结合的诊疗模式，更有利于指导中医的诊疗活动，可以使辨证分类更加符合临床实际的需要

（一）传统的病证结合模式

传统的病证结合模式是在中医诊断疾病的基础上进行辨证论治。中医认识疾病是从病、证、症三个不同层次入手的。病证结合是中医诊断的基本手段，在把握疾病根本矛盾的同时，根据症状进行辨证分类、方证相应的治疗。中医学病名较为笼统、直观，使中医辨病的应用空间受到限制，有些疾病命名尚存在欠科学、欠合理之处，尤其是概念上混淆，如把“病”称为“证”的郁、喘、哮、痹、痿等；或把“证”称为“病”的冒寒、伤风等。证名作为病名导致病证不分；或以症代病，把只是症状的胃痛、眩晕、呕吐、头痛等症状作为病名进行诊断。且存在一病多名的现象，如痢疾又称为肠澼、滞下、肠滞、大瘕泄，有的诊断病名内涵欠准，外延过泛。传统的诊断模式是从“望闻问切”获得信息，可起到“司外揣内”的作用，但对认识复杂的疾病本质尚有一定的局限性。

（二）现代的病证结合模式

现代病证结合模式是诊断现代医学的病，辨中医学的证，即用中医学的理论，对现代医学明确诊断的疾病，概括其发展过程中某一阶段的病理现象，包括疾病发生的中医病因（如风寒、风热、瘀血等）、部位（如表、里、脏、腑、经络等）、性质（如寒、热等）和邪正的关系（如虚、实等）。此外，“证”还能反映疾病可能发展变化的趋势，并涉及影响疾病性质的年龄、体质等自身因素，和自然、社会等外界因素。也就是说，病证结合是将现代医学疾病所出现的四诊信息和其他有用的要素，用中医的理论进行分析、处理、归纳之后而抽象、升华出来一个特有概念。这种模式是借助现代科学技术，结合现代医学理论和思维方

法对疾病做出明确诊断，运用中医的辨证思维进行证候分类，确定治则治法，遣方用药，从而达到防治疾病的目的。现代医学对于疾病的命名更为规范，如冠状动脉粥样硬化性心脏病这样的现代医学病名，较中医“胸痹”更能反映疾病的基本病理特点。借助现代医学的“病”，按照中医辨证论治原则，综合考虑疾病因时、因地、因人等所表现出的不同证候分类，确立符合临床实际的证候，并在此基础上确立治法方药，成为目前病证结合研究的主要方式。这种病证结合的诊疗模式弥补了中医学在诊断和疗效评判标准方面缺乏规范性的不足。

（三）病证型结合的新模式

病证型结合的新模式，是在病证结合诊断研究的基础上，引入了“型”的分类概念。“型”并非中医传统概念，在古代文献中少有文字记载，它是在中医学不断发展的过程中逐渐演化出来的，许多学者惯于将证候分类用证型表述，而对证和型的具体内涵并未清晰阐述。为了适应中医学现代化的需要，对证候更为精确地分类诊断，对病中证伴见的特征信息进行不同证候要素的分型，已被中医界广为接受。

“型”是从证候研究中分化出来，是病证结合模式的延伸，是疾病临床的某一时段所表现出的特异的四诊信息。其诊断方法首先是运用现代医学病史采集、实验室检查等手段对某一疾病做出明确的疾病诊断，按照有关标准判定其轻重程度，根据临床表现和相关标准确定其临床特征，使医生对疾病的病因、临床阶段、程度及临床类型有一个全方位的诊断与判定；同时根据中医四诊合参的方法对所收集疾病的临床症状和体征，用传统的中医理论进行疾病的基础证辨别，继而根据特异症状的分类对“型”予以明确。辨病是中西医的共同语言，病证型结合研究是指在现代医学明确诊断疾病的情况下，将疾病的中医基础证、特异型的分类作为疾病发生发展不同阶段的辨证诊断依据，并制定证和型相应的规范化标准，这将有利于中医临床的标准化研究。这里所说的基础证，主要是指支持疾病诊断的主要临床症状，这组临床症状为该疾病各类不同分型共有的信息群，是寓于诸多个性之中的共性，亦是最不易变动的关键性症状，是这个疾病的核心病机。而不同的“型”是疾病在发生发展的过程中又出现的不同特殊症状的分类，称其为特异型。

通过现代医学病名诊断，可以确定该病全过程的病理特点与规律；通过辨证分类诊断，可以确定该疾病某一阶段的病理性质；明确各自特异型的分类，可针对性治疗，提高治疗的有效性。三者相互联系、相互补充，只有辨病、确证、分型相结合，才有利于对疾病本质的全面认识。病证型结合的诊疗模式，使得中医学与现代医学互相渗透、取长补短，对现代医学明确诊断的疾病进行证候分类研究，可提高中医证候诊断的准确性；同时现代医学疾病的特异性也可以为证、型分类诊断做出较明确的限定。

三、病证型结合研究的必要性

现代医学的“病”从病理学出发，更多地对疾病在发生、发展过程中的病理变化进行研究，强调了疾病的自然史、病因、病理变化共性特征的重要性，更多的是通过纵向比较寻找共性规律，重点关注机体内部的病情变化。其对疾病的整体性把握较好，只要病同，治疗亦同，重点在于求同，忽略了个体特征与环境系统的影响。

中医的“证”，更多的是从临床出发，根据一定阶段内患者的表现，归纳其共性特征与规律（司外揣内），从而指导临床诊断与治疗。证的分类体系更多的是通过横向比较寻找共性规律，往往能反映患者内环境及所处外环境共同影响的综合表现。基础证则是从疾病不同分型中抽提出的共性规律。

中医的“型”，其分类是以某一时段的综合外在表现为依据，重点在于求异，能较好地涵盖疾病的个体特征，提高施治针对性，但对疾病整体性把握欠佳。

病、证、型从不同的切入点研究了疾病的发生发展与变化规律，由此形成各不相同的分类标准，自成体系。病、证、型虽属不同的分类体系，但可形成辨病治疗与辨证分型论治相结合的临床诊疗模式即病证型模式，这种模式具有一定的综合优势。

（一）医学发展的需要

中医学和现代医学都承担着疾病防治和维系健康的共同使命，诊疗中必定会发生重叠、交叉、碰撞和融合，也必定会有互相的吸纳和借鉴。人们在“有诸内，必形诸外”而又不知其内的时代，通过“司外揣内，以表知里”和“见微知著，窥斑见豹”的哲学思想，总结了一套通过望、闻、问、切搜集四诊信息的方法，进行八纲、脏腑等分类辨证论治。而在科学技术水平不断提高的今天，人们对疾病的认识越来越深入，中医临床诊疗无论怎样强调中医主体思维和突出中医特色，也很难忽视现代医学的疾病，更不可能排斥现代医学中的客观检查。事实上，中医诊疗疾病已不再以单纯的中医病证为满足，临床中绝大部分患者在进行中医诊疗时已经要求得到现代医学疾病的明确诊断。中医治疗目标不单要针对中医的“证”，也需要针对现代医学的“病”；疗效追求也不单要有中医“证”的消失或减轻，还要有现代医学“病”的康复和好转，从而达到中医证、型与某些西医客观指标的双重改善。病证型这样的疗效目标，单用传统的中医诊疗方法有时是难以实现的，需要有现代医学理念和方法的合理融入。与此同时，现代医学对许多疾病或疾病的某些阶段、某些环节都还有许多没有解决或解决得不好的地方，也特别需要中医诊疗方法的介入。因此，在对现代医学疾病做出确切的诊断后，按照中医辨证论治的原则，对形之于外的四诊信息采用传统的辨证方法，确定符合临床实际的某个证或某个型，并在辨证分型的基础上进行病证型结合的临床治疗用药，已越来越被人们认可。

（二）临床诊疗的需要

病证型结合研究是通过对现代医学“病”的中医症状学和证、型分类，以及特异理化检测指标相关性研究，提出病中证和型的确切分布，从而克服目前在确定证和型时的随意性。所以，应把病证型结合的研究作为中医临床研究的切入点，突出中医辨证特色和优势，并逐步将现代科学技术提供的手段、方法及其研究结果纳入中医辨证论治体系，得到病证型结合的辨证结果，以提高中医临床诊疗水平。

病证型结合的诊疗模式可以同时针对病、证和型三者进行治疗。根据现代医学治疗常规选择适当的治疗方法与药物，根据中医证、型选用相应的中医治法和对应方药。病证型结合既有现代医学“病”的诊断，又有中医证和型的分析，可以根据病情和治疗环节的需要及中西医各自的疗效特点，选择不同的治疗方案。以消化性溃疡为例，从病证型结合论治，根据消化性溃疡的主要临床症状为上腹部疼痛，或灼痛或胀痛，且有“无酸就无溃疡”的经典理论，中医认为本病的病位在胃，但与肝脾关系密切，已故名医岳美中认为消化性溃疡核心病机为中气虚损，如果病人是稳定期，治疗应以建中和胃为法，可用六君子汤为基本方治疗疾病之本，若病人是发作期，可按病人出现的特异临床症状进行不同分型加减处方用药，如胀痛重、嗳气频的肝郁型，可用柴胡疏肝散合基本方加减；如冷痛重、喜热饮的虚寒型可用良附丸合基本方加减;如灼痛重、口干苦的湿热中阻型可用三仁汤、左金丸合基本方加减;若胃脘痛拒按或舌质紫为血瘀型,可用膈下逐瘀汤合基本方加减;若脘痛绵绵伴口干的胃阴亏虚型,可用麦门冬汤合基本方加减。一方面缓解期用建中和胃的基础方对证治疗,发作期可在疏肝、调气、补虚、化瘀等对型调治的同时加减基本方,并可根据现代医学理论加用瓦楞子、海螵蛸等以制酸,白及等保护溃疡面以促进愈合。又如胆囊炎、胆结石,临床症状多数表现为胆源性消化不良,厌油腻食物,上腹部闷胀,嗳气,胃部灼热等,其核心病机为肝胆失疏,治用柴胡疏肝散为基本方,若出现肝郁气滞、肝胆湿热等型为主时,应以调气、清热为主加柴胡疏肝散基本方施治,还可考虑利胆、排石的局部治疗。如此等等,使诊治更全面、更灵活。当然,这并非单纯在现代医学病名之下,分列几个证、型去对号入座。此时,证是该疾病的核心病机,治疗基础证就是治疗这个病,而每一种病又会在这个共同证的基础上,因为疾病发展的不同阶段而构成不同的型,做到局部与整体相结合。由于病证型结合既重视整体失调,也重视局部损伤,促进了中医对许多疾病病机认识得更加深入、更加具体,使临床治疗用药更具针对性。病证型结合研究时可借鉴微观辨证,如现代科学技术的心电图、B超、CT、磁共振等,都可在中医理论指导下,成为对中医有用的仪器,用微观指标认识与辨别证、型,弥补宏观证、型的不足,有助于中医研究的发展。病证型结合诊治模式使中医与现代医学相互取长补短,最大限度地发挥中医“急则治其标,缓则治其本”治疗原则的优势,从而使患者得到最全面、准确和恰当的诊疗。

(三)辨证规范的需要

辨证论治作为中医学诊疗体系的基本特色,在中医临床上发挥了重大的作用。随着中医临床医学的迅速发展,将病证型结合研究作为中医证候规范分类研究的载体,不仅能推动中医临床诊断学的发展,也将推动中医学基础理论整体水平的提升。

1. 辨证规范需要“病”的介入　辨证论治理论虽有其适应的广泛性和应用的灵活性,但作为医学研究客体的人,既是由各种器官组织构成的有机实体,又是具有各种复杂心理活动的社会成员,是一个开放、复杂的巨系统。生命活动既有其物质基础,又有其非线性特征。一种疾病的中、西医临床表现是因观察角度的不同所致的,但疾病的病理过程是二者的共同基础,这也是应用中医理论辨治西医疾病的主要依据。一般来说,“证和型”寓于“病”之中,“病”可表现为不同的“证和型”。因此,证和型诊断离不开具体疾病的诊断,而证和型的规范也必须与疾病相结合。以“病”为经,以“证和型”为纬,病证型结合研究更能从疾病的整个发展过程中准确把握“证和型”的本质。以“病”为坐标才能在“多病一证”的情况下,使“证”的广泛性因“病”的特异性而得到深层次的认知。同时,正是由于各种不同疾病的特殊病理生理规律,决定了不同疾病相同证和型间的差异。通过对这些特征性的四诊信息的研究,归纳出“证和型”的一般规律,从而有助于对“证和型”本质的认识。在“病”的背景下,将中医的证候演变规律更清晰地呈现出来。如上所说,证和型受病的制约,证、型与病之间呈交织网络的关系,即一型可见于多种疾病之中,一种疾病又可见基础证和若干型。病、证、型结合研究的意义在于病可以为证和型提供一个确定性较强的坐标,病的特异性可以为证和型做出较明确的解释,病、证、型相互结合将中医辨证引向深入。因此,以一种确定的病种为对象,研究其基础证和不同型的分类既不脱离该病的基本矛盾(核心病机),又反映当前的主要矛盾(特性病机),更具体,更简明,针对性更强,更符合当今临床实际,是证和型规范化研究的必由之路。

2. 辨证诊断规范化研究的探索 学术界已经明确,中医药学继承与发展的核心问题是中医临床疗效的提高和基础理论的创新,而“证、型”和与之相关的基本要素承载了中医临床和理论的全部。近70年来,广大学者在证的本质、证的动物模型、证的规范化、辨证论治的规律和证候的基因组学等方面开展了广泛深入的研究。通过回顾性分析发现,中医“证”的本质研究尚未获得特异指标群。“证”的规范化研究多半采用传统的归纳整理方式,而且在有关证名称谓、证的构成、证的诊断等方面,均存在较大的差异。所以,广大中医和中西医结合工作者在国家的支持和自身的努力下,制定了一系列“证”的诊断标准,除《中药新药临床研究指导原则》外,很多“证”的诊断标准并未被临床广泛认可或推广应用。在辨证论治方面,虽然学术界认同“异病同治”和“证同治同”,但在临床具体运用时,存在着“证同治异”的医疗现象,如同证异病则治不同。这是因为“证、型”作为综合性、整体性诊断指标,它们可见于多种现代医学疾病中。面对现状,对作为中医临床诊断基本特色的“证和型”及“辨证”的研究,必须调整思路,科学地选择切入点,而病证型结合可能就是解决该问题的主要途径之一,即采用符合中医辨证特点的多学科兼容的研究方法和手段,结合中医药学自身的发展规律,聚焦到现代医学疾病下的动态中医辨证诊疗模式的研究上来。从病证型结合研究入手,真正建立一套临床实际运用可操作的诊疗方法。

(四)行业管理的需要

近几十年来,在中医与现代医学并存的学术背景下,学术界广泛进行了隶属中医病名的辨证论治的规范化研究。但是,中医的一个病名通常见于现代医学的多种疾病,大多是多种现代医学疾病的一个症状。为了使中医辨证更准确、更精细,学术界尝试对现代医学的疾病进行中医辨证论治的研究。随着研究的不断深入,此种病证结合的研究方法已得到学术界的普遍认可,在对现有的卫生行业标准进行修订与完善时,使之与现代医学诊疗体系对接,以适应大卫生的行业要求。如国家中医药管理局要求在书写中医病历时,必须要有中、西医的双重诊断;对现已形成的各学科、各专业疾病的防治指南、诊疗常规、专家共识、临床路径等进行修订时,补充中西医双诊双治的相关内容,使之符合病证结合诊疗体系的基本要求,更加有效地指导临床。1994年,国家中医药管理局正式发布了我国第一个中医药行业标准——《中医病证诊断疗效标准》,该标准引入了现代医学病名诊断、现代医学检查方法及中西医病名对照。该标准的发布,在中医临床诊疗实践方面发挥了重要的规范、指导和引领作用。2008年,中华中医药学会发布的《中医内科常见病诊疗指南・西医疾病部分》就是依据临床一线医师反馈的意见,从现实临床、科研和教学的需求出发修订而成。国家中医药管理局2011年1月发布的传染科、肝病科14个病种的临床路径和诊疗方案,除积聚外,其余12个病种均为现代医学病名,采用“西病中证”模式。这充分反映了“西医辨病”与“中医辨证”相结合已成为重要的中医临床诊疗模式。在国家药品监督管理部门颁布的《中药新药临床研究指导原则》中基本采用了这种病证结合的诊断和评价方式。当然,此类的病证结合尚属经验式的、不确定的、不系统的,缺乏大样本临床病例的支持,权威性受到一定影响。因此对于中医证候的研究,首先应开展某一现代医学常见疾病下的大样本的临床流行病学调查,收集特定时间内疾病的四诊资料,进行证、型分类及诊断标准的研究,通过不断积累相关研究经验和客观数据,逐步进行更多现代医学常见疾病的证和型分类研究,由点到面,最终通过大量数据的支持,逐步建立一套科学的、客观的、规范的、公认的、可行的疾病证型分类及诊断标准。

第二章

病证型分类研究思路雏形

当代中医学自身带有浓重传统文化印迹的同时，已置身于世界科学环境之中。新的社会需求，现代科学理念、方法、思维方式以及西医学的现代发展，必然会对传统中医学产生深刻影响。新的时代呼唤产生新的学术理论。新一代中医的心态已不再是闭关自守，而是要求打破界限，兼收并蓄，全方位发展自己，在继承传统辨证论治特色的基础上谋求创新，着力推动辨证的准确与客观化，从而使中医学更有利于临床疾病的预防和治疗。

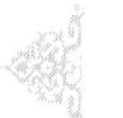

第一节　病证型诊断分类研究源起

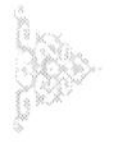

在西医诊断明确的前提下，开展中医辨证论治是现代中医临床诊疗的常用方法。临床运用现代病证结合方法的过程中发现，若能在“证”的基础上增加“型”的分类，则能使中医临床诊断更明确，辨证施治更具针对性与准确性。疾病的辨证分型方案是辨证论治规律的体现，但辨证分型的具体方案是否能真正反映辨证论治规律有待研究。因为除了中医有辨证分型之外，西医诊断中也存在分型或分期的问题。经过对这两种分型的对比分析，发现它们存在一定联系，但由于其着眼点和依据不同，不可能完全对应，这两者不能彼此取代，但却相互联系、优势互补。只有将辨病与辨证分型有机结合，才有利于全面认识疾病本质。

一、中医需要现代辨证方法

中医临床辨证是中医学的精髓，是中医诊断疾病的基本方法和原则，也是中医独特理论体系和丰富临床实践经验的集中体现。而辨证之关键首先在于识证，诚如《类证治裁・序》所言：“司命之难也在识证，识证之难也在辨证”。证即证候，是疾病本质的反映，在疾病发生发展的过程中，它以一组自觉症状和相关的客观指标表达体内的病理信息。组成证候的每个症状与体征都与病机紧密联系。掌握证候，就能不同程度地揭示病因、病位、病机，为中医立法、选方、用药求得依据。尽管中医辨证独具优势，但因传统的中医理论在某些方面还存在着含混性、笼统性和随意性，使中医临床的每个证缺少统一的诊断规范或辨识标准，很难被广大中西医工作者全面接受和运用。开展中医临床辨证现代化研究是中医药发展的必然趋势，只有这样才能不断适应社会的需求，更好地指导临床实践。

（一）融合中西医

中医现代辨证方法研究应考虑中西两种医学沟通的问题。中医和西医是两个医学体系。西医是基于解剖、生理、病理基础上的分析科学，重视形态机构和病变局部；中医学是在系统论指导下的整体医学，强调人与自然和谐，重视人体功能状态和整体调节。中西医的融合，不仅有益于传统中医药学的发掘、整理、研究和提高，也是对现代医学的丰富和发展。西医辨病，中医辨证，各有所长，疾病是症状产生的原因，证候是机体的病理反映，两者有因果关系。将辨病与辨证相结合，就是发挥中西医诊治疾病的共同优势，这样将可以创造出新的诊疗体系。

病证结合研究新的辨证诊疗体系须以传统辨证结果为依据，充分运用传统和现代医学手段和方法，继承发展中医辨证理论和实践，找准传统中医和现代医学的结合部，使现代中医辨证研究成果真正“长”入中医辨证体系之中，使现代医学诊断技术和设备成为中医自身的辨证技术和装备的一部分，从而丰富和完善中医临床辨证体系，解决中医传统辨证和现代诊断“两张皮”的问题，在实现中医现代化进程中真正达到“继承不泥古，发展不离宗”的目的，并最终形成一整套基于病证型结合的中医现代辨证思路和方法。

（二）不同模式研究思路

病与证之间关系是探索辨证现代化研究的焦点，也是中医辨证规范化研究的难点。以病统证还是以证统病，是回答不同研究问题的前提。

以病统证，即以病为出发点，对同一疾病（包括合并其他疾病或疾病的某个发展阶段等多种情况）的基础证（核心病机）、不同型的分布、演变进行探究。型的分布和演变规律研究有助于认识疾病基础证（核心病机），以及把握临床中医辨证论治规律。通过疾病证和型的分布和演变规律的研究，能揭示该病的核心病机、动态演变及发展转归，还能发现现代医学疾病存在的不同分型中的特异症状可作为疾病不同分类的鉴别指标。特别是当“型”的演变与西医病理过程的发展和转归联系起来，更能为中西医联合干预提供指导，由此确立治疗原则和主要治疗方法，甚至采用“病 - 基础证 - 基本方”这一模式。同一疾病患者个体间的差异，则可辨为共同基础证下的不同分“型”，并以主方为基础加减组成不同分型的“类方”治疗。

以证统病，是以证为纲，以疾病为目，对不同疾病中的同一证进行深入研究，综合归纳其证的共性及与疾病相关的特点，以探讨证病关系。在不同的疾病中如何定义出现了“同一证”成为问题的关键。研究中发现，“同”和“异”是一个相对的概念，即使是同一种证，由于不同疾病的影响，也可能在证的诊断标准、主症和次症、特异性临床表现等方面存在差异。

无论是“病统证”还是“证统病”，均应在保留中医传统特色的同时，兼容现代医学疾病诊断方面的优势。“病统证”更注重疾病的诊断，紧跟医学发展的脚步，与时俱进，从衷中参西的角度，全面了解、深刻把握病证特征。“证统病”要遵循中医理论，以证为中心，将西医疾病发展的某个阶段归纳到中医证型之下，研究证型的发生、发展和治疗转归，探讨证型与病的诊断和疗效关系。

“病统证”“证统病”均具有不能割舍的优势，“病统证”按“西医病种→症状、体征、实验室指标→确定该病种的证候分型”的设计路径。通过不同研究形式的比较，可选择更好的研究模式。“证统病”遵循“中医证型→症状、体征、实验室指标→确定该证型对应的西医病种的某个发病阶段”的纯证候标准研究。

研究思路为引入临床流行病学方法，基于大量文献资料的基础上，形成中医辨证的假设标准（含主观指标和客观指标）；用证的“临界状态”理论（详见下文介绍）探索证和型的动态规律；根据假设标准，进行临床回顾性和前瞻性观察，通过临床研究和大样本的数据分析，将长期的临床辨证经验形成更加规范和精确的方法，更有效地指导临床诊疗，并最终建立中医现代辨证分型体系研究的基本思想、基本方法和基本框架。

二、病证型研究框架的演变

病证型结合模式是西医辨病与中医辨证和型相结合的模式，根据病与证主从关系的病统证是以疾病作为主体，而诊断疾病的临床症状是基础证，是这个病的核心病机，而把疾病发展过程中某一阶段的病理概括，包括病因、病位、病性、邪正等关系归为型。病的基础证是第一层次，型是第二层次；病决定证，证从属于病；病证是整体，型是局部；病证贯穿始终，型是疾病发展变化的不同阶段。

中医证有“动态性”特点，从有一定量的信息但还不能确定为证的情况开始，到信息刚好满足确诊要求为止的这一证候演化动态定义为“临界状态”；而临界辨证却包括对基础证、临界证、典型证及跨界证的分类识别，即通过中医望、闻、问、切收集临床信息的手段，确定诊断疾病最关键的症状集，即基础证。但此组信息尚不足以确诊为疾病的何种特异分型，若在基础证之上再出现一定数量的特征信息，则形成临界证（型）或典型证（型）。而特征信息量出现的多少，又决定了基础证向临界证（型）还是典型证（型）发展的程度。跨界证（型）则是在已确定某证的型，即临界证（型）或典型证（型）的情况下，出现了另一个“型”的特征信息，表明证型之间开始相互过渡，提示中医师要及时进行截断治疗，防止病情传变。可以说，临界辨证是病证型结合研究中“分类”研究的理论基础。

（一）辨证分型研究框架的原始构想

20 世纪 90 年代中期在“中医临床辨证现代化研究”项目的构思中，经过专家的讨论、酝酿，提出了有关证候分类研究的原始构想（图 2-1、图 2-2），现将当初的设计思路和框架，叙述如下。

1. 病统证　一般可分为 3 种类型：一是辨病随证施治，即基于西医疾病明确诊断，采用中医辨证诊疗思维，明辨其基本病机和证候，根据不同病机和证候而确立治则治法并遣方用药，即同病异证异治。二是根据疾病的分期而辨证论治，即根据疾病不同阶段的病机特点进行分期，再根据不同分期的病机特点而辨证论治。三是基本证候、基本方药、不同兼症结合的辨证论治，即疾病常常存在着主要病机和基本证候，这一主要病机和基本证候又常常受到多种外界因素如年龄、体质等影响而出现除主病机和主证候以外的不同兼夹症，治疗上针对主要病机和证候制定基本治法和方药，在此基础上进行辨证加减，即有学者提倡的同病类证、同病类治。

病统证，即西医病种→症状、体征、实验室指标→确定该病种的证候分类，具体研究步骤为：①先选择一种西医疾病，病种选择应以国际上关注的、西医治疗效果欠佳，而中医药有一定优势的病种（如妇科疾病、风湿免疫疾病、过敏性疾病、皮肤病等）及重大疾病（如心脑血管疾病、肿瘤、糖尿病等）为主。根据文献查阅和流行病学调查，收集该病种的症状、体征及实验室指标等，结合西医辨病诊断依据和传统的中医辨证，获得第一手临床资料。②根据前期流行病学调查和文献查阅结果，得出上述病种与中医辨证的常见证有显著相关性，以此作为病统证的研究范围。③根据中西医结合研究成果，结合专家意见，确立研究病种的基本证，对组成证候分类的四诊信息和各病种的现代医学指标进行临床研究。④通过统计分析与理性思维，建立疾病的证候分类中现代医学指标与该病种的证候分类的四诊信息之间的对应关系。

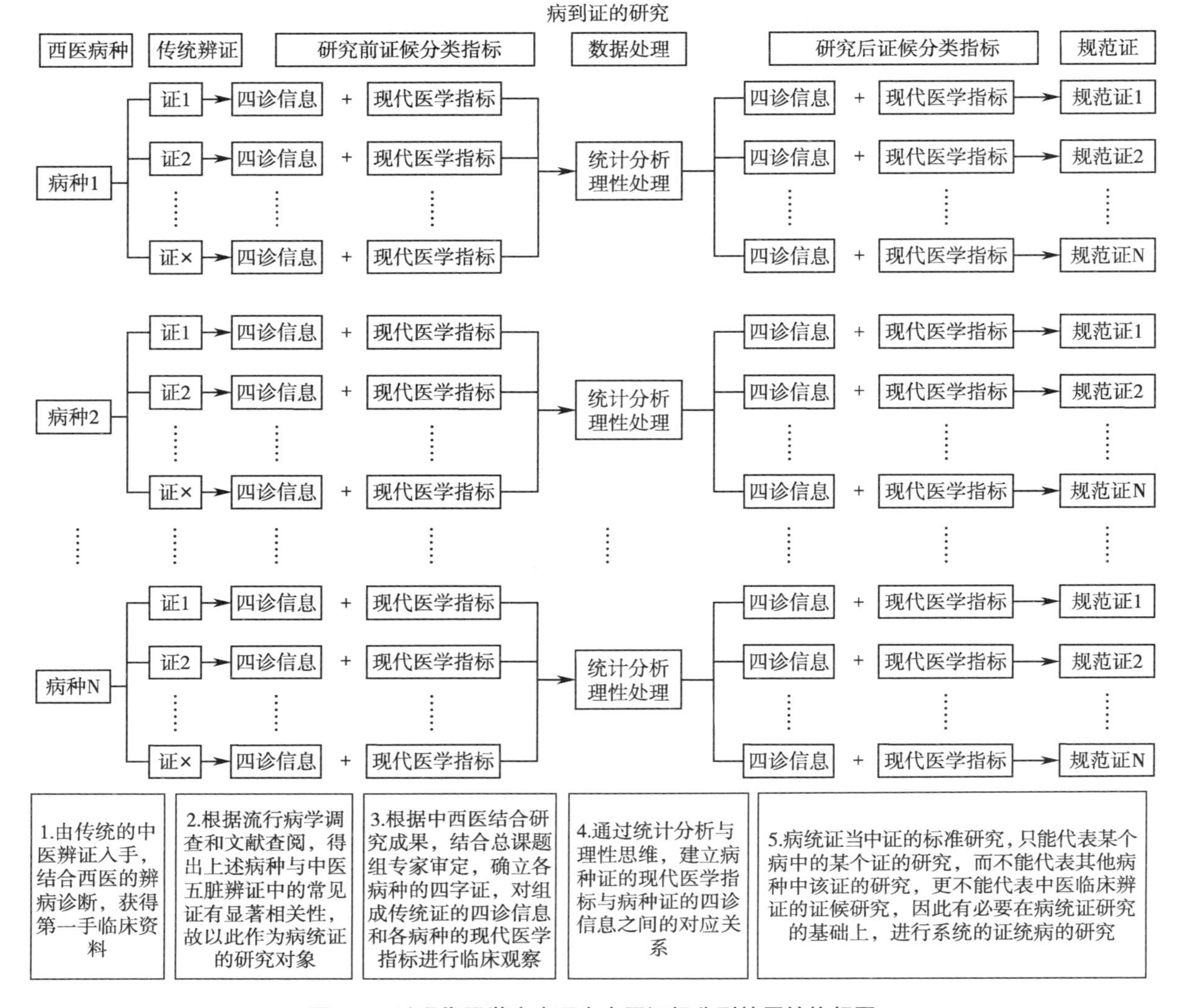

图 2-1　以现代医学疾病研究中医证候分型的原始构想图

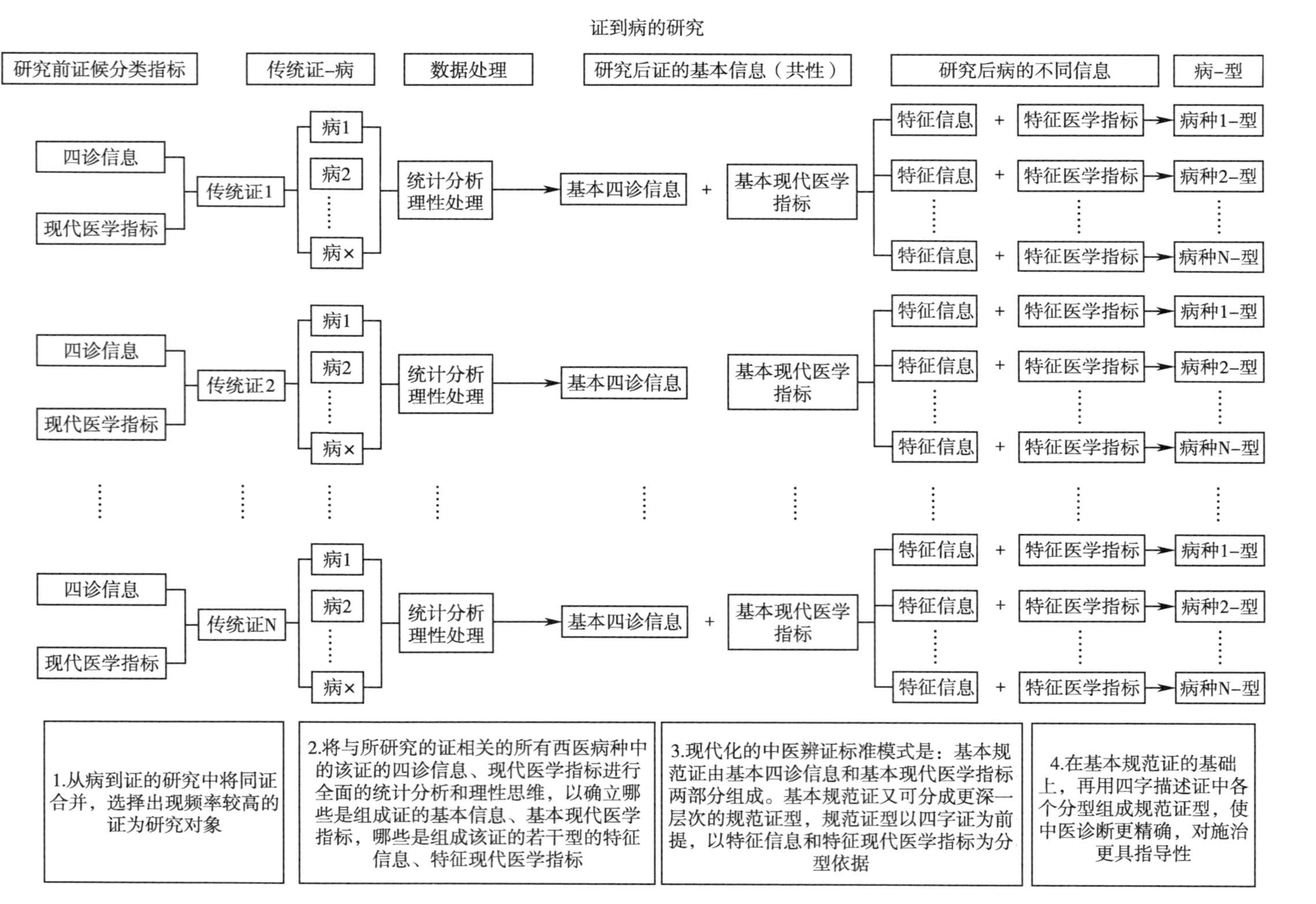

图 2-2　以中医证候对应不同现代医学疾病研究的原始构想图

2. 证统病　在病证结合模式下，以证统病是以证的病机和证候为纲，以疾病为目，突出证候辨识治疗而采用的诊疗形式，为病证结合模式下的横向研究范畴，为以病统证诊疗形式的有效支撑。其核心是以证为出发点，对不同疾病发生发展中某一阶段相同证候进行深入研究，综合归纳其证候的共性及与疾病相关的特点，以便指导临床实践。

证统病，即中医证→症状、体征、实验室指标→确定该证所包括不同的西医病种。研究始终以中医理论体系为指导，把四诊信息和客观指标信息综合分析的结果纳入中医辨证体系中，以丰富和提高中医辨证的内涵和质量，从而确立中医临床辨证的基本证模式。

在疾病发生发展的不同阶段中，其病机及相关内容必然处于不断变化之中。不同的疾病在发展变化中有时出现相同或相似的病机和证候。尽管疾病不同，其病机和证候一致，所采用的治疗方法相同，即异病同证、异病同治。异病同证不仅强调证与病之间的同质性，也注重证与病之间的异质性。临床上出现的一些异病同治现象并不是指在整个疾病全过程中完全采用相同的治法方药进行治疗，现实的异病同治主要是指在疾病发展过程中一定阶段的同治，且治法大体相同，方药却仍有差异。因为异病同证其证候的临床表现并非完全相同，现实的临床工作中，不同疾病的不同阶段时的主要病机和基本证候相同或相近时，基于异病同治的治疗原则拟订基本方药，并根据不同情况进行加减，以适应病的性质和证候的特点，即异病类证、异病类治。

①首先根据病统证的研究中对不同疾病相同证型进行提取，选择在不同疾病中出现频率较高的“证型”作为研究对象。②对研究的证型相关的所有西医病种中该证型分类出现的四诊信息、现代医学指标进行全面统计分析和理性思维，以确立研究证型的基本信息、基本现代医学指标，以及因不同疾病而出现的各类特征信息、特征现代医学指标。③中医辨证标准模式可以是：基本证加特异型，这里的基本证由不同疾病的共同四诊信息和共同现代医学指标组成。在基本证的前提下，以不同疾病的特征信息和特征现代医学指标为分型依据，以构成基本证合特异型。④在用四字描述基本证的基础上，可加用四字描述特异型，这样既不失同基本证用同方药的异病同治，又可以根据特异型在基本证用基本方的基础上加减用药，使中医诊断更精确，对施治更具指导性。

证统病研究可根据五脏分类，以心系病为例：心病可出现虚证和实证，虚证可能包括心气虚、心阴虚、心阳虚；实证可能包括寒凝心脉、痰浊闭阻、热郁血瘀、气滞血瘀、心血瘀阻等。这些证候可见于充血性心力衰竭和冠心病心绞痛中，如通过资料调研可得出心气虚分属于哪些西医病中以及在各个不同病种中心气虚的共同信息和特征信息（含主观指标和客观指标），这些可作为临床研究的基本证假设标准。但以上模式仍无法解决中西医的融合问题。

（二）病证型研究路径的确定

病证型结合研究使中西医结合诊断更加紧密。在明确西医疾病证候诊断分类标准的前提下，每一种疾病究竟包括中医哪些特征性的证候分类？各特性证候分类的概率大小及分布情况又是怎样的？这些分类之间的关系是什么，是平行的、纵向的，还是因果关系？疾病的主要证候和兼证如何表述更确切？证候的转归及对疾病预后的影响是什么？在对多种病证结合模式研究不断深入的基础上，综合各类研究的优势和特点，对病证型分类研究路径逐渐清晰，病证型结合模式应是吸收西医的诊断经验，明确疾病诊断，对疾病进行了本质上的鉴别，确定疾病的中医基础证，再根据疾病出现的特异症状辨别疾病的不同分型。这种模式能更加清晰地认识疾病发生发展的变化过程，更加精准地抓住疾病的内在变化本质，从而更加细致准确地指导临床治疗。

1. 诊病辨机确定基础证 诊断疾病，明确其核心病机。传统中医辨病多根据病人的主症来命名，如胃痛、胸痹等，其涵盖的西医疾病范围过广，因不同疾病的诊断标准差异甚大，发展过程和临床预后也截然不同，若统一使用中医病名，则不利于对疾病本质的把握。病证型结合中，“病”是指有诊断金标准的西医疾病，其诊断有症状、体征及辅助检查等明确的依据，而对这些诊断疾病的临床症状、体征（外在的四诊信息），可以根据中医的理论进行病机的确定，这和中医“有诸内者，必形诸外”的理论相吻合，可以在知其外在表现的同时了解疾病的内在本质，并根据疾病的核心病机明确其基础证。当然，如果是证病结合的研究，那基础证应是不同病种的共有信息，而不同病种的特征信息则构成不同“型”，又称为“同证异病（型）”。

2. 定证分类辨别特异型 确定基础证、辨别特异型是病证型结合研究的核心内容。对临床中医师来说，在明确疾病诊断和确定基础证的前提下，疾病的轻重缓急清楚，主、次症地位明确，中医分型的演变规律将更加清晰，同时也将不同阶段的中医分型贯穿起来，突出了各分型间的特点。临床上症状是复杂多变的，在病证型的“临界诊断”方法中我们通过对特征指标的识别，包括病性、病位等，确定特异型，进一步细化了型与型之间的鉴别要点，更有利于临床中医师掌握基础证和“型”进行辨证（型）立法。

3. 方证型相应精准治疗 定证分型是精准治疗的前提。中医临床辨治疗效提高的关键在于方证对应，即每一种证对应一个最佳方剂，如此才能证治相应，理法方药环环相扣，方剂本身并无优劣之分，重在辨治结合。在病证型结合思路的指导下，临床医师辨病为先，先抓基础证，后分特异型，层层递进，步步紧扣。基础证对应基本方，不同证候要素确定特异型的药物处方，方证、型对应，症药相合，配伍灵活，即疾病的稳定期治疗，以基本方加减治疗疾病之本；如果疾病在发展和变化中，以特异型的表现为主要临床症状时，其治疗则以治疗特异型的方药为主，再加基本方的药物，以急则治其标，这样动态的病证型模式，可切实提高中医辨治的临床诊疗水平，达到精准治疗的目的。

（三）病证型结合的临床特点

病证型结合是中西医结合研究的最佳切入点之一，“病”与“证和型”在研究中的碰撞，不仅为进一步优化疾病辨识方法、提高临床疗效奠定了基础，对中西两种医学的互补融合乃至新医学体系的创建也具有重要意义。以病为纲，即强调现代医学的“病”不同于传统中医学辨证的异质性与重要性，临证注重病证同治。病证型结合模式的现代临床运用有以下特点：①病证型结合，共同诊断。可弥补中医辨病辨证直观化、表面化缺陷，从宏观和微观多角度把握疾病。②辨病时共辨基础证。针对疾病的关键病理环节和核心病机处方用药。③辨型为主时，则辨病证为辅。在对“型”治疗的基础上考虑对“病证”治疗，这是一种特异病机结合核心病机的研究模式。④无证可辨，据西医理化检查辨别。仅有检查结果异常，此时虽无证可辨，但需结合患者的个体因素、病史等分析邪正消长，正确辨“型”。病证型结合的研究为中医临床提供可使用的证和型的“诊断标准”“纳入标准”和“剔除标准”，可以使中医证候分类更标准化、规范化，便于确定安全性、疗效性指标，便于设立对照组，减少偏倚和重复，可使中医临床试验研究尽可能地在可以控制的条件下进行。

由此可见，病证和型诊断规范化是中医辨证现代化研究的关键性问题。证和型的诊断包括证候群、舌、苔、脉及相关实验室和特殊检查等多层次指标。实验室指标不是越先进越好，而应适合临床实际，既要考虑到指标的先进性，同时也要考虑到指标的普及性和可行性，这样才能更好地推广研究成果，更好地服务患者。

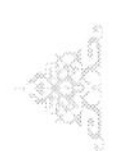

第二节　病证型结合基础证的研究

在病证结合证候分类研究中发现有些临床信息，包括四诊信息和现代医学检测指标，在病证诊断中出现的阳性率虽然很高，但是在区分证候分类时，这些症状和指标却并不表现出来，不能进入某一具体证候分类中。究其原因，推断这组临床信息可能是疾病证候分类的共同指标，根据中医证的“临界状态”理论，结合王永炎院士证候的“内实外虚”理论，确定其为病证结合中的基础证。基础证是支持疾病诊断的主要临床症状和检测指标，这组临床症状为该疾病不同特异分“型”共有的信息群，是寓于诸多个性之中的共性，亦是诊断这个疾病最不易变动的关键性症状，是病中不同分“型”病机产生的核心。

在中医临床思维的基础上，结合现代科学方法，构建证候的潜变量模型，可详细阐释基础证在结构方程模型形成的过程及其内涵。这样将统计方法、“临界状态”理论、证候“内实外虚”理论以及中医临床经验有机结合到一起，能切实验证基础证存在的合理性和临床实用性，从而实现“临床—科研—回归临床”的科研三部曲。“治病必求于本”，基础证概念的提出，使临床中医师对标本虚实之间的关系有了更深刻的理解，同时对临床疾病的精准治疗起到了重要的指导作用。

一、基础证是病的核心病机

人们在开展科学研究、探索客观真理时，会产生许多不确定的原始想法，这些想法具有突发性、偶然性和瞬间性，研究者如能立刻捕捉，放飞联想，善于比较，那这些初始意念又会在有意识地反复思考、充分酝酿的基础上迸发出一种可供研究的假设。医学科研假说多源于对临床现象的观察，假说的提出可以为后续进一步研究明确方向。

为什么病证结合证候分类规范化研究中诊断疾病的主要临床症状无法在证候分类中出现？甚至有些指标在疾病中出现的频率很高（阳性率在90%以上），但是在证候分类时却没有纳入某一具体证候分类中呢？我们通过分析、思考与探讨，提出了基础证是病证结合核心病机的科研假说。

（一）发现临床现象，形成初始假设

科学研究是一个探索未知的过程，其目的是解决人类科学认识与实践发展中尚未认识和解决的问题。在“八五”国家科技攻关计划项目“中医中风病高危因素”以及国家自然科学基金重点项目“证的应用基础研究”中，运用临床流行病学（DME）设计方法对脑梗死的辨证标准进行了回顾性和前瞻性群体水平的研究。记录观测到的所有临床指标和信息，用现代数学方法进行盲法的统计处理和分析，并结合“临界辨证”方法，以期寻找脑梗死的证型分布及各证型分类所包含的诊断信息。通过数据分析，总结出每个证型分类都可由与之相应的临界辨证的四诊信息、舌苔脉象及可现指标和鉴别指标构成。然而，“口舌㖞斜、语言謇涩、肢体偏瘫”这几个指标虽然在脑梗死所有信息量中占的比例特别高，却最终未出现在肝肾阴虚型、脾气亏虚型、肝阳上亢型和痰湿内阻型四大证候分类中，亦不能成为临界证

或典型证的构成指标。为什么会出现这样的现象呢？经查阅 1986 年中医内科学会制订的《中风病中医诊断、疗效评定标准》，对照“半身不遂，神识昏蒙，言语謇涩或不语，偏身感觉异常，口舌㖞斜”这 6 个中风病（脑梗死）的主症诊断标准发现，上述 6 个指标正是脑梗死的主要临床诊断指标，也是构成脑梗死的最基本信息，临床上出现任两个以上主要症状如半身不遂合神识昏蒙，或半身不遂合言语謇涩不语，或神识昏蒙合口舌㖞斜等即可诊断为脑梗死。根据中医理论形成如下假设，即这些指标之所以未出现在具体证候分类中，是因为它们是疾病证候分类的共同指标，是疾病的最基本信息，由这些共同指标构成基础证，可认为是脑梗死的核心病机。

（二）运用临界理论，回答科学问题

证有千机，病有千变，“证”始终处于运动发展的变化过程中。中医证的“临界状态”认为证从有一定量的信息但还不能确定为证的情况开始，到信息刚好满足确诊要求为止的这一证候演化的动态。“临界状态”主要包含证的“前沿状态”和“临界证”，这一理论为基础证的形成提供了支撑。

1. 从证的“前沿状态”到基础证形成　中医证的“前沿状态”是指证的前沿共性症状，其特点为：①有一定信息量的指标，是疾病的基本证；②若再出现佐证信息，即可形成临界证型；③有一定的动态变化。以感冒为例，若患者出现恶寒、发热、头痛身楚、鼻塞流涕、新咳五个症状，为外感的基本信息，应为邪犯肺卫证，但难以断定其为外感风寒还是外感风热，可以说无寒热之分。因此，上述五个症状提供的信息组合，只能说是风寒或风热的前沿共性症状。若再出现“恶寒重，发热轻，无汗，鼻流清涕”等佐证信息，即进入了邪犯肺卫证风寒表实型的范畴；若无佐证信息来支撑某一证型的诊断且基本信息正逐渐消退，疾病即走向痊愈。

在中医证候的不断研究中，将证的前沿状态进一步完善为基础证，即将明确诊断该病的一组症状作为该病的基本证候即核心病机。由此可见，基础证所获得的临床信息犹如多个证型的重叠部分，是个性中的共性，是最不易变动和构成疾病各种不同证型的关键性症状，也是构成某种疾病的最基本症状。基础证有灵活的动态变化，基础证若再出现特征的佐证信息，则形成证的不同分型。以慢性支气管炎为例，若患者仅出现咳嗽、咳痰、气喘这三个症状，遇不确定的舌、苔、脉时，只能说它是本病不同分类的基础证，其核心病机为痰邪郁肺，难以确定其为寒饮、痰热、肾虚等。因此，咳嗽、咳痰、气喘三个症状是慢性支气管炎诊断的基本指标，这三个信息的组合是慢性支气管炎的寒饮停肺、痰热郁肺等证临界状态的基础证。

每一种疾病均可有它临界的基础证。基础证多向两个方向发展，不是加剧，就是渐愈。向加剧方向发展出现某一新的信息，它就跨入了基础证的“型”范畴；如果向渐愈方向发展，它的基本信息就渐渐消退，在没有确诊为基础证的型之前疾病就已经痊愈了。

2. 基础证的内涵及辨证要点　基础证的辨别是“临界辨证”方法中的重点之一，临床应用时首先决定基础证的指标，其次依据特征指标辨别临界证型和典型证型。基础证与临界证型、典型证型的关系如图 2-3 所示。

基础证是构成临界证型和典型证型的共性症状，是该病的临床诊断指标，但随着疾病的向愈或恶化，其症状的增减又有着活泼的动态变化，基础证若再出现特征性的佐证信息，临界证型或典型证型即形成。

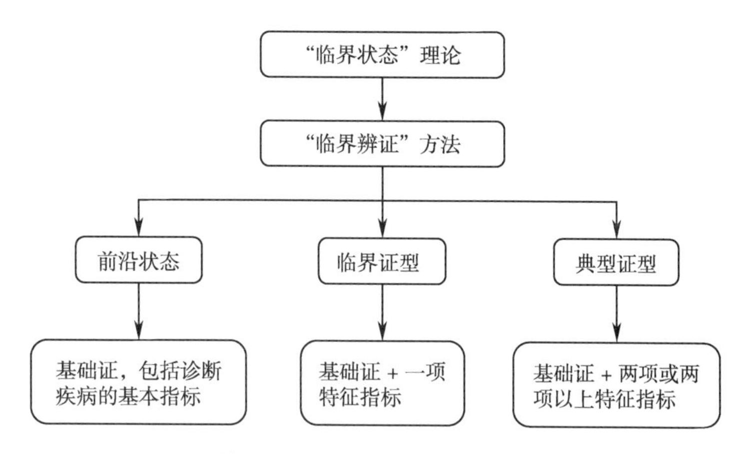

图 2-3　基础证、临界证型和典型证型关系示意图

中医证的“临界证型”：①是基本证合特征信息构成某个证型分类的最低诊断标准；②与其他证候分型的鉴别所在；③不具备证候分型的全部信息；④按自身规律演化。即在具有基础证信息的同时出现任何一项特征信息。它具有构成特异型的部分而非全部信息，但它包含“型”的某些特征性信息，可以满足医师对基础证的特异型的识别要求，并据此做初步诊断和治疗。用公式表示为“临界证型 = 基础证信息 +1 项特征信息”。以肾虚证为例，若患者仅出现腰（膝、足）酸痛、耳（鸣、聋、听力下降）、性功能（早泄、阳痿、遗精、性功能下降）、月经（闭经、经少），只能说明其为肾虚证，但是归属于肾气虚、肾阳虚、肾阴虚中哪个型尚无法确定。肾虚证结合气虚、阴虚、肾阳中任何一项特征指标，即可构成肾气虚、肾阴虚、肾阳虚的临界证型。所谓特征指标是指该指标处于较大的量级，且有特异性、病理特征明显的信息。每个指标对各型的组成有其特异功能。特征信息有它自己的辨别指数，可用于区分不同证候分“型”鉴别点。如气虚特征指标为气短而喘、声低懒言、自汗、尿后余沥、尿频清长；阳虚特征指标为畏寒怕冷、面肢浮肿、面色㿠白、大便溏薄、夜间尿多；阴虚特征指标为口咽干燥、五心烦热、盗汗、小便赤少、大便干结等。

中医证的“典型证型”是指在基础证信息上，出现两项或以上的特征信息。当确诊为典型证型时，在治疗上医生可大胆使用前人的代表方或自己的经验方施治，必要时可施重剂。用公式表示为“典型证型 = 基础证信息 +≥2 项特征信息”。肾虚的基础指标结合特征指标中两项及以上则为肾虚各分类的典型证型。仍以肾虚证为例，如肾气虚：基础证指标两项合气虚证两项，即腰膝酸痛、耳鸣、性功能下、月经不调、气短、自汗可为肾气虚的典型证型。肾阳虚：基础证的症状加阳虚两个症状，即腰膝酸痛、耳鸣、性功能下、月经不调、畏寒怕冷、夜间尿多可为肾阳虚的典型证型。

临界证型和典型证型的关系即不典型与典型、部分与全部的关系。临界证型可发展为典型证型，同时典型证型也可以转变成临界证型。如感冒的风寒表实证的临界证型，在此之上再出现一个及以上的特征信息，临界证型即走向典型证型；同样典型证型也可以发展为临界证型，这种由典型走向不典型的过程，多为疾病缓解的过程。需要注意的是，并非所有的临界证型都能发展为典型证型，典型证型是证型分类的理想状态，在临床实际中，出现的频率相对较少。

中医证的“跨界证型”是指肾虚除了基础指标已经形成了肾虚证以外，还同时出现气虚、阳虚各一个以上特征指标，则形成肾气阳两虚证型；若出现气虚、阴虚各一个以上特征指标，则形成肾气阴两虚证型；若出现阴虚和阳虚各一个以上特征指标，则形成肾阴阳两虚证型。这一类证型的跨界现象是出现在已确定为一个“证型”的情况下开始向另一个“证型”过渡，这里诊断中往往是“但见一症便是，不必悉具”。

（三）结合研究实践，形成科学结论

初始想法往往是研究者的一个粗浅和局限的认识，它是否具有创新性，在这个方向前人或其他人是否曾做过研究；如何把初始想法深化，进而建立工作假说，都必须通过查阅文献来了解该问题历史、现状及存在问题。发现问题是第一步，需查阅文献、了解历史和现状，特别是有代表性的主要刊物。围绕初始想法，经过文献检索后，在理论上对所研究的问题进行合理而充分的解释，这种确立有待证实的理论认识就叫作建立假说。恩格斯曾说：“只要自然科学在思维着，它的发展形势就是假说。”科研工作就是围绕假说而展开的，因此又称为工作假说。工作假说的建立需要运用形式逻辑和辩证逻辑进行类比、归纳和演绎推理等方法，所建立的假说要具有科学性、推测性、系统性和验证性。

脑梗死的“半身不遂、神识昏蒙、言语謇涩或不语、偏身感觉异常、口舌㖞斜”6大主症、高血压的“眩晕”和冠心病的“胸闷”等作为相应疾病的主要临床症状为何无法归属到具体证候分类中，说明证候分类是“个性”区分，囊括不了属于疾病的“共性”信息，而这些游离于证候分类之外的指标正是疾病证候分类的共性所在，由此提出疾病基础证的假说。

疾病的“基础证”是指构成某一疾病中各“型”的共有信息群（指标群），是疾病发生发展的共性特点和规律，也是最能反映该病病机的权重最大的关键内容，这组信息群决定了病中证的发生基础。结合王永炎院士对证候“内实外虚”理论的构建，可认为基础证是疾病证候的“内实”部分的体现，亦是疾病“本”的浓缩。同时，病证结合中的基础证是支持疾病诊断的主要临床症状，所获得的临床信息相对集中，是寓于诸多个性之中的共性，亦是最不易变动的关键性症状，是病证各“型”病机产生的核心。同时基础证又是该病中医证候的核心病机，还是构成中医临界证型和典型证型的基础。可以说，基础证假说的提出为病证型结合中医证候分类规范化研究提供了一个可行的思路。

二、基础证的形成理论依据

一个完整的科研假说必定是临床事实、理论依据和逻辑推论的有机结合。其中临床事实是基础，理论依据是杠杆，逻辑推论是导向，三者缺一不可。在建立基础证假说时将“临界状态”理论、“内实外虚”理论有机融合在一起，可多方位地诠释病证型研究中“基础证”的本质，使得其内涵更饱满，传承与发展并济，更具有说服力。

（一）历代医家对基础证雏形的思考

虽然古代医家没有提及基础证，但通过文献研究发现，不少医家在辨证过程中或多或少体现出了基础证的思想。如张仲景在《伤寒论》少阳病篇中指出：少阳病具有“往来寒热，胸胁苦满，默默不欲饮食，心烦喜呕”四大症状；同时又指出“伤寒中风，有柴胡证，但见一证便是，不必悉具”。对此有两种解释，一是出现四症中的任何一症便可诊为少阳病；二是寒热往来是主症，余三症为副症，有寒热往来之主症，伴任何一个副症即可诊为少阳病。这两种解释均说明，少阳病柴胡证的四大主症是其临床辨证的最基本信息，是诊断柴胡证的最为核心的关键症状，是少阳病基础证。又如张锡纯在《医学衷中参西录》论治温病时认为，白虎

汤证之确立不在于汗出与否，有其他三症（大热、大渴、脉洪大）即可列为阳明病而投予白虎汤。潘澄濂在《伤寒六经指要》也提出：后人所谓白虎汤之四大证候，全具是不多见的，这亦是经验之谈。古代医家已经认识到，临床上的证候并非都是诸症悉具的典型证，实际上在整个病证演变过程中，非典型证所占的比重较大，辨证时如果照本宣科、不知变通，一味寻找证候的所有症状表现，必然事倍功半，甚至南辕北辙。在实际辨证时，要抓住证候的最基本、最核心症状。确定基础证，掌握基础证的动态变化性，这样中医辨证论治的水平才可以得到提高。他们的这种思想正是病证型研究中基础证假说雏形的体现，也验证了关于基础证的思考自古有之。

（二）"内实外虚"对基础证形成的影响

20世纪50年代初，任应秋、秦伯未等提出"辨证论治是中医学的基本特色"，使"证候"从中医病症实践应用中分化为一个独立的概念。同时随着中医证候理论研究的逐步拓展以及人们对疾病本质认识的不断深入，对证候概念内涵的研究亦在不断变化，其外延也越来越广泛。王永炎院士从中医临床实践的实际情况出发，对证候本质进行了新的诠释：证候是一个多维多阶多变量的复杂系统。具有内实外虚、动态时空、多维界面的共性特点，其中"内实外虚"是证候共性特征的核心。

王院士的"内实外虚"理论对病证型研究中的"基础证"做了非常好的诠释，即基础证是疾病证候的"内实"部分的体现，是疾病"本"的浓缩。

1. 证候是多维多阶的复杂系统　王永炎院士在2003年全国中药临床药理学术大会上提出："证候是对疾病病理生理变化的整体反应状态的概括，是一个多维多阶多变量的复杂系统[17]。"证候具有内实外虚、动态时空、多维界面的共性特点[18]。

动态时空是针对证候的发展变化而言。证候是一定时点与一定状态的产物。时间在推移，状态在变化，证候就有可能发生由此发展为彼的改变。"时"指时间的连续、节奏周期和进程；"空"指存在于空间范围的各种因素、现象、实体和关系；"动态"则指"时"和"空"的变动、演化、迁移和发展[19]。在疾病的发展过程中，不同的时点，不同的干预状态，可以表现出不同的证候，这就是中医"同病异治"的依据；而同时，不同疾病的不同时点，不同的干预状态，可能表现出相同的证候，这就是中医"异病同治"的依据。中医临床辨证施治的灵活性在很大程度上取决于证候的动态时空特征，证候随着时间迁移发生变化，诊断和治疗也随之而变化。因此，能够实现对证候动态时空特征的认识和把握，对于揭示证候实质、准确预防、提高疾病的治疗水平均具有重要意义。

《中国医学百科全书·中医学》认为证候是"综合分析了各种症状和体征，对于疾病处于一定阶段的病因、病位、病变性质，以及邪正双方力量对比各方面情况的病理概括"。其内在因素包含了体质特征与机体脏腑、经络、气血、阴阳等的失衡及其相互间关系的紊乱。病因、病位、病变性质、邪正等不同维度又均包含了各自不同的表征信息。

多维界面是针对证候的构成及相互关系而言。"维"是指组成证候的各种因素，一个因素称为一维，多个因素即为多维；"界"则指证候与证候之间的分水岭，亦即边界、边缘；"面"指证候可供医生观察的某个侧面或截面[20]。证候的多维界面使得证候具有混沌特点，既不同于简单的有序运动（短期行为和长期行为均可预测），又不同于单纯的随机运动（短期行为和长期行为均不可预测），而是在绝对的时空演化和绝对的多维界面特性条件下，证候系统的短期行为可以预测，长期行为不可预测，表现出既稳定又不恒定、既可预测又不可拘泥、既有共性又有个性的特征，为证候“内实外虚”的特点提供了依据。

为此，要求研究者认识中医证候包含了多少维度，每个维度又包含了哪些表征，即依据中医常见证候，辨别主要因素、伴随因素，提取公认的特征性的证候要素，然后对有关表征信息（四诊信息）的适用范围、诊断方法、有关定性定量描述等进行界定，依据临床调查，证实其可重复性、敏感性与可靠性。例如辨疾病的基础证及其不同分型。

2. 内实外虚是证候的重要特征 内实外虚是针对每一证候的信息群组成而言，是证候最重要的特征[21]。所谓“实”，是指最能反映该病机的权重最大的关键内容，是群体在某一特定病变过程中所具有的共性规律，是干预的依据。“虚”则指具体某一患者所表现出的一系列个性化症状信息，它涵盖了所有能够表达个性化的内容，如体质、性情、人格特征、生活习惯、生存环境等。事实上是在这些因素作用下所形成的外在表现，对干预原则和方法有一定的影响作用。

而“内外”的概念在此缺乏实际的位置意义，以太极图为例，“内实”犹如中间黑白分明的鱼眼部分，指寓于诸多个性之中的共性，是对于证候的诊断最具有权重的，或必须具有的、最不易变动的关键性症状。这些症状决定了证候的性质，如同证候的核心。外周的鱼身部分即“外虚”，指反映个体特征的多种信息的集合，它们对证候的诊断权重相对较轻。这些信息是多变的，可以受各种因素的影响而或有或无，对诊断一般只起到辅助作用，而且越至外周越难界定，逐渐融入与其他证候的交叉。因此，对诊断的意义就越小，一般而言，“内实”总是被包裹于“外虚”中（图 2-4）。

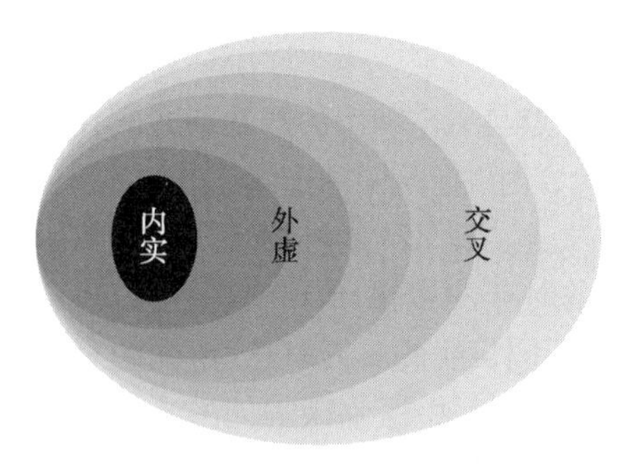

图 2-4 证候“内实外虚”共性特征太极图

证候的内实外虚是决定整个证候演化的初始条件，不同证候在开始时所具有的极微小的“内实”或“外虚”的差异，都有可能造成难以准确预测的演化结果，这就是辨证论治具有灵活性和具体性特征的根本原因。此外，证候的内实外虚使其表现出混沌特点。其外部层次中的隐性因素，如性情、生活习惯、环境等，均属于个性化极强且难以完全囊括和确定的东西，更难以精确和统一化，从而使得该证候的结构层次由内向外拓展的范围难以有确定的边界，表现出逐渐趋于模糊和不确定的情形，有证与证之间相互跨界的可能，这就是临床上为什么同一证候名称下可以有多种不同的症状群的内在原因。

3. 证候要素是诊断的最小单元 证候要素是指组成证候的主要元素，是对证候病因、病机的表征，理论上来说，所有的证候都可以由证候要素组成。王永炎院士在《完善辨证方法体系的建议》等论著中说：“证候是对人体病理生理变化的整体反应状态的概括，以证候要素、应证组合为核心的多维多阶多变量的辨证方法体系，应以象为素、以候为证、病证结合，构建辨证方法新体系，而中医证候要素的研究关键在于降维升阶。”

证以候为依据，候由素来组合，素由象来表现，临床上进行证候诊断研究时，要回到根本上来，把动态的、多变的、复杂的证候降解为数量相对局限、概念相对清晰的证候要素与靶位来研究。

（1）以象为素，以候为证：象是现象、象征与法式，渗透于医生们可感受到的证候的整体反映之中，表现为舌象、脉象、病象、气象等。证候要素必须以象为依据、为内容，有何象则为何素。素是因素、元素、要素，是构成事物的基本成分，而证候要素是构成证候的基本成分。因此，证候要素的提取有两个原则：其一，同一层面的证候要素必须是同类概念；其二，证候要素必须是不可分解的最低单元，即单要素。不同的要素组合形成不同的证候。

候是动态变化着的可被观察到的外在表现（临床症状），动态情状。与象不同，象是较为单一的一个表现，或一个方面的表现，而候则由要素来组合，或许是单要素，或许是多要素。证是指病机或状态的概括，根据中医诊断特色，证必须以可以观察的候为依据。

（2）分解证候，提取要素：从宏观范畴讲，证候要素具有以下特征：①低维度性。证候要素是组成证候的最小单元，不能再分解。一般来说，最佳的证候要素应是反映机体的某一方面的病理变化，如阴虚、气虚等。②特异性。每一证候要素都有不同于其他要素的特异性症状。证候要素是客观存在的反映，可以用证候信息群中某些具体的症状体征信息来表达。同时每个证候要素作为最小单元，具备特异性，彼此之间不兼容。③有机联系性。证候要素之间联系的存在是病机关联的结果。在临床实际中，某些证候要素总是与另一些证候要素共存共见，如阳虚往往与内寒并见。同时与证候要素相匹配的还涉及证候要素的靶位，"证候要素"主要着眼于病因，而"证候靶点"着眼于病位，二者分别与症状相联系。如在"寒湿困脾"证候中，寒、湿是证候要素着眼于病因，脾是证候要素靶位着眼于病位。

在提取证候要素时，可从古今文献和大量的临床经验中发掘，也可以根据需求进行大规模的临床流行病学调查。证候要素确定之后，以证候名称下面的病机层面的症状内容为依据，进行深入的数据分析。以合理的方法提取各证候要素下属的内容，根据各症状权重，区分出主症、次症与辅症（可现症状）。首先通过证候要素的提取，将复杂的证候系统分解为数量相对有限、内容相对清晰的证候要素；然后通过各证候要素间的组合、证候要素与其他传统辨证方法的组合等不同的应证组合方式，使辨证方法体系由各证候单纯的线性联系组合的平面，变为复杂的多维多阶立体交叉的非线性体系。同时借助寻找证候要素表达与应证组合间的规律，使得这一复杂的辨证方法体系具有可控性。

（3）降维升阶，应证组合：降维升阶中的"维"是指对常见证候进行简化分解之后的最基本的证候要素，如风、火、痰、热、瘀、寒、燥、湿等。在适当的范围内，维度越小，越容易掌握，使用者的可操作性越大。"阶"是指最基本的证候要素相互间的组合及与其他各种辨证方法的组合，证候要素既可单独出现称之为一阶，如瘀血阻络；两种及以上证候要素组合称之为高阶，如气虚血瘀；在维度确定的情况下，阶数越大，体系的灵活性与适用性越大。在证候要素的提取与证候靶点的厘定后，辨证体系的初步框架基本形成，而接下来的应证组合是回归完整体系的关键步骤。

所谓应证组合，就是对应临床证候的实际情况进行必要的组合，关键在"合"，即要"升阶"，达到扩大立体空间的效果，以增加辨证方法体系在临床实践中的适用性与灵活性[22]。"证候要素"与"证候靶点"都不可能游离于"应证组合"而单独使用。临床证候的情况可能是多种多样的，应证组合的方式便随之可能是多种多样的，具体的临床证候可能是单要素，也可能多要素组合；可能是单靶点，也可能多靶点。举实例说明，将病机层次证候要素的下属内容与病位层次的下属内容相结合，即可得出证候层次的症状组合。如脾气虚证的症状表现应当是病机层次的气虚与病位层次脾的下属内容的有机结合——精神不振、乏力、脘腹胀满、纳差、舌淡和苔薄白、脉细。心气虚证的症状表现则是病机层次的气虚与病位层次心的下属内容的有机结合——精神不振、乏力、心悸和气短、脉细。这些不同的应证组合方式，既符合临床证候复杂、多变、动态的特点，亦符合患者特殊个体差异及医生圆机活法的需要。

对应于基础证而言，基础证是疾病证候的本质体现，反映病机的基本状态，是确定干预原则和措施的依据，属于“内实”。而疾病的具体证候分类则是表现于外的个性化症状信息的集合。临床上多根据个体症状对症干预，属于“外虚”。临床上辨别疾病的基础证以及明确证候分类就是辨识、区分病证的“内实”和“外虚”层次，进而将干预的靶向对准于病证结构内部最“实”的部分，同时根据其外部的现实情况确定干预的广度和深度的过程。“内实外虚”理论为基础证的形成及其临床运用价值提供了依据。

三、基础证的临床结构模型

基础证反映的是病的核心病机，不同分类的“型”是疾病发生过程中的不同阶段的表现。在证的“临界状态”和“内实外虚”理论的指导下，运用现代科学的思维方式，可以将复杂系统的高维数据投影到低维空间来进行描述和统计处理，以便进行综合评价及其他转换和利用。至于如何使用降维技术中处理高维数据的方法，不少学者提出应用多因素分析统计方法，例如经典的统计方法中有聚类分析、主成分分析、因子分析等；近年来也有学者将证候视为不可直接测量的变量称为潜变量处理，通过构建证候的潜变量模型以及结构方程模型等，并对这些模型的研究，结合临床的医理内涵分析，揭示和诠释基础证存在的合理性和科学性。

（一）构建证候的潜变量模型

现行中医临床证候诊断资料呈高维性，既包括望、闻、问、切的四诊资料，又有不断发展的实验室指标、影像学资料、生物学资料等。但大多数中医的证候诊断只能通过四诊信息来反映，是不可直接测量的，也无法用确切数据定量表述。研究只能将中医学与统计学、数学交叉结合，把证候看成统计学中的一个潜在的变量，借助潜在变量模型对中医的证和型的分类进行研究。

潜在变量指的是无法直接测量的变量，又称为隐变量。不可测量的变量、因子等是研究者用来表示潜在变量的几个常用术语。潜在变量模型是一类统计分析方法，根据潜在变量与显在变量的连续和离散性质及其关系，可分为因子分析模型、结构方程模型（structural equation model，SEM）、项目反应理论等。根据假定显在变量类型、潜在变量类型分别为连续与分类，可分为四种潜在变量模型。证候的潜在变量模型，见图 2-5。

上图主要包括两个部分的内容，一是描述显在变量与潜在变量之间的度量关系，称为度量模型，即观测指标与证候分类之间的关系；另一种是描述潜在变量之间的结构关系，称为结构模型，亦即证候分类与分类之间的关系。图中左右两边方框均是证实性因子分析（CFA），它是研究者根据理论或经验假设显在变量与潜在变量间存在某种关系，检验这种假设是否成立所应用的统计过程；中间潜在变量间的关系则为结构模型。

（二）基础证的结构方程模型

在进行病证结合基础证研究之前，首先要明确几个问题：一种病应如何确定其基础证，当分为几个主要证候分类（型），每一证类（型）又由哪些指标构成，证候分类（型）之间有无相关关系、基础证和各型分类之间的关系、如何进行证候分类以及指标规范化的相关研究等。应用探索性因子分析、证实性因子分析和结构方程模型可对以上问题做出回答（图 2-6）。

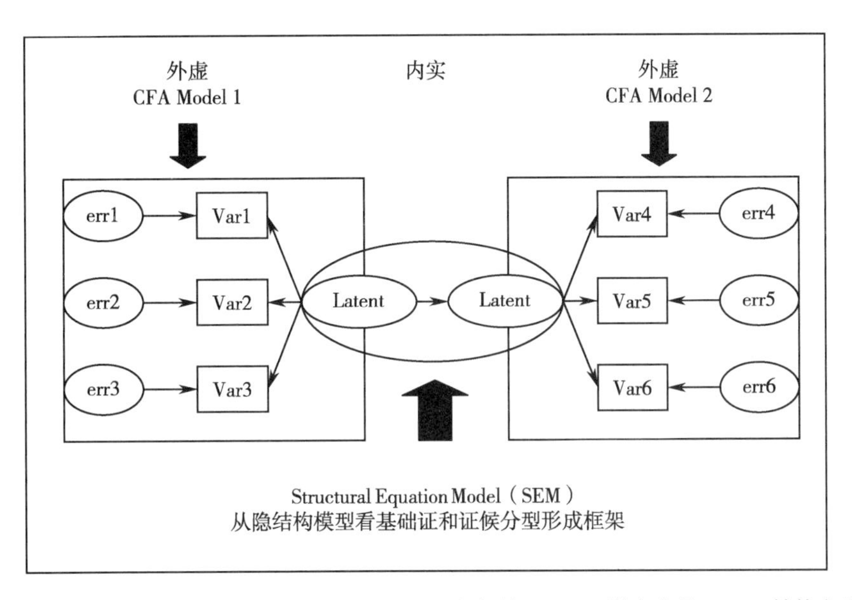

CFA Model：证实性因子分析；err：测量误差；Var：显在变量；Latent：潜在变量；SEM：结构方程模型。

图 2-5　证候的潜变量模型构建图

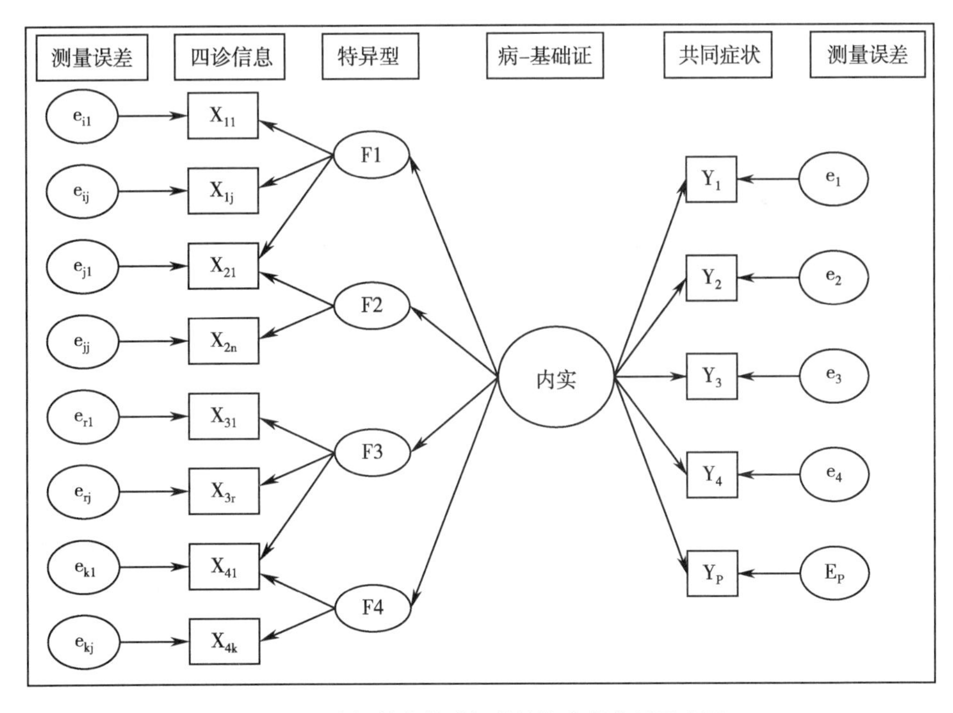

图 2-6　病证结合基础证的结构方程分析示意图

通过证实性因子分析（CFA）的结果，假设疾病分为四个证类，用 F1~F4 表示，每一个证类含有若干个四诊信息指标，分别用（X_{11}……X_{1j}），……，（X_{41}……X_{4k}）表示，不同证类之间可以有相同的四诊信息，其相应的误差记作 e_{ij}。疾病的若干个共同临床症状，用 Y_1，……，Y_p 表示，这些指标阳性率都较高，是诊断疾病最关键、最基础的症状，是“内实”的具体表现。图中凡是可以直接测量的变量都用矩形表示，而不可直接测量的隐变量都用椭圆表示。

以脑梗死为例，说明基础证（内实）及各分型发病机制（图 2-7）。

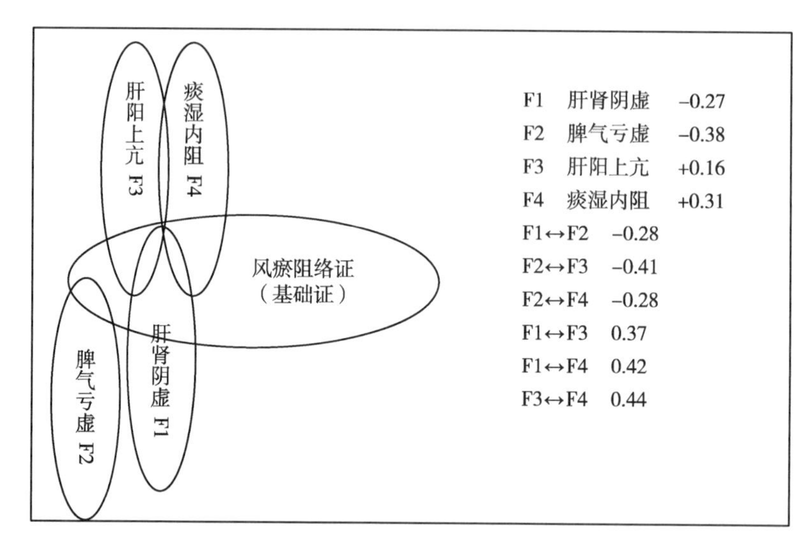

图 2-7　脑梗死基础证和分型关系示意图

从上图 2-7，可以直观看到脑梗死以风瘀阻络为核心病机，而诊断脑梗死的主要症状半身不遂、神识昏蒙、言语謇涩或不语、偏身感觉异常、口舌㖞斜等并不出现在某一个具体型分类中，是"内实"的体现，是诊断疾病的最基本症状。同时，在这一基础证上因疾病的演化可兼见气虚、阴虚、阳亢（火热）、痰浊。每个证候分型（因子）都有各自在疾病中的载荷系数，系数越大表明与疾病的相关性越好，也即所占证候分类比例越大，如在脑梗死中，痰湿内阻型最为常见。同时证候分类之间也有相关系数，图 2-4 上可以用重叠面积衡量，相关系数越大重合面积也越大，表明两个证候分类（型）之间共有症状就越多，临床上也越难以精准辨别，如肝阳上亢型与痰湿内阻型。与传统模型相比，潜变量模型能很好地反映原因与结果的间接关系，提示各病证和型之间的内在联系与发展规律。将中医学的证候视为潜在变量，采用西医的病与中医的辨证相结合，并用潜在变量模型分析中医证候的规律，对这些难以直接测量的概念进行解释、理解和预测。

仍以脑梗死（载荷系数≥0.4）为例（图 2-8），详细阐释结构方程模型的意义。脑梗死分为四个证类，即 F1~F4，每个证类有若干个四诊信息，如肝肾阴虚中含有手足心热、舌苔少、口干、耳鸣等主要四诊信息（按载荷系数排序），每个证类中可以有相同的可现症状，如肝肾阴虚和肝阳上亢均可见口干苦等症。椭圆形中即是脑梗死最核心的部分，是其基础证——风瘀阻络证，它是疾病病机本质的体现，包括口舌㖞斜、语言謇涩、肢体偏瘫等诊断指标，同时这三个诊断指标因为属于疾病的共性，故而也进入不了具体证候分类（型）中去。

借助现代统计学方法中的潜在变量模型和结构方程模型，可将无法直接观测的中医证候转换为潜变量，并通过直观图示清晰地回答了疾病与证候分类（型）之间的关系、证候分型与分型之间的相关关系、基础证和各分型之间的关系等问题，验证了基础证"临界动态"和"内实外虚"的特点，亦为病证结合证候分类规范化研究提供了一个良好的示范。

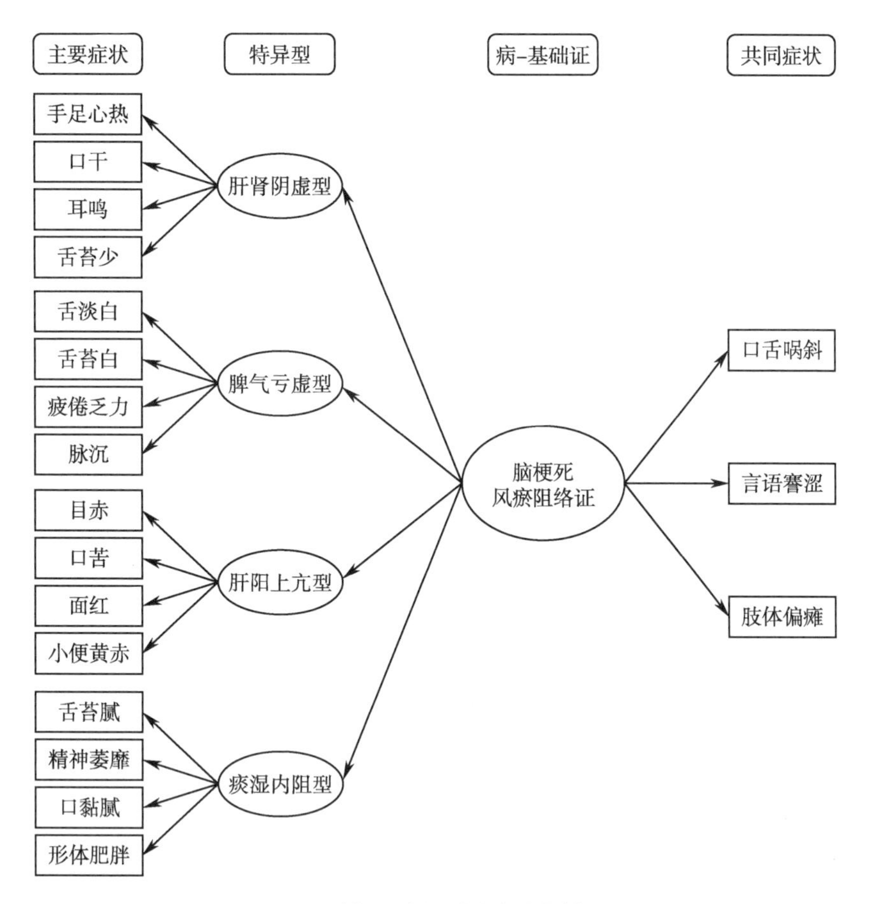

图 2-8　脑梗死病证型分类结构模型图

四、基础证的临床应用价值

基础证是对疾病外在临床表现的中医辨识，是疾病核心病机所在，抓住基础证，临床治疗就更具有针对性。

（一）体现治病求本理念

“治病必求于本”是中医治疗学的精髓，是治病之大法。治病求本对临床实践起着十分重要的作用，一般情况下，标根于本，根本能除，标亦随之而解。标本先后的治疗原则并非一成不变，需根据病情轻重缓急灵活处置。

基础证概念的提出，可以使临床中医师对标本之间的关系有更深刻的理解。凡病必有其基础证，求本即为治疗基础证。病证型结合诊疗模式中，基础证为本、为实，各证候分类为标、为型，疾病的基础证是这个疾病发生的根本，根据“急则治其标，缓则治其本”的治疗原则，在疾病的缓解期，以治本为主，即治基础证。同时疾病在内外因的作用下，证候会立即在基础证之上发展进入各个不同的证类（型），如脑梗死在风瘀阻络的基础上会演变出现风痰阻络型，此时的治疗则进入“急则治其标”的阶段，提示临床医师选方用药主要针对证类（型）并结合基础证进行干预。当疾病在发生发展过程中临床表现既有基础证的指标又有各证类分型的指标，则在选择干预治疗方药时应“标本兼治”。

对基础证的辨别可以使中医师在临床过程中，充分掌握辨证的核心指标和证候的最低诊断标准，对证和型诊断、演变和转化过程的思路更加清晰明了，从而更准确地指导处方用药；亦能对某些表现不典型的疑难症做出正确的诊断，予以及时地截断治疗。基础证的本质有助于医师认识证的动态变化，临床上对疾病进行辨证论治时，常会出现尚不能精确到型的辨证。如前所述临床上腰膝酸痛、耳鸣失聪、性功能下降、月经不调等肾虚的基础证，虽无法确定肾虚是肾气虚还是肾阳虚，但其已为临床医师的初步诊断及治疗提供了依据，即肾虚应予补肾。特征信息是辨别证候性质的必要条件，是确定证中型的必要指标，可作为型与型之间的鉴别要点，如“舌赤，苔黄糙，口渴，脉数实”等为里热证特征信息。可现信息展示了可能出现的证候表现，也暗示了可能的证候转化方向，有助于临床全面治疗或截断治疗。对可现信息的预判处理体现了中医“治未病”的思想，即未病先防和既病防变。

（二）指导临床精准治疗

不同于西医疾病诊断的确切性和唯一性，中医会在不同疾病中出现同一证候，那么对不同疾病而相同证候是否可采用同一种治疗方法，即证同则治同呢？大量的临床经验提示，出现在不同疾病中的所谓同证在干预措施上虽有相同部分，却有程度不同的差异。

异病同证之同，是在异病的基础上，是不同疾病发展过程中至某一阶段所具有的共同的临床表现或具有的共同病理过程，但其本质仍有所差异，即不同疾病的基础证是截然不同的。在临床实际中，中医师遇到异病同证时，若是只遵循“证同治亦同”的一般原则，而疏于对疾病基础证的辨别，忽视了对疾病本质的把握，必不能达到精准治疗的目的。

如更年期综合征、脑梗死、高血压病的基础证分别是肝肾不足证、阴虚阳亢证、风瘀阻络证，但三种疾病在不同的发生发展过程中均会出现肝阳上亢型，其证型的基本指标为头胀、头痛、心烦易怒、面红、舌苔黄、弦脉等，但是三个病种同比时，这些共同的指标在不同病中的地位是有差异的。脑梗死和高血压病同属于心脑血管系统，在治疗时可以选择使用同一基础方，然后根据临床症状随症加减。而更年期综合征与其他两种病不属于同一系统疾病，虽是共同的型，但治疗上应当根据疾病的不同症状进行药物的加减。如在治疗时，更年期综合征可佐以补肾宁心；脑梗死可佐以活血化瘀、祛风通络；高血压病佐以清肝泻火。同时，临床上的疾病又是复杂多变的，若有兼夹疾病，如更年期综合征兼夹高血压病，亦可考虑选用和以上两个疾病相同的基础方加减进行治疗。

中篇　方　法　篇

第三章

病证型分类研究早期方法学探索

临床流行病学、循证医学、统计学、信息学、模糊数学等多学科知识的不断交融渗透，成为中医药临床科研方法不断发展和成熟的基础。病证型结合研究的方法，需依据中医临床研究思维方式而确定，既要体现辨病与辨证、分型相结合的基本思路，又要服务于中医和中西医结合临床研究的总体目标，即：在继承中医整体、宏观、动态性的思维优势，吸取中医注重观察、比较、类比、分类、调查等方法精华的基础上，充分运用现代科学理论、方法和技术，开展病证型结合的临床研究，解决现代中医临床诊疗中出现中西诊断分离的问题。为揭示"病""证""型"的发生、发展规律，以及病证型结合内在统一的客观基础，促进中医学理论的发展，近年来病证型结合的诊断分类研究方法日渐增多，然而寻找适合中医证、型分类研究的方法不是一蹴而就的，必须经过漫长历程的探索、不断的实践，实践再实践，才能有所收获。现将和病、证、型分类研究相关的一般方法进行整理和归纳，以期促进中医临床科研的发展，梳理形成病证型诊疗新模式研究方法的发展脉络。

第一节　临床流行病学与中医研究

传统中医临床研究方法的特殊性是数据来源于个体化诊疗，如何从个体走向群体，临床流行病学为中医临床研究开辟了一条道路。临床流行病学[23]是人类在与疾病不断作斗争的过程中，为科学开展临床医学研究应运而生的，是一门以群体为研究对象的临床医学与流行病学交叉融合的学科，其核心内容是临床科研设计、测量与评价（DME）。中医引入DME方法，并根据中医药研究的需要，以传统辨证理论为依据，用临床流行病学方法对特定人群进行横断面或纵向研究的设计，收集特定时间内所研究疾病的中医临床症状及其体征的描述性资料，用现代统计学和数学方法，结合中医的医理分析，进行疾病的中医病因学、证候诊断分类标准、证候量化等研究，为证候诊断分类研究方法提供依据。

一、DME 方法概念和内容

DME 方法的概念是 20 世纪 80 年代由加拿大麦克马斯特大学首先提出的，它扼要而明确地概括了关于临床医学的研究程序和方法，是临床流行病学的核心。其学科特点为多学科互相渗透，研究要求为以群体为研究对象，研究需以个体为基础，再扩大到相应的群体中，从医院个体病人的诊治扩大到社会人群的防治，体现流行病学特点。研究结论是建立在对大样本临床数据的分析与综合评价上，并最终用来指导个体的研究过程。DME 方法的特点是在临床医学研究中，应用科学的方法学，强化科研设计，排除各种偏倚和干扰因素的影响，确保研究结果的真实性、研究结论的可靠性，提供最佳成果和最佳证据及指导临床诊治的决策[24]。

DME是将临床研究的三大要素（设计、衡量、评价）放到同一条轴线上通盘规划。具体讲是指在研究开始时选择和应用正确的设计方案，重在确保观察组与对照组具有可比性；在研究观察期间应用较为客观、可靠的衡量指标，确保结果的可重复性和真实性；以及在资料分析阶段正确应用和评价临床及统计学意义，分析和判定影响结果的各种混杂因素。DME方法是把患者个体的诊治扩大到群体特征的研究，即充分运用流行病学（群体水平）、医学统计学、卫生经济学的原理和方法，结合临床医学（个体水平），整合成临床医学研究的程序和方法，探讨疾病的发生、发展、诊治、预防。

（一）设计

设计是临床研究或观察方法的总体规划，首先需要明确研究目的，其次从统计角度对资料搜集、整理和分析的全过程提出全面具体的计划和要求，以作为统计工作实施的依据，从而用尽可能少的人力、物力和时间获得准确可靠的结论。

中西医是两个完全不同的体系，中医的理论体系主要来源于临床实践，是对临床实践经验的总结，中医有其自身的特点，如强调在自然条件下综合研究人体整体的状态变化，不注重实验条件下局部实体的微观分析；中医学的治疗目标是特异性的证候，而西医学的治疗目标是特异性的“疾病”，而证候不等于疾病；证候的本质是一系列临床表现的有机组合和概括，它反映的是疾病某一阶段人体对疾病反应的状况，而不是疾病的全部情况和全过程的情况。但证候与疾病又有着不可分离的联系，任何疾病都会有一定的证候表现，而证候表现不过是疾病的外在反映，所以治“证”的方药对治“病”是有重要意义和价值的；同时，任何疾病，不论是在其自然演变过程中，还是在治疗过程中，证候类型总要不断发生变化，根据辨证论治要求，任何疾病在一般情况下都不可能一个方药贯彻到底，这就是中医学一贯的临床方法；患病个体所表现的临床证候常常是复合性的证候，或以一个证候为主，兼夹其他证候。如何用临床流行病学的设计方法把疾病在发生发展过程中出现的各种症状进行动态的证候分类研究，将有利于中医临床的精确治疗。

（二）衡量

衡量是确定适当的度量措施和合理的度量指标，以期能客观地表达人群中的健康和疾病状况及有关现象的一整套方法。

中医临床研究中的衡量，主要体现在两个方面，一是测量的指标要突现中医药的特点和优势；二是要保证测量的客观性。建立科学、客观的测量指标体系，不应单纯从生物医学模式出发，仅着眼于测量特异的生物学标识物或局部的结构或功能改变尚显不够，应该从人体对于干预措施的整体反应去选择有关结局指标，只有这样，才有可能反映中医复方的治疗优势，才能确切真实地评价中医药的效能。

临床研究设计中的中医证候指标，多以症状积分量表形式测量，但多数症状积分量表以及各症状之间的权重往往没有经过严格的论证。且量表的条目基本上依靠主观评测，很难排除不同研究者间的主观偏倚。即使同一研究者，也很难做到评测结果的高度一致性，因为中医证候的临床症状主要是患者的感知，若以量表测量证候，必须以患者为主体，来测量自己的感知，测量受试者的生活质量，这样才能增强量表测量的客观性。

在“病证结合”的中药临床试验模式下，单纯以中医证候或某个症状的改善作为疗效衡量可能还不够充分，应该同时测量疾病的生物学客观指标。当面对多个疗效观察指标还应认真分析各个观察指标的特征和稳定性，从中选择可靠的观察指标作为主要测量指标。如降糖中药的临床试验，以血糖的变化作为主要指标之一，证候积分即症状积分量表总分的变化应与生物学客观指标的变化相吻合，量表对中药新药进行糖尿病疗效测量评价可信度就高。这就要求我们把“病”出现生物学指标改变时和临床上出现的不同“证”进行深入研究，必将促进病证结合更好地在临床上运用。

（三）评价

科学评价研究成果的真实性和可靠性，最重要的是对研究结果的临床意义、统计学意义进行评价，临床疗效评价尚须结合人群健康问题的治疗目标进行考虑。如将中药按功效主治进行评价：一种是以治疗某种疾病为主的药物，如治疗糖尿病；一种是以改善某种症状为主的药物，如治疗消渴等；还有一种是以治疗某类中医证候为主的中药，如治疗阴虚火旺证等。中药多以整合调节的综合效应为优势，但目前的中药新药临床疗效评价标准基本上是参照以生物效应评价为主的西医标准制定，未能完全体现中药的疗效作用特点和优势，没有考虑疾病和中医证候间的相互联系。中医的辨证论治决定了中医对疾病的诊断以及中药的疗效评价，都不可能做到像西医那样的特异性。作为中药，对于症状的缓解或中医证候的缓解作用是其优势，其临床疗效评价同时应该能够回答出“如果不用该药，其症状的改善情况如何”。如糖尿病的常见症状三多一少等，常会因血糖的控制而得以改善，但判断症状控制是血糖控制的结果还是使用该药的结果，则是非常困难的事情。事实上即使是随机双盲对照的设计，只要使用了降糖治疗，改善症状的疗效也是难以证明的。只有能够充分证明所用的降糖治疗对于入选的每一个患者都是最适宜的，才能体现出两组疗效上的差异是有意义的。如果仅说明了在治疗结束时，加用中药组症状有效率明显高于未加用中药组，但未对两组降糖药使用情况、血糖控制的情况、血糖的水平、治疗前症状水平等可能影响疗效判断的因素进行分析，其中医证候的缓解有效性评价是没有说服力的。如果用降糖药控制血糖稳定在某一水平且症状具可比性的病例进行观察，更容易说明问题。所以研究病证型结合的诊疗模式将有利于中医药疗效评价标准的制定。

二、中风病先兆期证候学研究的启示

DME 方法通过群体水平的调查，了解导致疾病发生的危险因素，促使临床医生及时采用有效手段进行早期干预与治疗，控制疾病的进展。自流行病学问世以来，已开展了大量西医病种的病因学调查，为疾病的预防与控制提供指导性意见。20 世纪 90 年代，与现代医学相比，中医的病因学研究大多还停留在文献描述和个体水平的总结。病因学研究设计方案在临床流行病学方面，科学性强者当属随机对照试验及队列研究等前瞻性研究。进行现场调查，了解患病率，并探讨有关可能病因或危险因素时，常用横断面调查设计方案。回顾性研究则以病例 - 对照研究为佳，但不可避免地会受各种偏倚干扰。叙述性的病因分析报告，其结论的可靠性最差。

“八五”规划期间，中国中医科学院王永炎院士提出：“引 DME 方法研究中医的病因学，首从中医中风病危险因素及先兆症（证）开始。”在这一思路的指导下，中医中风病高危因素研究开始引入 DME 方法设计，尝试从临床经验、文献资料中提炼高危因素假说，回顾性、前瞻性研究相结合，从临床个体观察扩大到群体水平调查，为中医的证候分类研究提供了思路。

（一）高危因素与中风先兆期

高危因素是指在一个群体中，由于某一种因素的存在，使有关疾病的发病率增高，当该因素被消除后，又可以使该病的发病率下降，这种与发病率增高有关的因素，称之为“高危因素”。它虽非疾病发生的直接原因，但却是疾病发生的间接因素，是一种广义的病因学概念。

从不同的角度、不同的层次对高危因素有着不同的理解。如冠心病，流行病学认为吸烟、血清胆固醇增高是它的高危因素；而中医学则认为冠心病的发生与气虚、血瘀、痰凝有着密切的关系。假如我们采取措施对以上高危因素进行干预，就有可能有效地控制冠心病的发生。因此中风病高危因素的含义应有两种：一是导致发病的自然条件、社会环境和心理因素（如六淫之风、寒、暑、湿、燥、火和七情的喜、怒、忧、思、悲、恐、惊）；一种是引起病人发生病理变化、病证表现的发病因素或称因子。前者主要通过询问病史，即“问病求因”了解；后者是通过对疾病的症状、体征等现象或表型来辨识，即“审证求因”。我们所研究的是后者，是由多个因子在个体内同时存在并产生相互影响而形成的所谓致病因素网，其表现形式则是证的“临界状态”，是由各种症状（证候群）、体征（舌、苔、脉）组成的基础证和临界证。所谓的“基础证”即有一定量的基本信息量，能构成基本证，若再出现有鉴别诊断功能的特异佐证信息，可以构成不同类型的临界证型；有灵活的动态变化多向两方面发展，不是症状加剧就是症状消失。“临界证型”既满足构成某个证型分类的最低诊断标准，并能和其他证型进行鉴别，但不包括证型的全部信息，它能按自身信息演化。如能在“临界状态”的基本证或临界证型采取阻截疗法，可预防疾病的发生或发展。如患者原有肝阳上亢型的高血压或痰瘀痹阻型的冠心病等病症，本次因暴怒或暴食、饮酒等诱因发生中风，而在中风前表现出的则是一种“临界状态”。这一状态是人体由于这些危险因子的相互作用促使体内报警装置向外发出信息（即出现各种症状和体征）；这些临界状态在形成过程中，经过邪正斗争，阴阳胜负，往往会由量变到质变，其频率和强度在不断增加，有时是在一段平静中由于某种诱因而突发。它的症状可由一个到多个不等，反复发作，逐渐加重。当出现大拇指麻木、眩晕、肢体酸软、一过性健忘等痰瘀阻络、气血不足、肝肾阴虚的表型时，往往会由无数的短暂的异样感觉逐渐发展到经常的、持久的出现，这就意味着中风即将发生。从中风先兆的基本证到临界证型与中风病的发生有着时间关系，其长短不一，如果我们能对不同时间出现的相关表型进行有效干预，则能控制中风病的发生。对于这种可能与多种因素有关的疾病，单从临床患病个体来研究它的危险因素是不够的，必须扩大到相应的群体范围，从宏观方面对有关发病的因素进行探讨[25]。

（二）中风先兆期研究方法的选择

中风先兆期症状是中风的早期信号，针对此期所采取的早期发现、诊断和治疗，可防止病情恶化并使中风可能治愈。因此，选取中风先兆期作为中医病因学研究方向，以达到二级预防目的。分析中风先兆期症状研究发现，大多数先兆期症状都是停留在查找古代医家论述并结合自己临床实践加以总结的基础上，得出的结果缺乏可重复性、可比性。绝大多数临床研究没有合理、严谨的临床科研设计，故导致中风先兆期症状的不统一，进而使诊断标准、辨证论治分型亦不一致，更无法将此作为早期预防的方法，故应选择科学的临床科研设计方法对中风先兆期症状进行大样本多中心的临床流行病学调查研究。

（三）病例对照的临床调查研究

按东南西北中五个方向，调查了北京、江苏常州、广州、吉林延边、内蒙古、上海、天津、陕西 8 个地区，共收集 1251 例中风急性发作的合格病例，采用 1∶2 配对（按年龄 ±5 岁、同性别、民族、地区匹配）病例对照研究方法进行研究。

1. 病例的选择

（1）定义：根据症状、体征、实验室检查、诊断试验等，确定病例定义和诊断标准。可根据教科书上的记载，或已有的标准，或向专家咨询，或参照他人研究中规定的标准。

（2）入选标准：凡被选为病例者均应符合病例的定义和诊断标准，尽可能选用新病例，病人应能合作。

（3）病例来源：可来源于医院临床，也可来源于一定地区（某地区或某单位中）某段时间的全部新病例（或现患病例），还有以人群为基础进行研究的一种特殊类型，即病例选自一定队列中发生的某种疾病。上述几种病例选择方法最好都选取新发病例，以免因记忆出现偏倚或因发病后改变了与暴露因素的关系等而带来偏倚。

2. 对照的选择

（1）定义：对照的定义取决于病例的定义，应能除外病例。确定对照时采用的诊断标准应与病例相同。

（2）入选标准：病例与对照的暴露机会应均等，应除了与暴露有关的其他疾病病人，勿使对照的病因与所要研究的病因相同或有联系，有代表性，能代表一般人群。与疾病有关的外源性变量在病例和对照中的分布应相同。

（3）病例来源：对照组必须是除所研究的变量外，与研究病例组完全一样。

3. 匹配（配对、配比）对照

（1）定义：匹配是一种选择对照的方法，使对照在一些特征方面与病例相似。即在选择对照时，尽可能使对照中的可能的混杂因素与病例保持一致，已匹配的因素，在以后的分析中再也不能分析其作用。

（2）匹配方式：①频数匹配。一组病例配一组对照，进行成组比较。②个体匹配。每一个病例匹配一个或多个对照。一个病例匹配一个对照，称 1∶1 匹配。一个病例匹配 M 个对照，称为 1∶M 匹配，一般 M 不超过 4，因为匹配的检验效率与 M/（M+1）成正比，故 M 达 4 以上时，选择对照十分困难，而增加的效率甚微。

（3）匹配的注意事项：一般只匹配一些基本的特征，如年龄、性别，不必对所有变量都匹配，只匹配一些最重要的、明显可致混杂的变量。

（四）多因素 Logistic 回归模型的应用

疾病发生、发展及转归是受多种因素的影响和制约的。而各种影响因素之间也常有内在联系。多因素致病作用，按一般统计分析方法进行单因素分析是必要的，但某些因素由于存在混杂因素的影响常使单因素分析结果难以说明问题，甚或出现自相矛盾现象，从而导致错误结论。为阐明多种因素与疾病的关系，需应用多因素分析，也称多变量分析技术。多变量数学模型能以较高的统计效率同时控制多个变量的混杂作用并能合理地评价因素之间的交互影响。

线性回归模型和 Logistic 回归模型在流行病学及诸多临床医学研究中有广泛的应用。当研究的自变量和反应变量均为连续变量时，可采用线性回归模型。但是，流行病学研究中，特别是中医流行病学研究中，反应变量大多为两个或有限多个不同结局的定性变量（又称属性变量），如生或死，有病或无病，用药后的有效或无效时，则应用线性回归模型是不恰当的。此外，对于可能影响疾病的发生、发展或转归的因素中，则大多数为定性的（如症状的有无、性别等），也有定量的（如剂量、年龄、实验室检查等），还有介于定性及定量之间的等级变量（如症状的轻中重、文化程度等）。在此情况下，线性回归模型不适用，对于这类情况，比较常用的是 Logistic 模型（LRM）。Logistic 回归模型包括：简单的 LRM、多因素 LRM、非条件 LRM、条件 LRM。

应用病例对照来研究因素与疾病联系时，常有混杂因素干扰，为探讨主暴露因素效应，需在众多因素中舍弃不起作用的，又能将混杂因素与所研究的暴露因素区别开来，并给予控制，以便在消除可能的混杂干扰情况下确切无偏地表达所研究的暴露因素与疾病的联系。当涉及的因素不太多时，如 3~5 个，可逐个用 Mantel-Haenszel 分层分析方法，把暴露因素与混杂因素分离开来；如果与疾病可能有联系的因素很多时，则分层技术难以满足要求。Logistic 回归模型能解决流行病学研究中多因素分析的难点。在中风先兆症研究的自变量为定性（症状有与无）变量，因变量也为定性变量（中风的发生与不发生）时，这类资料需用 Logistic 回归模型处理。

（五）相对危险度与联系强度

比数比或称比值比、优势比（odds ratio），缩写为 OR，OR 的数值所表示的联系强度为：若 OR 值为 1.0~1.1，联系强度无；若 OR 值为 1.2~1.4，联系强度弱；若 OR 值为 1.5~2.9，联系强度中等；若 OR 值为 3.0~9.9，联系强度强；若 OR 值大于 10.0，联系强度很强。在中风先兆研究中，先兆期症状可以单独出现，也可以两种以上症状合并出现，一起骤发。所有症状的排列顺序均按照 OR 值从大到小排列。主症是指若其中的症状出现则发生中风先兆期的可能性极强（OR>10.0），其症状出现越多则发生中风先兆期的可能性越强；次症是指若其中的症状出现，则发生中风先兆期的可能性强（9.9>OR>3.0），但联系强度不如主症中的症状。伴症（2.9>OR>1.5）是指若其中的症状出现则发生中风先兆期的可能性中等。如此，根据联系强度的高低，把不同症状进行证候要素的分类，用风、火、痰、瘀、气虚和阴虚、阳亢等诊断因子归纳证候，有利于先兆期方证对应的预防治疗。

（六）资料处理和分析的方法

应用多因素条件 Logistic 回归，对中风发病前一个月内四个不同时相（发病前 24 小时、发病前 1~<3 天、3~<7 天、7~<30 天）的先兆期相关症状（共拟订 133 个）进行研究，依据多因素分析结果、流行病学相对危险度与联系强度理论，结合临床专业知识，对中风发病前一个月内不同时相的先兆期症状得出如下结论。

1. 中风发病前一个月内在四个不同时相的先兆期症状（表 3-1）

表 3-1　中风发病前一个月内在四个不同时相的先兆期症状

	发病 24 小时内	发病前 1~<3 天	发病前 3~<7 天	发病前 7~<30 天
主症	偏身麻木，颈项强急，两目干涩，二便失禁，颜面麻木，瞬间头沉，反应迟钝，瞬间眩晕	偏身麻木，呵欠频频，持续眩晕，阵发性半身无力	头痛而痛处不移，食后困顿，阵发性半身无力，嗜睡	手麻，急躁，口臭
次症	急躁，嗜睡，构音不清，手麻，步履不正，头昏沉，头晕	急躁，嗜睡，瞬间眩晕，体胖臃肿，手麻，猝然头痛	手麻，急躁，持续眩晕，头昏沉，头晕	体胖臃肿，持续眩晕，头晕，食后困顿
伴症	猝然头痛	头昏沉，头晕	面色晦暗	

2. 出血性中风发病前一个月内在四个不同时相的先兆期症状（表 3-2）

表 3-2　出血性中风发病前一个月内在四个不同时相的先兆期症状

	发病前 24 小时以内	发病前 1~<3 天	发病前 3~<7 天	发病前 7~<30 天
主症	偏身麻木，持续眩晕，颜面拘急，二便失禁，急躁，瞬间头沉，步履不正	持续眩晕，阵发性半身无力	手麻，食后困顿，持续眩晕，体胖臃肿，阵发性半身无力	急躁，体胖臃肿
次症	构音不清，神识模糊，头晕，嗜睡，反应迟钝，猝然头痛，头昏沉	急躁，体胖臃肿，嗜睡，食后困顿，猝然头痛，头痛而痛处不移，手麻	急躁，头昏沉，头晕	头晕
伴症		面色晦暗，便干便难		

3. 缺血性中风发病前一个月内在四个不同时相的先兆期症状（表 3-3）

表 3-3　缺血性中风发病前一个月内在四个不同时相的先兆期症状

	发病前 24 小时以内	发病前 1~<3 天	发病前 3~<7 天	发病前 7~<30 天
主症	偏身麻木，颈项强急，嗜睡	偏身麻木，呵欠频频，持续眩晕，嗜睡，急躁	头痛而痛处不移，食后困顿，体胖臃肿，阵发性半身无力，嗜睡	手麻，体胖臃肿
次症	急躁，瞬间眩晕，反应迟钝，构音不清，持续眩晕，手麻，头昏沉，步履不正，心烦易怒，头晕	体胖臃肿，手麻，头昏沉	手麻，两目干涩，急躁，头晕，头昏沉，持续眩晕，面色晦暗	口臭，持续眩晕，两目干涩，食后困顿，头晕
伴症		面色晦暗		急躁

4. **先兆期基本症状和体征**　眩晕，麻木，急躁，体胖臃肿。

5. **先兆期不同时相症状**

（1）发病前 24 小时以内共同症状：偏身麻木，步履不正，反应迟钝，构音不清，嗜睡，急躁，头晕，头昏沉。出血性中风还见神识模糊，颜面拘急，猝然头痛，二便失禁。缺血性中风还见颈项强急，手麻，心烦易怒。

（2）发病前 1~<3 天共同症状：持续眩晕，嗜睡，急躁，手麻。出血性中风还见阵发性半身无力，食后困顿，猝然头痛或头痛而痛处不移，便干便难。缺血性中风还见偏身麻木，呵欠频频。

（3）发病前 3~<7 天共同症状：阵发性半身无力，手麻，持续眩晕，或见头昏沉、头晕，食后困顿，急躁。缺血性中风还见头痛而痛处不移，嗜睡，两目干涩。

（4）发病前 7~<30 天共同症状：头晕，急躁。缺血性中风还见手麻，口臭，两目干涩，食后困顿，持续眩晕。

6. 先兆期有特征意义的症状

（1）猝然头痛和头痛而痛处不移症状出现则提示病人处于中风先兆期。

（2）嗜睡症状出现则提示在一周左右的时间将要发生中风，一些病人还表现为食后困顿。

（3）阵发性半身无力症状出现则一周左右后将要发生出血性中风。

（4）呵欠频频症状出现则3天左右后将要发生缺血性中风。

（5）构音不清、反应迟钝、步履不正出现则24小时左右将要发生中风。

（6）颈项强急是缺血性中风将发生的一个特有症状。

（7）颜面拘急、神识模糊、二便失禁是出血性中风将发生的特有症状。

7. 中脏腑及其闭证与脱证的前驱先兆症状　中脏腑的先兆症状为神识模糊，嗜睡，反应迟钝，中脏腑之脱证见二便失禁，中脏腑之闭证见颈项强急。

对某一个体来说，出现一个或几个先兆期症状，并不意味着他肯定会发生中风，反过来，没有出现已知的先兆期症状，并不意味着他肯定不会发生中风；但是，可以肯定的是，中风发生的可能性是与先兆期症状存在着密切关系的，也就是说，就一人群而言，中风明显地更容易发生于有先兆期症状的人群中，有先兆期症状的人，可称之为“中风发作倾向个体”。对这些个体加以治疗，是中风预防工作的重要内容，也是先兆期症状研究的意义所在。

（七）中风病先兆期证候动态研究

对中风发病前一个月内在四个不同时相（发病前24小时、发病前1~<3天、3~<7天、7~<30天）的133个先兆期相关症状进行研究，依据多因素分析结果，作中风病中医先兆证候病因学研究，为中医药防治中风提供依据[26]。

1. 近期先兆　通过对中风前24小时到1个月以内所出现的症状进行统计分析，找出中风发生近期内相关联的暴露因素。

（1）风痰阻络：反应迟钝、眩晕、头昏沉均为痰浊上壅，瘀阻脉络，或上盛下虚，肝风内动。《杨氏家藏方》：“人有患头目眩，或游走风，口眼瞤动，非痰，乃风之渐也。”《证治汇补》：“平人手指麻木，不时眩晕，乃中风先兆，须预防之，宜慎起居，节饮食，远房帏，调情志。”

（2）肝阳上亢：心烦易怒、急躁，多为出血性中风先兆。怒则肝阳暴张，引动肝风，风阳上扰，肝火引动心火，心肝火旺，内风骤升而发为中风。此即《中风斠诠》所云：“五脏之性肝为暴，肝木横逆则风自生，五志之极皆生火，火焰升腾则风亦动。”内风旋转必气火俱浮，血涌于上，导致中风。

（3）血虚脉阻：构音不清、一过性失语，为脑络高度瘀阻致脑海失养。现代医学认为是供养脑组织血液的颈内动脉、大脑中动脉硬化，管腔高度狭窄，或血管收缩，致大脑皮质短暂性缺血而出现的症状。对此暂称之为近期先兆。上述近期先兆可发生在中风前数日至数月。

2. 前夕先兆　通过对中风发生前24小时内所出现的前夕症状进行了统计分析，寻找前夕先兆。

（1）瘀阻脑络：神识模糊、嗜睡，语无伦次，精神萎靡，昏昏欲睡，前言不对后语，是脑络高度瘀阻、血行失运之故，现代医学认为是椎底动脉管腔狭窄，供血不良所致，为脑血栓形成前期，是中风的较近先兆，多出现于缺血性脑出血之前夕。

（2）肝火亢盛：头痛、呕吐痰涎，头痛由不定性变为持续性，部位由不定变为固定。有的比较剧烈，甚至呕吐、眩晕，此为肝阳上亢，化火挟风升动，上扰清空，乃祸不旋踵之兆，为出血性脑中风信号。此脑血管高压、管壁紧张之极，脑血管破裂的前兆。

（3）肝风欲动：筋惕肉瞤。产生的机制主要为风阳上扰，肝风欲动。

上述症状出现在24小时以内，离中风已很近，故名之为前夕先兆。前夕先兆可发生在中风前数小时至数日。

中风先兆是中风的早期信号，是预测中风的内容之一，是中医中风病辨证论治的重要组成部分。

3. 病因病机 中风病和风、火、痰、瘀密切相关，而其根本却是内虚。《灵枢·刺节真邪》曰："虚邪偏客于身半，其入深，内居荣卫，荣卫稍衰，则真气去，邪气独留，发为偏枯。"因精血虚亏可导致血行涩滞，气虚则不能推动血液运行而发生血瘀。且调查中发现中风者多嗜甘肥、烟酒，导致脾失健运，痰湿内生，血脉不利，日久痰浊、瘀血互结，越发加重血行不利，精血难充，使肝肾亏损更甚，水不涵木，导致肝阳、心火上亢，或化风作眩，或阻窍语涩，或阻络肢麻，此乃中风发作之谓。

4. 证候特点 先兆期的证候以肝阳亢盛、肝风上扰为特点，如头目眩晕、头昏头痛、颜面麻木、偏身麻木、手麻、足麻等症，《素问·至真要大论》指出："诸风掉眩，皆属于肝。"由于肝络循行上至头部，阳化风动，因而出现上述头部及肢体症状。以痰瘀阻络、脑络受损为特点，如猝然善忘、反应迟钝、神识模糊、嗜睡、筋惕肉瞤、呕吐痰涎等症。此多因血行不足，脑髓失养，元气渐亏之兆。

5. 未中先防 肝肾阴虚、肝阳上亢先兆证：肾阴虚，水不涵木，肝火上亢，多出现面赤阵作，心烦易怒，头痛眩晕，口苦便干，四肢麻木，腰膝酸软等症。治用滋水涵木，柔肝息风。痰瘀痹阻、脑络失和先兆症：痰浊夹瘀为患，痰为病根，瘀为继发性病因，且多为内源性痰浊，多见头昏胸闷，呕吐痰涎，反应迟钝等症。治用化痰逐瘀，平肝泄浊。气血两亏、脉络瘀阻先兆症：内虚是中风的根本，明·张景岳指出："本皆内伤积损颓败而然。"清·王清任《医林改错》则认为中风多因气虚血瘀，并创补阳还五汤治疗。实践中，气虚血瘀先兆症亦较多，多表现为头昏乏力、嗜睡、猝然善忘等症，治用益气化瘀的方法。

在病证结合研究中，主要采用了DME方法中病因学研究和诊断性试验研究的相关思路和方法，进行了大样本的中医临床流行病学调查，发现DME方法运用在中医临床研究中，不但能促进中医临床医学的迅速发展，也在一定程度上规范了中医临床研究，提高了中医临床研究的质量和水平，改变了以往中医临床研究以直观经验为主的局面，促使中医学研究朝着更加科学、客观的方向发展。

三、临床流行病学推动中医科研方法的发展

临床流行病学的目的是建立、发展并使用能减少系统误差和机遇造成误导的临床观察方法，从而得出符合真实情况的结论。为了在医疗实践中做出正确决策，临床医生需要这类信息，而临床流行病学就是取得这类信息的重要方法。

（一）临床流行病学方法形成的路径（图3-1）

随着医学体系的发展，医学逐步发展为3个主要的领域：基础医学、预防医学和临床医学。科学技术和方法的发展虽使这3个领域的研究均逐渐深入，但同时也使彼此之间的联系愈来愈少。如临床医师常局限在医院中，平时只在接诊时观察到患者疾病当时的表现，而无法观察到疾病发生、发展、转归整个过程的全貌以及整个患病人群概貌，因而在临床科研设计、观察和做结论时常常受到偏倚和机遇的影响。基础医学虽然对疾病的认识深入到分

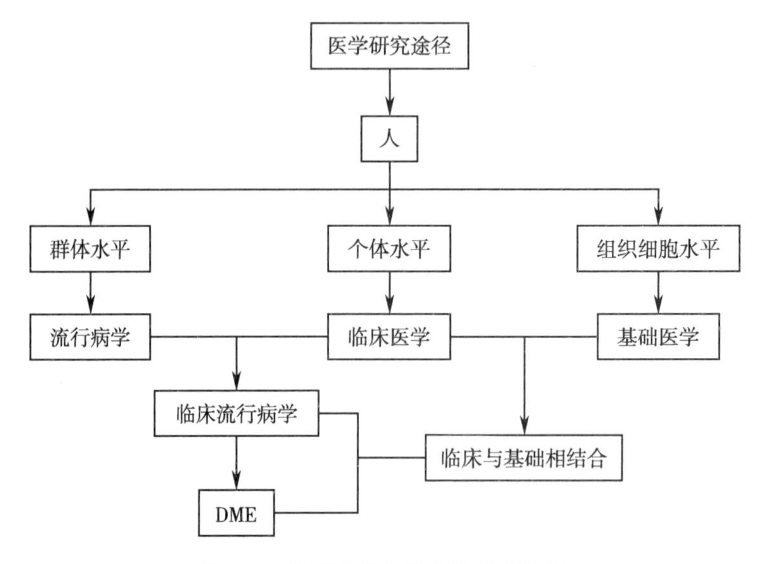

图 3-1　临床流行病学方法形成路径

子水平，但常忽略社会和心理因素在疾病中的重要作用，也存在如何将基础医学的研究结果及时用于改善临床诊断和治疗中去的困难。要解决上述问题需要构建基础医学家、临床医师和流行病学家的联合研究队伍，应用流行病学的基本规律和医学统计学的基本方法，共同协作解决临床医学中的问题。DME 方法就是将流行病学和数理统计紧密结合，形成了一套定量而且精确的研究方法，为临床医学和基础医学的研究开辟了一条新的途径。

（二）传统中医药研究的途径（图 3-2）

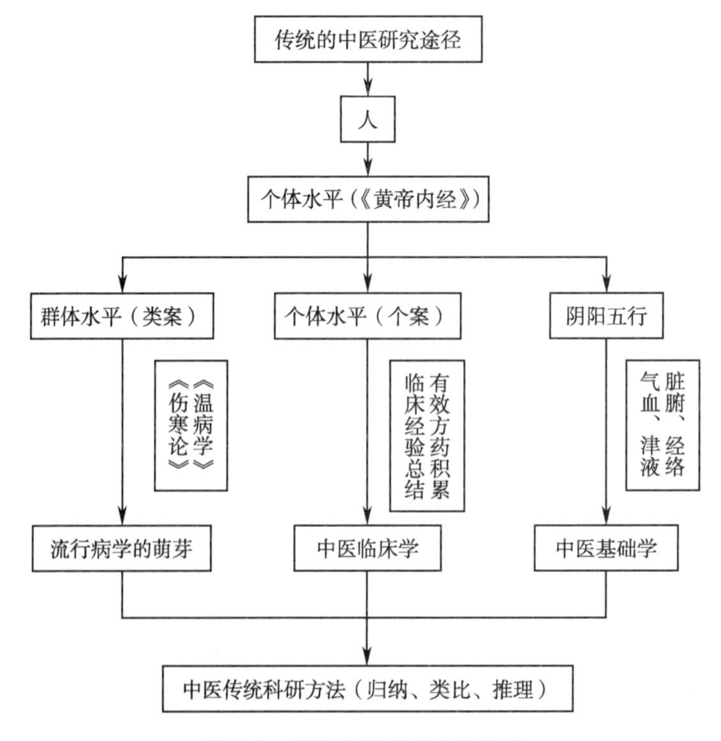

图 3-2　传统中医药研究的途径

中医药传统临床研究方法与DME方法一样都是从临床现象入手，但前者从宏观角度出发，注重整理归纳分析，存在样本选择不全面、样本量少等不足，往往研究结果科学性欠佳。而后者则侧重临床设计调查研究，结合统计学方法，结论较真实可信。传统中医研究途径和DME方法的形成路径比较见表3-4。

表3-4　传统中医研究方法和DME方法路径比较

研究思路	传统中医研究方法	DME方法
发现现象	临床实践中观察到的一种现象	在临床工作中发现的一种不可解释现象
调查研究	从宏观的角度对发现的医学现象进行综合分析	通过临床流调了解疾病发生时间、分布区域，患病特征等
提出假说	为证实这一现象的确切程度，提出一种假说	通过分析和总结，有可能在认识上产生飞跃，建立证实或未被完全证实的假说，这是选题的核心和灵魂
研究方式	为提出的假说进行直观下临床实践验证，多以回顾性研究为主，没有和数学联系在一起	对提出的假说做进一步基础医学和临床医学的研究，和数学结合起来分析，多以前瞻性研究为主

从两种研究的思路比较表不难看出，中医传统的临床研究方法和DME方法均遵循由观察现象到提出假说再到验证假说的完整思维逻辑过程。但传统中医研究在各步骤中方法不能完全适应飞速发展的医学需求，如提出假说的方式是从现象进行推理，并未建立在系统充分的临床调查之上。

DME和传统的中医研究方法在初期有着类似的研究思路，只不过在流行病学问世后发生了分化，流行病学和数理统计结合后使流行病学的分析方法日趋成熟、精确，和临床、基础医学结合后派生出DME的研究方法。而传统的中医研究方法则由于历史的局限性，在群体调查研究萌芽后，未能和数理统计方法结合起来，没有严密的定性、定量研究。

传统的中医研究方法和临床流行病学方法的形成和发展都走过一段类似的道路，但在流行病学形成的过程中发生了分化：传统的中医研究方法因局限于当时的历史条件，在流行病学萌芽后未能和数学结合起来，一直停留在直观、静态、定性、实物的层面上，只能采用归纳、类比、分析、推理的方法，形成了一套中医临床理论，但这一结论因缺乏微观、实验、定量的分析，所以是抽象的。临床流行病学方法是将流行病学和数学紧密结合，形成了一套定量且精确的研究方法，为临床医学和基础医学的研究开辟了一条新的途径。

（三）中医药临床研究方法

科学方法是科学的灵魂，是科学进步的动力之一，方法的主体性特征是最优化、实用化和系统化。从中医理论体系的产生和发展以及中医临床经验的积累上追本溯源，中医药传统临床研究方法，主要指中医学历代流传而行之有效的研究方法；它是在大量实践的基础上通过形象和逻辑思维等多种方法的抽象概括，对人体生命活动规律及人与外界关系和防治疾病方式、手段的不断认识和探索；中医药传统临床研究方法不是历史上曾使用过的研究方法的定型，而是继承、扬弃、发展的统一[27]。“候之所始，道之所生”，传统中医研究方法以外候为依托，认真观察、分析、总结人体健康与疾病的变化规律并探索防治手段，其产生大致经历了 3 个过程。

1. 从个体水平出发　根据自身特点，进行有效地临证经验整理。如东汉末年，张仲景在大量的伤寒病症类案和个案的基础上，撰写了《伤寒杂病论》，书中创立了包括理、法、方、药在内的辨证论治原则，提出了中医必须把基础理论和临床实践紧密结合起来研究的方法学。

2. 从群体角度出发　参考大量古典文献，撷精掇华进行学术经验整理与升华。如金元四大医家提出了许多革新思想，对许多古方进行了新的研究。

3. 群体和个体相结合　从宏观的角度对所发生的医学现象进行综合分析。如明清时期温病学家开始逐渐走出伤寒学术体系，尝试运用各种方法进行临床研究。其中，有一部分温病学家已能开展一些群体调查研究，如明末公元 1641 年传染病在山东、浙江、河南、河北等地大流行，当时的温病学家吴有性刻苦钻研医学道理，并不顾自身安危，深入传染病流行区域，对当时疫情的流行情况进行详细调查研究，结合治疗经验分析总结，在崇祯十五年（公元 1642 年）撰成《温疫论》。

中医药传统研究方法是系统的、多层次的，它既有哲学方法和一般方法，也有自身特有的方法。如哲学和逻辑学方法，往往主宰医学的思想方式，既是医学观念，又具有方法学意义。科学研究一般方法，包括观察方法、调查方法、文献方法、分类方法、假说方法、数学方法、实验方法、解剖方法和系统方法等。其中，由于理论观念和思维方式的制约，实验和解剖方法没有得到充分的发展，其他方法沿用至今，称为常用的传统方法。根据自身特点而发展起来一套特殊方法，如辨证论治、经验整理、中药方剂的配制等方法，其中辨证论治方法，集诊治方法、临床思维方法于一身，成为中医药理论体系的特征之一。

中医药学传统研究方法，是以中医理论为基础，以继承发扬中医药学为目的的行之有效的方法，它并不排斥现代方法。现在，中医药借鉴临床流行病学群体的研究方法，开展中医药治疗疾病的临床流行病学研究，这需要现代医学和中医药学共同承担，互相补充，充分发挥各自的优势，从而不断推动中医药科研方法的发展。

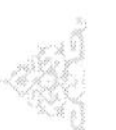

第二节　中医药与循证医学

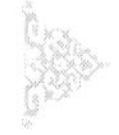

循证医学是从 20 世纪 90 年代在临床医学领域内迅速发展起来的一门学科，是遵循科学证据的医学。其核心思想是“任何医疗卫生方案、决策的确定都应遵循客观的临床科学研究产生的最佳证据”，从而制订出科学的预防对策和措施，达到预防疾病、促进健康和提高生命质量的目的。中医的辨证论治也是一种原始的寻证方法，但中医的“证”与循证医学的“证”有着不同的概念，中医的“证”是对疾病（泛指非健康）发展到一定阶段的病因、病性、病位及病势等的高度概括，表现为一组有内在联系的症状和体征。这些表象及其动态变化综合表述为证候（简称证）。这种证据因观察者的不同而不同，因而容易发生偏倚；循证医学的“证”是指经过严格设计的人体试验研究获得的客观、真实的结果，是经得起验证和重复的。这就要求中医证候分类指标的研究应该是在临床流行病学的基础上获得循证医学证据。

一、循证医学的概念

循证医学（evidence-based medicine，EBM）顾名思义是遵循证据的医学，循证医学创始人之一、国际著名临床流行病学家 David Sackett 将循证医学定义为:“慎重、准确和明智地应用目前可获取的最佳研究证据,同时结合临床医师个人的专业技能和长期临床经验,考虑患者的价值观和意愿,完美地将三者结合在一起,制定出具体的治疗方案”。

循证医学是以临床实践为基础,以临床研究和信息学、网络技术为支撑的一门新兴交叉学科。其核心思想是医疗决策应在现有的最好的临床研究依据基础上确定,同时也重视结合个人的临床经验。综上,临床流行病学和循证医学是两种密不可分的方法学。

(一)循证医学核心

循证医学是遵循最佳科学证据的医学实践过程,其核心是高质量的临床研究证据。这就要求医生确定治疗方案、专家编制诊疗指南、政府制定卫生政策时都需根据现有的最佳证据进行。证据是循证医学的基石,高质量的证据是指来自采用了防止偏倚的措施,确保试验结果的真实性和科学性的临床研究,包括病因、诊断、预防、治疗、康复和预后等各方面的研究。高质量的系统评价结果或高质量的随机对照临床试验结论,是循证医学最高级别的证据,并作为权威临床指南最重要的证据基础。

(二)循证医学基础

高素质临床医师的专业技能与经验是实践循证医学的必备条件。循证医学提倡将医师的临床实践经验与从外部得到的最好临床证据结合,为诊治患者做出最佳决策。忽视临床实践经验的医师即使得到了最好的证据也可能用错。因为最好的临床证据在用于每一个具体患者时,必须因人而异。应当根据患者的临床、病理特点、人种、人口特点、社会经济特点和试验措施应用的可行性灵活运用,切忌生搬硬套外部证据。

循证医学提倡医生在重视疾病诊断、治疗的同时,力求从患者的角度出发,去了解其患病经历及感受,尤其是对疾病的疑虑与恐惧、疾病对机体与身心功能的影响及对治疗方案的期望与选择等。在诊治过程中,医患间平等友好合作,形成医患诊治联盟,才能取得患者的高度依从,使患者获得最佳的治疗和预后效果。

临床流行病学的基本理论和临床研究是实践循证医学的基础。在临床实践过程中,要筛选最佳证据,必然要看其研究的设计是否科学合理;要评价文献的质量,务必要掌握临床流行病学对研究质量的评价标准;要分析医学文献的结果真实性,就必须分析文献是否存在偏倚和混杂因素的影响。

(三)循证医学证据

任何医疗决策的确定都要基于科学证据,循证证据形式丰富,临床研究数量繁多,但质量却良莠不齐,医疗决策者及临床医生需要耗费大量时间和精力从信息海洋中筛选出真实而有效的证据。为了更加高效地利用循证信息,证据分级系统应运而生,其目的在于对不同来源的证据进行质量分级,临床医生只需充分利用研究人员预先确立的证据分级标准和推荐级别使用各种高质量证据即可,从而达到正确合理使用证据的目的。“GRADE”(表 3-5)代表了当前对研究证据进行分类分级的国际最高水平,意义和影响重大,它关注转化质量,从证据分级出发,整合了分类、分级和转化标准。目前,包括世界卫生组织(WHO)和 Cochrane 协作网等在内的 28 个国际组织、协会已采纳 GRADE 标准,GRADE 同样适用于制作系统评价、卫生技术评估及指南。世界卫生组织已经采用,GRADE 已成为评价干预性证据的国际标准之一。

表 3-5 GRADE 证据质量分级标准及推荐强度

	证据等级	描述	研究类型
证据分级	高级证据	非常确信真实的效应值接近效应估计	RCT 质量升高二级的观察性研究
	中级证据	对效应估计值有中等程度的信息：真实值有可能接近估计值，但仍存在二者大不相同的可能性	质量降低一级的 RCT 质量升高一级的观察性研究
	低级证据	对效应估计值的确信程度有限：真实值可能与估计值大不相同	质量降低二级的 RCT 观察性研究
	极低级证据	对效应估计值几乎没有信心：真实值很可能与估计值大不相同	质量降低三级的 RCT 质量降低一级的观察性研究 系列病例观察 个案报道
推荐强度	强	明确显示干预措施利大于弊或弊大于利	
	弱	利弊不确定或无论质量高低的证据均显示利弊相当	

二、中医药学的循证之路

循证医学创始人之一的 David Sackett 教授在 *Evidence-Base Medicine, How to Practice and Teach EBM* 一书中说，使用“循证医学”这个概念的灵感来源于中国乾隆时期使用“考证”的方法[28]，由此可以推测中医学在很久以前就已经萌生了循证医学思想，并尝试在临床实践中运用，但是由于时代的限制，方法学的缺失，未能及时发掘此方法对临床研究的重要性，未能形成有效的方法体系，随着时代的发展和科学的进步，中医药也将顺势而上，结合现代科学思路和方法认识，开展中医药循证医学研究。

（一）中医循证医学研究起源

中医学在我国已经应用了数千年，为中华民族的繁衍昌盛作出了巨大的贡献。在中国历史上最早实践循证医学思想的是炎帝神农氏，他辨药尝百草，开创了人类历史上进行人体试验的先河。张仲景可谓中医循证医学的鼻祖，《伤寒杂病论》博采众长，继承发扬了古代医家临证经验、医籍精华，将辨证论治与方证理论融为一体，历经多年反复的临床验证，完成了东汉以前中医最佳临床证据的评价。从某种角度来说，《伤寒杂病论》是古代循证研究的真实案例，它将实证精神和群体智慧相结合，建立起了完备的中医实证数据库，聚集了大量一线的中医临床经验。《本草图经》中记载，为评价人参的疗效，需寻两人，令其中一人服食人参并奔跑，另一人未服人参也令其奔跑。未服人参者很快就气喘吁吁。这可谓是记载最早的典型临床对照试验[29]。喻嘉言在《寓意草・与门人定议病式》就已经认识到临床证据的重要性、多样性，从而进行收集、整理、评价出当时所能获得的最佳证据，如“某年、某月、某地、某人，年纪若干，形之肥瘦长短若何，色之黑白枯润若何，声之清浊长短若何，人之形志苦乐若何，病始何日，初服何药，次后再服何药，某药稍效，某药不效”。[30]

（二）中医循证医学研究概况

中医循证医学是中医学与循证医学结合的产物。中医循证医学是指利用循证医学的原理和方法来指导中医中药的研究和临床，科学严谨地设计临床试验方案和在临床上依据最新最佳的证据来选择干预措施。中医循证医学要求中医学的科研当中注重证据的产生，临床上注重证据的运用。

1. 纵观历史，注重证据　在临床实践中运用中医循证医学也是“遵循科学证据的医学”。目前中医学的证据有三类。第一类是四大经典，尤其是《内经》和《伤寒杂病论》，基本上是现在中医学证据当中的最基本也是最重要的证据。第二类是四大经典之外的专家著述。这部分证据内容广博，数量繁多，其证据水平也参差不齐。第三类证据是按照现代科学思维方式研究所得到的临床证据。这些文献所报道的证据，从古至今一直指导着中医临床工作，尤其是具有中医特色的病案医话，在更广大的范围内指导着中医临床。

2. 文献可观，质量不高　国内有关中医学的期刊不下百种，加上中西医结合的期刊，每天诞生的中医学论文数量可想而知。但是由于前面所说的原因，中医学的文献质量普遍不高，论文中的试验在设计、实施和报告中或多或少地存在一些问题。从质量上看，刊载的RCT绝大多数只标明是“随机”，没有或只是简单记载具体的随机方法；对于病例没有纳入标准和排除标准，而且疗程不规范、不统一；组间样本量差异较大，观察时间过短，缺少随访，很少观察不良反应，极少有阴性结果的文章发表，更有甚者使用统计方法不正确等等。

（三）中医循证医学研究内容

循证医学为中医科研提供了新的研究思路，既可促进中医药从以经验为主的临床实践向以证据为基础的临床实践转型发展，以推进中医药国际化的进程；又可不断探索挖掘中医药防治疾病的优势病种和应用领域，为进一步的临床研究提供线索和依据。引用循证医学方法还可对中医药疗法进行疗效和安全性评价，为中医药疗法的推广使用提供证据基础。经过数十年的不断发展，符合中医药理论和实践特点的循证评价技术方法不断完善，循证中医药学逐步形成，成为循证医学的重要分支。

中医循证医学是指借鉴循证医学的理论和方法，收集、评价、生产、转化中医药有效性、安全性和经济性证据，揭示中医药临床作用特点和规律，并指导临床指南、路径和卫生决策制定的一门应用学科[31]。

1. 搭建中医临床研究数据平台　研究数据是科研活动基础性资源，在大数据时代下，搭建科研数据共享平台，有利于数据的合理化利用，提高科学研究的质量，减少研究资源的浪费。Cochrane图书馆是目前国际上公认的、使用较多的临床对照试验数据平台。但收录的我国研究资料不多，尤其缺乏中西医结合以及中医领域的临床对照试验的资料。为了紧跟时代发展的脚步，2018年我国正式出台了《科学数据管理办法》，突出强调科学数据的共享利用，提出了“开放为常态、不开放为例外”的共享理念。纵观国内外环境，搭建循证医学中医临床研究数据平台势在必行。数据是基础，平台是支撑，分析是核心。搭建数据共享平台既可为临床、教学和科研提供科学可靠的证据，为系统评价者提供真实有效的数据，又可为我国循证医学中心临床试验数据库的一个极大补充，向国际Cochrane协作网提供中国中西医结合、中医的临床研究资料，切实做到让科学数据“多跑路”，让科研人员“少跑腿”，提升数据利用效率，提升科技创新的水平，为加快建设创新型国家提供更有力的支撑。

建立循证医学中医临床研究数据平台，即临床RCT、CCT（半随机临床试验）及诊断试验数据库是循证医学实践的核心任务之一，目的是更便捷地提供循证医学证据，更好地为临床医生服务，指导临床实践。循证医学中医临床研究数据平台有严格的纳入、排除标准，突出临床试验设计类型，排除动物及实验研究，主要收集临床 RCT、CCT 的文献，为临床实践服务，针对性强。

2. 完善中医临床疗效评价体系　中医学不论理论还是实践，贯穿始终的重要环节都是临床疗效评价，但由于中医"证"作为一种功能态，基本是宏观、模糊、非标准化的，在疗效评价时往往关注患者的主观感受，缺乏科学客观指标，故中医药研究证据缺乏说服力，重复性差，难以与国际接轨。临床疗效是中医药学生存和发展的基础，世界范围内对中医药产品的需求亦愈来愈强烈，这就要求中医临床疗效评价必须客观、科学。

（1）中医疗效评价现状：中医临床疗效是中医临床的生命力，中医疗效评价已成为制约中医药现代化发展的瓶颈。近年来中医药临床试验呈遍地开花之势，国内期刊文献中发表的中医药临床试验论文数量逐年增加。但对部分文献做系统评价后发现，中医药临床试验存在研究设计与报告的质量不高，如随机分组方法的描述、盲法应用的不恰当；缺乏合理样本量估计；观察指标不明确；缺乏疗效的定义和依从性报告等。无论是证候还是疗效判断指标都难以达到规范化和量化标准等。疗效指标多仅为临床症状的改善，缺乏患者相关的生活质量评价以及长期随访的终点结局指标，如病死率、致残率等。这些问题影响了研究结果的可靠性，其试验的科学价值很难得到国际认可。方法学上存在的问题主要包括：采用简单随机化方法，疗效评价的要素未能体现中医特色，缺乏方法学上的创新。因而在今后漫长的时间里完善中医临床疗效评价体系将成为中医药界的主要任务之一。

（2）疗效评价研究内容：为了解决中医药临床疗效评价中存在的问题，把中医临床诊治经验以科学研究的证据形式呈现出来，获得国际上的公认，世界卫生组织倡导循证的传统医学，其目的就是为了使广泛运用的传统医学疗法有证可循。因此将循证医学方法应用于中医药的评价已成为临床医学领域不可回避的发展潮流。

1）证候诊断标准的规范化：在确立了现代医学疾病诊断的前提下，无论是以病统证，还是以证统病，都需要有证候诊断标准。中医证候诊断是客观评价中医药疗效的关键技术，现行的《中医病证分类与代码》（国家技术监督局发布，编号 GB/T15657-1995）、《中医临床诊疗术语 · 证候部分》（编号 GB/T16751.2-1997）、《中医病证诊断疗效标准》、《中药新药临床指导原则》为证候诊断标准的建立发挥了重要的指导作用。但证候诊断标准源于实践的总结，会随着实践的发展变化，需要在实践中不断完善。

2）各类指标的客观化：评价中医药临床疗效，必须从中医药理论与临床治疗学的基本特点和优势出发，这与建立中医药干预措施有效性科学假说及合理选择疗效评价指标（结局指标）有密切关系，亦是中医药疗效评价不同于西药的关键。"病证结合"是中医药临床评价选择受试对象的一种重要模式，亦是为达到确切疗效并显示中医药治疗效能的有效方式。循证医学与临床流行病学的原理和方法对提高中医药临床疗效评价的科学性有重要作用，即临床试验必须遵循随机、对照、重复、盲法的原则；临床试验设计方案的正确选择；整个临床试验过程中偏倚和机遇的识别和处理；研究结局评价，包括终点指标的选择，评价标准的确定与测量等；生物医学统计分析法在统计学中的推导作用。

3）中医药研究文献系统评价：医学文献的系统评价是医学科研的基础性工作，对临床疗效评价及指导临床治疗具有重要意义。系统评价是一种按照严格的纳入标准广泛系统收集关于医疗卫生问题的研究，对纳入研究进行全面的质量评价，并进行定量合并分析或定性分析，以对该问题进行系统总结的研究方法。

4）中医药临床研究人员及方法学：研究人员应开展符合自身规律的方法学研究，例如从中医药临床疗效的科学评价入手，对国内外最常用的疗效评价指标进行分析、比较和评价。分析中医常用的复合指标（如综合症状、体征、证候、功能与实验室指标改善等多个指标）后，将疗效分为痊愈、显效、有效、无效，与国外认可的主要结局指标（如病死率、生活能力、复发率等）的相关性相比较。正确理解与应用终点指标、替代指标（包括复合指标），重视病人自我报告结局的应用，改善中医界常用的复合指标，最终达到中医药临床疗效评价的科学性和可信度。如前所述，这方面的工作（结局或预后研究）需要较大的样本量、全面的数据和长时间的随访，有待于医院电子病例等信息化的全面发展。

三、中医循证医学研究范例

Meta 分析是一种定量评价的手段，是循证医学研究中一项重要方法。它最早由英国心理学家 Glass 提出，内容包括提出问题、收集和分析数据、报告结果等基本研究过程。目前对 Meta 分析最统一的定义是一项汇总多个同类研究结果，并对研究效应进行定量合并分析的系统评价方法。Meta 分析得到的结果更加接近真实情况的统计结果，已被转正列入质量最高的证据级别，是作为权威治疗依据和研究依据最重要的基础。大量的临床试验在研究初期都会选择 Meta 分析方法为研究提供科学客观的临床基础。现按照 Meta 分析对苏黄止咳胶囊治疗咳嗽变异性哮喘的文献进行研究报告。

咳嗽变异性哮喘（CVA）是一种特殊类型的哮喘，2015 年版《咳嗽的诊断与治疗指南》指出咳嗽是其唯一或主要临床表现，无明显喘息、气促等症状或体征，但存在气道高反应性。CVA 是慢性咳嗽最常见病因，国内多中心调查结果显示约占慢性咳嗽原因的三分之一。有些哮喘患者肺功能已有明显下降，但咳嗽仍为唯一症状或主要症状，也有部分典型哮喘患者在喘息症状缓解后，咳嗽成为主要症状。根据 CVA 的临床表现，从中医辨证的角度常常将其归属于“风咳证”范畴，治疗上多采用疏风止咳的中药方剂，但目前在药品说明书中明确指出可用于治疗咳嗽变异性哮喘的中成药仅有苏黄止咳胶囊，2015 版的《咳嗽的诊断与治疗指南》上也推荐使用“苏黄止咳胶囊”治疗 CVA，临床上也有部分文献报道较好的临床疗效。为了评价单独使用苏黄止咳胶囊治疗咳嗽变异性哮喘的临床疗效，我们进行了系统性评价。

（一）数据检索筛选病例

检索年限从建库至 2020 年 3 月 20 日。中文检索关键词“苏黄止咳胶囊”“咳嗽变异性哮喘”“咳嗽变异型哮喘”，外文检索“suhuang capsule”“cough variant asthma”“CVA”，检索数据库包括中国知网、维普、中国生物医学文献数据库、万方和中国中医药期刊文献数据库。剔除小儿咳嗽变异性哮喘及联合治疗报道，并辅助手工检索。共检索相关文献 135 篇，其中 2 篇英文文献。二次筛选中，排除掉重复文献、联合治疗、小儿咳嗽变异性哮喘、中医证治论述后共有 14 篇随机对照被纳入本系统评价。共纳入患者 1 293 例，均为 CVA，治疗组均仅适用苏黄止咳胶囊，纳入研究的基本特征见表 3-6。

表 3-6　纳入研究的基本特征

作者（年份）	n 治疗组 / 对照组	对照组药物	疗程	年龄（岁）	观察指标	安全指标	不良事件
葛阳涛（2015）	40∶19	舒利迭 250	4 周	18~70	临床症状、支气管激发试验、EOS、IgE、VAS	有	无
贾明月（2015）	38∶16	舒利迭 250	4 周	18~70	临床症状、支气管激发试验、EOS、IgE、VAS	有	对照组 1 例
张燕萍（2008）	196∶69	止咳宁嗽胶囊	2 周	18~64	临床症状、支气管激发试验、EOS	有	治疗组 1 例
陆彩云（2016）	38∶38	孟鲁司特钠	2 周	20~61	临床症状、EOS	无	未观察
赵　琳（2006）	31∶12	止咳胶囊	2 周	18~65	临床症状、支气管激发试验、EOS	有	无
黄文曼（2013）	32∶32	孟鲁司特钠	2 周	18~65	临床症状	无	未观察
孙云晖（2017）	49∶49	孟鲁司特钠	2 周	18~70	临床症状	无	无
郭　磊（2019）	73∶73	布地奈德	4 周	18~77	临床症状、肺功能	无	未观察
贺宇斯（2017）	69∶69	孟鲁司特钠	2 周	22~62	临床症状、EOS、肺功能	无	未观察
荣玉玺（2012）	30∶30	复方甘草片	2 周	18~65	临床症状	无	未观察
姚　赟（2016）	40∶40	孟鲁司特钠	2 周	17~63	临床症状	无	未观察
郭路生（2014）	40∶40	万托灵	2 周	37 ± 1.2	临床症状	无	对照组 5 例
贾　锐（2019）	30∶30	盐酸丙卡特罗	2 周	18~70	临床症状、EOS、IgE、VAS、肺功能	有	对照组 5 例
熊　宁（2013）	40∶40	博尼康利	4 周	治疗组 / 对照组 44 ± 11/42 ± 11	临床症状、IgG、气道阻力	无	未观察

在纳入的研究中，采用最多的对照药物为孟鲁司特钠，疗程多为 2 周，观察指标除临床症状的改善外，部分研究使用了肺功能、支气管激发试验、外周血嗜酸性粒细胞数、VAS 评分表、IgE、IgG。纳入的研究中除 1 项研究中有报道 1 例使用苏黄止咳胶囊的不良反应外，其余研究中均未见苏黄止咳胶囊的不良反应报道，而有 3 项研究显示对照组有相关不良事件，总的来看苏黄止咳胶囊还是较为安全的。

（二）文献质量评价

采用 Jadad 法评价研究方法（改良版）进行质量评价，总分为 1~7 分，1~3 分为低质量，4~7 分为高质量，评分标准如下。

随机序列的产生

恰当：计算机产生的随机数字或类似方法（2 分）

不清楚：随机试验但未描述随机分配的方法（1 分）

不恰当：采用交替分配的方法如单双号（0 分）

随机化隐藏

恰当：中心或药房控制分配方案、用序列编号一致的容器、现场计算机控制、密封不透光的信封或其他使临床医生和受试者无法预知分配序列的方法（2 分）

不清楚：只表明使用随机数字表或其他随机分配方案（1 分）

不恰当：交替分配、病例号、星期日数、开放式随机号码表、系列编码信封以及任何不能防止分组的可预测性的措施（0 分）

未使用（0 分）

盲法

恰当：采用了完全一致的安慰剂片或类似方法（2 分）

不清楚：试验陈述为盲法，但未描述方法（1 分）

不恰当：未采用双盲或盲的方法不恰当，如片剂和注射剂比较（0 分）

撤出与退出

描述了撤出或退出的数目和理由（1 分）

未描述撤出或退出的数目或理由（0 分）

根据 Jadad 改良评分表对纳入的研究进行评分，具体见表 3-7：

表 3-7　纳入研究的 Jadad 评分

作者（年份）	随机序列的产生	随机化隐藏	双盲	撤出与退出	Jadad 分值
葛阳涛（2015）	H	L	L	H	3
贾明月（2015）	L	L	L	H	1
张燕萍（2008）	H	H	H	H	7
陆彩云（2016）	L	L	L	L	0
赵　琳（2006）	L	L	U	H	2
黄文曼（2013）	L	L	L	L	0
孙云晖（2017）	L	L	L	L	0
郭　磊（2019）	L	L	L	L	0

续表

作者(年份)	随机序列的产生	随机化隐藏	双盲	撤出与退出	Jadad 分值
贺宇斯(2017)	L	L	L	L	0
荣玉玺(2015)	L	L	L	L	0
姚　赟(2016)	L	L	L	L	0
郭路生(2014)	L	L	L	L	0
贾　锐(2019)	L	L	L	H	1
熊　宁(2013)	L	L	L	L	0

注：L——低度，H——高度，U——不明确。

纳入的 14 项研究中仅一项研究为高质量，从各项评分可知大部分研究均未有明确表示随机序列的产生方法，随机化隐藏与双盲法的使用也不恰当，可能与大部分研究使用的对照药物剂型有关。

（三）结局指标统计

纳入的 14 项研究均比较临床疗效的总有效率[有效率 =(显效 + 有效)/ 总体或(痊愈 + 显效 + 有效)/ 总体]，总有效率的 Meta 分析采用固定效应模型，合并效应值 OR=4.15(95%CI 2.89~5.95，Z=7.74，P<0.000 01)，菱形完全居于中线的右侧，提示治疗组和对照组的有效率有显著性差异，利于治疗组。见图 3-3。

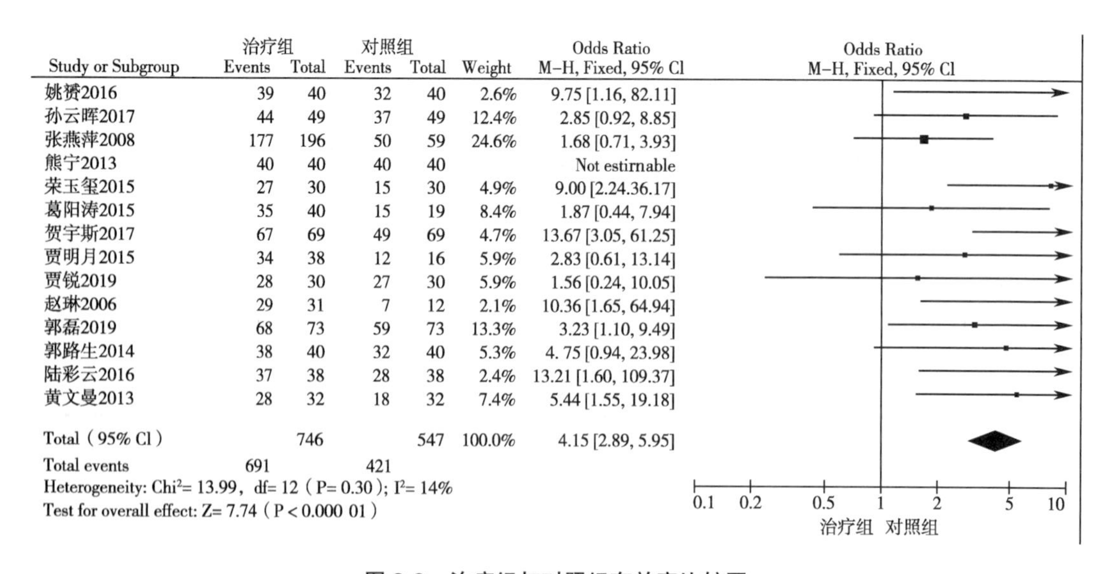

图 3-3　治疗组与对照组有效率比较图

咳嗽变异性哮喘是以气道高反应型为主要病理特征的慢性病，是目前呼吸科常见病、多发病，随着全球空气质量变差，过敏原的增多，本病的发病率逐渐升高，大多还是以对症治疗为主，无特异的治疗方法。从中医辨证角度，多从风咳证的角度认识本病，治疗上以疏风宣泄、解痉止咳为主要原则，苏黄止咳胶囊为晁恩祥教授临床经验方，由麻黄、紫苏叶、地龙、枇杷叶、紫苏子、蝉蜕和五味子等药物组成。而现代药理学研究表明，麻黄中的麻黄碱、伪麻黄碱可阻止过敏介质释放，紫苏叶中的紫苏醛有镇静作用，地龙中含氮组分可阻滞气管痉挛，枇杷叶中的枇杷苷、熊果酸、总三萜酸具有明显的镇咳效果，所以苏黄止咳胶囊具有很好的抗敏解痉止咳的作用。

本次 Meta 分析结果表明，治疗组临床有效率高于对照组，差异具有统计学意义，故苏黄止咳胶囊治疗咳嗽变异性哮喘具有较好的临床疗效。在安全性方面，仅有一项研究中 1 例患者使用苏黄止咳胶囊后出现恶心呕吐，但与药物关系尚不明确，有三项研究显示对照组出现了不良反应。

本次纳入的文献质量较低，可能在一定程度上影响研究结论的准确性，这也提醒我们在日后的临床研究中注重方法学的运用。

第三节　证型分类研究的常用多元统计方法

多元统计分析是一种综合分析方法，简称多元分析或多变量（因素）分析，是研究多个相依因素之间的关系以及具有这些因素的样品之间关系的统计学方法，是 21 世纪初在数理统计的基础上逐渐发展起来的方法。它能够在多个对象和多个指标互相关联的情况下分析它们的统计规律，相比较单因素和二因素分析，多元分析研究的因素较多，不易遗漏信息，分析更为全面，也便于控制干扰因素可能对结果造成的影响。

多元统计方法与中医有内在的切合性[32-33]，在中医证候研究领域的应用由来已久，它们对于中医证候的诊断与鉴别诊断，对于寻找灵敏度高、特异性强的中医实验资料具有一定的应用价值。多元统计方法是实现中医证候定量化、规范化的重要手段，常见研究方法主要包括聚类分析、主成分分析、因子分析、判别分析、Logistic 回归分析、隐类分析、结构方程模型等，其中聚类分析、主成分分析、因子分析等多用于平等因素间互依关系的研究，而判别分析、Logistic 回归分析等则多用于原因因素对结果因素作用的研究。

一、聚类分析

聚类分析（clustering analysis），亦称集群分析，是研究“物以类聚”的一种数理统计方法，指将样品个体或变量指标按其具有的特性进行分类，类内对象相互之间是相似的（相关的），而类间的对象是不同的（不相关的）。聚类的标准是使类内相似度尽可能大、类间相似度尽可能小，从而最终找出研究对象的适当归类。聚类分析用类（簇）标号创建对象的标记，区别于有监督的分类分析，它不需要“先验”知识（即事先不能明确如何分类），属于非监督分类。

聚类分析方法具有较好的科学性和客观性，在中医证候分类研究中，可依据个体症状差异分析每一个类别个体的共同特征，最后结合专业知识将其归属为某一类别；亦有用指标聚类的方法对症状等指标进行归类。

（一）方法分类及适用范围

聚类分析方法按照原理可划分为层次聚类和非层次聚类[34]。按照分类目的，聚类分析又可分为指标聚类和样品聚类两类。指标聚类又称 R 型聚类，是指将指标归类，使指标降维从而选择有代表性的指标。它可以将具有共线性关系的证候变量经聚类分析后归到一类，达到对证候降维的目的,消除共线性对进一步回归分析结果的影响。样品聚类又称Q型聚类,是指将样品归类,按照样品间的相似程度将整体分成多个类,找同类人群间的共同规律。

（二）优缺点分析

病证型结合是运用临床流行病学方法搜集各病种数据,在中医理论的指导之下进行辨证论治规范化的研究,以期将望、闻、问、切等宏观表现与现代检测指标所反映的微观改变结合进行中医辨证论治,根据这一目的我们采用了聚类分析和对应分析方法。

聚类分析方法的优点在于不要求预先分类,可以根据不同类别之间的“相似度”或“相异度”加以区分,从而减少研究者的主观性对结果的不良影响。但其亦有一定的局限性,主要包括:结果具有不确定性,无法根据数据内部特点自主地确定分为几类,且选择不同的聚类算法,其结果就会大不相同,这就往往需要进行多次尝试,反复分析,才能找到最适合所研究数据的方法;存在聚类的单分配问题,变量一旦被聚到某一类时就不能再被聚到其他类,不可能同时出现在二类中,这与中医临床辨证分类实际不相符,如腰膝酸软这一更年期综合征的常见表现,可以出现在肝肾阴虚证类中,也可以出现在肾阳亏虚证类中,因此聚类分析中的指标聚类法不适用于证候分类。对应分析法可以通过改变数据结构克服这一现象。如本例,腰膝酸软可以出现在第二类也可以出现在第四类。以上这些不足之处限制了聚类分析在中医证候分类中的深入应用,因此,聚类方法比较适合应用于单一疾病的证候分类,在中医证候研究中常属于辅助手段,只能观察特征,而缺乏对结果的度量。

（三）聚类分析的临床研究实例举隅

资料来源:常州市中医院更年期综合征现场调查资料400份,按假设辨证标准进行辨证,有肝肾阴虚100例,肝郁伤神101例,肝阳上亢99例,肾阳亏虚100例。资料的收集均采用统一的调查表进行,调查表内容包括一般情况、四诊信息、现代医学检测指标和临床诊断四部分,计171个变量。单变量分析以假设证为分组标志,分别计算四诊信息、现代医学检测指标中定性指标的阳性频数,并采用χ^2检验或精确概率法进行统计分析。对现代医学检测指标中定量指标进行秩和检验,并对有意义的定量指标离散化。将所有单变量统计分析有意义且阳性率在10%以上,以及临床医生认为有意义的指标组成对应分析的数据集。

聚类分析:根据原设计,更年期综合征的“证”为4个,即肝阳上亢证、肝肾阴虚证、肝郁神伤证、肾阳亏虚证。但这是咨询专家和调研文献所得,并不能确定更年期就是4个证型,所以在原4个证型的基础上放大,别聚成5类和8类,以分析其聚类的结果。把指标进行聚类,即把相同性质的指标进行归类,指标间的密切关系用KANDELL相关系数计算,相关系数越大越相似。应当聚为几类,亦即分为几个证,可根据专业知识确定。但聚类分析缺点在于这种方法只能解决描述性分析,不能解决定量问题。

二、主成分分析

主成分分析(principal component analysis)是将多个变量综合成一个或少数几个综合指标的工具,通过降维将多指标(变量)资料转换为单指标(变量)资料,从而实现资料的精简和线性化,使主成分数量少于原变量,并保留大部分信息。主成分的个数一般根据累计贡献率的大小来确定。在中医证候分类中即通过对证候变量的相关性分析,导出彼此不相关的主成分,即主要证型,使其尽可能多地保留证候的原始信息。还可以进一步利用主成分进行聚类分析和回归分析。

（一）技术步骤

主成分分析单独应用于中医证候分类研究中较少，目前多与其他分析方法综合运用。具体步骤为：①数据标准化处理。使每个变量均值为0，方差为1。②使总体的协方差矩阵和其相关系数相等。③计算样本相关矩阵R，求R的特征值与特征向量。④选择主成分，计算贡献率。

（二）优缺点分析

主成分分析可通过降维解决中医证候多指标问题，还可建立症状和证候成分之间的权重关系，具有综合主要信息量而使信息损失最少的优点（所包含的信息量仍占原始信息的80%以上）；且这些新的指标（变量）彼此间互不相关，消除了多重共线性，在实际应用过程中主成分分析亦可以作为其他方法的中间手段。但主成分分析并不能很好地解释指标间（变量间）的关系，也无法考虑到被舍弃的变量反映的特殊情况，这一局限性使其单独应用于中医证候分类研究中较少，多与因子分析相结合，从而可以实现反映全部变量中大部分变量信息的目的。

（三）主成分分析临床研究实例举隅

临床资料来源于“八五”攻关项目“中风病先兆症证候学的临床调查研究”[35]的现场临床流行病学研究部分，Cronbach α 和分半信度较好，在单因素组间比较后，对变量进行了相关系数和多重共线性分析，保证了数据分析的质量；KMO 抽样适度测定值（Kaiser-Meyer-Olkin Measure of Sampling Adequacy）的分析，本资料是：0.732 大于 0.5。巴特利特（Bartlett）球形检验值（Bartlett's Test of Sphericity）为 1 730.439，$P<0.05$。显示本资料可用于因子分析。

中风病发病时各变量的相关性及多重共线性诊断为排除变量两者及多者之间的交互作用，而造成的对多元统计分析的影响，在进行多元统计分析前进行了中风病发病时阳性频率在10%以上的变量和中医脉、舌象中与中风有因果关系的变量，以及参考专家的临床经验，对变量进行了处理，并对相关系数大于0.8，容限度小于0.25，VIF大于4的变量做了相应的变换。

中风中经络主证症状间的系统评价为进一步探讨主证间各症状的地位和作用，对主证的主成分分析表明要提取全部信息的70%，需要7个以上的主成分，信息比较分散，第一主成分仅提取20%左右的信息。在前3个主成分中F1主要由口舌㖞斜、口角流涎、构音不清决定，F2主要由反应迟钝、面色晦暗、视物模糊、嗜睡决定，F3主要由半身不遂、步履不正、急性发病决定，这样便构成了中风病中经络的主证。

三、因子分析

因子分析（factor analysis）是研究从变量群中提取共性因子的统计技术，可以看作是在主成分分析的基础上构建若干意义较明确的公因子，即在所有能测量的变量中，根据这些变量内部的相关性大小将变量分组，每一组引入一个因子来归纳分析分组后某一方面性质。因子分析中的因子通常是一个不能直接测量的而且具有综合意义的隐变量，用这些潜在变量来解释原始指标之间的相关性或协方差关系。

（一）技术步骤

具体可见第四章第一节。

（二）优缺点分析

具体可见第四章第一节。

（三）临床研究实例举隅

陈启光[36]等应用临床流行病学方法对468例高脂血症患者的四诊信息指标进行因子分析，用探索性因子分析提取5个公共因子。在此基础上进行证实性因子分析，模型拟合指数GFI=0.932，拟合较好，保留载荷系数大于0.4的指标作为每一个证候中的主要指标，再对以上5个公因子（证候）予以专家讨论命名。史锁芳[37]等对随机调查的430例支气管哮喘患者四诊信息进行证实性因子分析，发现六因子分析结果与临床实际较为一致，可归纳为痰饮伏肺证、痰热蕴肺证、风痰阻肺证、肺肾气虚证、脾气不足证6个证型。申春悌[38]等采用因子分析法对1 280例高血压患者进行中医证候分类研究，探讨每一证型的证候要素构成及其对应的相关症状或体征，得出高血压病主要的中医证型可分为5类，主要的病位类证候要素为肝、脾、肾和心，病性类证候要素为内热、阳亢、阴虚、气虚和风、痰、湿，符合中医临床实际。

四、潜在类别分析

潜在类别分析（latent class analysis，LCA）是用潜在的类别变量来解释显在的类别变量之间的关联，使显在变量之间的关系通过潜在类别变量来估计，从而以最少的潜在类别数解释显在变量间的关联程度。该方法的数据特点是显在变量类型与潜在变量类型均为分类变量。

（一）技术步骤

具体可见第四章第一节。

（二）优缺点分析

具体可见第四章第一节。

（三）临床研究实例举隅

王琪[39]等采用潜在类别分析将1023例缺血性中风病住院患者按首发证候进行分类，根据潜在类别分析模型的拟合统计量及似然比检验得出4个潜在类别的模型是首选模型，缺血性中风病住院患者可聚为4个亚组："内湿＋血瘀"组、"痰＋血瘀"组、"血瘀"组、"多种证候"组。李丽霞[40]等采用问卷调查收集533例围绝经期综合征患者的中医症状和体征信息，运用潜在类别模型对其中医证候进行识别，结果显示含4个类别的潜在类别模型为最佳模型，依据症状和体征将533例围绝经期综合征患者潜在类别分析分为4种中医证候：肝郁型、肾阳虚型、肾阴虚型、肾阴阳虚型。薛芳静[41]等运用流行病学方法收集的1 499例符合纳入标准且依从性较好的高血压病病例，采用潜在类别分析方法对确定的5个主要证候：肝火亢盛证、肝肾阴虚证、痰瘀互结证、心肾两虚证以及肝郁伤神证进行证候分类，其结果可作为其他疾病中医证候个体化诊断的参考，为提高中医临床研究质量和研究结果真实性提了供有价值的参考依据。

五、结构方程模型

结构方程模型（structural equation model）是一种运用统计中的假设检验对有关现象的内在结构理论进行分析的一种统计方法，它主要是通过引入潜在变量来研究多个抽象变量之间的因果结构关系。结构方程模型包括测量模型与结构模型，测量模型也称为验证性因子分析模型，用于表示显变量和隐变量之间的关系；结构模型又称为隐变量因果关系模型，用于显示隐变量之间相互影响的关系。中医的证候多属于潜变量，四诊信息为显变量，通过症状等外显指标可以对潜变量进行间接测量，从而分析病、证、型、四诊信息间错综复杂的因果关系。

（一）技术步骤

具体可见第四章第二节。

（二）优缺点分析

具体可见第四章第二节。

（三）临床研究实例举隅

申春悌[42]等人采用结构方程模型研究400例更年期综合征的证型分布及各型所包含的四诊信息及实验室检测指标，发现更年期综合征的证型可归为肝阳上亢、肾阳亏虚、肝肾阴虚、肝郁伤神。袁野[43]等建立结构方程模型实现对1 105例高血压病患者的中医基础证、特异型，发现高血压患者基础证为阴虚阳亢证，特异型有肝肾阴虚型、肝火亢盛型、痰浊壅盛型、心肾两虚型和肝郁伤神型。

多元统计学方法的广泛应用，推进了中医证候诊断研究标准化、客观化的步伐，其结果在一定程度上指导了中医疾病的辨证分型。但是，多元统计学方法在应用上仍存在几个关键问题：①采用方法种类多，结果不一致，尚未形成统一的标准。②样本数量少、质量低，建立相关模型的可重复性差。③仍存在很多主观因素，对研究结果有一定的影响。④尚有许多具体的研究结果与临床实践结果存在较大差异[44]。

多元统计学方法种类颇多，各有自己的优缺点，如果将这些方法单独运用在中医证候研究中，有时并不能令人如意，但是如果综合两种或多种方法联合使用，如采用聚类分析和结构方程模型处理潜变量和测量误差等问题，综合考虑各种方法的优点，取长补短，发挥各自的特长，以达到更佳的分类效果，便可提高结果的准确性和可靠性。

第四节　其他统计学方法应用

数据挖掘技术是将隐含的、尚不为人所知的，同时又有潜在价值的信息从数据中提取出来，建立计算机程序，自动在数据库中细察，以发现规律或者模式，它是将统计学、机器学习、信息论以及计算技术有机结合起来。老中医的辨证经验是中医学的宝贵财富，对年轻医生认识和诊治疾病具有非常大的帮助，所以获取经验丰富医生的辨证分型规律是中医研究的重要方面。近年来数据挖掘技术在分析中医证候的研究中被广泛地采用并取得了许多有价值的成果。目前数据挖掘的主要研究方法有决策树、支持向量机、神经网络、贝叶斯网络等，这些方法是数据挖掘中最能刻画数据中存在的非线性方法，非常适合中医临床数据的特点。

一、决策树

决策树（decision tree）算法主要用于分类和预测，是通过一系列规则对数据进行分类的过程。它是通过确定一系列的逻辑（分枝）关系，从一组无秩序、无规则的事例中推理出一套分层规则，将所有可能发生结局的概率分布用树形图表达，生成决策树，从而达到对研究对象进行精确预测或正确分类的目的。它根据不同的特征，以树型结构表示分类或决策集合，其中树的每个节点对应一个非类别属性，每条边对应这个属性的每种可能值，而树的每个叶结点代表一个类别。

决策树在中医证候研究中主要包括：证候特征规范化、证候诊断规范化、中医辨证模型建立、证候变化规律等方面。决策树的算法比较多，常用于中医证候研究的主要有：适用于分类变量的 ID3 算法和适用于连续性变量的 C4.5 算法。

（一）临床研究实例举隅

徐蕾[45]等对 406 例慢性胃炎病例进行 bootstrap 抽样至 2 000 病例，采用基于信息熵的决策树 C4.5 算法筛选出影响中医辨证分型的 26 个重要因素，产生可用于分类的诊断规则，建立辨证模型，模型分类符合率为训练集 83.60%、验证集 80.67%、测试集 81.25%，发现决策树 C4.5 算法建立的模型效果较好，可应用于慢性胃炎中医辨证分型的预测。瞿海斌[46]等利用决策树从 290 例血瘀证病例的 35 个变量中自动提取相应的诊断规则，得到决策树分类模型并归纳出 5 条血瘀证的诊断规则。利用该模型对 194 例血瘀证病例测试，其结果为阳性检测正确率、阴性检测正确率和检测正确率分别达到 97.67%、99.07% 和 98.45%。实验结果表明，决策树能自动从中医病例中归纳诊断规则，通过决策树方法还可判断各证候对于血瘀证诊断的贡献大小。钟颖[47]等建立慢性胃炎中虚气滞证的决策树模型，并提取该病证的判定规则，其研究结果认为舌质红、胃脘部怕冷、便秘、嗳气、脉象弦、吞酸或反酸、胃脘隐痛是鉴别慢性胃炎中虚气滞证的关键四诊信息，将其组合形成若干判定规则，慢性胃炎患者满足其中任意一条即可判定为中虚气滞证，如：①无舌质红，有胃脘部怕冷；②有舌红和便秘；③有舌质红，无便秘，有嗳气，脉象弦等。胡义扬[48]等人采用特征属性筛选与 C5.0 决策树算法等数据挖掘技术，以 555 例肝胆湿热证与肝郁脾虚证的慢性乙型肝炎患者的证候学调查信息和理化指标为研究对象，筛选出了与肝胆湿热和肝郁脾虚分类相关的 7 项重要属性及 8 条分类规则，并获得了 96.94% 的分类准确率，建立了慢性乙型肝炎肝胆湿热证与肝郁脾虚证的信息分类模型。

（二）优缺点分析

决策树算法以其易于提取显式规则、计算量相对较小、可以显示重要的决策属性和较高的分类准确率等优点而得到广泛应用。它的主要优点是描述简单，分类速度快，特别适合大规模的数据处理，同时能够处理数据的非线性关系，提取关键分类变量和分类规则，比较适合证的多分类研究。尤其在中医辨证模型的研究中，决策树算法显示出极大的优势。中医四诊信息在现代医学看来多属于非疾病特异性临床表现，而决策树的方法从复杂的中医四诊信息中提取了与相应证型最为相关的因素，形成证候诊断模型。

但是，决策树的算法比较多，并且需要进行剪枝，选择不同的算法会建立不同的模型，提取出的诊断规则和具有重要分类意义的症状也会有所不同，因此需要在实践中选择最佳的决策树算法和剪枝方法。

二、支持向量机

支持向量机（support vector machine，SVM）方法是近年来兴起的基于统计学理论的结构风险最小化原则的分类方法，它是通过将非线性数据映射到高维特征空间，并在这个空间构造最优分类超平面，该超平面使类别间的分类间隔最大，能够很好地克服维数灾难和过拟合等传统算法的缺点,因此,能处理小样本、非线性、高维数据,进而成为研究复杂系统问题的热点算法。

支持向量机在中医证候研究中的基本思路是:从中医证候的先验知识出发,定义对于中医证候样本的置信度,也就是样本在实际应用中属于某一类的可能性,进而提出带置信度的SVM 模型 P-SVM,然后应用带先验知识的间隔最小优化算法(P-SMO)对带置信度属性的数据集进行训练,得出 P-SVM 分类器。

(一)临床研究实例举隅

杨小波[49]等以中医证候数据库收集的 30 余万条中医证候文献信息作为训练和测试数据集,以中医专业知识作为先验知识,将样本集置信度通过带权分类间隔导入 SVM 模型中进行分类,计算其分类置信度。结果表明:在有中医专业知识的情况下,中医证候信息分类的正确率得到了很大的提高,正确率约为 95%,证明 P-SVM 是对中医证候信息进行正确分类的有效算法。王阶[50]等运用支持向量机方法对 115 例冠心病典型医案进行了证候要素诊断及相关研究,提取到名医诊治冠心病血瘀、痰浊、气虚、阳虚、阴虚、内热、血虚、气滞 8 个主要证候要素,阐释了证候要素应证组合规律。孙继佳[51]等人采用粗糙集与支持向量机结合的方法进行 293 例中医肝硬化的临床辨证研究,先运用粗糙集方法计算提取与肝硬化各证型有密切关联的重要症状、体征,然后利用这些提取的症状组合作为支持向量机的出入进行分类学习,从支持向量机分类结果得到相应的证候,结果表明采用不同的输入指标所得到的辨证平均正确率均高于 70%。许朝霞[52]等采集 2 218 例心血管疾病的病例信息,运用支持向量机和人工神经网络方法对心血管疾病的中医临床信息和证候类别之间的关系进行分析,结果认为支持向量机和人工神经网络能为心血管疾病的临床中医证候识别提供一定的客观依据。许明东[53]等采用支持向量机学习算法,以常见的 21 个症状、舌苔及舌体、脉象的量化数据为输入,高血压病的证型为输出,建立基于 SVM 的高血压病中医证候诊断模型,并使用 419 例样本进行训练,130 例样本进行测试,结果表明基于 SVM 建立高血压病中医证候诊断模型具有较高准确率和方法学上的可行性。

(二)优缺点分析

支持向量机是一种新的机器学习分类方法,其优势在于计算复杂性与数据的维数不成正比,只与样本的数量有关。尤其是当样本含量比较小时,SVM 对数据库中模式分类的准确率一般要高于神经网络。

三、神经网络

神经网络(neural networks),亦称人工神经网络(artificial neural networks,ANN),是通过模拟大脑神经网络结构和功能而建立的一种信息处理系统,也是少数具有严格数学基础的、与人工智能相关的数据挖掘技术之一。它是一种将整体论与还原分析方法有机结合的研究复杂系统的方法,能够有效处理复杂系统中杂乱无章的海量数据,并能够寻找规律,归纳隐含的逻辑关系,发现多个信息单元之间的相互关联规则,同时还能从数据的分析研究中进行学科发展预测性研究,因而在中医证候研究领域有着广阔的应用前景[54-55]。

典型的神经网络模型主要分三大类:以感知机、BP 反向传播模型、函数型网络为代表的,用于分类、预测和模式识别的前馈式神经网络模型;以 Hopfield 的离散模型和连续模型为代表的,分别用于联想记忆和优化计算的反馈式神经网络模型;以 ART 模型、Kohonen 模型为代表的,用于聚类的自组织映射方法(SOPM)。

(一)临床研究实例举隅

林维鉴[56]利用40份中医痹证病例进行BP网络训练,建立了中医痹证辨证分类的BP网络模型,用其余40份病例作为检验,根据输出向量确定该患者的证型,结果符合率为92.5%。樊晓平[57]等研究了用于抑郁症中医证候分类的研究,设计了一种基于自定义网络结构及其他参数的BP训练算法分类系统,应用在抑郁症的中医证候分类研究中。该系统利用实际病症样本数据进行了训练和分类,结果表明,系统具有很好的分类效果,可以用于指导抑郁症诊断和治疗。胡随瑜[58]等将1731例抑郁症患者随即分成2组,轮流进行训练和测试,结果BP网络训练总体阳性率为97.7%,测试阳性率为72.5%。结论是BP网络能较好地区分抑郁症5类中医证型,在中医证型分类识别中有一定的价值。杜文斌[59]以新中国成立后名老中医冠心病医案为研究对象,根据医案症状的分布频数确定各映射区的症状分布情况,参照医案中病机的阐述及相关中医理论确定映射区集合的证候类型。在此基础上给出了每个症状的权重,建立了基于自组织神经网络的冠心病证候诊断标准。证候分类结果提示:本医案集的冠心病证候可分为阴虚火旺、心肾阳虚、痰浊内阻、气虚血瘀4个证型。实例分析表明,本证候诊断标准所做出的诊断同医案诊断结果非常接近,完全符合率为73.3%,基本符合率为93.3%。李建生[60]等人综合运用人工神经网络、模糊系统等方法,以2型糖尿病数据挖掘结果的研究为切入点,探索中医证候诊断标准模型建立的方法。结合中医基础理论,最终获得2型糖尿病常见证候诊断标准,并通过测试数据检验其合理性,符合率为86%。李亚[61]等人采用神经网络及模糊系统,对475份弥漫性肺间质疾病临床调查资料构建自适应模糊推理系统模型,用该模型对临床数据挖掘,依据中医基础理论,获得弥漫性肺间质疾病常见证候诊断标准,并检验其合理性。发现弥漫性肺间质疾病常见有痰瘀阻肺证、肺肾气阴两虚证、肺肾气虚证、痰热壅肺证、痰湿壅肺证等5个证型,且证候诊断标准诊断符合率为73.8%。孙贵香[62]等人在冠心病临床流行病学调查的基础上,采用MATLAB神经网络工具箱,构建冠心病中医证候人工神经网络模型,并进行496例病例的回顾性检验和132例病例的前瞻性检验,结果表明该模型的诊断准确率均在90%以上,且具体证型判别的准确率与样本例数呈正相关。

(二)优缺点分析

神经网络模型不仅能够对其学习过的样本准确识别,而且对未经学习的样本也可以准确识别,它甚至可以充分逼近任意复杂的非线性映射关系。可见,神经网络不需要精确的数学模型,而是通过模拟人的联想推理和抽象思维能力,来解决传统技术无法解决的许多复杂的、不确定性的、非线性的问题,对中医证候研究具有非常实用的意义。

然而,单纯使用人工神经网络也有其局限性,传统的神经网络中确定的权重和隐层的含义很难解释,而且不能从模型中提取规则,这是人工神经网络的较大缺陷。目前,已有学者将模糊理论与神经网络相结合,构造模糊系统,这种集模糊系统和神经网络于一身的模糊神经网络技术,对中医证候的客观化和规范化可能是一种可行的方法。目前该研究尚处于实验中,其数据挖掘的结果更有待临床进一步验证。

四、贝叶斯网络

贝叶斯网络(bayes network)是一种基于概率推理的图形化网络,表示事件之间复杂的因果或概率关系，是对不确定知识表达和推理领域有效的理论模型之一。网络中的每一个节点表示一个变量，各变量间的弧表示事件发生的直接因果关系。每当一个原因节点的出现而导致某个结果的产生时，用条件概率进行表述。事件变量间关系的概率强度，构成贝叶斯网络中的条件概率表。

贝叶斯网络的结构学习及推理原理与中医辨证的思维认知过程颇为近似，因此极其复杂、高度非线性的中医辨证系统，可用贝叶斯网络处理不确定性知识的方法进行描述。贝叶斯网络技术适合于解决中医定量诊断问题，它可以揭示众多症状间以及症状与证候间的复杂关系，从中发现证候的主要症状和次要症状，并定量确定其诊断价值，有助于确定证候诊断的标准和规范，而且建立的证候诊断模型以概率形式给出诊断结果，能有效辅助专家做出决策。

（一）临床研究实例举隅

王学伟[63]等应用贝叶斯网络方法通过分析 474 例血瘀证临床诊断数据进行血瘀证定量诊断。该方法发现了血瘀证的 7 个关键症状，并定量计算其诊断贡献度。基于这些关键症状建立的简单贝叶斯分类器模型对血瘀证诊断的准确率达到 96.6%。孙亚男[64]等利用信息增益算法进行辨证属性选择，并分别采用朴素贝叶斯和强属性集贝叶斯网络算法建立了中医冠心病临床证型诊断模型，其实验结果表明该分类算法在中医冠心病临床诊断模型中具有良好的分类性能。唐启盛[65]等制订《抑郁症中医证候观察表》，观察 611 例抑郁症患者的横断面证候，运用贝叶斯网络模型进行数据研究，并结合前期聚类分析研究结果，得出中医证型及诊断标准，结果拟定出抑郁症的 6 个中医证型：肾虚肝郁证、肝郁脾虚证、心脾两虚证、肝胆湿热证、心胆气虚证。吴荣[66]等收集 115 例名老中医诊疗冠心病心绞痛的信息，运用贝叶斯网络提取证候要素和相关症状，以条件概率的形式表示症状的贡献度，将名老中医辨证经验转化成定量表示的知识，得出气虚痰浊血瘀、阳虚血瘀、气阴两虚血瘀、阳虚血瘀痰阻、血瘀痰阻和气虚血瘀是冠心病的常见证候。张霆[67]等人制订《肺癌证候观察表》，观察 225 例肺癌患者的横断面证候，运用贝叶斯网络模型进行数据研究，概括出病机要素（9 个）、病位要素（5 个）及病机要素之主要症状与次要症状，与中医基本理论相符合。

（二）优缺点分析

贝叶斯网络技术与中医辨证知识相结合，构建起中医辨证贝叶斯网络模型，可以有效地处理中医辨证中存在着的不确定信息。采用全局的观点，其推理判断结果与中医专家经验有很高的吻合性。

贝叶斯网络也存在一定局限性，它是基于频率的算法，当某些症状、证候要素、证名出现频率很低时，为减少计算量，变量筛选势必将其舍弃，使得网络无法正确反映证候的辨证意义。临床的症状一般都有轻、中、重之分，其辨证价值亦有差别，但贝叶斯网络对每个变量只有“出现”和“不出现”两种状态，难以全面反映实际病情。临床上有的症状对某些证候要素的判断是起决定作用的，如症状舌淡胖就能降低证候要素阴虚的可能性，而贝叶斯网络计算出的局部概率分布参数则无正负之分，势必影响辨证的准确性。

第四章

病证型分类研究与潜在变量模型

证型分类研究是辨证论治理论的核心之一，是病证型结合研究的精髓。它作为中医临床诊断与治疗的主要依据，一直都是中医证候研究领域的关注重点。病证型分类是在明确疾病诊断的基础上，收集所有支持证和型分类的临床信息，明确证和型与临床信息之间的关联，利用这些关联信息对疾病进行证和型分类。但证候是一个非线性、多维多阶的复杂巨系统，用传统的线性方法进行研究很难得到一致而规范的结果，因此在证和型分类研究中逐步引入数理统计学、信息科学、系统科学及现代医学等多种研究方法来处理具有多重共线性、非线性、模糊性和非正态分布的中医证候数据变量，从而进行疾病的证和型分类已成为业内共识。

证候是一个不可直接测量的、无法用确切数据定量表述的、隐藏的潜变量，依靠望、闻、问、切等直观方法获得信息，临床医生辨证的过程实际上就是在大脑中建立一个由可直接观测的临床四诊信息到潜在证型类别的分析路径。

潜在变量模型就是研究病、证、型与临床信息相关关系的一类统计分析方法，可以对疾病的证和型分类和证候要素提取进行系列研究。潜在变量模型是由不可直接测量的变量、因子、结构等构成的。根据潜在变量与显在变量的连续、离散性质及其关系可分为因子分析模型、潜在类别分析模型、结构方程模型、项目反应理论中的等级反应模型、潜在类别模型等。

第一节 连续变量

“证型”是医生通过临床辨证获得的，是不能直接观测得到的变量。在病、证、型结合的研究中，将这种不能或不易直接观测的变量称为“潜在变量”或“潜在因子”。虽然它不能直接测得，但却是一种抽象的客观存在，所以必然与某些可测变量（临床症状）有着不同程度的联系。因子分析就是利用降维思想，在力保数据丢失信息最少的原则下，探讨多个能够直接测量，并且具有一定相关性的实测指标（临床症状）是如何受少数几个内在的独立因子（证候分型）所支配，将错综复杂的临床指标转化为少数几个综合指标，即公因子。

因子分析是一种非线性的多元统计分析方法，着重在解释原始变量（可测变量）之间的关系。经典的因子分析方法是需建立在正态数据基础上研究的，因此应注意样本量不能太小，而且变量之间要有相关性。根据因子分析的特点，我们将其引入到病、证、型分类研究中，简化四诊信息结构，以最少的分型个数，对复杂的四诊信息做出最大的解释，并对分型与四诊信息之间的关系进行探索。

因子分析是通过构建数学模型，来研究多个变量间相关系数矩阵（或协方差矩阵）的内部依赖关系，找出能将所研究的变量综合成为少数几个指标。这几个综合指标是不可直接测量的，但它能反映事物的本质，通常称为因子。各因子间是独立且互不相关的，所有变量都可以成为公因子的线性组合。

例如：设有 N 个样本，P 个指标，$X=(x_1, x_2, \cdots\cdots, x_p)^T$ 为随机变量 $x_1, x_2, \cdots\cdots, x_p$ 构成的向量，要寻找公共因子 $F=(F_1, F_2, \cdots\cdots, F_p)^T$，则因子模型：

$$\begin{cases} x_1 = a_{11}F_1 + a_{12}F_2 + \cdots a_{1m}F_m + \varepsilon_1 \\ x_2 = a_{21}F_1 + a_{22}F_2 + \cdots a_{2m}F_m + \varepsilon_2 \\ \qquad\qquad \vdots \\ x_p = a_{p1}F_1 + a_{p2}F_2 + \cdots a_{pm}F_m + \varepsilon_p \end{cases} \tag{4-1}$$

用矩阵表示：

$$\begin{bmatrix} x_1 \\ x_2 \\ \vdots \\ x_p \end{bmatrix} = \begin{bmatrix} a_{11} & a_{12} & \cdots & a_{1m} \\ a_{21} & a_{22} & \cdots & a_{2m} \\ \vdots & & \ddots & \vdots \\ a_{p1} & a_{p2} & \cdots & a_{pm} \end{bmatrix} \begin{bmatrix} F_1 \\ F_2 \\ \vdots \\ F_m \end{bmatrix} + \begin{bmatrix} \varepsilon_1 \\ \varepsilon_2 \\ \vdots \\ \varepsilon_p \end{bmatrix} \tag{4-2}$$

矩阵 $A=(a_{ij})$ 称为因子载荷矩阵，a_{ij} 为因子载荷，其实质就是公因子 F_i 和 X_j 的相关系数。ε 为特殊因子，代表公因子以外的影响因素所导致的（不能被公共因子所解释的）变量变异，实际分析时可忽略不计。上述模型矩阵形式表示为 $X=AF+\varepsilon$。

因子分析的数学模型中各统计量在分型个数研究中的特定意义：

特征值（eigen value）：它可以被看成是分型个数影响力度的指标，代表引入该分型后可以解释多少个原始四诊信息的内容。如果特征值小于 1，说明该分型的解释力度还不如直接引入一个原四诊信息的平均解释力度大。因此一般可以用特征值大于 1 作为选择分型个数的标准。

累积贡献率：前 K 个主要分型个数的累积贡献率指按照方差贡献率从大到小排列，前 K 个主要分型累积提取了多少个原始四诊信息，即前面 K 个主要分型累积提取 $X_1, X_2, \cdots\cdots, X_p$ 多少个四诊信息。一般来说，如果前 K 个主要分型包含了全部测量指标所具有的主要四诊信息，这样既减少了四诊信息的量数，又便于实际问题的分析和研究。特征值与累积贡献率都是判断分型个数的重要指标。

因子载荷 a_{ij}：因子载荷 a_{ij} 为第 i 个变量（四诊信息）在第 j 个因子（型）上的载荷，实际上就是第 i 个四诊信息与第 j 个型的相关系数，表述第 i 个四诊信息依赖第 j 个型的程度，或者说反映了第 i 个四诊信息对于第 j 个型分类的重要性。其绝对值越大，则表示第 j 个型与第 i 个四诊信息的关系越密切。也就是说因子载荷可用来表示四诊信息在证型诊断分类研究中的重要程度。

碎石图用于显示各类分型的重要程度，其横轴为分类序号，纵轴表示特征值大小。它将分类按特征值从大到小依次排列，从中可以直接观察出最主要的证候分型。前面陡坡对应较大的特征值，作用明显；后面的平坡对应较小的特征值，其影响较弱。

因子分析可以分为探索性因子分析（exploratory factor analysis，EFA）和证实性因子分析（confirmatory factor analysis，CFA）。证实性因子分析也称为验证性因子分析。因子分析常用的分析软件有：SAS、LISREL、AMOS、EQS、Mplus 等。

一、病证型分类的探索性研究

探索性因子分析是目前证候学研究领域常用的一种统计方法，由于研究者对四诊信息与病证和型间的关系在事前并不知道或者并不确定，因此需要根据统计理论及准则，如计算因子的特征值、累积贡献率大小等，以确定最佳因子个数，整个研究过程具有探索性，故称之为探索性因子分析。EFA 具有探讨可测变量的特征、性质、内部联系，揭示有多少个主要的潜在因子可能影响这些可测变量的作用。它要求寻找出的这些潜在因子要尽可能地概括原可测变量的信息，因此通常被广泛地应用在证候分类的初期阶段。

探索性因子分析能真实、有效、深入地解释原始可测变量之间的关系，使潜在变量（分型）客观化并具有明确的实际意义。

（一）探索性因子分析步骤

探索性因子分析需要基于一定的假设前提：公共因子与特殊因子之间相互独立；特殊因子之间相互独立；所有公共因子直接影响观测变量等。其关键环节是寻找公因子，研究者需假设每个指标变量都与某个因子匹配，再通过因子载荷推断出数据的结构。探索性因子分析大致可分为四步：研究数据处理，消除不一致的变量；根据标准化数据的相关矩阵，计算相关矩阵的特征值、累积贡献率以确定分型类别个数；选择合适方法提取各种分型；利用旋转方法使得分型的类别更具可解释性。

1. 研究数据的处理　研究数据处理即数据检验，由于因子分析是从众多原始变量中聚集出少数几个有代表性的因子，这就要求原变量之间具有较强的相关性。如果原变量间不存在相关关系，或者说没有共同成分的话，就无法、也没有必要再去提取因子，因为原变量本身就已经是最小的不能再缩减的数据集。为检验原始数据间是否具有相关性，在因子分析之前，可以选择进行 KMO 统计量检验、Bartlett 球形检验及共性方差检验，Cronbach's alpha 系数。KMO（Kaiser-Meyer-Olkin）检验统计量是用于比较变量间简单相关系数和偏相关系数的指标，其判断标准为：KMO>0.9 非常适合；0.8<KMO≤0.9 适合；0.7<KMO≤0.8 一般；0.5<KMO≤0.7 不太适合；KMO≤0.5 不适合。简而言之，如果 KMO 值越接近 1，则越适合于做因子分析；如果 KMO 越小，则越不适合于做因子分析。巴特利特（Bartlett）球形检验通过相关矩阵是否为单位矩阵来检验各变量是否独立。只有在原假设各变量相互独立被拒绝，因子分析才能进行。共性方差检验的数值在 0~1，取值越大说明该变量能被公因子解释的信息比例越高，此时进行因子分析效果是理想的。Cronbach's alpha 系数是信度系数中的一种。所谓信度亦即可靠性或精确度，用以反映相同条件下重复测定结果的近似程度。它是用以表明在四诊信息和全部指标的探索性因子分析对个体重复测量时是否存在内部一致性。按照公认的标准，Cronbach's alpha 系数在 0.6~0.8 表示内部一致性较好，而大于 0.8 时表示内部一致性极好。

以高脂血症为例[68]，其在进行因子分析前数据处理见表 4-1、表 4-2。

由上表高脂血症研究数据的处理结果可知，KMO 统计量大于 0.7，可认为做因子分析的效果是理想的；Bartlett 球形检验结果表明 P 值小于 0.05，统计的检验假设被拒绝，说明所有指标间不独立具有相关性，数据可以用因子分析模型研究；共性方差大于 0.5 的指标占绝大多数，这也从另一个角度表明高脂血病应用因子分析是适宜的。Cronbach's alpha 在 0.6~0.8 表示内部一致性较好。

表 4-1　高脂血症研究数据处理结果

指标类型	例数	指标数	KMO	Bartlett 球形检验			共性方差 >0.5 的指标比例 /%
				卡方值	自由度	P 值	
全部指标	681	76	0.827	16 862.9	2 628	<0.001	90.79
四诊信息	468	40	0.787	6 351.0	780	<0.001	92.50
全部指标	468	57	0.759	8 423.1	1 596	<0.001	100.0

表 4-2　高脂血症探索性因子分析中累积贡献率及指标的 Cronbach 系数

病名	指标类型公因子数	累积贡献率 /%	Cronbach's Alpha
高脂血症	四诊信息 5	83.92	0.603 9~0.817 3
	全部指标 5	68.30	0.516 5~0.751 7

2. 分型类别个数的确定　根据特征值确定分型类别个数，一般选取特征值大于 1 的公因子。但并不是绝对的，在实际应用中可以将累积贡献率、特征值大小与碎石图等综合起来考虑，必要时也可以保留特征值小于 1，但在专业上有明确含义的公因子。还可以通过直观观察碎石图的方式来确定证型分类个数。

3. 分型类别（因子）的提取　提取因子的方法有许多种，其中最常用的是主成分法，其次还有最大似然法、未加权的最小平方法、广义最小二乘法、主轴因子分解法、α 因子分解法及映像因子分解法。事实上，如果四诊信息数和样本量都大，而且相关性也高，则以上各种因子提取法的结果基本相同，区别仅在于其分析思想不同。主成分法是最常用的方法，在多数情况下也是最佳的选择；如果样本量极大（1 500 以上），则极大似然法的结果更为精确；如果样本量小，或变量少，α 因子法或映像因子法可能更合适；当对各种方法的原理不太清楚或者适用条件不明的情况下，主成分法仍然是最好的选择。

4. 分型类别的校正　因子分析得到的每个公因子（分型）可以对原变量中的每一变量（四诊信息）做出一定解释，而解释程度的大小反映在因子载荷矩阵的元素结构上。一般我们可以得到每一列的因子载荷中有一些是比较大的，而另一些比较小，由此知道该列对应的因子主要解释了哪些变量，一次确定该公因子的主要特征和内涵。但有时因子载荷的大小差异不是非常明显，此时公因子的命名和解释就比较困难，这时可以使用因子矩阵旋转进行变换，使得旋转之后的载荷矩阵在每一列上元素的绝对值尽量地拉开距离，增加因子载荷的差异性，提高因子的可解释性。为了能够合理解释因子结构常采用正交旋转或斜交旋转等方法。

（二）脑梗死的探索性因子分析举隅

国家自然基金项目“证的应用基础研究”（BS1996053），收集了 496 例来自江苏省中医院脑梗死病例[69]，首先对收集到的四诊信息指标进行单因素分析，将阳性率 10% 以上且有统计学意义的指标直接纳入进一步分析；对于阳性率在 10% 以下和阳性率 10% 以上但没有统计学意义的指标必须根据中医专家的临床经验对研究指标进行取舍。如果有些指标虽然无统计学意义但专家认为对病证诊断有临床价值，则统计分析时可以考虑保留，且纳入进一步做数据处理的证候群中。按上述指标选取原则,所有纳入进一步分析的证候群指标共 85 个。对 85 个指标进行 KMO 统计量及 Bartlett 球形检验,得到 KMO=0.773 4,χ^2=18 971.72,P<0.001,Bartlett 球形检验拒绝零假设,说明该数据所有指标间不独立,可运用因子模型对数据进行分析处理。

表 4-3 列出了脑梗死探索性因子的特征值和累积贡献率,当取 5 因子时,累积贡献率达 56.74%,当取 6 因子时,累积贡献率达到 62.16%。

表 4-3　脑梗死探索性因子分析的特征值及累积贡献率表

序号	特征值	差值	贡献率	累积贡献率
1	7.372 5	0.850 2	0.174 7	0.174 7
2	6.522 4	2.388 0	0.154 6	0.329 3
3	4.134 3	0.707 7	0.098 0	0.427 2
4	3.426 7	0.938 8	0.081 2	0.508 4
5	2.487 9	0.201 7	0.059 0	0.567 4
6	2.286 2	0.317 2	0.054 2	0.621 6
7	1.969 0	0.415 3	0.046 7	0.668 2

图 4-1 显示当选取 5 个或 6 个因子时,特征值的变化趋势开始平稳。综合探索性因子分析的特征值、累积贡献率及碎石图,提取 5 个因子或 6 个因子比较合适,能较好地反映各指标所包含的大部分信息,这也符合中医证候分型的传统分类。根据中医临床专家的意见,根据专业评估最终确定 5 因子的结果较为理想。

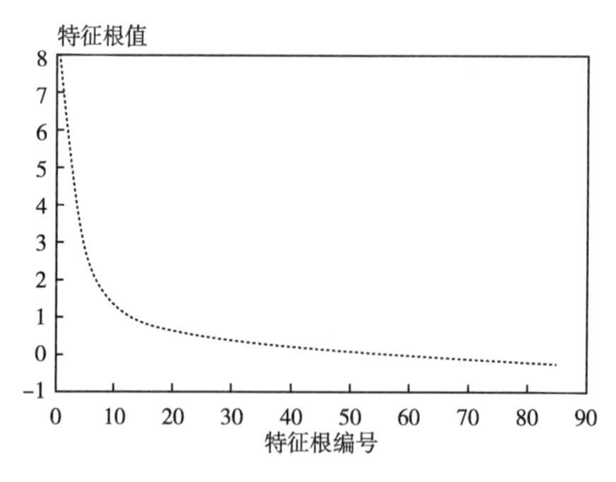

图 4-1　脑梗死探索性因子分析的碎石图

二、病证型分类的证实性研究

探索性因子分析能初步确定疾病证候分型的个数,但难以弄清哪些症状可能被哪个分型所影响,以及证候分型之间的关联程度。如哪个是主症,哪个是兼症不能确定,证候分型之间是处于一个怎样的支配关系亦不明确。而主症和兼症对辨证论治又有着举足轻重的作用，这就需要引入新的统计方法——证实性因子分析。

证实性因子分析又称确定性因子分析或验证性因子分析，是研究者根据专业理论或自身经验对测量变量与因子间的关系进行检验，从而评价因子（证候分型）与其对应的指标（四诊信息）之间的关系，验证探索性因子分析中内部结构（证候分型）的真实性。证实性因子分析能综合利用临床的信息，分析证候分型之间的关联，允许每一个四诊信息变量有度量误差，比较符合现实情况，结果更加接近真实，结论更加准确。

（一）证实性因子分析步骤

证实性因子分析必须有特定的理论依据或概念构架作为基础，然后借助数学语言来确定该理论所构建的模型是否合理适当。其分析目的在于决定事前定义因子的模型拟合实际数据的能力，以检测观测变量、因子个数和因子载荷是否与基于先验建立的理论预期一致。在病证型的分类研究中，可进一步确定证候分型探索性研究的结果是否合适，更好地显示四诊信息与证候分型之间的关系。

1. 模型设置　模型设置即模型表达，指模型涉及四诊信息、四诊信息之间关系、模型参数等的设定。根据过往研究结果或理论依据，选定证候分型（公因子）个数和设定模型中的固定参数和自由参数，构建一个确定性模型。

2. 模型识别　标准的证实性因子模型识别规则有制定测量单位、t 法则、三指标法则、两指标法则、单指标法则。目前常用的是制定测量单位的方法，在多数情况下产生相同的拟合和参数估计，但有时会产生不同的标准误。

3. 拟合评价　选择合适的方法来估计自由变化的因子载荷。在多元正态的条件下，常用的方法是最大似然估计、广义最小二乘法和一般加权最小二乘法；在非正态的条件下，可用渐进分布自由估计。

4. 评价模型　当因子模型能够拟合数据时，因子载荷的选择要使模型暗含的相关矩阵与实际观测矩阵之间的差异最小，我们常采用的统计参数为拟合优度指数（GFI），GFI≥0.8 表明模型的拟合程度是可以接受的。每个指标都有相应的评价标准，实际分析时应该根据各个指标的值进行综合判断。

5. 修正模型　如果模型的拟合效果欠佳，需根据模型合理性检验结果，判定检验模型的优劣，并根据专业知识和统计学有关标准对模型进行修正，得出合理的因子模型。

（二）脑梗死的证实性因子分析举隅

通过探索性因子分析方法对 494 例脑梗死患者的四诊信息进行统计学分析发现，当提取因子数（证候分型）为 5 时，结果较为理想。故将 5 因子的 EFA 模型设置为证实性因子分析的初步模型[69]。模型识别、拟合评价及模型修正均借助于 AMOS 软件进行，最终的拟合优度统计量 χ^2/df=1.174，拟合优度指数（GFI）=0.840，表明模型的拟合结果较为理想。

各因子在证实性因子分析下的载荷系数大于 0.3 与因子关系密切，可作为诊断该证候分型（因子）分类的主症；因子 1 中载荷系数大于 0.3 的变量有发热、喉中痰鸣、黏痰、气促、神昏、小便黄赤、数脉、多汗、小便失禁、舌红；因子 2 中载荷系数大于 0.3 的变量有语言謇涩、舌强、肢体偏瘫、寡言少语、精神萎靡、嗜睡、小便失禁；因子 3 中载荷系数大于 0.3 的变量有气短、易感冒、沉脉、四肢欠温、浮肿、睑下青黑、舌胖、喜热饮、疲倦乏力、舌淡白、指甲青紫、气微、咳嗽；因子 4 中载荷系数大于 0.3 的变量有目胀、头胀、头痛、烘热、目眩、心烦易怒、口苦、失眠、肌肤麻木、头昏、盗汗、弦脉、涩脉、便秘、气粗；因子 5 中载荷系数大于 0.3 的变量有细脉、舌瘦、舌干、舌红少津、目干涩、舌红绛、口唇干红、五心烦热、口干、舌苔少。

探索性和证实性因子分析是因子分析中两个不可分割的重要组成部分,其主要的区别在于显变量(四诊信息)与潜因子(分型)之间的关系是事先确定的还是事后推定的。但在实际研究中不能截然分开,只有结合运用才能相得益彰,深化研究结果。在研究的实际操作中通过探索性因子分析建立模型,再用证实性因子分析去检验和修正模型,前者提供了发现模型以验证假设的概念和计算工具,其结果为证实性因子分析建立假设提供了重要的基础和保证。

第二节　分类变量

潜在变量模型可以应用于连续变量与类别变量两种不同的数据形式,根据潜在变量与外显变量的连续性和离散性性质及其关系,可将潜在变量模型分为 4 种,分别为因子分析、潜在轮廓分析、项目反应理论和潜在类别分析,见表 4-4。

表 4-4　潜在变量模型的分类

潜在变量模型	潜在变量类型	
	连续	分类
连续	因子分析(EFA)	潜在轮廓分析(LPA)
分类	项目反应理论(IRT)	潜在类别分析(LCA)

证候研究作为中医研究中的基础和核心,始终是中医药领域研究的热点、难点。证候研究中的关键问题是如何客观准确地把握证候特征。通过直接问询患者得到的四诊信息项目经常为二分类或有序分类变量,此时应用因子分析往往可能得出不正确的结论,因此潜在类别模型在此具有极大的应用价值。其与一般常用的因子分析的最大不同在于变量的形式,因子分析处理的是连续变量,潜在类别分析处理的是类别变量。正因为潜在类别模型以类别数据作为素材,补足了潜在变量模型的一个缺口,为科学研究者面对俯拾皆是的类别数据提供了一种更强而有力的分析工具。

潜在类别分析模型是探讨分类外显变量所隐含的类别潜变量的最佳统计分析方法,目的在于利用潜在类别解释多个外显分类变量之间复杂的关联性,使之能以较少的潜在类别数目解释外显变量之间的关联性。传统的潜在类别分析可以估计潜类别概率和潜类别中外显变量的条件概率两类参数。类别概率参数表示随机抽取的个体属于一个特定类的概率,相当于因子分析中的解释变异百分比;而条件概率反应个体某观察变量属于特定类别的可能性,相当于因子分析中的因子载荷。

一、潜在类别分析步骤

一个完整的潜在类别模型建模过程包括模型参数化、参数估计、模型识别、模型评价、潜在分类与结果解释等。

(一)概率参数化

潜在类别模型的概率参数化包括两种类型的分类变量:观察变量或显变量和非观察变

量或潜变量；两种类型的参数：潜在类别概率和条件概率。潜在类别模型假定任意两个观测变量之间的关系可以由潜变量解释。假设潜变量X有t（t=1，2，…，T）个潜在类别；A、B、C为三个显变量，且其水平数分别为i，j，k。最基本的潜在类别模型为：

$$\pi_{ijk}^{ABC}=\sum_{t=1}^{T}\pi_{t}^{X}\pi_{it}^{AX}\pi_{it}^{BX}\pi_{it}^{CX} \tag{4-3}$$

π_{ijk}^{ABC}表示一个潜在类别模型的联合概率；π_{t}^{X}表示观测数据属于某一潜变量X的特定潜在类别的概率；π_{it}^{AX}表示属于第t个潜在类别的研究对象对A外显变量中第i个反应的条件概率。

（二）模型估计与模型识别

提出假定模型后，接下来的重要工作就是求出模型中参数的终解和参数估计时的识别问题。在潜在类别模型中常用的参数估计方法有EM（expectation-maximization）算法和NR（Newton-Raphson）算法，其中以EM最为常用。如果模型中的参数要顺利求出一组最佳解，那么参数数目必须小于自由度。如果自由度小于0，将造成模型不能识别的问题，无法运用EM算法与NR算法进行迭代求解。遇到模型无法识别的情况，可以限定部分参数，减少待估参数数目，提高模型估计的识别性。

（三）模型评价与潜在分类

模型评价的主要工作是找出既简洁，具有较少参数，又具有较好拟合优度的模型，其中4种指标Pearson χ^2，似然比χ^2，Akaike信息准则（AIC），Bayesian信息准则（BIC）已得到广泛使用。

在确定模型后，最后要将各组的观察值分类到适当的潜在类别当中，来说明观察值的后验类别属性，即潜在聚类分析。潜在聚类分析是在一定的概率模型之下，利用概率估计与比较进行分类，即利用估计所得的潜在类别概率和各潜在类别中各外显变量的条件概率计算外显变量反应每种组合分类到各潜在类别的后验概率，然后根据后验概率的大小决定该组合应归入的潜在类别，即创造一个新的类别变量说明观察值的后验类别属性，从而实现分类的目的。其分类原理是Bayesian理论。

$$\pi_{tijk}^{XABC}=\frac{\pi_{tijk}^{XABC}}{\sum_{t=1}^{T}\pi_{tijk}^{XABC}} \tag{4-4}$$

利用上式求出值潜变量X的条件概率后，根据其值的大小判断观察值属于哪一类。如果潜在类别t在某一类的概率最大则相应的个体归为该类。

二、潜在类别模型分析软件

LCA的专用软件很多，目前比较著名和应用很广的分析软件有SAS、Mplus和Latent GOLD软件，Mplus软件和Latent GOLD软件均是潜变量的专业软件。这些软件各具优点，实际工作者可以根据需要选择软件。

三、高血压病二分类数据潜在类别分析模型举隅

以高血压病为例，通过全国多中心流行病学研究，分别从5个三级甲等综合性中医院收

集了 1 499 例符合纳入排出标准且依从性较好的高血压病病例，并以这 1 499 例病例为研究对象，确定高血压病的 5 个主要证候，分别为肝火亢盛证、肝肾阴虚证、痰瘀互结证、心肾两虚证、肝郁伤神证。其中，肝火亢盛证包含 15 个指标，这些指标均为二分类指标，运用潜在类别分析方法进行高血压病患者个体证候诊断分类[41]。

为了选择合适的潜在类别模型，从潜在类别数为 1 的初始模型开始，拟合了 10 个潜在类别模型。由拟合信息可知：5-Cluster 有最低的 BIC 值（BIC=26 037.786 6），显示 5 个潜在类别的模型是较佳的模型。AIC 指标则以 10 个潜在类别的模型较为理想。由于 AIC 没有考虑到样本例数的影响，因此，当样本例数较大时，AIC 概率推导缺乏渐近性，而 BIC 统计量考虑了样本例数。一般来说，当样本数很大时，建议以 BIC 来判断模型的优劣，本研究的样本数达到 1 499 例，因此，当潜在类别数为 5 时，BIC 最小，可选择包含 5 个潜在类别的模型作为较为理想的模型。

按照 5 个潜在类别的分析模型，利用 EM 算法对潜在类别概率和潜在类别下证候的条件概率进行估计，并绘出的潜在类别概率图可发现 Cluster1 和 Cluster4 重合率较高，故在 5 个类别的基础上合并为 4 个类别。根据 4 个潜在类别估算出的潜在类别概率和潜在类别条件概率。

在模型参数化之后，可以对肝火亢盛证候下的各潜在类别进行定义，方便理解，同时可对各潜在类别概率和各指标的条件概率进行解释。对于肝火亢盛证型，Cluster1 除了急躁易怒外，其他项目的条件概率基本上高于另外 3 类，Cluster1 定义为肝火亢盛典型证，潜在类别概率为 0.285 3；Cluster2 面红、小便黄赤、舌红、舌干、黄苔和弦脉等项目的条件概率最低，Cluster2 定义为肝火亢盛证候，潜在类别概率为 0.270 9；Cluster3 定义为肝火亢盛证候，潜在类别概率为 0.265 9，它与类别 1 相比，目眩、目胀、目赤、头痛、头胀等项目的条件概率相差较大；Cluster4 面红、小便黄赤、舌红、舌干、黄苔和弦脉等项目的条件概率高于第 2 类别，急躁易怒、烦躁与头痛的条件概率低于 Cluster3，故 Cluster4 定义为肝火亢盛证候临界，潜在类别概率为 0.177 9。与这 4 类相对应的各类别的高血压病患者分别为 417 例、416 例、406 例和 260 例。

潜在类别分析模型是描述多个外显分类变量之间复杂的关联性的数学模型，可以应用于中医证候个体化诊断中。依据各因素在潜在类别中的条件概率的分布特征进行人群的分型，通过比较不同类别人群的后验概率，进行个体化诊断分类，为中医个体化治疗提供依据。它不但弥补了因子分析仅能处理连续性潜在变量的缺口，尤其重要的是潜在类别分析把分类数据与潜在变量的观念加以结合，提高了分类变量的分析价值，使研究者能够透过概率更加深入地了解分类变量背后的潜在影响因素，也为医学科研工作者提供了一种实用的分析工具，具有重要的统计方法学价值。

第三节　病证型结构方程模型分类研究

因子分析可以定量研究每一种病相应的证候分型个数，并用载荷系数衡量每一个证候分型所对应的主要四诊信息。但对分型之间关联度研究不够深入，只能证明得出的分型之间存在关联，至于其主次关系、支配关系则力不从心。1973 年瑞士统计学家 Karl Joreskog 将含潜变量的因子分析模型与路径分析有效结合，形成了结构方程模型（SEM）。与传统的统计分析方法比较，这种方法在误差估计、潜变量提取、因子间关系拟合等方面具有显著的优势，使用也较为灵活广泛，是目前多元数据统计分析的重要工具。

一、结构方程模型的特点

结构方程模型又称潜变量结构模型或协方差结构模型，是一种融合了因子分析和路径分析的多元统计技术。它试图利用研究者所搜集的实证资料来确定假设的变量间的关系以及潜在变量与显性指标的一致性程度。自20世纪70年代被提出以来已被大量应用到教育学、心理学、社会学和行为科学等学科中，在医学领域的生存质量评价、临床试验的疗效评价以及中医病证型分类研究中的应用也日渐成熟。在中医学研究中，证是对四诊信息表达的机体病理生理变化整体反应状态的概括，可以看作潜变量。而中医临床数据中的四诊信息可以看作显变量。结构方程模型可以同时考虑四诊信息与四诊信息、四诊信息与证候分型、分型与分型之间的关系，对难以直接测量的概念进行合理解释，分析病、证和型与四诊信息间错综复杂的关系，以及证候分型之间的相关性，揭示证候规律，为医学研究者验证各种学说、观点、模型的合理性创造很好的条件。

结构方程模型之所以得到广泛的应用是因为这种分析方法具有以下特点：

①具有理论先验性，SEM假设因果模型必须建立在一定的理论上，采用验证性因素分析，比传统的探索性分析更周详。②不仅可以有效地处理多个显变量间的关系并评估其作用大小，而且可以借助因子分析方法评价潜变量的作用大小。③SEM中可以同时存在多个显变量和多个潜变量，并且SEM分析过程可以研究显变量和潜变量之间、多个潜变量之间复杂的内在联系或因果关系。④根据专业理论假设某个观察指标可以同时存在于几个因子中，应用SEM去验证这种假设是否成立。例如，在中医学的四诊信息指标与证候关系的研究中，四诊信息指标是可以直接观察的，而中医学中的证候分型是不可直接测量，有的四诊信息如面红，既可以在某一个证候分型（如肝火亢盛）中出现，也可以在另一个证候分型（如肝肾阴虚）中出现，只是出现的先后次序的不同。⑤传统的多因素分析一般都不对自变量的测量误差做评价，但是应用SEM方法可以估计观察指标的测量误差，从而使观察指标在相应因子上载荷的估计更加精确，同时也可以评估测量的信度和效度。⑥对变量关系的处理更具有弹性，结构方程模型除了可以测量变量关系外，还可以利用潜在变量进行观察值的残差估计。⑦适用于大样本分析，在样本量达到200以上时，结构方程模型可以得出稳定的分析结果。⑧融合了多种统计技术，结构方程模型是对一般线性模型的扩展，适用于回归分析、方差和协方差分析、多水平模型等具体的统计模型。⑨重视多重统计指标的应用，结构方程模型处理的是整体模型的比较，参考的是整合性的系数，从不同的角度进行分析，避免过度依赖。

二、结构方程模型的分析步骤

结构方程模型大致的研究流程可以分为探讨相关理论、建立假设模型、确定模型、测算样本量、估计模型参数、模型的拟合度评价、模型修正等。

1. 探讨相关理论　描述和建立变量间存在的关系，特别是变量之间的因果关系等，都需要以专业理论为基础，必须根据理论分析得出哪些是所研究问题的重要变量，所有重要观察变量和潜变量是不能忽略的，要以理论知识去解释将要建立的假设模型。

2. 建立假设模型　根据理论提出假设，用路径图的形式描述，并用若干个方程式表达和构建模型。包括观察变量与潜变量之间关系，潜变量与潜变量之间关系。对于复杂模型，必要时要对观察变量与潜变量间的载荷大小，或者潜变量与潜变量之间相关关系加以某些条件限制。

3. 测算样本量　收集研究样本，并对样本测量以得到观察数据。SEM 的基本假设中要求在前两步的基础上，随机抽取的样本要足够大，观察变量的总体服从多元正态分布，资料无系统性缺失值等。

4. 估计模型参数　用所收集的样本资料对结构方程模型的参数进行估计。在对参数估计时，只有在模型确定为可识别的条件下，参数才有唯一的估计值。

5. 评价模型拟合度　将所收集的资料与由参数估计所确定的理论预测模型进行比较，评价两者符合程度。评价的方法首先是做整体模型的拟合程度检验。当整体模型的拟合程度检验达到模型可接受时，再做 SEM 的测量模型拟合程度检验和结构模型拟合程度检验。否则，就要做下一步工作即模型修正。

6. 修正模型　当整体模型的拟合程度检验未达到模型可接受时，可以根据理论假设以及上面模型的拟合度评价结果，对某些参数的条件重新修改，例如固定某个参数或放宽某些约束参数的条件，再重新估计参数和评价新的模型拟合度，直到模型达到可接受程度。

7. 展示结果　当模型确实拟合得好时，就应当对所拟合的模型统计结果以及模型在实际工作中应用做解释和讨论。包括模型中哪个参数影响力大，哪个参数影响力小；某一个变量对另一个变量之间存在直接影响，还是通过其他变量而存在间接影响等。这样就可以对模型的结果变量的效应进行分析了。

三、结构方程模型分析软件

实际工作者在数据分析时都需要用 SEM 的专用软件完成。SEM 的专用软件很多，目前比较著名和应用很广的分析软件是有 LISREL 和 AMOS 软件。此外，还有 EQS、Mplus 等软件。在 SAS 分析系统 STAT 模块中的 CALIS 过程也可以分析 SEM。这些软件各具优点，实际工作者可以根据需要选择软件。

四、支气管哮喘结构方程模型举隅

以支气管哮喘[70]为例，对临床流调收集的 430 例支气管哮喘患者的四诊信息，采用流行病学软件 Epi info 5 和 Epi Data 建立数据库，双机录入并对录入文件比较、逻辑检查后，锁定数据库。所有指标经单因素分析选择阳性率≥10% 的四诊信息指标作为统计分析数据，同时保留阳性率虽低但有临床意义的指标。最终共有 50 个四诊信息指标进入因子分析。上述 50 个四诊信息数据的 KMO 统计量为 0.837，说明偏相关性很弱，Bartlett 球形检验的 P 值小于 0.001，拒绝零假设，说明收集到的数据之间具有相关性，可以运用因子分析进行统计分析。在此基础上分别进行了四、五因子的探索性因子分析，其中五因子的结果与中医传统经验的证候分类符合度高。以五因子探索性分析模型为基础，构建支气管哮喘证实性因子分析模型，选择载荷系数大于等于 0.4 的指标作为诊断证候分型的主要症状，载荷系数在 0~0.4 的为诊断证候分型的可现症状，结果显示因子 1（F1）的主要症状为口淡、畏寒、形寒怕冷、倚息、咳痰量多、面色㿠白、泡沫样痰、沉脉、细脉；可现症状为痰白清稀、纳少、发绀、哮鸣音、舌淡白等，根据症状表现将因子 1 归纳为寒痰阻肺型。因子 2（F2）的主要症状为口干、心烦易怒、小便黄赤、五心烦热、自汗、痰黄黏稠、口黏腻、咳痰量多、口苦、舌苔黄、舌红；

可现症状为胁肋胀满、气短、咳嗽、少气懒言、舌苔腻、脉弦，根据症状表现将因子2归纳为热痰蕴肺型。因子3（F3）的主要症状为哮吼、气喘、喉中痰鸣、动则喘甚、泡沫痰、哮鸣音；可现症状为咳痰量多、痰白质黏、咳嗽、少气懒言、气短、咽痒、口干、倚息、胁肋胀满、面色㿠白、口苦、痰白清稀，根据症状表现将因子3归纳为风痰阻肺型。因子4（F4）的主要症状为发绀、倚息、唇色青紫、小便黄赤、数脉、滑脉；可现症状为呼吸急促、痰黄黏稠、喷嚏、气短、舌红、舌苔腻，根据症状表现将因子4归纳为痰瘀阻肺型。因子5（F5）的主要症状为自汗、腰膝酸软、少气懒言、气短、耳鸣、喷嚏、易感冒、便溏、动则喘甚、舌胖；可现症状为胁肋胀满、口黏腻、小便黄赤、舌紫暗，根据症状表现将因子5归纳为肺肾两虚型。

利用上述因子分析结果，在AMOS软件中构建支气管哮喘结构方程模型，拟合修正后GFI=0.909，拟合度较好。计算所得哮喘各型的共同症状为气短（载荷系数为0.947）、气喘（0.940）、胸闷（0.858）、动则喘甚（0.810）、喉中痰鸣（0.806）、哮吼（0.786）、咳痰量多（0.750）、少气懒言（0.700）、痰白质黏（0.672）、咳嗽（0.557），这与哮病的诊断标准基本吻合，基础证为痰饮伏肺。5个型分别为F1寒痰阻肺型，载荷系数为0.090，F2热痰蕴肺型，载荷系数为0.393，F3风痰阻肺型，载荷系数为0.441，F4痰瘀阻肺型，载荷系数为0.303，F5肺肾气虚型，载荷系数为–0.852。肺肾气虚型的载荷系数为负，表示该型与哮喘关联程度呈负向相关，即共同症状呈减弱状态，提示肺肾两虚型处于哮喘缓解期，痰鸣气喘症状不显著。其余型的载荷系数皆为正数，提示各型与哮喘关联程度呈正向相关，即基础症状呈加强状态，提示发作期各型与哮喘联系更为紧密。

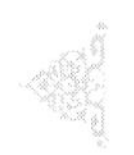

第四节　病证型结合证型分类的不同方法比较研究

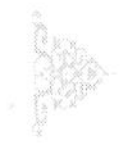

随着中医证候研究的深入，结构方程模型正日益成为证候数据分析中的热点方法之一，越来越多的研究者选择采用结构方程模型方法对证候的估计和假设进行验证。传统结构方程模型以协方差矩阵为基础，研究变量应为连续型变量。但是在中医证候研究中处理四诊信息时，一般都将四诊信息的测量视作分类或等级资料，为此，需要考虑在处理等级资料时能否采用结构方程模型方法统计建模呢？经应用Mplus进行蒙特卡罗模拟研究，比较不同情况下（如样本例数、相关系数等条件）采用协方差矩阵与多项相关系数法构建模型的两种结果是否存在差异，以比较多项相关系数、协方差矩阵两种方法构建的结构方程模型是否存在差别。若有差别，差别的原因何在？从理论上探讨临床实际中的应用条件。研究结果表明可以运用多项相关系数矩阵的方法建立模型，将等级资料转换成连续变量的矩阵来估计参数进行统计分析。

一、协方差矩阵构建模型

传统的结构方程模型是以协方差矩阵为基础进行分析的，是以可直接观测变量与潜在变量均假设以连续变量和正态分布为前提条件，以皮尔森（Pearson）相关系数为基础估计模型参数。具体分析过程在此不再介绍，可参考其他专著。

二、多项相关系数矩阵

临床实践中，医生采集患者的四诊信息常以两分类（有、无）或等级分类（无、轻、中、重）

表示。目前有研究认为多项相关系数在处理等级资料时能得到更为接近实际的相关水平。

多项相关系数，即假定两个变量 x 与 y 都是有序分类变量，它们分为 s 和 r 个等级。如果存在连续型变量 ξ 与 η，通过两个潜在变量的不同阈值得到 x 与 y 所对应的等级。将连续潜在变量 ξ 与 η 的相关系数为 ρ，也称为有序变量 x 与 y 的多项相关系数。x 和 ξ 有如下关系：x=1 当 $\xi<\alpha_1$；x=2 当 $\alpha_1<\xi<\alpha_2$；x=r 当 $\alpha_{r-1}<\xi<\alpha_r$。y 与 η 有如下关系：y=1 当 $\eta<\beta_1$；y=2 当 $\beta_1<\eta<\beta_2$；y=s 当 $\beta_{s-1}<\eta<\beta_s$。构造似然函数

$$\ln L = \prod_{i=1}^{r}\prod_{j=1}^{s} n_{ij}\log\rho_{ij} \tag{4-5}$$

其中

$$\rho_{ij} = \int_{\alpha_{i-1}}^{\alpha_i}\int_{\beta_{j-1}}^{\beta_j}\frac{1}{2\pi\sqrt{1-\rho^2}}\exp\left\{\frac{-1}{2(1-\rho^2)}(\xi^2-2\rho\xi\eta+\eta^2)\right\}d\xi d\eta \tag{4-6}$$

其中 ρ 为潜在变量间的相关系数。最大化似然函数可得其解。

三、蒙特卡罗模拟比较两种模型的差别

结构方程模型有着许多经典测量理论无法比拟的优势，突破了诸多局限性。在中医病证型、证候要素客观化的研究中取得了实质性的结果。然而随着研究的不断深入，以及结构方程模型被更广泛的运用，出现了许多新的亟待解决的问题。首先，数据形式更为复杂。如，中医证和型是由证候要素构成的，它并不是单维度的，它考虑的显在变量可以是两分类和/或有序多分类的变量。但是传统 SEM 是基于协方差进行分析的，并不适用于等级分类资料。在另外一些情况下，研究者甚至不知道数据分布的类型。其次，新的 SEM 构建参数估计方法被提出，那么在不同的条件下使用不同的参数估计方法，得到的结果可能会有偏差，就很难判断哪种模型估计更符合实际情况。尽管统计理论可以解决一些研究问题，然而对于有限的样本量，SEM 的估计往往是既定的渐近理论可望而不可及的。这些问题是对模型估计的评价和比较研究，想要通过严谨缜密的数理运算来推演出结果是不现实的，而目前对这一类问题尚无可以使用和参考的准确的数学理论公式方法。但是，如果预先获知数据的真实参数，然后根据模型估计得到其参数的估计值，通过比较不同条件或者不同方法下的估计值与真实值的差异度或者拟合指数的差别，就可以根据这些结果来回答上述问题了。蒙特卡罗（Monte Carlo，MC）方法正是基于这样一种思想被引用到病证型分类研究中，这是一种常用于随机抽样和计算机数据模拟的计算数理方法。同时，在面对等级分布的资料时，使用传统的协方差构建模型与使用多项相关系数来构建模型到底有何差别，如有差别，须研究在哪些因素水平之下可以使用协方差构建模型，哪些情况下使用多项相关系数，才能得到比较正确的结果。

四、高血压病证型研究的两种模型的比较

通过对临床流行病学调查中收集到的高血压病案例进行两种研究，一是采用多项相关系数和协方差分别建立结构方程模型（图 4-2），比较两种方法建模的结果；二是借助计算机软件完成复杂模型与蒙特卡罗模拟的过程，探讨中医高血压的证候分型及数理统计方法的适用性。在对流调中收集到的高血压病例数据进行单因素分析后，共有 79 个四诊信息指标进入下一步研究，以构建协方差和多项系数的探索性因子分析模型（表 4-5）。

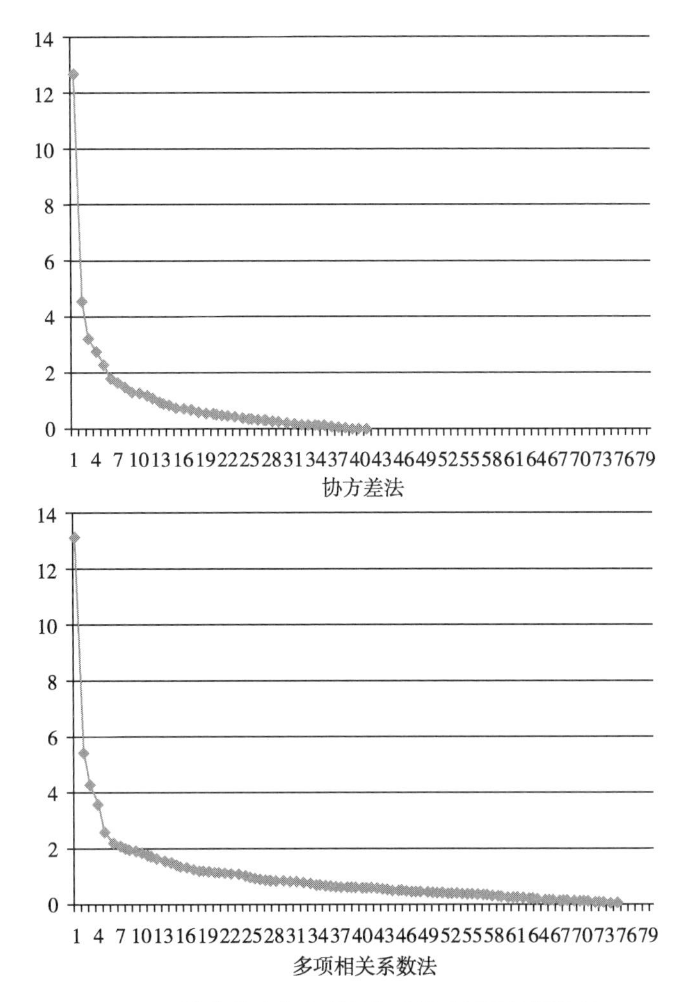

图 4-2　协方差法与多项相关系数法的碎石图比较

表 4-5　因子分析特征根及贡献率

特征根数	协方差法			多项相关系数法		
	特征根值	贡献率	累积贡献率	特征根值	贡献率	累积贡献率
1	12.679 0	0.273 8	0.273 8	13.100	0.164 6	0.164 6
2	4.596 4	0.099 3	0.373 1	5.451	0.068 5	0.233 1
3	3.259 4	0.070 4	0.443 4	4.243	0.053 3	0.286 4
4	2.805 0	0.060 6	0.504 0	3.596	0.045 2	0.331 6
5	2.359 2	0.050 9	0.555 0	2.604	0.032 7	0.364 3
6	1.089 6	0.039 1	0.594 0	2.214	0.027 8	0.392 1
7	1.689 3	0.036 5	0.630 5	2.092	0.026 3	0.418 4
8	1.515 5	0.032 7	0.663 2	1.936	0.024 3	0.442 7
9	1.310 9	0.028 3	0.691 5	1.891	0.023 8	0.466 5
10	1.297 0	0.028 0	0.719 6	1.838	0.023 1	0.489 6

综合特征根、累积贡献率及碎石图结果，两种方法建模下都是取因子个数5较为理想。基于协方差的因子1可以解释为肝肾阴虚，因子2可以解释为心肾两虚，因子3可以解释为肝郁伤神，因子4可以解释为肝火亢盛，因子5可以解释为痰浊内蕴。基于多项相关系数的因子1可以解释为阴虚阳亢，因子2可以解释为心肾阴虚，因子3可以解释为肝郁伤神，因子4解释为肝火亢盛，因子5可以解释为痰湿夹瘀。在探索性因子分析的基础上构建结构方程模型进行验证，选取载荷系数在0.3以上的四诊信息作为评价指标。因子1的协方差与多项相关系数两组数据比较，协方差类判为肝肾阴虚型较为合适，用多项相关系数构建的结果较乱。因子2两组结果相差不多，都可以分析为心肾两虚型，比较而言多项相关系数建模较好。因子3解释为肝郁伤神型，以协方差建模的结果较好。因子4两组均能说明为肝火亢盛型，但多项相关系数建模所包含的四诊信息更为丰满。因子5解释为痰瘀内阻型，以多项相关系数建模结果较好。最终两种模型拟合指数结果如表4-6，基于协方差的结构方程模型CFI值为0.900，RMSEA为0.024。基于多项相关系数建模的CFI值为0.947，RMSEA为0.019。对比两者的拟合指数结果可见，虽然基于协方差模型的调整次数多于多项相关系数，但是CFI值刚达到0.900这一模型拟合好坏的判断阈值；而多项相关系数法则几乎达到了0.950，表示模型的拟合情况十分理想。两者的RMSEA值均小于0.05阈值。由此可见，基于多项相关系数构建的结构方程模型略优于协方差构建的结构方程模型。中医学专家对模型结果做评估后认为，两种方法建立的模型结果类似。总体而言，基于协方差CFA模型的结果更为简洁，且便于临床专家用中医理论对不同证候分型进行解释。

表4-6　多项相关系数与协方差法建模的拟合指数比较

方法	因子数	观测数	CFI	RMSEA
协方差	5	1 499	0.900	0.024
多项相关系数	5	1 499	0.947	0.019

在上述研究基础上利用Mplus软件进行蒙特卡罗模拟，共测试六种不同的样本含量（50、100、150、250、500、1 000）；五种不同的载荷系数水平（0.3、0.4、0.5、0.6、0.8）；两种不同的模拟因子数（4因子和8因子）；两种不同的等级分布（3等分、3不等分）；均采用斜交旋转方法。分别模拟100次，这样就有12 000（120×100）个数据集需要分析，最终用两种不同的统计量（协方差、多项相关系数）来构建模型进行检验，那么就有24 000种情况，需要做24 000次数据分析。在模型拟合指数的选取上，以RMSEA为主要指标，同时参考CFI结果（注：CFI越大表示模型拟合越好，RMSEA越小表示模型拟合越好）。详见表4-7。

表4-7　两种模型下CFA模型拟合指数

	协方差法		多项相关系数法	
	CFI	RMSEA	CFI	RMSEA
样本量				
50	0.56	0.09	0.78	0.04
100	0.79	0.05	0.86	0.03
150	0.85	0.04	0.89	0.03
250	0.89	0.03	0.89	0.03

续表

	协方差法		多项相关系数法	
	CFI	RMSEA	CFI	RMSEA
500	0.91	0.03	0.90	0.03
1 000	0.92	0.03	0.90	0.3
载荷系数				
0.3	0.77	0.03	0.83	0.02
0.4	0.80	0.04	0.85	0.03
0.5	0.82	0.04	0.87	0.03
0.6	0.85	0.05	0.89	0.04
0.8	0.87	0.06	0.91	0.05
因子数				
4	0.88	0.04	0.88	0.04
8	0.77	0.05	0.86	0.03
数据分布				
均匀	0.83	0.05	0.89	0.04
偏峰	0.82	0.04	0.86	0.03

从上表拟合指数看,基于多项相关系数的模型在各种不同条件下都优于协方差法。基于多项相关系数 CFI 的总体均值要比协方差 CFI 的总体均值大,而 RMSEA 的总体均值要低。从各个不同条件的分类看,CFI 值随着样本量的增加和载荷系数的增大有明显的上升趋势,当样本增大时,两种方法的结果将趋于一致。RMSEA 值随着样本量的增大有逐渐减小的趋势。但是 RMSEA 值随着载荷系数的增大也同时增大。因子数的多寡和观测变量的数据分布这两点对模型拟合指数的影响不明显。

表 4-8 不同条件下拟合模型在各个载荷系数水平中的因子载荷均值

	传统协方差法的因子载荷					多项相关系数法的因子载荷				
	0.3	0.4	0.5	0.6	0.8	0.3	0.4	0.5	0.6	0.8
样本量										
50	0.52	0.56	0.57	0.61	0.68	0.55	0.61	0.66	0.70	0.78
100	0.46	0.49	0.54	0.59	0.68	0.51	0.56	0.62	0.68	0.77
150	0.42	0.46	0.53	0.59	0.68	0.48	0.54	0.62	0.68	0.77
250	0.38	0.45	0.53	0.59	0.68	0.45	0.53	0.61	0.68	0.77
500	0.36	0.45	0.53	0.59	0.68	0.43	0.53	0.62	0.68	0.77
1 000	0.36	0.45	0.53	0.59	0.68	0.43	0.53	0.61	0.68	0.77
因子个数										
4	0.42	0.48	0.54	0.59	0.68	0.47	0.55	0.62	0.68	0.77
8	0.42	0.48	0.54	0.59	0.68	0.47	0.55	0.62	0.68	0.78
数据分布										
均匀	0.43	0.49	0.56	0.61	0.70	0.47	0.55	0.62	0.68	0.78
偏峰	0.40	0.47	0.52	0.58	0.66	0.48	0.56	0.63	0.69	0.77

从表 4-8 中可见，基于协方差的 CFA 模型在因子水平 0.4~0.6 中，载荷系数更接近真实水平；而在较高的载荷系数 0.8 中，多项相关系数法建模的因子载荷值更接近真实值。模拟结果中，多项相关系数的 CFA 的因子载荷系数在实际因子载荷系数较小的情况下（0.3、0.4、0.5、0.6），模拟结果偏大；而在实际因子载荷系数在 0.8 时，十分接近真实值。而协方差 CFA 的结果却是在实际因子载荷系数较小的情况下（0.3、0.4、0.5、0.6），模拟因子载荷系数接近真实值；而在实际因子载荷系数在 0.8 时，模拟结果较实际情况偏小。实际载荷系数较低时，样本量的增加对两种方法的结果均有影响：当实际载荷系数较低且样本量在 250 及以下时，样本量越大，载荷系数越接近真实水平。

综上所述，其模拟数据的分析表明，在处理样本量小的等级资料时，多项相关系数构建的 CFA 胜于协方差构建的 CFA。当样本量大（≥250），两种方法模型识别能力及拟合效果均表现出相当的一致性；当因子数较少时（4 因子）多项相关系数的拟合指数结果与协方差的结果无明显差异；但当因子数较多（8 因子），多项相关系数的拟合指数结果明显优于传统的协方差法。而其他条件的改变对两种方法影响不大。

根据分析结果可知，在处理两分类或等级资料时，CFA 中多项相关系数略优于协方差法。基于多项相关系数构建的结构方程模型在数据样本量较小，因子载荷系数较少时，两种方法结果基本一致。通过中医专家的论证和分析，认为传统的协方差构建模型对中医证候分型研究有很好的临床应用价值。

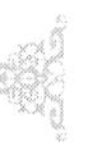

第五节　证候要素提取二阶证实性因子分析研究

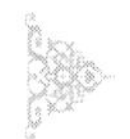

证候是对人体疾病病理生理变化的整体反应状态的概括。中医证候分型诊断是由具体临床症状、舌苔、脉象根据中医理论进行不同分类并命名的过程。从目前已出版的、较有影响力的证候诊断学著作来看，收录的证候表述不尽一致，证候分类与证候命名都不统一[71]。针对这种证候命名不统一的情况，目前已有很多研究将疾病可能出现的证候进行简化分解，使用时再实行组合。王永炎院士提出按病机层面分 6 类，29 个基本证候要素，即外感六淫：风、寒、暑、湿、燥、火；内生五气：内风、内寒、内火、内湿、内燥；气相关：气虚、气滞、气郁、气逆、气脱、气陷；血相关：血虚、血瘀、血脱、血燥、出血；阴阳相关：阴虚、阳虚、阴盛、阳亢；其他：毒、痰、水。每个证候要素要在病位层面上进行靶位的厘定。任一证候要素或证候要素靶位都具有不同于其他证候要素或证候要素靶位的特异性症状、体征及其组合。从宏观范畴讲，证候要素具有以下特征：①组成证候的最小单元；②每一证候要素都有不同于其他要素的特异性症状；③临床所见的所有证候都可由证候要素组合而成。从证候要素的应用而言，证候要素又有如下特征：①降维降阶，使证候界面有限化；②升阶，使证候构成因素之间相关关系定性和定量化；③升维，全面把握证候的个性特征。如在“寒湿困脾”证候中，寒、湿是证候要素，脾是证候要素靶位。任一证候要素或证候要素靶位都具有不同于其他证候要素或证候要素靶位的特异性症状、体征及其组合。

而我们则在因子分析、结构方程模型的基础上引入二阶证实性因子分析方法，对证候进行降维升阶的处理以对不同的证候分型命名。证候要素是构成证候的最小单元，是组成证候分型的主要元素，具有简洁性与灵活性并存的特点，主要包括病位和病性两大类要素，研究关键在于降维升阶。所谓“降维”是指通过合适的统计方法筛选观测变量，将多个四诊信息综合归纳为几个因子的过程，也就是减少基本证候因素的过程；相反，在证候分型研究的基础上再将各分型包含几个证候要素组合起来的过程即为“升阶”的过程，即增加各种组合的过程。通过降维升阶使证候分型诊断不再是一种由具体分型与临床表现之间单纯的线性联系组合的平面，而呈现出一种复杂立体交叉的组合关系。在这种组合之中，使用者有着极大的自由掌握的空间，这正符合患者特殊个体差异及医生临床运用的需要。运用因子分析、结构方程模型明确疾病证候分型后，通过二阶证实性因子方法的降维研究，将各证候分型进行证候要素的分解，以达到临床应用的简洁性和灵活性，从而明确各证候要素与四诊信息间的对应关系；同时，按照证候要素的基本组合规律，构成基本证型和复杂证候分型以升阶，可以确保临床治疗及处方用药的安全性和有效性，深化临床辨证治疗研究。证候要素实质上是对证候分型的化解，中医研究过程中涉及的证候分型、证候要素和四诊信息指标间的关系就是二阶证实性因子分析中的一阶因子、二阶因子和观测变量间的关系。二阶证实性因子分析是建立在 EFA 及 CFA 得出因子个数及载荷系数的基础上，具体步骤可归纳为：①将疾病 CFA 结果中各因子载荷系数为正值的指标选出；②对每个因子中载荷系数为正值的指标再次进行探索性因子分析；③构建该因子证候要素分析二阶证实性因子模型。

一、二阶证实性因子分析步骤

二阶证实性因子分析步骤主要包括：构建模型、模型识别、模型估计、模型评价和模型修正。

1. 模型构建　通常是根据探索性因子分析结果及专业知识和研究目的建立观测变量与潜在变量（四诊信息与证候要素）之间、潜在变量与潜在变量（证候要素与证候要素）之间的关系。其构建内容主要包括：因子个数的选择；因子载荷的定义，即规定哪些因子载荷是需要考虑的（自由参数），哪些因子载荷是不需要估计的（固定参数）；指定证候要素与证候要素之间的关系。

2. 模型识别　二阶证实性因子分析模型识别的过程较为复杂，涉及样本矩与总体矩的计算，模型是否识别指的是模型是否能够利用样本数据得出所有未知参数的解的问题。需要确定数据点的个数，假定有 m 个变量，当考虑协方差时，数据点个数应为$\frac{m(m+1)}{2}$。当数据点个数小于估计参数时，意味着无法求解，就称作不可识别。一般可以通过增加限制条件，即减少未知参数的个数，增大自由度予以解决。当数据点的个数恰好与估计参数相同，就成为恰好识别；当数据点数大于估计参数时，称为过度识别。而且当模型自由度越大时，模型就越简单。

3. 模型参数的估计与拟合　根据原始资料数据获得变量协方差矩阵或相关系数矩阵。分析的目标是样本的协方差矩阵与模型隐含的理论协方差矩阵间的差距大小。这一差距的定义不同，就存在不同的参数估计和拟合方法。常见的估计参数的方法有，加权最小二乘法（WLS）、非加权最小二乘法（ML），广义最小二乘法（GLS），对角加权最小二乘法（DWLS）等，这些方法一般都要求数据满足正态分布，其中似然估计法的数学表达式为：

$$F_{ML}=Tr(SC^{-1})-n+\ln(\text{det©})-\ln[\text{det}(s)] \qquad (4\text{-}7)$$

F 是数据拟合程度的综合指标，S 为样本协方差矩阵，C 为理论协方差矩阵，Tr（A）表示矩阵 A 的迹，det© 为 C 的行列式值。

4. 模型评价　获得参数的估计值后需要评价模型的拟合效果，包含方程的解是否恰当，估计是否收敛，各参数的估计值是否在合理的范围内；参数与预设模型的关系是否合理；检查多个不同类型的整体拟合情况。拟合指数是评价 = 模型整体拟合效果的主要指标，拟合指数类型很多，其中 χ^2(df)统计量是最基本的拟合指数，其次可以采用相似拟合指数和估计误差均方根。

5. 模型修正　在结构方程模型中，对首次建立的理论模型进行拟合时，很难做到一次拟合成功，需要不断修正。模型的修正实际上是适当的改变模型中某些变量之间的关系。修正过程中可以根据样本数据提供的信息作为判断，同时也需要以实际的理论做指导。对每个固定的参数或约束参数而言，修正指数（MI）服从自由度为 1 的卡方分布，它测量了当单个固定参数或约束参数被释放为自由参数时新拟合的模型所引起 χ^2(df)值的减小量。当 MI 值较高时就表明相应的固定参数应当被改变为自由参数，从而达到更好的拟合模型，但是 MI 值只能将其作为参考，在修正过程中还需结合专业知识。

二、高血压病肝火亢盛型二阶证实性因子分析举隅

以高血压病分型后如何提取证候要素为例。将 2006 年 7 月至 2009 年 12 月在常州、南京、沈阳和珠海四个地区五个三级甲等中医院收集到的高血压病 1 280 例资料进行研究。首先取出以往已经完成的五因子证实性因子分析中的因子 1，专业上解释为肝火亢盛型。该因子中包含的四诊信息的载荷系数为正值的指标共有 18 个；其次，对其再次进行探索性因子分析，结果提取到两个因子；第三，将载荷系数大于 0.3 的指标共 14 个构建出证实性因子分析路径图；最后进行二阶证候要素分析，结果显示模型拟合度 GFI=0.985，CFI=0.974。因子 1 经二阶因子分析提取到了 2 个证候要素：要素 1 为面红、急躁易怒、弦脉、舌红、小便黄赤、烦躁、黄苔、口干；要素 2 为头胀、目胀、头痛、目赤、目眩、口苦。

表 4-9　高血压病肝火亢盛型的二阶证候要素分析

证候要素	因子号	指标	编码	载荷系数
证候要素 1	zs11	面红	S1021300	0.565
	zs11	急躁易怒	S3304700	0.442
	zs11	弦脉	S4011300	0.422
	zs11	舌红	S1070112	0.412
	zs11	小便黄赤	S3321500	0.397
	zs11	烦躁	S1010600	0.366
	zs11	黄苔	S1070222	0.353
	zs11	口干	S1070124	0.341
证候要素 2	zs12	头胀	S3300600	0.572
	zs12	目胀	S3301100	0.568
	zs12	头痛	S3030000	0.444
	zs12	目赤	S1041200	0.439
	zs12	目眩	S3301000	0.400
	zs12	口苦	S3310600	0.373

由表 4-9 可知高血压病证候要素 1 提示高血压病肝火亢盛型病性属火、热；证候要素 2 提示高血压病肝火亢盛型的病位在肝，因“肝开窍于目”“头为诸阳之汇”，通过病性病位要素分析，将因子 1 命名为“肝火亢盛型”是客观可行的。

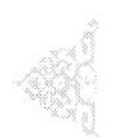

第六节　中医临床四诊信息等级反应理论研究

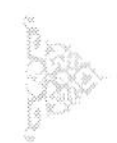

项目反应理论（item response theory，IRT）也称潜在特质理论，是现代教育学中重要的测量理论[72]。它通过数学模型来展示被试的某种潜在特质（被试能力）与其对项目的反应（正确作答的概率）之间存在的关系。研究时可在因子分析的基础上借助 IRT 中的等级反应模型（graded response model，GRM），对每一个证候分型和与其相关的四诊信息指标间的联系进行项目的效度分析，科学地评价四诊信息轻、中、重等级的划分的重要性及合理性，为中医辨证标准中的四诊信息的筛选、构成和量级的确认提供客观依据。

一、四诊信息轻重等级反应模型

等级反应模型（GRM）是项目反应理论中的一种模型，其显在变量为等级分类资料，如四诊信息资料。假设测量工具有 m 条项目，现有 n 个个体被测量，y_{ij} 为第 j 个个体（j=1，2，…，n）第 i 条项目（i=1，2，…，m）的测量结果，其测量结果为 4 个类别的等级资料。Samejima 于 1969 年提出了等级反应模型：$P_{i0}=1-P^*_{i1}$，$P_{i1}=P^*_{i1}-P^*_{i2}$，$P_{i2}=P^*_{i2}-P^*_{i3}$，$P_{i3}=P^*_{i3}$。其中，

$$P^*_{ik}=P^*_{ik}(y_{ij}\geqslant k/\theta_j)=\frac{\exp\left[D\alpha_i(\theta_j-b_{ik})\right]}{1+\exp\left[D\alpha_i(\theta_j-b_{ik})\right]}\quad k=1,2,3 \tag{4-8}$$

上式中，D 为常数项，等于 1.702，θ_j 是潜在变量参数（能力参数），它表示第 j 个个体的能力，代表 θ_j 能力下个体出现阳性的条件概率。α_i 是第 i 个项目的区分度参数；b_{ik} 为第 i 条项目的难度参数，它是项目鉴别不同受试者潜在变量特质水平（能力）的一种度量。在中医学中，能力参数 θ_j 可以测量中医四诊信息得分（即病情严重程度），表示的是中医四诊信息得分为 θ_j 时第 i 条项目出现阳性的概率。区分度系数代表某个项目鉴别不同被研究者的潜在变量特质水平（能力）的一种度量。我们在进行中医证候分型研究时，利用四诊信息等级去度量与鉴别不同患者的严重程度。难度参数是指在教育测量中被研究者在回答某个项目的正确率，而在医学中，难度参数则可用来说明被研究者在某个检测指标出现阳性结果的频率。

（一）潜在特质理论

潜在特质理论（latent trait theory，LTT）是指制约人的行为的心理品质。由于这种特质至今没有任何迹象表明它的物质存在，故称为潜在特质（latent trait）。研究者为探清其结构和性质并使之数量化，做以下定义：对于人的某种任务行为起制约作用的若干潜在特质的集合称为潜在特质空间，记为 θ，其中相互独立的潜在特质的数目称为空间的维度。一个 k 维的潜在特质空间可表示为 $\theta=(\theta_1,\theta_2,\theta_3,\cdots,\theta_k)$，其中 θ_t（其中 $1\leqslant t\leqslant k$）为一个潜在分量。

（二）项目特征曲线

项目特征曲线（item characteristic curve，ICC）是指被试项目上正确作答概率对被试潜在特质水平的回归线（图 4-3）。

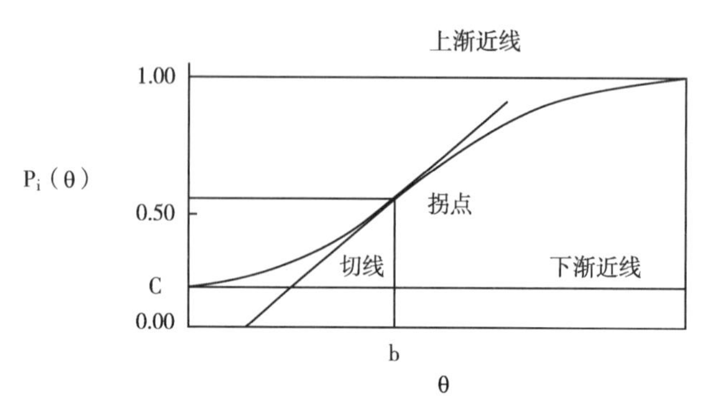

图 4-3　项目特征曲线

我们能从 ICC 看出反映项目属性的参数指标，如项目难度、项目区分度等。ICC 以潜在特质 θ 为横坐标，以正确反应或肯定反应的概率 P(θ) 为纵坐标。项目难度值 b 即为正确反应概率 P(θ) 等于 0.5 时，所对应的潜在特质 θ 值，而项目区分度 a 则为曲线在拐点 b 处的切线斜率的函数，斜率越大项目区分度越高。项目特征曲线是以潜在能力与项目答对概率间的关系，如果能力低，则答对的概率低。当项目是有序等级指标时，考察潜在能力与累积概率的关系时，称为操作特征曲线（OCC）。考察潜在能力与类别的概率关系时，此时称为类别反应曲线（CRC）。如：中医高血压病证候分型研究中有一个"面红"的指标，从临床上分为无、轻、中和重四个等级，对应共有四条 CRC 曲线，每一个等级的特征曲线与其邻近等级的特征曲线有一个交点，所对应的横坐标称为阈值。因此，四个等级的特征曲线有三个交点，因而横轴上有三个阈值，可以计算出对应于各个阈值的概率。一般来说，能力参数和难度参数都在 –3~3 的范围内，在项目反应理论中反映能力参数和难度参数是在同一个横轴上。

（三）信息函数

在项目反应理论中，信息函数是一个非常重要的内容，它包括项目信息函数（item information function，IIF）与测试信息函数（test information function，TIF）。每个测试项目提供的信息量是它所测应试者能力的函数，因而项目及测验信息函数值均随应试者个体能力取值的不同而变化。IIF 的公式如下：

$$I_i(\theta)=\left[\sum_{k=0}^{3}\frac{\partial^2\log P_{ik}}{\partial\theta^2}\right]P_{ik} \tag{4-9}$$

测试信息函数则是所有项目信息函数的累加总和。

$$I(\theta)=\sum_i I_i(\theta) \tag{4-10}$$

在项目反应理论中，我们希望项目提供有效的信息量，有效信息量越高则估计越准确。可作为能力估计精确度的判断。项目信息函数反映了不同特性（参数）的项目在评价不同被试潜在特质水平时的信息贡献关系。项目信息量的大小由项目参数和被测个体能力决定，项目提供的信息量越大，表明这个项目在评价被测个体能力时越有价值。

二、项目反应理论的应用软件

随着计算机技术的发展，原本复杂的项目反应理论通过计算机软件编程所简化，1969

年怀特和潘杰帕克森开发出IRT的第一个计算机程序BICAL。1976年洛德推出了IRT的第二个十分重要的应用软件LOGIST,这使得IRT直接进入了考试的实用阶段。1982年,密斯莱维和博克编制BILOG,可用于单参数、双参数和三参数Logistic模型的参数估计。

三、高血压病肝火亢盛型项目反应理论举隅

在二阶证实性因子分析中,我们已经详细介绍了高血压肝火亢盛型的证候要素命名方法,以及诊断肝火亢盛型主要的18个四诊信息指标,选取其中12个较为重要的指标[73]:急躁易怒、烦躁、头痛、头胀、面红、目胀、目赤、口苦、小便黄赤、舌红、黄苔和弦脉,应用R软件构建其等级反应模型,评估上述12个四诊信息等级划分的合理性。如表4-10所示。

表4-10　肝火亢盛型12个四诊信息指的等级反应模型分析

变量名	区分度系数 α	难度系数		
		b1	b2	b3
急躁易怒	1.224	0.175	1.844	4.345
烦躁	1.112	0.172	2.494	4.740
头痛	0.801	0.84	2.558	6.228
头胀	0.927	−0.473	2.624	6.086
面红	1.301	0.559	2.568	5.663
目胀	0.965	0.869	4.053	5.491
目赤	1.063	1.61	5.449	7.287
口苦	0.879	0.706	4.197	7.001
小便黄赤	1.114	1.169	4.013	5.735
舌红	0.801	0.075	3.979	8.478
黄苔	0.809	0.595	4.425	8.402
弦脉	0.738	−1.167	3.156	10.078

上表12个指标的区分度参数α的值都在0.4以上,说明用它们支持证型诊断的效度是不错的,即这12个指标用来鉴别肝火亢盛型是较好的。

图4-4是高血压病肝火亢盛型四分类指标GRM模型下的12个四诊信息指标项目反应曲线图。图中横坐标表示潜在能力的标准化得分,纵坐标为不同能力下4个不同分类应答的概率。如"急躁易怒"的4个级别对应描述为"无症状或体征"、轻者为"性情偏急,事欲速成,遇事不成易动感情"、中者为"性情急躁,容易发怒"、重者为"性情暴躁,动则发怒",4条曲线分别代表不同四诊信息标准化的得分下选项为4个级别的概率。四个等级特征曲线的交点对应的横轴上的难度参数阈值分别为:b1=0.175,b2=1.844,b3=4.345。但是第三个阈值4.345很大,即认为急躁易怒在肝火亢盛型的患者出现性情暴躁,动辄易怒的重者可能性小。从"头痛"的特征曲线上看,四个等级的交点分不开,说明实际工作中头痛在肝火亢盛型诊断中的等级区分不是很好。上表4-9结果中,所有指标难度系数阈值都超出了3,说明当指标出现这样大的值时,其可能性是很少的,提示了我们有必要重新考虑指标分为4个等级是否有必要。因此,我们重新审查了这12个指标原始资料,每个指标在各个分级中的频数分布,结果显示在等级为"重"的频数确实都很少,因此可以考虑将"中"和"重"的两个级

别合并。以面红为例，指标面红（代码 S1021300），其 4 个等级特征曲线的交点可以得到横轴上的难度参数阈值分别为：b1=0.559，b2=2.568，b3=5.663。从 ICC 图中看出，3 个阈值在横轴上分得比较开，但是第 3 个阈值 5.280 很大，说明出现等级为“重”的可能性少。另外舌红、黄苔、弦脉在证候潜在得分较大时回答重级的概率还是很低，即这三个条目主要以无、轻、中为主。说明四诊信息的量化等级必须进行科学的研判，才能真正地反映临床证候分型的轻重程度。

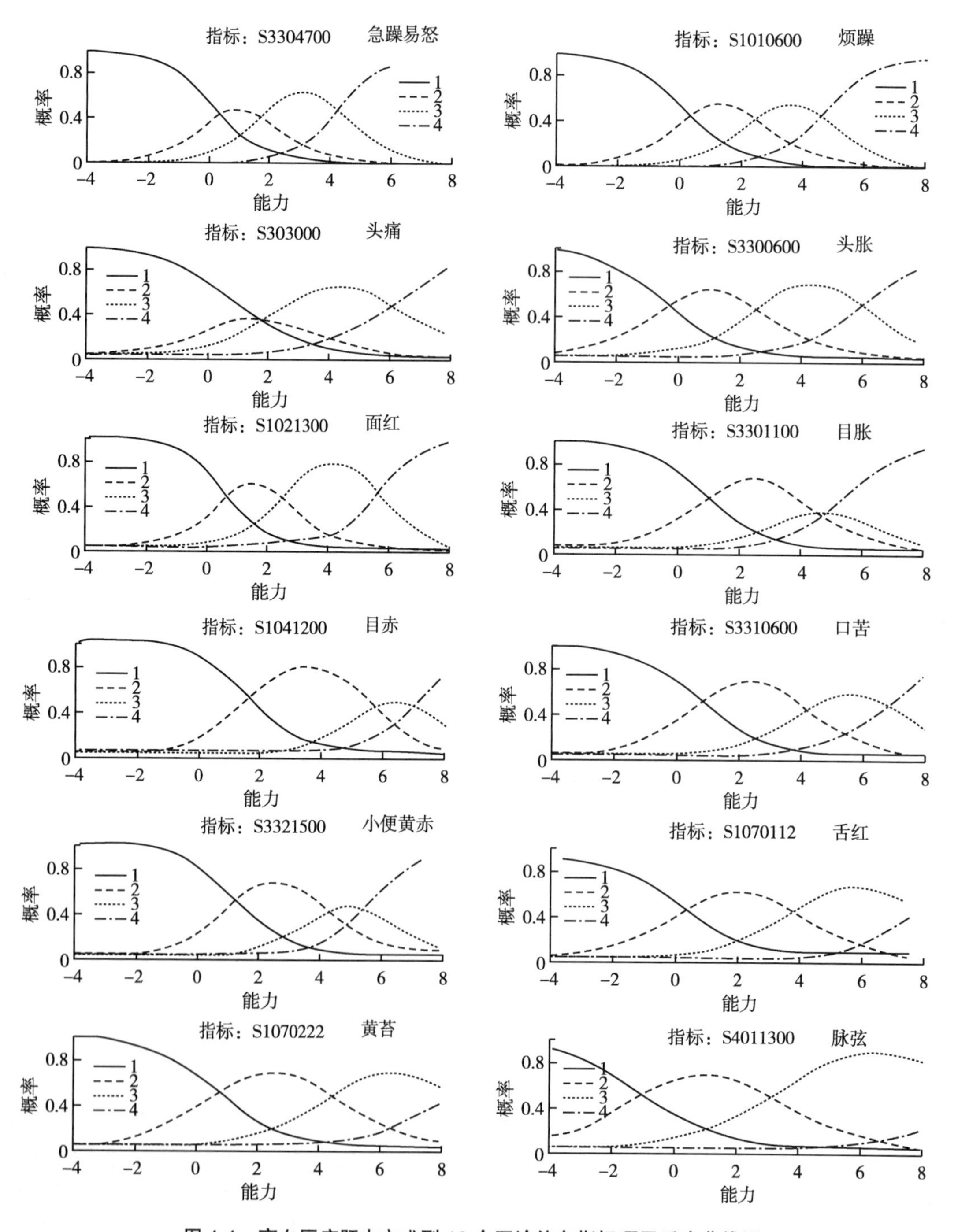

图 4-4　高血压病肝火亢盛型 12 个四诊信息指标项目反应曲线图

第五章

病证型分类研究与精准医学

人类对疾病的认识建立在不断地科学细化、精准分类的基础上，对疾病的分类越精准，选择的防治方法就越恰当和有效。中医学认识人体健康状态是通过“辨证”来进行分类的，即通过对患者“望、闻、问、切”四诊合参，将症状、体征、舌象及脉象等整合分析归纳机体的异常状态，从而进行中医证候分类。不同于现代医学，相比于现代医学的疾病分类方法，证候分类是以机体异常信息为依据、以独特的分类思维模式对机体状态进行区分，既可将患有相同疾病的人群归属不同的证候类别（“同病异证”），也可将不同疾病的人群归于相同证候（“异病同证”）[74]。现代医学主要根据解剖学、病因学和病理学等原理采用现代诊断技术对疾病进行诊断分类，然而，随着人类疾病谱多样复杂化，多种疾病常合并发生，现有的疾病分类模式已被认识到存在诸多不足，如疾病诊断的特异性和敏感性均不够理想[75]，难以有效评估临床前疾病症状，难以精确分类复杂性疾病，因此，难以准确地指导临床实践[76]。可以看出，无论现代医学的疾病分体系类还是中医学传统的证候分类体系，其都是一种认识并阐释机体异常状态的分类系统，并指导临床诊治，两种分类体系之间存在关联性和互补性。目前，中西医结合医学蓬勃发展，整合两种分类方法的病证结合分类体系，即在现代疾病分类基础上再开展证候分类已经成为现代中医学和中西医结合医学临床实践的主要模式。实践证明，中西医结合的病证分类体系在疾病诊断、临床用药、疗效评价和疾病转归判定中发挥着重要作用，有望改变现今生物医学的诊治模式，具有广阔的应用前景。同时因为中医学以“辨证论治、整体观”为核心，主张“因人、因地制宜”的思想，与精准医学个性化治疗理念相统一，所以在病证型分类研究中引入精准医学的概念有助于中医临床治疗学的发展。

第一节　中医药与精准医学

不管中医学还是精准医学，都有着给予患者最佳治疗理念的追求。两者在疾病认识、治疗理念、治疗实践的一条轴线上，有着不同层面的统一性。但因受到知识、科技水平等因素的影响，探求理念的方式不同。中医理念主要源于中国古代哲学，是古人通过观察自然界万物的变化规律逐渐概括、提炼、分化而来的。精准医学因现代科技进步应运而生。随着科学技术的发展，对组织、细胞、分子、蛋白等微观结构的研究热潮已逐渐转向更微、小、细的基因层面。精准医学虽与中医学有着一致的理念和追求，但产生的背景不同，理念的实施必然不同，精准医学注重于细、微观的基因，治疗实施者所倚靠的不再是单纯的个人经验，而是借助于精密的科学仪器。

一、精准医学的概念

近年来，随着人类基因组学、蛋白质组学、代谢组学等各种患者个性化组学检测技术，以及临床大数据分析技术的迅速发展，精准医学的理念被广泛应用于医学相关领域中[77]。早在2011年，美国国家科学院在《迈向精准医学——构建生物医学研究的知识网络和新的疾病分类法》中首次定义了"精准医学"的概念及其核心内涵，旨在整合个体的临床信息和分子特征（即人类基因组及疾病分子生物学基础等研究数据），在此基础上重新定义疾病，从而为患者提供精确诊断和个体化治疗[78]。2015年时任美国总统的奥巴马宣布启动"精准医疗计划"（precision medicine initiative），呼吁美国要增加医学研究经费，推动个体化基因组学研究，依据个人基因信息为癌症及其他疾病患者制订个体医疗方案。同年，在"清华大学精准医学论坛"上，中国学者们给出了我国的精准医学定义："精准医学是集合现代化科技手段与传统医学方法，科学认知人体机能和疾病本质，以最有效、最安全、最经济的医疗服务获取个体和社会健康效益最大化的新型医学范畴"[79]。从我国发展精准医学层面来看，不仅仅局限于分子生物学等组学层面，更引入了其他现代科技及传统医学（中医药学）等内容。

目前将组学数据和医学信息大数据融合进行医学诊疗的模式有不同名称，如系统医学、个体化医学、计算系统生物医学、P4医学（预测性、预防性、个性化、参与性）以及精准医学等[80]。精准医学是由个体化医学（personalized medicine）的概念衍生而来的，其理念精髓是以患者为中心、以临床为导向，以临床研究的表型组（phenome）与基础研究的基因组（genome）相结合，建立个人生物信息库，实施跨学科、跨领域、跨地域的合作，建立疾病知识网络（knowledge network of disease），以驱动因子（molecular driver）为线索科学地分类及诊断疾病，依据疾病的生物学本质科学评估病情，针对驱动因子发展治疗手段及设计治疗方案，超越传统的个性化治疗及现代的循证医学模式，实现基于分子靶向的精准医学，预防及治愈疾病[81]。

"精准医学"的概念，主要有两方面的含义：一是常规意义上对"精准"的理解，即精确、准确，包括疾病的"精准"诊断和分类，药物的"精准"应用，对可能的风险"精准"预测，对可能的预后"精准"判断，从而可以"精准"评估治疗效果；二是"精准"的目标，不是对所有人制订统一的目标，而是以真实地掌握个体化的状态为"精准"的诊断目标，以制订最恰当的个体化的治疗方案，纠正因时、因地、因人而异的病理状态为"精准"的调控目标[82]。

二、精准医学面临的挑战

尽管精准医学的早期萌芽可以追溯到人类基因组计划的初期阶段，目前精准医学研究领域已经超越了基因组学的限制，扩展到临床医生可以获取到的更多更广泛的数据源领域。然而，现阶段精准医学是现代医学在其固有发展中创新发展出来的，也带有现代医学本身特点和不足，多强调局部细节，忽视整体作用，缺乏整体观、系统论的指导。同时，由于大量广泛的异质性数据的融合也为目前的精准医学带来极大的挑战。现阶段精准医学面临的挑战主要表现在以下方面。

（一）研究呈现"碎片化"趋势

现在单一组学的研究模式，如基因组学强调基因测序，基因决定一切，蛋白质组学强调蛋白质是靶点，代谢组学则强调代谢物能最灵敏反映疾病现况，由于缺乏系统理论体系的支持和引导，不能形成一个疾病诊疗的完整证据链[83]。因此，需要建立一种新的系统理论体系，解构整合“各个碎片”间的关系，真正形成系统化的精准医学体系。

（二）很多组学领域仍处于未知或假说状态

目前人类很多组学领域仍处于未知或假说状态，在很大程度上制约了精准医学的发展[84-85]。目前，人类基因组学数据中都包含大量的“暗物质”，例如无法分析的区域[86]。人类基因组有近 30 亿对碱基对，这些碱基对均含有遗传代码，而编码基因组仅有不到 1 亿对碱基对，仅占整个基因组的 2%，多达 90% 的真核基因组含有非编码序列。我们仅了解其中极少数在染色体调节和参与细胞结构中有重要作用的基因的功能，而其他绝大部分基因，尤其是 90% 的非编码基因的功能是未知的，此外，尚不能确定每种疾病的发生发展与相应的组学改变间的特异性，同时每种组学间的关联性也是未知的，这些在很大程度上阻碍了我们对疾病的精准认知，也阻碍了精准医学的发展。

（三）临床医疗数据和组学信息的获取及分析存在挑战

用于精准医学的临床医疗数据和组学信息的获取及分析存在挑战。要实现精准医学，需要整合大量的来自医疗和生物学信息，建立适合的计算模型来认识疾病的本质，从而开展精准化的疾病诊断和治疗。近年来，基因组学、转录组学、蛋白质组学、代谢组学，表型 - 蛋白质组学等大规模多组学生物学技术的快速发展，以及大规模复杂数据的计算机分析技术的不断更新，为精准医学提供了技术支持。另一方面，以电子病历系统为重点的临床信息技术的持续创新，让我们能获取到可以与生物学数据信息相关联的详细临床数据[77,87]。然而，组学技术的质量和标准是精准医学的关键问题。生物数据的来源和特点是多样的，各种临床数据以及组学数据，是广泛的生物数据的重要来源。由于缺乏标准化的数据处理，组学研究的结果可靠性差，因而许多生物标志物对临床实践的适用性差。因此，获得相应的组学技术质量控制标准是必要的，也是非常迫切的。例如，微阵列质量控制标准的建立将有助于促进大规模的生物数据收集，这是精准医学标准化的体现[88]。此外，目前针对各种组学数据获取的检测技术手段有限，尤其是获得的数据所代表的生物学意义未知，临床信息与组学信息间的关联性未知，多个电子病历系统以及不同基因数据库间的整合存在困难，这也造成精准医学发展的障碍。

（四）生物样本库以及信息数据分析技术存在挑战

精准医学的开展需要建立全民的生物样本库，同时需要相应的大规模的信息数据分析技术，目前的信息技术面对这些问题也存在巨大挑战。尽管云计算、超级计算机、大数据分析技术的进步使大数据的处理成为可能，然而，目前计算机技术很少为了生物学或临床医学而发展。现代生物医学领域涉及越来越多的计算与存储，比如基因测序、信号处理等，因此，需要更专业的处理器芯片与仪器设备、更大的存储系统，以获得更高的计算速度与更大数据处理量。另外，针对精准医学的数据分析，其针对的是一个建立在复杂的多源异质数据库上的知识网络，迫切需要发展不同的数据资源术语以及智能搜索功能来研究不同异质数据库间的重要联系。比如，基因型（生物学基础）和临床表型间的关联；又如，如何通过大数据分析构建精准药物试验预测模型，如何通过精准医学知识网络对包括遗传、生化、环境和临床数据的大数据分析，从而进行精准的疾病预防、诊断、治疗的指导。这些都必须依靠更强的计算机、大数据理论及数学统计学方法的支撑[89]。

三、中医药走向"精准"是实践模式的发展

"精准医学"的核心是根据每位患者的个人特征，量体裁衣式地制订个性化治疗方案，这与传统中医学的辨证论治理念是一脉相承的。随着"精准医学"的发展，传统中医学因时、因地、因人的"三因制宜"的个体化医学理念可能将逐步取代在医学界统治三百多年的辨病、辨因论治的理念，成为现代医学的主流思想。

尽管精准医学和中医药学在某些理念上有相似之处，但精准医学源于现代医学自身发展，并不是从中医药理念中发展而来的。精准医学有其明确的目标和解决问题的模式，而中医药诊治疾病主要依赖临床经验，依症状、体征辨证，准确地依证遣方用药，形成了独特的指导思想和理论体系，蕴涵和体现了"精准医学"的特征。中医学朴素的整体观、系统论思想，源于"天人合一"哲学思维的复合医学模式，其重视患者体质和心理、社会和环境的致病作用，从精神、整体、动态等多个层面来看待疾病和健康的关系，强调整体的、多因素的相互联系，重"辨证"，治"病的人"，注重医生经验和患者整体改变及个体异质性，同时采用的中医药治疗又是对机体多系统、多途径、多靶点的综合调节，重视整体效果以达祛病养生的目的。

然而由于时代的局限，中医药现有理论体系和临床实践未能包含基因、蛋白质、代谢物等现代生物学技术，这种依赖经验的"用心之妙"目前缺乏明确的、足够的科学数据支持，因此，中医学的精准化更多的是技术层面的升级，即引用先进的科学手段，认识中医的证候，认识中药方剂的性能，更加精准地诊断和治疗疾病。总的来说，要推动中医"精准医学"的发展，应做好如下三件事[90]：①挖掘并弘扬自身固有的精准医学特色和优势；②探索适合中医药精准医学传承和发展的思路、技术和方法；③丰富中医药精准诊疗的实践模式。具体来说，要从"精准诊断""精准治疗"两大问题切入，突出中医药个性化、动态化、整体性的诊疗理念。

在"精准诊断"方面，应探索具有中医特点的疾病分型、分期的技术方法，尤其是疾病的证候客观化分型、分期的方法和技术，建立具备中医特色和优势的生物标志物，使中医从依靠主观经验判断的整体宏观辨证转变为宏观与微观相结合的辨证方式，实现中医辨证的客观化、精准化。

在"精准治疗"方面，应坚持因时、因地、因人而异的同病异治、异病同治的个体化治疗原则，注重探索和研究病证结合的理论基础和实践模式，完善并开展融合考虑人体体质、环境气候、生活方式的个体化综合治疗方案，探索并进一步明确中药方剂（尤其是复方）的多靶点、多方位综合干预疾病的机制，从而实现中药方剂的精准应用。

总之，中医药的创新发展需要引入现代科技，如各种组学、大数据技术、人工智能等技术进行自我革命，中医学走向"精准"需要技术层面的升级；同时现代医学的发展需要中医药整体观、系统论等理论体系和临床实践的指引和参与，以形成兼具中西医特色和优势的新医学体系[83]。

第二节 精准医学与中医病证型分类研究

21世纪以来，随着组学技术和网络医学的发展，逐渐兴起病证分类的分子机制研究，对于病证分类的实质有了更为精准的认识，病证结合分类变得更加细化，这也意味着未来病证

分类研究将逐步由宏观数据变量研究转向在宏观数据结合微观分子机制的研究。已有不少研究针对病证分类的标准化、客观化问题开展了深入研究，如针对类风湿关节炎寒证与热证辨证分型的分子网络研究[74]，肾本质与肾阳虚证的研究[91]，冠心病血瘀证的多组学机制研究[92]，慢性乙型肝炎证候分型的标志物研究等[90,93]，尤其是在精准医学提出的近10年来，中医药的量化、客观化在此背景的推动下飞速发展，从基因组、转录组、蛋白质组、代谢组等不同层面探索，依据循证医学理念探索病证分类的生物学基础，综合体现了精准医学的整合思想和个体化的医疗手段，可能在未来为精准医学背景下开展疾病分类研究在思路和方法方面提供一条新的路径。

一、病证型分类的基因组学研究

基因组学是一门从整体层面对基因的多样性、基因组的表达及功能、蛋白质产物的功能进行的明确阐释，从而揭示生物体内所有基因之间的关系及所有基因在染色体上的结构、位置功能的学科。证候的形成与体质密切相关，体质的形成在很大程度上取决于先天禀赋，因此，证候在基因组方面应有其相应特征和改变。通过比较某一疾病某一基本证和某一特异型与正常人，或者同一疾病不同证候分型患者的基因组间的差异，可以发现疾病证候分类的基因组学水平上的分子生物学机制，体现病证分类的科学性和客观性。

Su等通过对343例乙肝后肝硬化患者IL-10基因的3个SNP位点（–592A/C，–819C/T和–1082A/G）的检测，比较其中实证和虚证患者在该3个位点的差异，发现IL-10-819C/T位点与乙肝后肝硬化患者的虚证有关[94]。通过SNP芯片比较89例缺血性中风血瘀证型与102例缺血性中风非血瘀证型患者在两个易感基因eNOS基因Glu298Asp多态性和亚甲基四氢叶酸还原酶（MTHRF）基因677C-T（Ala → Val）多态性间的差异，探索它们与缺血性中风血瘀证间的关联，Wang等发现eNOS基因Glu298Asp的TT基因型可能是缺血性中风血瘀证的危险因素之一，而MTHRF基因677C-T（Ala → Val）基因型可能与缺血性中风血瘀证无关[95]。研究者采用基因组学分析70例不同证型的激素性股骨头坏死患者，经PCR-LDR检测，得出激素性股骨头坏死筋脉瘀滞证型与CYP1A2、G2964A结合位点AG+GG基因型具有较大关联，而其结合位点的突变AA基因型是激素性股骨头坏死肝肾亏损证型的易感因素[96]。

病证分类的基因组学研究最多的属冠心病血瘀证。研究者发现冠心病血瘀证患者中差异表达的基因bl3参与多系统的炎症反应，基因23b参与凋亡调控基因BCL2的转录过程，两个基因从不同途径导致或参与了脂代谢、血液高黏高聚高凝状态的形成，与冠心病血瘀证的病理改变密切相关[97]；冠心病血瘀证血管紧张素转换酶（ACE）基因DD型、I/D型患者的血管狭窄严重程度明显比ACE基因Ⅱ型患者高，存在多支病变[98]，ACE基因DD型是早发冠心病血瘀证的独立危险因素，可增加冠心病早发的风险，D等位基因是早发冠心病血瘀证的易感基因[99]；血管性血友病因子（vWF）基因调控血浆vWF水平升高，可考虑作为冠心病血瘀证在基因水平诊断的客观指标[100]，vWF基因MspI多态性中，M-M-基因型与M-等位基因与冠心病血瘀证发生相关，且可能为其独立危险因素[101]；冠心病血瘀证患者的IL-8基因251A/T SNP位点各基因型频率和等位基因频率与健康对照组比较差异有统计学意义（$P<0.05$），且有家族史的冠心病血瘀证患者中AT型发病风险升高，这说明冠心病血瘀证的家族易感性与IL-8-251A/T SNP AT基因型有关[102]；ApoE基因多态性可能是促使冠

心病和血瘀证发生的遗传因素[103]；冠心病血瘀证与肌动蛋白基因及其代谢调控相关[104]；凝血因子（FⅦ）基因 M1M1 型和 M1 等位基因与冠心病血瘀证相关，FⅦ基因多态性与凝血因子Ⅶ活性（FⅦc）密切相关[105]；GNB3 基因 825TT 型可能是冠心病血瘀证、痰浊证的易感基因[106]。

二、病证型分类的转录组学研究

转录组学是一门在整体水平上研究细胞、组织的总体基因组质和量的表达和转录情况，并揭示其转录调控规律的学科。转录组学是从 RNA 水平研究基因表达的情况。从广义层面来说，包括基因转录的 RNA 总和，包括参与编码蛋白质的信使 RNA（messenger RNA，mRNA）和非编码 RNA（non-coding RNA，ncRNA），而在狭义层面则专门指 mRNA[107]。利用转录组学研究病证分类，主要是通过高通量的基因组学技术平台和生物信息学的方法构建网络联系，提供构成生物全部基因的表达调节系统和全部蛋白质的功能、相互作用等信息，实现对生物及细胞功能的全部情况解析，进而从转录组水平揭示病证分类的生物学基础。

吕爱平团队[108]选择临床类风湿关节炎（rheumatoid arthritis，RA）典型寒证与热证患者，通过基因转录表达谱的生物信息学分析，发现 RA 寒热证患者之间的基因表达谱存在明显差异，寒证与 Toll 样受体信号通路有关，而钙离子信号通路、细胞黏附分子、过氧化物酶体增殖激活受体（peroxisome proliferator-activated receptor，PPAR）信号通路以及脂肪酸代谢途径与热证关联。刘文琛等人研究发现急性缺血性中风阴类证、阳类证的 lncRNA（长链非编码 RNA）、miRNA（微小 RNA）、mRNA 表达谱存在差异，阴、阳类证的表型差异可能由血压调节、肾上腺素能受体调节、肾素 - 血管紧张素系统以及 γ- 氨基丁酸（GABA）等多个通路的共同参与[109]。杨婵娟等研究者通过比较 26 名正常健康者，35 名肝郁脾虚证（35 例）及脾胃湿热证（34 例）间 RNA 表达谱的差异，发现肝郁脾虚证及脾胃湿热证有差异基因 125 个（66 个上调，59 个下调），主要与跨膜运输、硒反应离子、钙离子依赖的胞吐作用的生物功能有关，参与的重要通路包括影响细胞黏附分子、钙离子信号通路、白细胞穿上皮迁移等，并通过动态网络构建找出共表达能力差异最显著的 9 个基因（即 LOC340508、HIST2H2BE、MPL、FLJ22536、TUBA8、NT5M、EG-FL7、PTPRF、TSPAN33），其主要涉及免疫反应、细胞生长、DNA 损伤、信号转导、炎症反应等生命过程[110]；而另一项 miRNA 谱学研究结果显示，与健康人相比，miR-583 和 miR-663 分别在肝胆湿热证和肝肾阴虚证患者血清中显著上调（$P<0.001$），具有较好的灵敏度和特异度，可被用作证型区分的标志性分子[111]。Liu 等通过比较 HIV/AIDS 气阴两虚、湿热内蕴证和健康人的基因差异表达谱，结合基因 GO 功能分析，结果发现 113 个基因在气阴两虚证型患者中差异表达（41 条上调，72 条下调），与细胞活动、通讯、蛋白质定位等功能有关，而湿热内蕴证型患者中共有 76 条基因差异表达（14 条上调，62 条下调），与细胞应激反应，以及造血或淋巴器官发育等功能有关[112]。通过比较不同证候肺结核患者 lncRNA 表达谱，Jiang 等[113]发现肺阴虚证患者存在 556 个差异表达的 lncRNA，气阴两虚证有 60 个，肝火伤阴证有 55 个，KEGG 通路分析提示差异表达基因与 Hippo 信号通路和蛋白质的消化吸收相关。

基因表达的调控是一个复杂的相互作用网络，转录组水平的调控是基因调控网络的关键环节，miRNA 是关键的基因表达转录后调控因子，各种竞争性内源 RNA（competing endogenous RNAs, ceRNAs),通过与“共享”的 miRNA 竞争性结合互相传递信息或者互相调控。探索 ceRNAs 的调控关系网络,可以重新认识基因调控网络,也可揭示病证分类的生物学基础具有重要意义。王阶团队[114]通过研究比较健康人群与缺血性中风血瘀证及不稳定型心绞痛血瘀证的 miRNA 和 mRNA 差异表达,发现 401 个 mRNA 和 11 个 miRNA 在血瘀证患者人群中差异表达,构建了一个由 miR-146b-5p, miR-199a-5p 和 23 个目标 mRNA 形成的血瘀证关键调控网络($P<0.01$),经另一独立队列的 qRT-PCR 得到验证,因此认为该网络可用于血瘀证诊断。然后,经过血塞通治疗冠心病不稳定型心绞痛血瘀证的研究[115],进一步确认 miR-146b-5p、miR-199a-5p 可作为诊断标志物,发现这 2 个 miRNAs 显著影响的靶基因(KIR3DS1, HLA-DPB1, TP53SESN2, NCR1, PRF1)富集到 3 条信号通路(干预抗原呈递和处理通路、p53 信号通路和 NK 细胞介导的细胞毒性作用通路)。此外,该团队进一步筛选冠心病血瘀证相关的 lncRNA-miRNA-mRNA 调控网络,通过联合 Pearson 相关分析和 starBase 数据库预测获得的基因间调控关系,构建一个符合共调控条件的 9 个 lncRNA, 31 个 mRNA 和 24 个 miRNA 的共调控网络,包括 76 个基因间调控关系,一定程度上揭示了冠心病血瘀证从 lncRNA-miRNA-mRNA 的转录调控网络水平的分子生物学机制[116]。

三、病证型分类的蛋白质组学研究

蛋白质组最早由澳大利亚科学家 Marc Wilkins 提出,特指一个基因组、一种生物或一种细胞或组织所表达的全套蛋白质[117]。蛋白质组学正是以蛋白质组为研究对象,研究细胞、组织或生物体蛋白质组成及其变化规律的科学,其采用大规模、高通量、高灵敏度的技术手段,全局性研究基因组所表达的全套蛋白质的特征,包括蛋白质的表达水平,翻译后的修饰,蛋白与蛋白相互作用等,由此获得蛋白质水平上的关于疾病发生、细胞代谢等过程的整体而全面的认识[118]。蛋白质组学的研究层次涉及细胞、组织、器官、机体在不同时间与空间的蛋白质的表达谱和功能谱,着眼于蛋白质的动态变化规律。蛋白质组学以其整体性、复杂性、动态性、阶段性、稳定性的特点与中医证候的整体观、恒动观、辨证论治思维模式不谋而合[119]。因此,近年来,越来越多的研究者通过开展证候的蛋白质组学研究,以研究证候形成的物质基础为前提条件,进一步分析某类证候人群整体蛋白质的表达水平,从中挖掘证候本质,同时通过寻找蛋白生物标志物,明确病证分类的生物学基础。

在冠心病病证分类的蛋白质组学研究中,杜武勋团队[120]采用荧光差异凝胶电泳(2D-DIGE)结合电喷雾质谱法(ESI-MS)等蛋白组学技术对冠心病四个主要证型(心气虚弱证、心肾阴虚证、痰浊内阻证、心血瘀阻证)进行病证分类的蛋白质组学研究,研究发现不同病证分类间存在差异表达蛋白,包括有凝血酶原、α_2 巨球蛋白、补体 C_3、膜联蛋白 A_5、载脂蛋白 A_1、载脂蛋白 E、载脂蛋白 H、甘露糖结合蛋白 C、活化 T 细胞核因子 5 亚型 b 等,这些差异基因和蛋白涉及凝血系统、补体系统、激肽释放酶 - 激肽系统、脂质代谢、细胞凋亡以及 Wnt 信号通路等;其中,冠心病心血瘀阻证和心肾阴虚证间有 10 种差异表达蛋白(7 种上调、3 种下调),其涉及的通路主要与补体、凝血级联通路及阿尔茨海默信号通路[121];冠心病心血瘀阻证和痰浊内阻证间有血清淀粉样 p 物质、凝溶胶蛋白亚型 1、抗凝血酶Ⅲ等 10 种差异蛋白(4 种上调、6 种下调),主要涉及凝血系统、补体系统、脂质代谢及炎症反应过程[120];冠心病心肾阴虚证与心气虚证的血清蛋白质组学病证间有凝血酶原、α_2 巨球蛋白、膜联蛋白 A_5 等 21 种差异蛋白,主要涉及凝血、补体、激肽释放酶 - 激肽系统、脂质代谢、细胞凋亡和 Wnt 通路系统[122]；冠心病痰浊内阻证和心气虚证患者中的差异蛋白，包括载脂蛋白 H、补体成分 C_3、血红素结合蛋白等 12 种蛋白在痰浊内阻证患者中差异表达，这些蛋白主要涉及通路包括血液连锁反应系、磷酸戊糖通路、半乳糖代谢及糖酵解等[123]。这些差异蛋白与不同证候的形成有关，有望作为冠心病不同证候分类的标志性蛋白。王伟团队[124]采用双向凝胶电泳和基质辅助激光解析 / 电离飞行时间质谱技术分析比较冠心病不稳定型心绞痛痰瘀互阻证、气虚血瘀证和健康人血浆蛋白质组学表达谱，初步发现 α_1- 酸性糖蛋白、结合珠蛋白 α_1 链、α_1- 抗胰蛋白酶、结合珠蛋白 β 链、结合珠蛋白 α_2 链在冠心病不稳型心绞痛痰瘀互阻证和气虚血瘀证患者中水平升高，载脂蛋白 A_4、载脂蛋白 A_1、甲状腺转运蛋白在冠心病不稳定型心绞痛痰瘀互阻证和气虚血瘀证患者中水平降低，说明冠心病不稳定型心绞痛血瘀证属于一种炎性反应，且与脂代谢紊乱有关。王忆勤团队[125]借助表面增强激光解析离子化飞行时间质谱（MALDI-TOF-MS）技术对冠心病急性心肌梗死血瘀证与痰瘀证组做蛋白质组学检测，研究发现与正常组比较，冠心病痰瘀证、血瘀证有 35 个差异蛋白峰，通过决策树模型，鉴定出 M/Z 8 654.96、M/Z 2 081.65、M/Z 18 667.3 和 M/Z 2 242.14 四个差异蛋白峰组成的生物标记物可以将痰瘀证组和血瘀证组样本较好地分类。研究者采用 iTRAQ 标记结合串联质谱技术对慢性心力衰竭气虚血瘀证和气阴两虚证患者进行血清差异蛋白组学研究[126]，研究发现与健康组比较，在慢性心力衰竭气虚血瘀证患者中 16 个差异蛋白表达，包括载脂蛋白 E、半乳糖凝集素 -3 结合蛋白等 11 个蛋白质表达上调，以及维生素 D 结合蛋白、胰蛋白酶抑制剂等 5 个蛋白质表达下调，主要涉及代谢紊乱、炎性反应、免疫反应、细胞凋亡，在慢性心力衰竭气虚血瘀证患者中有 15 个差异蛋白表达，包括补体 9、间 -α- 胰蛋白酶抑制剂家族重链相关蛋白等 10 个蛋白质表达上调，前血清淀粉样蛋白 P、维生素 D 结合蛋白等 5 个蛋白质表达下调，这些蛋白可能参与代谢、免疫、炎性反应等过程，蛋白质组检测结果能够一定程度上揭示慢性心力衰竭气虚血瘀证及气阴两虚证病证分类的生物学基础。

此外，在其他系统疾病病证分类研究方面，陈艳妮团队[127]采用磁珠分离及质谱技术对抽动障碍（TD）常见的两个证型（气郁化火证、脾虚痰聚证）开展了血清蛋白质组学研究，发现与正常组比较，TD 患儿血清中有 8 个差异蛋白峰，气郁化火证与脾虚痰聚证型血清蛋白表达存在 2 个差异蛋白峰（$P<0.001$）。曾平团队[128]采用同位素相对标记与绝对定量技术（TMT）联合二维液相色谱 - 串联质谱（2D-LC-MS/MS），筛选出系统性红斑狼疮（SLE）合并激素性股骨头坏死（SONFH）筋脉瘀滞证、肝肾亏虚证患者与健康人之间的 10 个血清差异蛋白质，其中 IGHV3-7、IGHV1OR15-1、ABCB9、FGB、F13A1、FGG、FGA 可能是 SLE 合并 SONFH 筋脉瘀滞证型潜在的血清特异性蛋白标志物，而 SAA1、ACTB、CRP 可能是 SLE 合并 SONFH 肝肾亏虚证潜在的血清特异性蛋白标志物。陈仁团队[129]基于双向凝胶电泳和基质辅助激光解析飞行时间质谱的蛋白组学技术，筛选并鉴定慢性乙型肝炎主要证型肝郁脾虚和湿热中阻的差异蛋白表达谱，发现 7 个差异表达蛋白，主要包括炎症反应、肝脏内分泌、脂肪代谢以及免疫功能相关的蛋白质，其中肝郁脾虚证代表免疫功能的免疫球蛋白 J 链（IGJ）表达量比湿热中阻证中的高，代表反应急性时相的蛋白质如 C 反应蛋白（CRP）、血清淀粉蛋白酶在湿热中阻患者中较正常人表达明显升高，临床表现为湿热越重，肝功能损害越重。魏绍斌团队[130]通过双向电泳结合过基质辅助激光解吸电离飞行时间质谱（MALDI-TOF-MS）等蛋白组学技术分离并鉴定了子宫内膜异位症血瘀证、气滞血瘀证、肾虚血瘀证患

者在位内膜的差异蛋白质，其中与气滞血瘀证相关的差异蛋白质13个，功能涉及细胞骨架、信号转导、细胞凋亡和增殖等方面，与血瘀证相关的差异蛋白质3个，包括人碳酸酐酶1、载脂蛋白及胶转蛋白，与肾虚血瘀证相关的差异蛋白5个，包括Ⅰ型胶原、鲑鱼钙调蛋白、膜联蛋白、波形蛋白及载脂蛋白。

四、病证型分类的代谢组学研究

代谢组学是通过检测生物体系受到刺激或扰动（如在疾病或药物影响下）前后其代谢产物谱的变化，从而描述特定条件下代谢物质的整体，及其对条件变化应答规律的科学[131]。代谢组学的核心就是代谢物的检测、分析与鉴定，血、尿、粪、唾液等是代谢组学的主要生物学样本。代谢组学注重从整体角度研究人体的功能，用动态的研究方法来研究机体的生理现象和病理特征，其对代谢物进行的定量和定性测定是在动态的状态下进行研究的[132]，中医证候具有整体性、恒动性、多维性和辨证降维性，这些与代谢组学研究方法具有共同思路。利用代谢组学开展中医病证分类研究，找到不同证候的差异代谢物，可为中医病证分类理论的科学阐述提供客观物质基础。

目前常用血液代谢组学开展病证分类研究。苗阳团队[133]采用液相色谱质谱（LC/MS）联用技术对缺血性心力衰竭患者气虚血瘀证和阳虚水停证的血浆代谢物水平进行分析，缺血性心力衰竭阳虚水停证与气虚血瘀证相比，其3种溶血磷脂酰胆碱类物质含量降低，3种肉碱类物质、2种脂肪酸类物质及肌酐含量升高，两组主要在能量代谢及磷脂代谢存在差异。李志红团队[134]运用磁共振氢谱（1H-NMR）定量检测慢性复发型溃疡性结肠炎（UC）虚、实证患者血浆代谢物含量，筛选出10种潜在代谢生物标志物，与健康人相比，UC患者血浆代谢产物中丙酮和乙酰乙酸明显升高，而肌肽、乳酸、异亮氨酸及丙氨酸显著降低。而与脾胃气虚证患者相比，大肠湿热证患者血清代谢物中苏氨酸、葡萄糖及肌肽升高，缬氨酸、丙氨酸及甘氨酸降低。慢性复发型溃疡性结肠炎虚、实证患者有较明显的糖、氨基酸及脂质代谢紊乱，两种辨证分型有明显的代谢物质基础。而针对类风湿关节炎（rheumatoid arthritis，RA）典型寒证与热证患者代谢组特征谱的差异研究显示[108]，两种证候的差异主要在于对细胞凋亡的调节，热证患者活化细胞凋亡的Caspase 8被激活，而寒证患者的细胞凋亡则通过核转录因子E2相关因子2（Nrf2）途径被抑制，同时RA热证患者机体存在过多的胶原分解，而RA寒证患者机体蛋白质合成过程大于蛋白质分解。对冠心病不同证型（血瘀型和痰浊型）患者的血浆代谢组学研究显示[135]，与健康人相比，冠心病患者血浆中鉴定出26种潜在的代谢生物标志物，而血瘀证型和痰浊证型两种证候分型间鉴别出19种差异代谢物（$VIP>1.5$；$P<0.05$），主要涉及嘌呤代谢、嘧啶代谢、氨基酸代谢、甾体生物合成和花生四烯酸新陈代谢。在一项针对慢性心力衰竭不同证型分类血浆代谢组学研究中发现[136]，与健康人相比，慢性心力衰竭加重期患者（寒瘀水结型和热瘀水结型）及缓解期患者（气阴两虚型、瘀血内阻型和气阳两虚型、瘀血内阻型）存在3种差异性代谢物质，其中丙氨酸和组胺代谢水平呈上升趋势，而柠檬酸呈下降趋势，表明慢性心力衰竭患者存在脂肪酸、氨基酸和组胺等代谢途径的紊乱。

此外，也有不少研究使用尿液代谢组学开展病证分类研究。研究者通过磁共振氢谱检测技术开展慢性浅表性胃炎患者脾气虚证与脾胃湿热证患者尿液代谢组学研究[137]，发现两种证候分型之间存在明显差异，有11种差异代谢物，其功能与糖代谢、脂代谢及氨基酸分解代谢相关，其中脾气虚证患者尿液中牛磺酸及葡萄糖含量升高，三羧酸循环受到抑制，多种氨基酸水平出现异常，脾胃湿热证型患者尿液中氧化三甲胺、牛磺酸、2-羟基丁酸含量降低，马尿酸含量升高。在糖尿病发展过程中，研究显示糖尿病早期的气阴两虚型患者尿液中有d-半乳糖、甘氨酸含量升高，马尿酸含量减少，而发展到中后期的血瘀脉络证型患者尿液中D-葡萄糖、甘氨酸、肌醇含量升高[138]。这些对于病证分类的代谢组学研究，为证候分类的深层机制研究提供了示例，也提示证候分类可以帮助进一步细化人群，从而实现提高疗效的目的。

五、精准医学病证型分类研究发展方向——证候表型组学

表型组（phenome）是指某一生物的全部性状特征的总和。对表型组的本质特性和其形成的机制，尤其是表型组与整个基因组、蛋白质组、代谢组或相互作用组以及环境因素等之间的关系进行研究的表型组学（phenomics）[139]是后基因组时代的一门新兴科学。中医的证候与表型组的内在必然联系为中医药的现代研究提供了新的契机和切入点，辨证论治就是表型组学的临床转化和临床表现形式，因此，对证候进行系统和深入的研究已成为中医药现代化的关键，并将引领着现代个体化医学的未来发展。传统中医药学在后基因组时代将向全新的系统性医学转化。目前证候相关成果与研究趋势表明从表型组学切入中医药学现代化研究不仅具有现实意义和可行性，而且是中医药现代化研究的有效途径[140]。

众所周知，生物体的表型特征是由基因组与环境相互作用产生的，疾病的发生和有效的药物治疗，往往涉及数十个或数百个基因中的动态变化，受多种复杂性的环境因素影响。传统中医学与现代西医学之间的根本区别之一是中医使用“证候”，而不是“病”或“综合征”，来定义疾病。虽然中医的“证候”和西医的“病”或“综合征”都是通过患者不同性状特征反映出来的“表型”，但是中医因时、因地、因人制宜加上反映病因、性状、部位、范围、动态等要素的临床表型而定义（辨）的“证候”要比西医“病”或“综合征”的临床表型内容丰富得多。“证候”是对个体疾病状态下的特征描述以及对疾病内在规律变化的概括。“证候”的理论与实践贯穿于中医对疾病诊断、治疗、康复、疗效评价的全过程。证候是中医理论中认识疾病、治疗疾病和预防疾病的基础。从现代生命科学的角度来看，西医的“病”是对一个临床表型（phenotype）或综合征（syndrome）的描述，而中医的“证候”则是对临床表型组（phenome）的描述，它包括了由基因型和环境影响所决定的表型特征的整体总和，是人体在特定环境中，多种内外因素的交互影响下，表现在临床上的具有相互作用的动态变化的关联症状群。医生在全面收集与分析临床信息的基础上，完成从证候本体到意象体的过渡，在融合内实外虚性、多维时空性、动态演化性、整体关联性和方证相应性的条件下，构成证候表型组[140]。因此，证候表型组学研究具有十分重要的意义：一方面，证候表型组可以与疾病基因组相联系，重在整体关联性和与临床相关性；另一方面，以证候病机为核心，涵盖能表征证候的转录组、蛋白组、代谢组、表观遗传组、相互作用组等；此外，证候表型组以临床个体化为基础，可揭秘个体化治疗的差异性与机制。

在东学与西学融通共进，实体本体论与关系本体论有机结合的多组学时代，进一步阐释以象为素、以素为候、以候为证、据证言病、病证结合、方证相应的具有中医意象思维特征的诊疗系统，具有重要的理论意义和现实价值。只有在意象诊疗模式下才能表达与分析证候的“新颖性”“动态演化性”“微-宏观效应”“整体统一性”等涌现特征[141]，才能用源于中医

的临床思维行为，合理阐释证候形成与演变过程，为辨证论治原理的深入研究奠定坚实的基础。根据中医学研究的可行性提出证候表型组学可从以下几方面开展相关研究：①谨守疾病的基本证候为内实的核心病机，以证候要素为关联，建立相关要素不同分型的外虚定量变化模型；②在多组学基础上分析组学内与组学间的网络相互作用关系，解构关键节点与通路，在交互作用中寻找内实（核心病机）的共性与稳定性，在差异性中寻找外虚（不同分型）的个性与变异性；③从整体关联性出发，系统分析药物的网络作用机制，为临床治疗学提供新的思路与方法；④联系方剂组学[142]，在代表性有效方药的前期研究基础上运用药物基因学与药物表型组学研究方法探索方证关联性，为个体化治疗探索新的途径。

证候表型组学以中医基础学、中医诊断学、中药临床药理学、功能性基因组学、蛋白质组学、相互作用组学、代谢组学及生物信息学等为研究中医表型组学的技术平台，以具有良好研究基础的相关证候为突破点，采用病证型结合、方证型关联等研究模式，由“证候”来定义“表型组”，通过对疾病发生的基础证和特异型的不同阶段进行表型组学分析，可对证候（表型组）发生的机制（代谢组、相互作用组、基因组、蛋白质组等的具体变化）有更完整的和动态的认识，又能发现“证候分型”与各个“组”及“方”之间的关系，为证候的“辨证”建立客观化标准，为中药“施治”确定具有现代生命科学定义的“靶标谱”，可能成为精准医学背景下开展病证型分类生物学基础研究的未来发展方向，使中医药真正走向精准化、系统化、科学化和个性化。

第六章

病证型分类研究技术流程

病证型结合研究的整体思路是以西医疾病为依托，以传统辨证结果为依据，采用循证医学方法，对所研究疾病的文献资料进行收集整理、归纳总结并进行假设证型的分类；利用临床流行病学方法对疾病辨证标准进行群体水平的研究；在收集了所研究的全部临床信息的基础上，引用多种现代数据统计分析方法对收集到的信息进行加工处理，最终形成研究病种的基础证、不同证候分型的诊断指标分类[143]。

病证型结合研究存在许多难以解决的问题，如西医的病与中医的证候之间存在着什么关系？一个病应当分为几个可能相关的证型？如何确定证型分类和证候要素的主要临床表现等。针对这些研究需回答的问题，应确定研究方法和步骤，并做到以下几点：①进行较大样本的临床流行病学横断面调查，全信息收集研究疾病的中医临床数据；②建立数据库进行数据预处理，确保数据质量；③根据变量的特性采用多种潜在变量模型对数据进行研究、分析和处理，获得可供中医临床使用的疾病证型分类和证候要素。

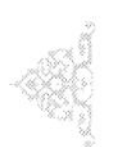

第一节　确定临床研究病种

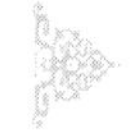

确定临床研究病种是整个研究工作带有方向性的关键决策。“治病必求其本”是中医辨证施治的基本原则。求本，是指治病要了解疾病的本质，了解疾病的主要矛盾。现代医学疾病能够回答《丹溪心法》中“有诸内者，必形诸外”有关“内”的问题。疾病有什么样的内在变化（本质），就必定会有与这种内在变化（本质）相对应的外在表现（症或证候）。在了解本质的基础上，对优势病种的中医病性、病位的外在临床四诊信息进行临床流行病学调查研究，形成该病种符合中医自身规律和特点的证型分类规范，有助于优化该病种中医诊疗规范，达到“病证型结合，方证药对应”的目的。

在选定病种时，可以优先考虑具有明确现代医学诊断依据且有中医优势的临床常见病，如高血压病、支气管哮喘等。在熟悉操作流程后再扩展到其他病种的研究。之所以选择西医疾病为依托，是因为其诊断标准更为明确，具有适应性高、操作性强、易形成共识的特性，可以弥补中医病名诊断过于宽泛的不足。在当前医疗实践过程中，病证结合的诊疗模式已经逐渐渗透到临床各科之中，运用西医辨病与中医辨证相结合的方法已日趋成熟。该方法既汲取了西医学诊断标准明确的优点，又可以避免单独运用中医辨证所存在的模糊、笼统之处，将更有利于中医辨证分型论治的临床实际操作。

社会是日新月异的，疾病的诊断标准自然也非一成不变。以高血压诊断标准为例，回顾近 40 年来高血压诊疗指南，自 1977 年 JNC1 指南中将 160/95mmHg 视为血压升高，以舒张压的值作为诊断与评估的主要依据，历经十余年的不断更新，到 1993 年 JNC5 才开始逐渐重视收缩压的临床价值，将其与舒张压同时作为高血压的诊断与分类依据，提出 >140/90mmHg 为高血压。2017 年最新的 ACC/ANA 指南将高血压的诊断标准正式更新为≥130/80mmHg。高血压诊断标准的变迁史告诉我们，不断更新疾病诊断信息，对临床实践和科学研究均具有至关重要的作用。为明确疾病的最新诊断信息，研究者可以查找最新版权威教材、近年来相关文献、有关学会组织最新的指导原则及指南，详细、逐条罗列诊断标准，为后续研究的操作提供清晰的指引。

第二节 检索中西相关文献

科学研究本质上是一种创新活动，创新是对现有研究不足的弥补或突破。任何研究的确立，都需充分考虑现有的研究基础、存在问题、研究趋势以及继续深入的可行性。只有通过文献检索才能全面掌握研究现状，寻找创新点和突破点，使自己的研究真正地“站在巨人的肩膀上”。

文献是记录已有知识的一切载体，文献检索则是以文献为对象，然后按一定要求进行查找、识别、收集、整理及排序的过程。“工欲善其事，必先利其器”，通过文献检索我们可以全面、准确地获取所研究疾病的知识，掌握最新研究进展，避免重复劳动，开拓研究思路。

一、明确检索要求

目前文献数目繁多，载体形式多样，内容交叉重复，来源途径众多，知识老化迅速，给收集和利用文献带来了不少困难。文献检索需紧扣研究目的，病证型结合证型分类的研究是为了探索现代医学疾病证型分类标准。所以，在进行文献检索时，要求全面收集疾病的中西医病名沿革、诊断标准、病因病机、辨证论治、常见证型、四诊信息、体格检查及现代医学检测指标等。

二、制定检索策略

检索策略是指在分析检索问题的基础上，确定检索的数据库、检索用词，并明确检索词之间的逻辑关系和查找步骤。

（一）确定检索范围

文献检索范围包括学科、时间范围。病证型研究属中西结合的研究，故检索学科需包括中西医两个方面，现代文献的时间跨度为近 5~10 年，也可根据要求适当调整。凡涉及该疾病的权威教材、相关诊疗规范、指导原则如《中药新药临床研究指导原则》、ICD-11 等均需囊括到检索范围中来，由于中医还涉及五千年的文化传承，所以中医古代医籍也是不可或缺的收集内容。

（二）选择检索方式

根据存储形式的不同，文献类型有纸质与电子之分。通常纸质文献采用手工检索，电子文献选用电脑检索。

手工检索就是传统文献检索，是利用各种印刷型检索工具来查找文献的一种方法。纸质文献是目前学术参考和引证的主要的信息来源，是构成评价数据库检索效果的主要依据；许多有价值的中医古籍尚未电子化，研究者可根据研究内容，通过目录索引进行手工检索，并记录检索结果。

电脑检索就是现代文献检索，是指利用计算机和网络来处理和查找文献信息的检索方式。通常使用文献资料数据库进行检索，常用的数据库有中国知网、万方数据库、维普中文期刊数据库、中国生物医学期刊数据库、中国科技期刊全文数据库、国家卫生健康委员会有关疾病的科技成果目录、各类图书馆资源系统以及 PubMed、Embase、Ovid、Cochrane library、Clinical trials 等。

（三）规范检索用词

检索词是能概括检索内容的相关词汇，是表达信息需求和研究内容的基本单元。检索词选择恰当与否，直接影响检索结果，一般选择较为规范的检索词。如①各学科在国际上通用的、国外文献中出现过的术语；②研究项目涉及的隐性主题概念；③研究项目的核心概念；④注意检索词的缩写词、词形变化以及英美的不同拼法；⑤联机方式确定检索词。在病证型结合研究中常用的检索词包括疾病的中西医病名、病因病机、诊断标准、辨证论治、常见证型、四诊信息、体格检查及现代医学检测指标。

三、整理检索结果

把检索到的疾病中西医病名沿革、病因病机、辨证论治、四诊信息、体格检查、现代医学检测指标进行整理归纳、分析总结，并撰写成综述报告，既可为临床研究提供理论上的指导，也可为临床流行病学观察表的设计提供参考依据。

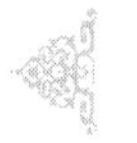

第三节　临床流行病学调查

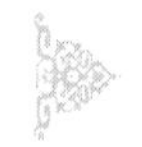

流行病学调查是临床流行病学中的一种重要研究方法，其特点是指采用自填式问卷或结构式访问的方法。系统直接地从特定群体中收集数据，并通过对数据的统计分析来认识或证实某种现象及其规律，可用于描述性、解释性或探索性的研究。作为受访者或数据的直接提供者必须以个体为单位。简而言之，就是用设计好的临床观察表，收集质量、数量均符合要求的临床数据。它以患者为研究对象并扩大到相应的患病群体，应用现代临床科研方法学，以探求疾病的病因病理、危险因素、早期诊断、防治方法及转归预后等规律，为循证医学的实践提供最佳资源，使研究的成果建立在充分的科学调查上。

一、制定临床调查表

临床流行病学观察表（CRF 表）设计是否合理，直接关系到科研数据的收集质量，因此需要在明确研究目标、理清研究思路的基础上，严格按照 CRF 表的设计原则进行制定。观察表中出现的问题和提示语必须简洁明了，以免引起误导；采集的数据避免重复、累赘；每个问题都应该有独立的操作说明，避免添补附加文档进行解释。

（一）调查表设计

调查表设计是调查设计中的一个重要环节。通过相关文献检索，我们对研究疾病诊断的各方信息有了清晰的认识。根据掌握到的资料，制订该疾病临床常见的主要症状、可现症状、兼有症状、证候类型和各症状的量化分级。对于证候要素的专家调查问卷，应选取全国范围内该疾病研究领域具有丰富临床经验的副主任医师及以上的专家（不少于30名），进行问卷调查。对调查结果进行整理归纳，结合CRF表制订要求，进行观察表的初步设计，设计中尽可能地囊括研究疾病的所有临床信息。

（二）调查表构成

在开始设计一个调查表前，我们对一份合格的调查表由哪些元素构成，需要有清晰的了解。一份调查表短则七八个问题，多则数十个问题，它们一起组成了这份调查表的调查项目。不能将它们杂乱无章地堆砌，应按照一定规则将它们分门别类。一方面便于自己设置问题条目，另一方面也利于建立清晰的逻辑关系，方便调查对象作答。一般而言，我们可以将其分为以下3个部分。①背景资料：主要是一些人口学项目信息，如年龄、性别、民族、婚姻状况、文化程度、职业等。②研究项目变量：与研究目的有关的调查项目，通常既包括原因变量也包括结果变量，这部分素材是调查表中最实质的内容。就本研究而言，通常在文献检索的基础上，清晰地掌握研究疾病诊断的各方信息，如该疾病临床常见的主要症状、可现症状、兼有症状、证候类型、各症状的量化分级、证候要素等内容。③核查项目：调查对象的姓名、现住址、电话、工作单位等，调查员的姓名、调查时间等，主要用于检查资料及进一步追踪。

研究的调查表中内容需包括：①编码；②详细的填表说明；③权威的、最新的中西医诊断标准；④公认的病例纳入、排除标准；⑤临床观察时点；⑥患者的一般情况；⑦量化分级的四诊信息，若已有四诊信息量化表，可根据该表进行四诊信息量化分级的完善；若无则结合专家咨询结果拟定量化分级标准；⑧体格检查；⑨现代医学检测指标；⑩中西医治疗方法。

1. 编码 即用一个数字代表一个答案选项，便于用计算机进行统计分析。为了大数据处理的科学性，研究常需对四诊信息进行相应编码，即按望、闻、问、切的顺序进行了详细的分类编排。各四诊信息均设有计算机软件编码，因为只有对这些四诊信息进行统一标准化的编码，使其成为数字化形式，才能更准确地识别与记录，更迅速地处理和传递，更系统地储存及查询，更有效地发挥信息的特性和作用，为我们日常数据的分析、交流提供便捷。

例如四诊信息的编码采用8位数编制，分为两位英文字母和六位数字两部分，其中两位英文字母是固定的，为SZ，即表示“四诊”二字拼音首字母组合；六位数字则随内容不同根据相应规则确定。其中，第一位数字仅由1、2、3、4组成，分别表示四诊内容：望、闻、问、切。第二位数字表示四诊具体部位，在望诊中表示人体生命活动的整体外在表现和精神状态等；在闻诊中表示声音、气味；在问诊中表示疾病的发生、发展、治疗经过、现在症状和其他与疾病有关的情况；在切诊中表示脉诊、按诊。第三、四个数字：表示对四诊信息具体的描述，另外在疼痛中表示具体部位，如需进一步分级，则使用第五、第六位数字。即第五个数字表示对第三、四个数字所表示内容的进一步分级，即性质、颜色、种类等，第六个数字表示对第五个数字所表示内容的再进一步分级，即性质、颜色的细化等。

编码表采用8位数的具体说明如下。

前两位英文字母字母，即SZ表示四诊信息；如：SZ000000　四诊；第一个数字表示四诊的内容，即1表示望，2表示闻，3表示问，4表示切，如：SZ100000　望诊，SZ200000　闻诊，SZ300000　问诊，SZ400000　切诊；第二个数字在望诊中表示精神、面色、形体、头面官窍、皮毛、排出物、舌等，如：SZ110000　望神，SZ120000　望面色，SZ130000　望形体，等等；在闻诊中表示声音、气味，如：SZ210000　闻声音，SZ220000　闻气味；在问诊中表示寒热、汗出、其他不适、饮食、二便二阴、睡眠、月经、带下，如：SZ310000　问寒热，SZ320000　问汗出……SZ340000　问其他不适，SZ350000　问饮食，等等；在切诊中表示脉诊、按诊，如：SZ410000　脉诊，SZ420000 按诊；第三、四个数字表示具体的四诊信息，如 SZ110400　望诊 - 望神 - 精神忧郁，SZ160100　望诊 - 望排出物 - 咳痰，SZ170100　望诊 - 望舌 - 望舌体；SZ310200　问诊 - 问寒热 - 畏寒，SZ331000　问诊 - 问疼痛 - 胁痛，SZ340200　问诊 - 问其他不适 - 健忘，SZ350600　问诊 - 问饮食 - 口苦；如需再具体分级，则使用第五、六个数字；第五个数字表示对第三、四个数字所表示内容的进一步分级，即颜色、种类等，如：SZ160110　望诊 - 望排出物 - 咳痰 - 白痰，SZ160320　望诊 - 望排出物 - 望鼻涕 - 鼻流黄涕，SZ170120　望诊 - 望舌 - 望舌体 - 舌形；第六个数字表示对第五个数字所表示内容的进一步分级，即性质，颜色等，如：SZ160111　望诊 - 望排出物 - 望咳痰 - 白痰 - 白色黏痰，SZ170123 望诊 - 望舌 - 望舌体 - 舌形 - 齿痕舌。

2. 填表说明　即调查表内容的具体说明。它是对调查项目及有关变量的填写给出明确解释和定义，使调查人员和调查对象清楚如何回应调查表中的问题或给出答案。现举《国家重点基础研究发展计划（973 计划）证候规范与辨证方法体系》项目中高血压病中医证候要素研究为例。

（1）封面

1）单位编号按照制定的统一单位编码填写；病例编号请按照“病种编号 + 单位编号 + 患者的序号”填写。如：南京中医药大学附属常州中医院调查的第 10 例高血压患者，患者序号为 1+01+0010=1010010，即 1010010。病种编码和单位编码详见编码表。

2）病例编号指被调查患者是参加本调查单位病种的第几例病例。

3）患者的姓名缩写按填写说明填写；并请如实填写调查医师的姓名、调查单位名称、病例调查时间，并请调查单位加盖单位公章。

（2）筛选病例标准

1）严格按照诊断标准、纳入标准、排除标准筛选病例。

2）根据被调查患者的实际情况，在诊断标准、纳入标准、排除标准相应“是”或“否”的选择项□内打“√”。

3）纳入时需向患者说明本研究的目的，消除患者顾虑，取得配合。

（3）一般资料

1）请在姓名、家庭月总收入、月伙食费用、住房使用面积、联系地址相应的栏目处填写具体内容。

2）请在出生年 / 月、家庭总人口的□中填写具体数字。如：总收入 5 000 元则填为 05 000。

3）请在民族、性别、婚姻状况、职业、教育程度、相应的选择项□内打“√”。

（4）病史及危险因素

1）根据被调查患者的具体情况，对其高血压诊治情况（包括病程及确诊时间、病程中最高血压、服药治疗情况等）、目前及过去患病和治疗情况，按表中要求进行填写，或打“√”。

2）家族史：询问患者有无高血压的家族史；具体填写父、母的发病年龄。直系亲属指父母、祖父母、外祖父母；旁系亲属指叔叔、姑姑、舅舅、阿姨等。

3）对高血压危险因素请在调查表中相应的□内打“√”，如身高、体重等需在□中填写数字。吸烟、饮酒请先问有无，若“无”则须填写被动吸烟情况，其他项目无须填写。

（5）四诊信息

1）参照工作手册后面的相关四诊信息概念及分级标准，采集被调查患者入选时信息及回顾性填写既往确诊时信息，两周后填写治疗后信息，并进行其轻重程度的等级评定，在相应选择项□内打“√”。

2）对于“头痛、胁痛、胸痛”三种疼痛，请针对其“性质”及“特点”进行询问与填写，可进行多项选择，疼痛性质可参考分级标准，疼痛特点不再分级。

3）非心血管疾病对照组四诊信息只需填写入选时情况，即中间一列即可。

4）对于自觉症状，医生要适度地引导患者进行较为形象的描述，将患者的自述性描述准确地记录下来，按照工作手册之分级标准，判断症状的程度和性质，若无采集表中描述的信息出现，在“□ 1 无”的□中打“√”。

5）对于患者各项四诊信息要如实根据分级标准记录。如采集表中信息缺如，可记录于备注栏中，只需将信息进行详细描述，具体分级及编码由项目主持单位统一拟定。

6）女性患者询问是否绝经，若已绝经则无须询问月经史。月经情况是指近 3 个月内的信息，请患者自己描述“月经周期”的时间（由医师评定“先期、后期、先后不定期”），患者自己描述目前月经的“量、色、质”，由医师具体评定。

7）根据您所采集的被调查患者的具体舌、脉象情况，请按照临床信息采集表中提供的调查项目，逐项进行填写，在选择项相应的□内打“√”，并可进行多项选择；若无列项中表现，需在“□ 1 无”的□中打“√”。如采集表中信息缺如，可记录于备注栏中，只需将舌脉进行详细描述，具体分级及编码由项目主持单位统一拟定。

（6）体格检查：由医护人员在标准条件下按统一的规范进行测量。并将相应数值录入相应□中。血压测量的具体要求：

1）被测量者至少安静休息 5 分钟，在测量前 30 分钟内禁止吸烟和饮咖啡，排空膀胱。

2）被测量者取坐位，最好坐靠背椅；裸露右上臂，肘部置于与心脏同一水平。若疑有外周血管病，首次就诊时应测双臂血压。特殊情况下测量血压时可以取卧位或站立位，老人及常出现体位性低血压情况者，应测立位血压。立位血压测量应在卧位改为站立位后 1 分钟和 5 分钟时测量。不论被测者体位如何，血压计应放在心脏水平。

3）使用大小合适的袖带，袖带内气囊至少应包裹 80% 上臂。大多数人的臂围 25~35cm，宜使用宽 13~15cm、长 30~35cm 规格的气囊袖带，肥胖者或臂围大者应使用大规格袖带。

4）将袖带紧贴缚在被测者上臂，袖带下缘应在肘弯上 2~3cm。将听诊器的胸件置于肘窝肱动脉处。

5）选择符合计量标准的水银柱式血压计进行测量。若使用机械式气压表或符合国际标准（BHS 和 AAMI）的电子血压计，需与水银柱式血压计同时测值校正。

6）测量时快速充气，气囊内压力应达到桡动脉搏动消失并再升高 30mmHg（4.0kPa），然后以恒定速率（2~6mmHg/s）缓慢放气。心率较慢时放气速率也较慢。获取舒张压读数后快速放气至零。

7）在放气过程中仔细听取柯氏音，观察柯氏音第Ⅰ时相与第Ⅴ时相水银柱凸面的垂直高度。收缩压读数取柯氏音第Ⅰ时相，舒张压读数取柯氏音第Ⅴ时相（消失音）。严重贫血、主动脉瓣关闭不全或柯氏音不消失者，以柯氏音第Ⅳ时相（变音）定为舒张压。

8）血压单位用毫米汞柱（mmHg），在正式出版物中注明毫米汞柱与千帕（kPa）的换算关系，1mmHg=0.133kPa。

9）应相隔2分钟重复测量，取两次读数的平均值记录。如果两次测量的收缩压或舒张压读数相差 >5mmHg，则相隔2分钟后再次测量，然后取3次读数的平均值。

（7）实验室检查

1）请在患者入选时进行必查项目的实验室检查。将各项检查结果按表中要求填好。根据具体数值所在范围或具体描述，在相应分级□中打“√”，属正常范围者，在正常一档□中打“√”。

2）以近期检查的结果为准，所测项目与检查时点相差不超过2周。

3）黑色加粗线以上为必查项目，线以下为选查项目，根据对各单位检查数量要求进行检查并录入。动态血压要求在2级、3级高血压患者中进行。

（8）临床调查者的经验辨证

1）请根据调查者的知识和经验对患者进行传统辨证，在“中医病名”和“中医证候”相应的□处打“√”。本研究是对高血压病进行全信息的收集，将对资料进行盲态下统计分析，临床研究者的辨证仅作为研究结果的对比分析。不影响提取的证候要素结果。

2）“中医病名”和“中医证候”可以按照主次顺序填写多个。与高血压密切相关者做第一诊断。如您认为所列病名或中医证候不能反映疾病本质，可将最能反映疾病本质的病名、证候写于备注栏中。

3）临床调查者须在中医诊断之后提供相应中药处方的主要中药5~7味，以供处方用药和证候分类进行关联规则的研究。

（9）质量审核：病种负责人将严格按照调查流程图的时间顺序，监察临床信息采集表，对信息采集表的质量进行审核，尤其注重病人的两次信息采集质量，并签署姓名和时间。

二、回顾性调查研究

回顾性调查是为取得某种研究现象在过去某一段时期内发生、发展和变化过程的具体事实和资料的调查活动。回顾性调查是一种特殊的调查形式，其目的是为了了解历史上曾经发生过，但由于种种原因没有进行登记和记录的现象和过程。它是通过被调查者或他人的回忆，或历史数据的挖掘，来获得必要的情况和资料的。通过回顾性调查，一方面可以为研究某一专门现象和过程提供历史事实和资料；另一方面可填补调查资料的缺口或空白，为全面研究问题提供条件。

病证型结合研究的回顾性调查是收集在过去一段时间内，一家或多家医院病案室中一定数量的符合研究病种中西医诊断标准的病例。病案资料是一个大宝库，是患者在医院诊治全程的原始记录，能真实反映疾病的临床信息与治疗经过。“温故而知新”，通过回顾性病例采集和分析，能够较详尽地把握该病目前的发病率、发病情况、临床表现、现代医学检测指标及治疗方案。

在回顾性调查中我们需注意：①病例来源以医院为主，收集一家或多家医院一定时间内符合入选标准的所有患者，也可收集社区内通过常规登记或调查获得的全部病例。病例数量根据统计学原理计算而定；②收集的病例资料尽可能有详尽和齐全的指标，有助于发现临床真相，便于后续的分析。

回顾性调查是在真实条件下收集相关数据。不仅能反映临床的真实世界，还能结合文献检索结论进行 CRF 表的修正与完善，为后续的（前瞻性）研究提供依据，有利于构成学术“链条”成为研究系列。

三、横断面调查研究

横断面调查研究又称横断面研究，因其所用的指标主要是患病率，又称患病率调查。研究获得的描述性资料是在收集某一时点或一个特定的时间内的病例资料，能客观地反映这一时点的疾病分布以及人群的某些特征与疾病之间的关联。由于收集的资料是调查当时所得到的情况资料，故又称现况研究或现况调查。横断面调查研究的目的是：①描述疾病或健康状况的时间、地点和人群间分布情况，通过对某一地区或人群的调查，获得某种疾病在时间、地区和人群中的分布，从而发现高危人群或发现有关的病因线索，为疾病的防治提供依据。②描述某些因素或特征与疾病的关联，确定危险因素。如通过对高血压及其危险因素的调查，发现高血脂、超重、情绪、吸烟及有关职业与高血压病的关系，从而为降低危险因素、减少高血压病发生提供依据。③为评价防治措施及效果提供有价值的信息。如在采取干预措施后，重复进行横断面研究，根据患病率差别的比较，可以考核前段时期所施行措施的效果。④为疾病监测或其他流行病学研究提供基础资料。

横断面调查研究是在特定时间对一定范围内的人群，以个人为单位收集和描述人群的特征以及疾病或健康状况，是描述流行病学中应用最为广泛的方法。其步骤根据不同研究的目的而定，一般可为：①根据 CRF 表中的纳入标准界定调查总体；②利用统计学原理，计算调查所需的最少样本量；③组织专业人员全面开展多中心的现场调查。在收集病例时，务必要做到客观、详细和准确，现场遇到 CRF 表以外的疾病信息也要客观收入、准确描述。

横断面调查研究的特点：①一般不设置对照组；②由于资料是在某一时点或在一个较短时间区间内收集的，所以它客观地反映了这一时点的疾病分布以及人们的某些特征与疾病之间的关联；③用现在的特征来替代或估计过去情况是有条件的；④定期重复进行可获得发病率资料。

第四节　创建及管理数据库

数据库是按照一定的数据结构来组织、存储和管理数据的仓库。它就像一个大型的记录保存系统，可将对临床流调过程中采集的繁多的疾病信息，进行集中存储和管理。有利于数据的保存、方便数据的管理、推动统计分析的开展。

一、数据录入

临床流调中采集到的数据大多以纸质的 CRF 表进行保存，只能翻阅查看。为方便数据的保存和分析，需将其数字化，录入指定数据库。

（一）选择数据库

目前比较流行的临床数据库管理系统主要有 Excel 和 EpiData。EpiData 主要用于数据输入，它可以将临床流调中的 CRF 表“计算机化”，使计算机上的表格和 CRF 表完全一样，简化录入程序。

（二）统一变量编码

变量编码是指把需要加工处理的原始信息，用特定的数值来表示的一种技术。根据一定的数据结构和目标的定性特征，将变量转换为代码或编码字符，以数据的组合形式作为传送、接受和处理的一组规则和约定。变量编码的标准可以重新修编，也可以参考国际标准中有关变量命名的规则，比如对于提交 FDA 的临床试验都会使用临床数据交换标准协会（CDISC）提出的 Study Data Tabulation Model（SDTM）来统一编码变量。这些标准把相对应的项目和变量名联系起来，变量编码后建立该数据库的变量词典，任何允许使用数据库的用户都可以进行编码查询与使用。

（三）双人双机录入

在进行数据录入之前应制订好录入规则，明确哪些信息是缺失状态，哪些信息是不必录入等。制订好录入数据人员手册，内容主要针对研究内容的业务培训和计算机操作培训，并开展数据录入人员培训。数据录入方式主要有 2 次录入、校对录入和自动扫描录入。目前临床研究多采用的是双人双机录入方法。

二、检查核对

检查核对资料的完整性和准确性，是保证数据质量的重要环节。

（一）数值校对

首先编写程序对数据库中的数据进行一致性检查，包括各变量的可能取值范围。然后做简单的描述性统计，分析变量的频数分布表、最大值、最小值、百分位数、茎叶图、盒形图以发现异常值。

（二）逻辑检验

有时双机录入的结果不一定完全正确，比如 CRF 表中填写有误，则此时逻辑检查会发现特别大或特别小的数据，提示需进一步核对，此时需返还研究者进行修改或重新采集。

（三）随机抽样

为进一步确保数据的准确性，采用随机抽样的方式抽查，对数据库录入的资料进行人工检查核对，抽样调查虽然是非全面调查，但它的目的却在于取得反映总体情况的信息资料，因而，也可起到全面调查的作用。

为防止误操作，在检查核对确认数据无误后对数据库进行锁定，锁定后的数据库用于统计分析，未经授权不能擅自修改。

第五节 统计建模数据分析

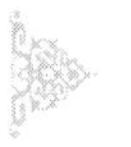

本质规律不是浮现在表面的现象性事物，而是隐藏在事物现象之中的必然联系。我们需要通过一定的方式或手段揭示这种本质或规律。疾病的证候分型就是潜藏在复杂临床信息背后的本质规律。为探索中医证候分类与临床信息之间的关联性,利用这些关联的信息对疾病进行证候分型研究,可以引用多种统计学方法进行分析研究。

一、单因素初步筛选指标

单因素分析是以描述事实为目的,在一个时间点上对某一个变量的分析。录入到数据库中的临床信息并非全都有效,在统计分析前,我们需用单因素分析法对收集到的各组指标根据阳性率的大小进行初步筛选。首先排除阳性率小于10%的临床四诊信息和检测指标,然后对剩下的指标进行组间卡方或精确度概率检验,对阳性率达到10%以上,并且卡方或精确度概率检验有统计学差异的指标直接纳入下一步分析,最后对阳性率小于10%,或者阳性率虽然达到10%但是卡方或精确概率检验无统计学意义的临床指标,应该征求中医专家学者意见做进一步取舍,以供数据分析使用。

二、因子分析确定证型分类

疾病的四诊信息看似复杂繁多,其实却关系密切。因子分析就是从这些通过横断面调查获得的原始临床信息入手,寻找出支配这些信息之间关系的有限的不可直接观测的潜在变量,即证候分型,同时进行不同分型与四诊信息之间关系的探索。

因子分析应注意样本量不能太小,因为各变量之间可能存在相关性,为检验原始数据间是否存在相关性,在因子分析之前需要进行数据的KMO和Bartlett球形检验,一般KMO≥0.7;Bartlett球形检验的P值小于0.05可做因子分析。

(一)探索性因子分析对证型初分类

探索性因子分析法是一项用来找出多元观测变量的本质结构并进行降维处理的技术。因而,此方法能够将具有错综复杂关系的变量综合为少数几个核心因子。

探索性因子分析主要有以下7个步骤。①收集观测变量:通常采用抽样的方法,按照实际情况收集观测变量数据。②构造相关矩阵:根据相关矩阵可以确定是否适合进行因子分析。③确定因子个数:可根据实际情况事先假定因子个数,也可以按照特征根大于1的准则或碎石图的变化准则来确定因子个数。④提取因子:可以根据需要选择合适的因子提取方法,如主成分方法、加权最小平方法、极大似然法等。⑤因子旋转:由于初始因子综合性太强,难以找出实际意义,因此一般都需要对因子进行旋转(常用的旋转方法有正交旋转、斜交旋转等),以便于对因子结构进行合理解释。⑥解释因子结构:可以根据实际情况及负载大小对因子进行具体解释。⑦计算因子得分:可以利用公共因子来做进一步的研究,如评价等。

病证型结合证候分类研究中的探索性因子分析实际上就是将临床信息指标(如四诊信息、体征指标、实验室指标等)作为显变量,证候分型(因子)作为潜变量,根据指标间相关性大小不同进行分组,使得同组内的指标相关性(共性)较高,而不同组内的指标相关性较低。每一组就代表一个基本结构,即公因子,也就是证候分类。在成功建立了疾病探索性因子分析模型后,根据结果中因子的特征值大小,或观察碎石图的变化决定疾病证候分型的初分类,一般选取特征值大于1的公因子,或碎石图开始出现平坦趋势的第一个点对应的因子数。

(二)证实性因子分析验证分类结果

在实际科研工作中,探索性因子分析主要是为了找出影响观测变量的因子个数,以及各个因子和各个观测变量之间的相关程度；而验证性因子分析的主要目的是决定事前定义因子的模型拟合实际数据的能力。验证性因子分析要求事先假设因子结构，我们要做的是检验它是否与观测数据一致。探索性因子分析是在一张白纸上作图，而验证性因子分析是在一张有框架的图上完善和修改。

探索性因子分析的证型初分类并不是最终结果，采用证实性因子分析将中医临床实践经验放入模型验证，根据模型主要的拟合指数都达到要求时的因子数，最终确定病种的证型分类数。通常拟合优度（GFI）≥0.85 时模型的拟合程度最好，其对应的因子数最符合模型要求，此时的因子数就是我们需要的证型分类数。

研究中因为测量误差的存在，研究者需要使用多个测度项。当使用多个测度项之后，我们就有测度项的“质量”问题，即效度检验。而效度检验就是要看一个测度项是否与其所设计的因子有显著的载荷，并与其不相干的因子没有显著的载荷。

证实性因子分析模型不仅能验证探索性因子分析初分类的结果，还能根据载荷系数的大小定量地估计某一临床信息与分型之间的关联程度。载荷系数的取值没有统一标准，《结构方程模型及其应用》[144]指出载荷系数在 0.45 以下的因子可不计入统计范畴。但实际应用中，研究者可灵活取舍，通常载荷系数取舍标准是 0.45 或 0.4，最低的标准是 0.3，严格一点也可采用 0.5 为标准。在实际应用中，证实性因子分析时可将载荷系数 0.3~0.4 以上的四诊信息作为诊断该型的主要症状，0~0.3 或 0~0.4 的四诊信息作为临床可现症状。

三、结构方程模型探寻基础证

证候分型与四诊信息间存在一定的联系，那证候的型别之间肯定也普遍存在某种联系。为了揭示这种联系，我们运用结构方程模型，将四诊信息作为显变量，证型分类看成隐变量，将疾病与证候分型的关系描述为病可分为若干个证型分类，而病又可由若干个共同临床症状体现，共同症状所构成的基础信息是各证候分型的共性部分，反应疾病发生的基础信息，体现疾病的核心病机，是这个疾病的基础证。证候分型为该疾病的基础证在各种内外干预条件下反映临床表现的不同分类。

通过模型拟合与修正，找出最佳的结构方程模型，计算证候分型中的共同症状的载荷系数，并进行排序，根据中医学理论或专家经验选取排名靠前的四诊信息作为诊断该疾病的基础信息，即基本证，又称基础证。

四、二阶提取证候要素并命名

证候要素实质上是对证候的分解，证候分型、证候要素、四诊信息指标间的关系就是证实性因子分析中的一阶因子、二阶因子和观测变量间的关系。基于此，我们采用二阶证实性因子分析方法对中医证候要素进行提取，首先将在证实性因子分析中，每个因子（证候分型）载荷系数为正值的指标选取出来，然后再次进行探索性因子分析，根据分析结果构造该因子证候要素分析的二阶证实性因子分析模型，提取证候要素。

证候分型名称是中医临床诊断的最终表述形式，是确立治疗原则和方法的根本依据。1990 年 6 月在长沙召开的全国中医病名与证候规范研讨会上，提出证名是证候的诊断名称，是反映疾病全过程中某一阶段的本质或内部联系，它由病因、病位、病势、病性、病机等因素综合和抽象而成[145]。目前证候分型的命名方式多样，有以病邪命名的，有以病变性质命名的，有以病位命名的，有以主治方剂命名的，有从脏腑经络气血津液失调命名的。王永炎院士提出一个证候分型可由若干个病性或病位的证候要素组成；证候要素是组成证候分型的最小单元。这种提取运用证候要素命名的方法，有助于执简驭繁，通过现象看本质，直达病证根本，使分型有章可循。研究方法可以在使用二阶证实性因子分析提取病性、病位证候要素的基础上，结合专家经验咨询结果，主客观结合，对证候分型进行科学规范地命名。

五、潜在类别分析确定证型分类

中医证候不可以直接观测，称为潜变量，但四诊信息是可以通过测量来反映证候的，称为显变量。上面介绍了对中医证候研究常用的因子分析、结构方程模型均要求可测变量为服从正态分布的连续性变量，而中医领域中收集的中医四诊信息项目经常为二分类或有序分类变量，这里需要采用潜在类别分析（LCA）模型，因为潜在类别分析在处理分类资料中，兼具因子分析与聚类分析的功能，弥补了传统方法仅能处理连续潜变量的不足，使得研究者能够透过概率深入地了解分类变量背后的潜在影响因素，更加适合解释中医症状对证候的影响。同时它是基于潜在类别模型并引入多因素变量进行统计分析，可以用最少的潜在类别数目来解释可观察变量间的关联，参数估计更为合理，结果更为准确。

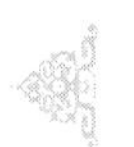

第六节　关联规则病证方药的分析

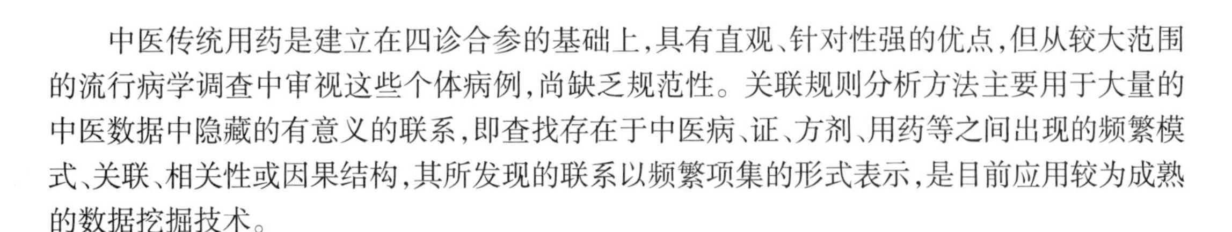

中医传统用药是建立在四诊合参的基础上，具有直观、针对性强的优点，但从较大范围的流行病学调查中审视这些个体病例，尚缺乏规范性。关联规则分析方法主要用于大量的中医数据中隐藏的有意义的联系，即查找存在于中医病、证、方剂、用药等之间出现的频繁模式、关联、相关性或因果结构，其所发现的联系以频繁项集的形式表示，是目前应用较为成熟的数据挖掘技术。

一、常用的关联规则算法

Apriori 算法是最常用、最经典的挖掘频繁项集的算法，核心思想是通过连接产生候选项及其支持度，然后通过剪枝生成频繁项集。其中项集指的是项的集合，如使用中药的组合、病位与四诊信息的组合，支持度指的是项集 A、B 同时发生的概率，置信度指的是项集 A 发生则项集 B 发生的概率，最小支持度指的是中医专家定义的衡量支持度的一个阈值，表示项集在统计意义上的最低重要性，一般取≥0.1，最小置信度指的是中医专家定义的衡量置信度的一个阈值，表示关联规则的最低可靠性。同时满足最小支持度阈值和最小置信度阈值的规则成为强规则。

二、关联规则挖掘的过程

第一阶段必须从收集原始中医资料集合中，找出所有高频项目组，如中药的使用、四诊信息出现的频率集合，得到项集同时发生的概率，即支持度。从一元集合入手，根据支持度大小删掉一部分一元集合，同理，进一步增加集合元素数，得到最好的频繁项集。

第二阶段找关联规则，即蕴含式 X–>Y（若 X 即 Y），且 X、Y 同属于一个集合，X、Y 无交集，其关联规则是通过频繁项集的子集得到的，计算标准利用的评价指标是置信度，将小于置信度阈值的规则舍去，最终找到相应的结果。

使用关联规则分析方法，对临床流调中众多临床医师的诸多辨治经验进行数据挖掘，披沙拣金，对疾病各证候分型中药处方进行频数统计，找出各分型中出现频率最高的前几味中药。根据置信度和支持度阈值挖掘常用中药组合，发掘证候分型与中药的对应关系，分型与西药的相关关系，为疾病基础证、证候分型提供基本方药和加减方药，方便临床医师清晰精确地临床施治用药。

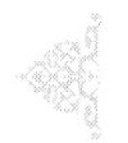

第七节　病证型分类多指标的综合评价

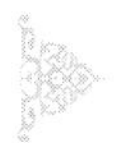

中医学不仅是一门博大精深的医学，也是富有智慧的哲学，它注重临床实践的积累，具有经验性强的特性。在中医临床科研中使用现代数理统计学方法，虽可增强研究的科学性及客观性，但不可避免地会出现忽略临床经验的弊端。为了实现病证型结合研究中客观真实与主观经验的完美融合，可以用多指标评价的方法将统计学结果与专家经验结论进行一致性评价。

多指标综合评价可以根据不同的评价对象和目的，从不同侧面选取刻画系统某种特征的评价指标，建立指标体系，并用一定的数学模型（或算法）将多个指标值合成一个整体性的综合评价值。多指标综合评价的过程，实际上就是系统组成要素之间指标信息交换、流动和组合的过程，是一个集成了主客观信息的复杂过程[146]。

一、确定评价对象

在进行综合评价之前，我们需要明确评价对象。参与综合评价的资料应是临床流调且经统计学数据处理分析所得的，据此在分析资料的基础上使用德尔菲法设计进行专家咨询。前者属于统计方法分析，得到的结果会相对客观；后者根据专家经验，结论相对主观，对两种资料进行比对和综合分析。运用多指标综合评价方法，既能避免统计分析脱离临床的弊端，又能解决专家经验过于主观的不足，将统计分析结论和专家经验进行有机结合，可获得科学而客观的研究结果。

二、建立评价体系

明确了评价对象，在一定程度上也就确定了评价方法与体系。评价体系的选取需遵循5个基本原则，即目的性、全面性、可行性、稳定性和与评价方法的协调性，如何采用德尔菲法构建评价体系是多指标综合评价的主要内容。

（一）德尔菲专家咨询

德尔菲法又称专家函询调查法，是一种匿名专家评分法或专家咨询法。1946 年美国兰德公司为了避免集体讨论中存在的盲目服从或屈服权威的情况，首次运用了这种方法，目前世界上有 200 余种预测决策方法，德尔菲法使用频率最高，占所有方法使用总数的 24.3%[147]，可以称之为权威的预测方法。

1. 挑选专家成员　德尔菲法的核心是通过几轮背对背的通信方式，征询专家意见并反馈给专家，最终得到趋于一致的意见，因此，专家的选择是德尔菲法的一个关键环节，专家选择是否合适是预测成败的关键[148]。一般选择在所研究的领域有一定造诣，拥有丰富临床经验且对研究感兴趣的，具有中级及以上职称的专家，理论上专家咨询人数不少于 30 名，专家分布区域不要太过集中，在具体实施时也可根据实际情况确定。

2. 编制专家调查表　专家咨询根据统计建模分析的结果，在对专家的基本情况和其对指标熟悉程度进行调查的同时，针对研究疾病一个基础证，n 个证候分型，共设置 n+1 个项目，在每个项目下，再根据其相关的四诊信息分设不同指标，请专家对各指标进行是否重要的选择，并对其重要程度打分。

3. 组织专家咨询　研究者可根据德尔菲法的咨询程序，采用当面咨询、电子邮件咨询等多种方式，全面开展专家调查，可将编制好的咨询表进行两轮或以上的专家咨询。

4. 评分一致性检验　采用 Kendall's W 检验法对专家评分的一致性进行分析，以 SPSS 中非参数检验中的 Kruskal-Wallis H 检验，得出 P 值以及专家间的协调系数 W 值。若 $P<0.05$ 则可认为协调系数经检验后有显著性，说明专家对基础证和各证候分型指标的评价结果具有一致性，表明研究结论可信。

（二）权重系数确定

综合评价体系作为评价的参照准则，其指标权重确定的合理性直接影响评价结果的准确性和可信度。因此，科学、合理地确定指标权重是综合评价的关键环节。研究者可以选用专家对证候分型及其证候要素命名的同意率来确定指标权重。若所有专家对基础证及证候分型命名的同意率≥90% 而 <100%，那么流调中四诊信息的权重为 0.9，而专家咨询表中的四诊信息权重为 0.1；若 10%≤同意率 <90%，那么流调中四诊信息的权重 0.1，而专家咨询表中四诊信息的权重为 0.9；若同意率为 100%，则综合评价结果与流调结果一致；若同意率小于 10%，则综合评价与专家咨询结果一致[149]。

（三）评价指标归一化

评价指标是指能够确切地反映研究对象某一方面情况的特征依据，每一个评价指标都能从不同侧面刻画对象所具有的某种特征。临床流行病学中的四诊信息重要程度的评价指标为载荷系数的大小，国外学者曾用模拟数据对证实性因子模型进行研究，认为主要因子载荷和次要因子载荷需在 0.7~0.8 之间，但在中医证候分型的研究过程中，主要的因子载荷很难达到这个水平，通常在 0.3~0.6 之间，经专家研究决定，为纳入更多的研究指标，特选择载荷系数在 0.3 以上的观察指标及其相应的载荷系数。德尔菲法专家咨询的四诊信息重要性的评价指标为专家打分的平均值。两个评价指标所代表的含义不同，存在量纲上的差异，不能直接比较，为了消除此差异，必须进行归一化处理。指标归一化的方法主要有统计标准化、极值标准化、定基与环比转换、指数法。研究中所涉及指标均属效益型指标，故采用效益型指标的平均极值法的计算方法对数据进行归一化处理。

三、综合分析评价

结果可期，综上所述，将两类方法得到的指标归一化后乘以相应的权重，得到加权后各指标值相加后的综合值，再进行排序。若专家对证候分型 1 命名的同意率≥90% 而 <100%，那么流调中四诊信息的权重为 0.9，而专家咨询表中的四诊信息权重为 0.1，流调中指标经归一化后的值记为 R1，专家咨询中指标经归一化后的值记为 R2，则该指标的综合值

为 0.9R1+0.1R2。

评价过程不是逐个指标顺次完成的,而是通过一些综合方法将多个指标评价同时完成的,通常给每个评价对象赋予一个评价值进行排序,根据排序的变化来判断各指标之间一致性程度。在实际运用时,根据载荷系数大小、专家打分的平均值以及综合值的大小,对四诊信息指标分别进行排序,观察排序的变化,若排序未变或变动细微,则统计学方法与专家咨询方法对证候分型结果的一致性较好;若排序变动变化不大,则两种方法的一致性一般;若排序变化较大,则两种方法结果不一致。

以上描述的技术流程是病证型结合研究的普遍适用方法,研究者可按流程一步一步操作。为使流程更加清晰具体,第八章将按此程序进行的常见病种病证型结合分类研究的具体操作步骤分享给各位读者,以便研究者更加全面、深入地了解病证型诊疗模式的研究方法和具体流程。

第七章

病证型诊疗模式的临床特点

诊疗模式是临床对疾病的认知方式。当代中医药界及中西医结合界最为普遍应用的是西医辨病与中医辨证相结合的方式。这种诊疗方式是在对疾病做出确切的现代医学诊断后，按照中医辨证论治的原则确定为符合临床实际的某个证型，在此基础上遣药组方。在临床的运用中，如果没有对疾病的中医病因病机的总体认识，仅仅限于在西医疾病基础上进行中医辨证论治，必然受西医临床思维的主导，中医疗效仍会受到一定影响。因为每一种疾病都有其中医的核心病机，且在疾病发生发展过程中出现不同的阶段性表现，中医称之为“证候分型”，中医重视疾病辨证突出共性治疗，为解决这一问题，病证型结合的诊疗模式应运而生。

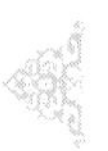

第一节　病证型诊疗模式的临床操作

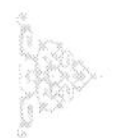

病证型诊疗新模式是在明确西医疾病诊断后，根据诊断疾病的主要临床症状，用中医理论分析该疾病的核心病机，确定基础证选择基本方，针对疾病关键环节进行治疗。同时，在疾病发生发展的过程中，依据特征信息辨别各种特异分型，制订个体化治疗方案，精准选择治疗方药，提高临床治疗效果。从理论萌芽到模式形成，经历了较长时间的实践完善，在逐步推广使用过程中初步提炼形成了一套具有示范作用，便于临床操作的方法学模板。为了方便临床医生的使用，将临床实践模式的具体步骤概括如下。

一、明确疾病诊断

宋代名医朱肱在《南阳活人书·序》中说：“因名识病，因病识证，而治无差矣。”清代名医徐灵胎《医学源流论·序》指出：“欲治病者，必先识病之名。能识病名，而后求其病之由生。知其所由生，又当辨其生之因各不同，而病状所由异，然后考其治之之法。”可见，古代医家先贤非常强调辨病为先的重要性。国家《中医病历书写基本规范》第十条规定：“病历书写中涉及的诊断需包括中医和西医两种诊断，其中中医诊断包括疾病诊断与证候诊断。”要求必须明确西医诊断，病例书写中包括中医、西医病名。在目前医疗实践过程中，病证结合的诊疗模式已经渗透到临床各科中，运用于西医辨病与中医辨证的临床具体操作中。

二、确定核心病机

在辨病的基础上，根据疾病的主要临床表现确定其中医核心病机，据此辨别基本证候，即疾病的基础证，为确定治疗疾病的主方提供依据。在辨别基础证时，首先查阅文献，若有对疾病经过临床流行病学调查研究，并经数据处理分析的研究成果，临床可选用研究提示的该病种中医核心病机的基础证；若疾病未经上述研究，医者可根据诊断疾病的主要临床症状，通过中医基本理论结合自身临床经验的分析，提出该疾病的中医核心病机，确定基础证。以高血压病为例，患者临床出现头痛、头胀、颈项痛、头晕、目眩、精神萎靡、面色无华、失眠、忧思郁闷、善悲欲哭、心悸、胸闷、步履飘忽等症状，但其中诊断高血压病的最主要症状为头痛、头胀、颈项痛、头晕等。根据中医理论分析，其病位在脑，病性为阳亢，病机为阴虚阳亢，基础证可概括为阴虚阳亢证，该病的基础证表述为高血压病阴虚阳亢证。

三、辨别特异分型

根据疾病的特异症状，在明确基础证之后，进行特异型的辨别。操作方式也有两种：①该疾病经大样本临床流调研究、统计学处理后，根据不同分类的特征信息辨别特异分型；②若该疾病无临床研究文献可查，临床医生可根据自身经验，结合中医辨证分型理论，提取临床特征信息进行证候要素分析，明确病位、病性，确定特异型的命名。以支气管扩张为例，若基础证为痰热壅肺证，病人在咳嗽、咯黄浓痰、口干苦等症状的基础上又出现胸胁疼痛、烦躁易怒、痰中夹血等特征信息，根据证候要素分析，病位在肝、肺，病性以火热为主，概括特异型的命名为肝火犯肺型，那本病新诊断模式可表述为支气管扩张痰热壅肺证肝火犯肺型。

四、方证对应用药

中医学长期被人诟病之处，多集中在“不规范”上。尽管我们一再强调，中医学自成体系，理论复杂，不可能用还原论的观点将其量化、标准化，或者实现所谓的“医学的自然科学化”，但面对病患，医者“千人千方”、缺乏一种规范制约的“无序”状态仍然会让中医陷入争议之中。病证结合的方证相应中的“证”是指“病”中的“基础证”和“特异型”，其扩大了临床的应用范围。这个“证”已不是传统意义上的证候，应理解成一种特异性高、指向性强的“症状群”，方证相应是对基础证和特异型的整体临床辨证用药思路，它不是传统的以经解经，而是直接面对临床实际应用。这种以方证为中心的临床思维方式将强调中医临床的实践性、有效性，对总结古代医家的经验成果和提高中医学的临床疗效有着积极而深远的意义。

在精确辨证的情况下，根据辨证型立法、方证型对应的原则，方从证型出，症药相合，配伍灵活，可切实提高中医辨治的临床水平。仍以支气管扩张痰热壅肺证肝火犯肺型为例，痰热壅肺证应清热泻肺、化痰止血，选用清金化痰汤为基本方，常用药物为桑白皮、瓜蒌皮、黄芩、栀子、桔梗、麦冬、贝母、橘红、茯苓、知母、甘草等；肝火犯肺型则在上药的基础上加以清肝泻火，用泻白散合黛蛤散加减，如地骨皮、甘草、青黛、海蛤壳、龙胆等，若咯血较重，再加白及或三七粉。

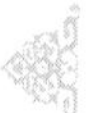

第二节　病证型模式的中医临床特点

病证型的临床特点是辨西医病的基础证与辨疾病发生发展过程中的不同特异型相结合，为中医辨证论治注入现代医学科学的新观点，为中医发展提出新思路、新方法。西医重视疾病诊断，突出有特性的治疗；中医重视疾病基础证，突出共性的治疗，同时注重不同型的特异治疗，既有为病寻药，又有辨证分型论治，二者相互配合，进一步提高临床疗效。

病证型诊疗模式的研究、确立与推广有助于在西医病的基础上总结探索中医辨证论治规律，发展中医临床思维，提高中医临床诊治疾病的能力，为当下中医诊疗体系的研究提供新的方式与路径。

一、衷中参西表里相合

传统中医辨病多根据病人的主症来命名，如胃痛、胸痹等，其涵盖的西医疾病范围过广，因不同疾病的诊断标准差异甚大，发展过程和临床预后也截然不同。若是中医病名，多不利于临床中医师对疾病本质的把握。病证型临界诊断模式对疾病的本质有更深层次的了解和更精准的把握，因“疾病”和“基础证”有较为清晰的内涵。西医疾病的诊断有症状、体征及辅助检查等明确的依据，而这些外在的四诊信息可以根据中医的理论进行基础证和不同证型的分类辨证，这和中医“有诸内者，必行诸外”的理论相吻合，可以在知其外在表现的同时了解疾病的内在本质。这种通过现象去认识本质，进而对疾病的病因病机、发展预后从整体上把握，以表知里，执“外”以知“内”，是中医学精髓的体现。病证型结合的临界诊断方法可以更便捷地实现临床辨病明确、证型分类清晰的需求。通过研究，有助于系统观察及探讨西医疾病的中医核心病机及其演化规律，揭示疾病的基础证和不同的证类分型的理化指标变化规律，防止单纯从证候切入引起的指标变化的矛盾，寻找更有针对性的病证型结合的证候分类诊断指标，这种表里结合的研究，丰富与完善了中医辨证理论体系与临床诊疗方法。

二、特异分型鉴别清晰

辨证分型是病证型临界诊断模式的重要内容。“型”即为传统中医辨证时的证候分类，但不同于一般证候的是这些分型都由具自身特征信息的证候要素构成。对临床中医师来说，在明确疾病诊断和确定疾病核心病机基础证的前提下，能够了解疾病的轻重缓急，明确疾病发生发展过程中不同证候要素的地位，从而使中医证候分型的演变规律更加清晰，同时也将不同阶段的中医分型贯穿起来，突出了各型之间的临床特点。临床上症状是复杂多变的，在病证型临界诊断方法中，我们通过对证候分型特征指标的识别，病性、病位的分析，证候要素的确定，辨别不同的特异分型，进一步细化了型与型之间的鉴别要点，更有利于临床中医师掌握疾病基础证和证型分类的鉴别诊断。

三、标本兼治提高疗效

中医临床辨治疗效提高的关键在于方证对应，即每一种证对应一个最佳方剂。如此才能证治相应，理法方药一致，方剂本身并无优劣之分，重在辨治相合。在病证型诊疗模式思路的指导下，临床医师辨病为先，抓基础证，再分特异型，层层递进，步步紧扣。基础证对应基本方，不同证候分型确定特异型的小处方、角药、药对加减，方证（型）对应，以提高中医辨治的临床疗效。

在病证型诊疗模式的运行中，基础证常常包含疾病的主要临床表现，在疾病发生发展的过程中，出现的不同的中医证候分型表现与疾病的临床症状有着密切的联系。中医临床诊疗具有整体调节抓根本、动态诊治抓分型的特点。根据中医急则治其标，缓则治其本的临床治疗原则，疾病的缓解期应根据基础证选择主方加减用药，以治疗疾病的根本；在疾病的发作期，可根据不同证型分类所对应的治疗处方，以治疗疾病的标；如果疾病标本兼在时则标本同治，这样可以使疾病在任何阶段都会得到有效的治疗。

四、君臣佐使配伍新法

君臣佐使是中医方剂学术语，是中医数千年来临床用药不断演化的处方组成规则。它高度概括了中医遣药组方的原则，从多元用药的角度论述各药在方中的地位及配伍后的药效变化规律。

君臣佐使最早源于《素问·至真要大论》："主病之谓君，佐君之谓臣，应臣之谓使。"又说："君一臣二，制之小也，君一臣三佐五，制之中也，君一臣三佐九，制之大也。"元代李杲在《脾胃论》中再次申明："君药分量最多，臣药次之，使药又次之。不可令臣过于君，君臣有序，相与宣摄，则可以御邪除病矣。"历代医家对各药物在方剂中扮演的主次地位与从属关系进行了深刻的论述，强调组方的基本结构，要以君臣佐使来分清主次，这是组织方剂关键的制方之要。我们根据临床的实际运用经验，结合病证型的诊疗模式，重新认识方剂结构与临床用药组方之规律，对处方构成方法进行了相应的改良。君药是针对主病或主证起主要治疗作用的药物，其药力居方中之首，用量比臣、佐药应用时更大。在一个方剂中，君药是首要的，是不可缺少的药物。临床上采用小复方、角药、药对作为君，以深化主病之谓君的分量，使君药在组方中真正起到带头作用，不仅针对疾病的核心病机（基础证），还针对疾病进行治疗，当然主要针对基本证候，针对核心病机。如果疾病是发作期，组方时的君药（小复方、角药、药对）则应根据发展过程中在基础证上派生出不同分型的证候要素来选择，而原来治疗主病和主证的君药可能会转移为臣药，为发作期不同分型新处方的君药服务。这样对疾病诊治时动态的组方，既体现了药物之间的配伍关系，又重视了药物配伍和病证的针对性，做到以法统方、方中有法、法中有方。

臣药辅助君药，是加强治疗主病或主证作用的药物，也是针对兼病或兼证起治疗作用的药物，它的药力小于君药。在病证型诊疗模式中，如果疾病是缓解期，采用与君方用药功效发挥方向一致的药物，且占比较重要地位，将协助君方进一步发挥功效。

这样动态的由多个小复方组成的大复方，分析时只需按其组成方药的功用归类来解析，分清主次即可。中医的类方、小复方、角药、药对很多，这些方药都可以作为整体来分析，使得整个方剂主次清晰明了，从而拓展组方君、臣、佐、使的临床运用。

第三节 病证型临床疗效评价方法研究

病证型诊疗模式是从评价疾病的基础证开始，到评价疾病发作期不同阶段的病性、病位、正邪关系所表现的不同证候分型，对这些不同分类的治疗效果进行分析，并确定是否继续用药治疗还是改变原有治疗方法和方药的动态评估过程。在诊疗中，每次辨证实际上都包含了疗效评价的实质内容。因此，病证型结合的辨证论治疗效评价应该具有针对疾病即基础证和特异的中医证候分型的疗效评价指标和方法。中医药临床实践中重视人体的禀赋、体质、心理活动以及周围环境对健康与疾病的影响，因而在人体健康与疾病的衡量、治疗效果的评价上，重视自身整体功能调节及对于环境适应能力的同时，尚需观察生物学微观指标的改变，所以在进行病证型结合的疗效评价研究时，应结合中西医不同的理论体系和诊疗特点形成符合中医药自身特点的，针对病、基础证和各分型的临床疗效评价方法。

一、中医药临床疗效评价的现有方式

从《内经》开始，医学典籍中就开始有关于中医疗效评价的内容，不过当时的技术手段尚较落后，疗效评价的内容仅停留在对患者症状改善程度上。随着西方医学的兴盛，临床流行病学、循证医学的发展，中医学为融入医学潮流中，开始借助现代医学手段对中医药的疗效进行评估，利用科学方法对证候、症状进行量化分级，以保证疗效评价的质量。

（一）以经验为主的评价模式

中医在数千年的临床活动中，已经发展为公认的、具有比较系统的理论体系和独特诊疗方法的稳态医学。在长期的医疗实践中，中医其实已经形成了一套以经验为主的疗效评价模式，即以患者的临床表现及舌象、脉象等一系列软指标的变化作为评价依据，医生的个人经验为评价方法，来判断疾病的向愈。这种方法以患者的切身感受为评价的主要依据，评价的关键环节在于医生个人经验的积累。如《伤寒论·伤寒例》曰："凡得病，厥脉动数，服汤药更迟，脉浮大减小，初躁后静，此皆愈证也。"此言得病后，经过服汤药治疗后，根据脉象"脉浮大减小"，神志变化"初躁后静"来判断疾病是否治愈。"此皆愈证"四个字虽少，却表达了一个重要观点，即证实疗效评价的依据，其中脉象作为重要指标之一，与其他证候合参来评价疗效，判断疾病转归。"脉浮大减小，初躁后静"不仅提示了评价依据，而且表明了评价方法，是将病人的脉象"脉浮大减小"和神志"初躁后静"治疗前后的证候表现进行了比较，即脉证的对比，之后给出"愈"的评价。又如《伤寒论·辨脉法》问曰："脉病欲知愈未愈者，何以别之？答曰寸口、关上、尺中三处，大小浮沉迟数同等，虽有寒热不解者，此脉阴阳为和平，虽剧当愈。"文中描述的"脉病欲知愈未愈者，何以别之"意为"诊察疾病而想知道已愈还是未愈，根据什么来判断？"对于判断诊疗效果和疾病的发展转归，对治疗效果进行评价，并寻找评价依据的意识已经显而易见了。这种疗效评价方法主观性强，缺乏统一标准，研究结果无可比性，严重影响了中医临床真实疗效的系统评价，故这种方法目前已经较少使用，或仅用于中医药临床疗效观察的初期。

（二）借鉴现代医学的疗效评价方法

17世纪西方医学崛起，其因清晰的诊断思路、确切的临床疗效、科学的评价方式被越来越多人接受、认可，并逐渐发展成主流医学。这个时期，为了适应医学潮流，中医学界开始频繁效仿西医学的临床疗效评价方法，注重各种率（有效率、好转率、痊愈率）的变化以及辅助检查、实验室检测等指标，但有时会自觉或不自觉地照搬或套用现代医学的评价方法和指标。中、西医学是两套不同的医疗体系，有着不同的思维方式和方法论，以及各自的理论体系和治疗特点，若完全采用现代医学的疗效评价标准方式，不仅难以反映中医自身特点、优势和实际疗效，而且不能充分客观地评价中医药的有效性和科学性。归根结底，就是局限在对某一"病"的具体评价上，忽视了中医辨证思维精髓。又或是在运用西医评价方法的同时，简单地对证的评价中加入"望闻问切"等过多的主观因素，其客观性和可重复性较低，导致了其评价的科学性不高。

（三）病证结合的疗效评价方法

不管是经验性评价还是借鉴现代医学方法的评价，都无法客观、全面、真实地评价中医药临床疗效，故有学者提出融合中西医，以病证结合的方式来评价中医药的临床疗效。陈可冀院士[150]认为：病证结合疗效评价指标包括终点指标、症状体征、证候计分、替代指标、生存质量和患者报告的结局指标（patient reported outcomes，PRO）等。应当根据临床研究目的合理选择应用，不能有所偏颇。

病证结合诊疗模式[151]的出现是时代发展的必然，符合中医药发展规律，使中西医优势互补，是中医药适应现代化发展的重要变革，是中医药临床疗效评价的关键环节。它使中医辨证不但能够准确把握患者特定的临床表现，而且更能体现中医证候自身的演变规律，并在疾病范围的限定下，使之演变规律更加清晰；同时还可以用疾病演变这条主线将不同阶段的中医证型贯穿起来，突出不同疾病阶段的中医证候分型特点。通过运用包括现代医学在内的现代科学技术手段和方法研究中医药学，一方面丰富了现代医学的内涵，促进了现代医学的发展；另一方面明确了中医药的作用靶点，揭示了中医药的治病机制，进而提高了中医药的临床治疗效果，使中医药临床疗效可重复，是中医药学的巨大进步和发展。

二、病证型中医疗效评价研究思路

在长期的临床疗效评价方法学研究中，病证型疗效评价可采用多指标综合评价方法，其形式可用模糊综合评价法，即将各部分指标集合成评价指标集，并形成一个评价集合，运用模糊综合评价的方法进行综合评价；同时可以针对患者的感受、证型变化、生存质量、疾病临床表现等具体方面而建立 PRO 量表、证候量表、生存质量量表、临床症状问卷等方法，根据研究目的进行针对性研究或将其作为综合评价方法中的内容。采用何种形式评价，可在研究过程中逐步形成共识。研究中，若无证可辨，可以用诊断疾病的检测指标进行评价；若有证可辨时应进行病证型结合的综合评价。同时在疗效评价指标和方法的研究中应对病的辨证规范进行研究，即疾病所属各“证”和“型”规范了，病证型结合的中医疗效评价指标和方法也会相应地得到规范。

（一）文献和经验相结合研究

基于以往研究成果及临床经验总结病证型结合的临床诊疗特点，不断完善评价指标，分析疾病基础证的指标分布规律，探讨基础证和临床常见分型的临床特征及其关系；系统总结目前有关中西医临床疗效评价方法、体系及评价指标，逐步筛选相关评价指标，为深入研究提供客观依据。

（二）临床疗效综合评价体系

基于病证型的诊疗模式，疾病疗效、中医基础证和各分型的疗效等均是评价体系的重要内容。由于辨证论治强调治疗随证型变化而改变，疾病过程中证型变化及规律是病证型结合辨证论治疗效评价体系的重要内容，因此能否客观反映疾病的基础证和不同特异分型的变化是建立病证型结合疗效评价的关键问题。中医诊疗注重机体整体功能的调节，注重患者的个人感受和患者生存质量的提高，这就要求将基于患者主观感受的 PRO 和 / 或生存质量的评价纳入疗效评价体系。病证型结合的辨证论治疗效评价指标研究的基础应包括西医疾病评价指标、反映基础证和不同分型变化的评价指标、基于病人主观感受的 PRO 指标和 / 或生存质量指标等多维评价指标体系；建立基于 PRO 和疾病基础证主要症状变化的评价量表与方法是构建病证型结合疗效评价体系的主要内容。

（三）临床疗效评价指标选择

在中医药临床疗效评价中，存在着以病的疗效为主，证的疗效为辅；或以证的疗效为主，病的疗效为辅；或病与证的疗效地位相等多种情况。临床上我们经常会遇到患者“病”的指标恢复正常了，但症状仍然存在，如患者服用了能够降低转氨酶治疗肝病药物后，转氨酶下降至正常范围之内，但仍有上腹部不适、食欲缺乏等症状。这就提醒我们仅仅注重病因学治疗而忽视患者的生活质量，完全沿用西医的指标体系来衡量中医药的疗效，不能充分客观地评价中医药的有效性和科学性，此时的评价应以证的疗效为主，病的疗效为辅。又如“慢性肾炎”水肿的患者，经中医药治疗后，患者水肿逐渐消退，一般情况见好，而理化检查显示尿蛋白定性、定量均异常，而这时的疗效评价又应以病的疗效为主，证的疗效为辅。诚如张伯礼院士所言：“中医药临床疗效评价要重视实验室检查，更要重视临床观察；重视局部病理，又要重视整体反映；重视近期效应，又要重视远期效应；重视疗效分析，更要重视疗效整合；重视研究数据，更要重视逻辑演绎。”[152]

病证型结合的诊疗模式中，疾病的基础证是这个疾病发生的根本，治疗基础证就是治疗这个疾病，因为基础证是诊断这个疾病的主要临床症状组成的，是根据中医基本理论对临床症状所属证候要素的判别，是该疾病的核心病机。研究中发现，基础证和反映疾病本质的主要检测指标相关，如更年期综合征的检测指标促卵泡激素、孕酮和临床指标腰膝酸软、性欲淡漠、多梦、健忘等均因载荷系数 >0.4 聚集在基础证中，说明促卵泡激素和孕酮的改变，可作为更年期综合征基础证的指标之一[42]。根据中医学“急则治其标，缓则治其本”的治疗原则，在疾病的缓解期治疗基础证，如更年期综合征的基础证是肝肾不足，脑梗死的基础证是风瘀阻络。因此，基础证的主要症状和疾病的主要检测指标都可作为中医临床研究选择的综合评价指标。

当疾病在内外病因的作用下，证候会随即在基础证上发展并进入到各个不同的“证候分型”阶段，如脑梗死在风瘀阻络的基础上会出现风痰阻络型、肝阳上亢型等；更年期综合征在肝肾不足的基础上出现肝郁伤神型、肝阳上亢型等。此时的治疗则进入“急则治其标”的阶段，那么干预措施所采用的方药主要是针对“型”。这时构成各“型”的主要症状和体征应作为中医临床研究的主要评价指标。

当疾病在发生发展过程中的临床表现既有基础证候的指标，又有各证候分型的指标，说明此“基础证”和“证型”同时出现，在选择干预治疗方药时应“标本兼治”。此时，构成基础证的主要症状和各证型的特异症状都可作为中医临床研究评价的选择指标。

病证型的中医临床疗效评价是根据其临床表现做基础证和各证型的分析，对治基础证（病）、治特异型（证候分型）、基础证和证型共治（病证同治）的方法分别进行客观的疗效评价。综上所述，病证型结合中医疗效评价标准的建立应包括疾病基础证和不同分型临床指标变化的评定标准、针对患者在疾病过程中出现的不同证型分类的临床症状改变的评价方法、病人主观感受的 PRO 指标或者生存质量的评定标准；同时在基础证和特异型评价中应兼顾疾病的疗效评定标准。

（四）评价方法的考核与验证

在文献研究的基础上，拟定病证型结合动态诊疗信息采集表，多中心开展信息收集；运用多因素统计学方法、人工智能技术等方法揭示疾病基础证和常见证候分型的分布与变化规律，探讨基础证和不同证候分型在疾病发生过程中疗效评价指标的变化及其相互关系；筛选各评价要素的疗效评价指标，如基础证候指标；初步建立病证型结合疗效评价指标及评价标准。遵循临床流行病学和循证医学方法，进行多中心临床试验，对于所形成的初步量表进行信度、效度、反应度的考核，进一步对于评价指标的灵敏度、特异度进行考核，对于初步评价方法和标准进行验证。

因此，病证型结合的辨证论治疗效评价方法应是针对疾病、基础证和特异型的中医综合疗效评价指标和方法。

三、构建中医证型疗效评价指标

病证型诊疗过程中，证候的动态变化的辨识不仅为治疗提供依据而且也是疗效评价的主要内容，但目前中医临床疗效评价常注重中医临床症状改善方面，弱化了证候变化的评价，这与其评价研究的难度有关。如何构建反映中医证候变化的疗效指标，是衡量所建立的评价体系能否体现中医优势和特色的重要环节。建立中医疗效评价体系是一项复杂的系统工程。将病证型结合研究作为切入点，以中医辨证论治诊疗特点为依据，借鉴并利用现代科学技术、方法和研究成果，是目前进行中医临床疗效评价研究的主要途径，但在研究过程中仍有许多问题有待学界共同努力解决。

（一）基本症状

基本症状是疾病构成基础证的主要临床表现，是疾病的中医核心病机及证候本质属性的体现，在诸多临床表现中占主要地位，并可在一定程度上对其他症状、体征起决定作用，也通常是患者最关注的疾病主诉。在中医证候的评价与诊断中，一般规定主症是必须具备的基本症状。以冠心病血瘀证为例，主要症状可定义为胸痛、胸闷。

（二）特异症状

特异症状是对基本症状的补充，对中医证候分型的判断与评价具有鉴别诊断的作用。在中医证候的评价与诊断中，一般要求 2 项以上的特征信息即可进行证候分型的诊断或鉴别诊断。以心气虚型和心阴虚型为例，病位于心的基础证为心悸、失眠、多梦，而同时兼见的气短、倦怠、乏力、懒言等具有气虚特征的症状则是心气虚的特异症状；同时兼见的五心烦热、口干咽燥、尿黄便干等阴虚生内热的症状则是心阴虚的特异症状。两组特异症状有明确的鉴别之处，可分辨特异型心气虚和心阴虚的不同。

（三）基本症状与特异症状的量化

基本症状与特异症状均属于主观判断指标，为使中医证型评价进一步客观、科学，应对此类指标进行量化研究，再以适当的统计方法进行分析评估。量化方法可参照《临界辨证诊治法》[153]的描述，以专家经验为基础，列出构成该中医基础证候的主要症状和特异症状，根据基本症状与特异症状在证候诊断中的贡献大小确定其权重。并将症状分为 4 级：即正常、轻度异常、中度异常、重度异常。最后，根据症状总计分，建立证型轻、中、重的分级标准，用于中医证型的评价。在实际操作过程中，基本症状表现该病的核心病机，常被赋予 0、3、6、9 分的权重，特异症状作为鉴别指标常被赋予 0、2、4、6 分的权重。可以看出，此种评价指标量化方法简便易操作，直观易理解。但其以专家主观经验为主，可能会出现与真实情况有偏差的现象；同时在评价过程中，将属于计数资料的评分转化为等级资料，也具有一定随意性。因此，此种评价指标量化方法尚具有一定局限性。

随着计算机技术和统计学方法的发展，出现了一些新兴的临床评价方法。如对以症状为主的评价指标如何量化及赋予权重，通过专家经验与这些客观方法的结合，提高了评价的客观性与科学性，例如基于数据挖掘的交互式量表设计、中医证候与客观症状的线性回归分析、层次分析法结合专家赋值进行评分等。

（四）舌象

舌象评估是中医证型评价重要组成部分，对舌象的评价除传统主观的方法外，已有研发的现代科学仪器也可作为评价方法引用。例如把舌象拆分为7个维度并赋值如下（权重评分仅供参考）。

1. **舌色**　按舌色由浅入深顺序排列（1淡白、2淡红、3红、4绛、5青紫）。
2. **舌苔厚度**　按舌苔厚度由薄/无到厚顺序排列（1无、2少、3薄、4厚）。
3. **舌苔性质**　按舌苔津液由少到多的顺序排列（1燥、2润、3腻、4滑）。
4. **舌苔颜色**　按里热程度由轻到重顺序排列（1白、2黄、3灰黑）。
5. **舌体**　按舌体由瘦到胖顺序排列（1瘦、2正常、3胖）。
6. **齿痕**　按由无到有顺序排列（0无、1有）。
7. **裂纹**　按由无到有顺序排列（0无、1有）。

（五）脉象

脉象的评估是中医证型评价组成部分。《内经》时代已把病脉的演变，分为微（轻）、甚（中重）、绝（极重）3个量级，以观病证之吉凶，但其量级内涵不清，量级界限模糊，使评价者难以掌握。对脉象的评价除传统基于主观的评价方法外，也可结合现代评价方法综合考虑。例如对脉象进行维度拆分及相应赋值。

1. **脉位**　按脉位的由深到浅顺序排列（0伏、1沉、2正常、3浮）。
2. **脉率**　按脉率由慢到快顺序排列（0迟、1缓、2正常、3数、4疾）。
3. **脉宽**　按脉体由细到宽顺序排列（0细、1正常、2宽）。
4. **脉长**　按脉长由短到长顺序排列（0短、1正常、2长）。
5. **脉力**　按脉力由弱到强顺序排列（0无力、1正常、2有力）。
6. **流利度**　按脉体流利程度排列（0涩、1正常、2滑）。
7. **紧张度**　按脉体紧张程度排列（0软、1正常、2弦）。
8. **节律**　（0正常、1匀、2不匀）。
9. **左寸脉**　（0正常、1弱）。

以上经量化的舌象、脉象数据可同基本症状、特异症状一起进行量化评估，如单独进行舌象与脉象的评估，也可直接进行组间统计学比较。舌象与脉象数据往往不符合正态分布，此时可考虑使用秩和检验进行统计分析。

（六）体征

某些中医证型具有特殊的体征，例如血瘀证之舌底脉络曲张；证型改善或加重，其中特定的体征会发生相应改变。

（七）患者报告结局

随着人类社会的发展，医学模式由单纯的生物学模式向“生物-社会-心理”模式转变。患者对治疗的主观感受越来越受到关注。主观感受和医生的评价、客观检查标准一样，在中医证型疗效评价中同样重要。因此，出现了患者报告结局（PRO）的概念[154]。WHO将

PRO定义为任何直接来自患者的、非经医生及其他人解释的关于患者自身的健康状况的报告。PRO根据所收集的内容,大致可分为对患者疾病的功能、症状性指标,以及生存质量指标两方面。举例如下:①患者报告的其疼痛、疲劳、精力等与症状表现相关的信息;②患者报告的心理状态、社会活动能力等信息;③患者有利于身体康复的行为、医嘱依从情况,例如患者锻炼身体的信息、吸烟/饮酒信息等;④患者对治疗的满意程度;⑤患者对治疗方式选择的倾向;⑥患者报告与医院之间的交流、配合治疗、获得治疗的手段等。因此PRO的内容和特征与中医药的疾病治疗及评价特点具有高度的相似性及适用性。中医药的特点是以"整体观""辨证论治"为核心,以人为本;而PRO正是以患者主观感受为核心的指标集。中医的辨证是医生运用"望、闻、问、切"四种方法,在四诊信息采集过程中,问诊所获取的信息量最为丰富。据统计,在常见的症状和体征中,有70%以上的信息是通过问诊获得的。因此,问诊是为证型诊断获得信息的最主要手段。问诊即是收集患者主观感受,以反映当前中医证型状态演变的过程,可为医生分析病情、判断病机、评估病情变化提供依据。中医问诊的过程,与美国FDA对PRO定义中所描述的"任何直接来自患者的有关其健康状况和治疗效果的报告"十分相似,归纳其相同点有:①资料来源相同。中医辨证时通过问诊获得主观症状的资料和PRO通过量表收集的资料均源于患者本身的报告。②收集资料的目的相同。两种方式的目的均是用来分析患者目前的状况、病情变化及治疗效果。但目前医生在对患者问诊时仍停留在病人主观叙述的表象,临床测量的结果往往与病人的功能或感觉不同步;如果医生对病人的观察结论和病人的感受相一致,这样的研究会更有价值。这也是PRO与传统辨证之间的不同点,这些不同点可弥补传统辨证的不足,可作为中医证型评价的补充:①参与者不同。辨证过程中的问诊由医生和患者共同完成,而PRO的报告由患者独立完成。②参与模式不同。辨证问诊是医生口头提问、患者回答的过程,此过程仍会受医生主观因素影响较大,受医生经验、问诊习惯、医疗水平的不同而左右。一些患者由于个人偏好或就医环境嘈杂、对医院陌生等情况导致思想过于紧张,或在面对医生时不方便将某些病情说出口等导致资料流失。所以辨证时通过问诊收集的主观症状受医生、患者、环境等因素的影响较大。而PRO评价量表有固定询问模式,并且由患者在安静状态下独立完成量表,记录较翔实,故得到的资料比较符合患者实际情况,受其他因素影响较小。③内容范围不同。PRO包括临床实践中的多项内容,且设计较全面,而通过问诊得到的就诊当时的主观症状仅仅是PRO内容中患者症状报告的一部分。综上所述,PRO与中医证型评价具有一定的相似性,将PRO运用于中医证型评价有一定的可行性,且PRO具有一些优于传统问诊收集数据方式的特点,将PRO运用于中医证型评价,具有使评价客观化、增加可信度的现实意义。

PRO数据的获取是基于PRO量表进行的,中医PRO量表的研制难点在于中医指标的量化、证候的规范化等。所以引入PRO量表创制的理念和思路,对病人的症状描述进行更深一层的量化分级研究,将有益于中医证型的评价。PRO量表的研制过程一般可分为:①初步确定量表条目池;②确定量表每个条目的权重关系;③试用PRO量表;④评价PRO量表的效度。

PRO为我们提供了一个从患者角度评价临床治疗效果的很好的途径。然而PRO量表收集的是患者某一时点与自身健康相关的报告,反映的多是患者的主观感觉,具有不可回溯性,且是难以用具体的度量单位来衡量的软指标,容易受到测量偏倚、期望偏倚等因素影响。因此在研究的设计、实施阶段以及结论的推导过程中应重视质量监查,注意对各种偏倚的控制。

下篇　实　践　篇

第八章

病证型临床病种研究实例

病证型结合是通过采集现代医学疾病的临床症状、体征及理化检测指标等数据，用中医辨证的基本理论进行证候分型，并根据方证相应的原则进行处方用药的临床实践研究。现代医学对疾病的认知和治疗较过去有了跨越式的发展，对疾病的深入认识和疾病诊断方法也取得了长足的进步，极大地延伸了中医四诊的范围，为中医临床的辨证施治提供了大量新的可靠的客观依据。在现代医学背景下应运而生的精准医学，已成为中西医在各自领域里追求的共同目标。在大样本、多中心临床流行病学调查系列的方法学研究中，提出疾病的基础证和特异型分布，并根据不同证型分类中的临床指标构成，以便更加准确地对患者进行辨证治疗。通过对高血压病、冠状动脉粥样硬化性心脏病、脑梗死、慢性支气管炎、慢性肺源性心脏病、支气管哮喘、更年期综合征、高脂血症八个病种的临床流行病学调查研究，建立了病证型诊疗模式研究的一般技术流程，即在全面整理古今中西医文献资料的基础上，采用回顾性与前瞻性相结合的研究方法，全面收集研究病种的临床资料，借助现代数据统计分析方法和中医的理性思维，科学、规范地形成疾病的基础证候和不同证型的分类、命名以及方证（型）相应的临床治疗方案。通过临床实践发现病证型分类诊断及治疗的研究方法，有益于现代医学疾病中医证候分类指标的制定，且能较准确地指导临床辨证论治，以明确方证（型）相应的具体处方用药。现将研究病种的临床流行病学调查、数据处理分析及方证对应用药的资料整理于此，同时本着“从临床中来，到临床中去”的中医研究模式，摘录部分临床带教实践中采用病证型方法诊疗的病例，以诠释本模式在临床中的具体应用，为从事病证型结合研究的同道提供传统与现代相结合的应用基础研究思路和方法。

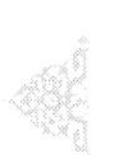

第一节　高血压病证型分类及方证相应研究

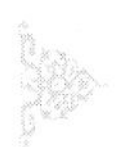

高血压病是以体循环动脉压升高、周围小动脉阻力增高为主要特点的临床综合征，动脉压的持续升高可导致靶器官如心、脑、肾和视网膜的损害而危害人的健康与生命。中医药在治疗高血压病的应用上，依据“整体观念”和“辨证论治”的原则，取得了一定的临床疗效，但高血压病中医辨证分型却呈现多样性，缺乏统一的辨证分型标准，难以在临床上推广应用。对高血压病进行准确、标准地辨证分型，应通过临床流行病学的方法，将高血压病的四诊信息及相关指标搜集整理，进行统计分析，筛选出对高血压病的证候分型有意义的指标，分析其证候特征的分布规律，然后建立高血压病中医证候分型的量化辨证标准，探索高血压病的中医证型分布和演变规律，从而为高血压病中医药治疗和研究提供科学依据。

一、高血压病的现代医学研究

（一）流行病学

高血压病是常见的循环系统疾病，随着经济社会的发展、人口老龄化的进程，其发病率正逐年增加。从1958年起我国全国范围内的六次高血压病普查结果显示，我国高血压病患病率逐年上升，六次普查中患病率依次为5.0%~11.0%，7.7%，11.0%，24.0%~27.0%，27.0%，27.9%[155]。据2012—2015年普查显示[156]：高血压病的患病率随年龄增加而显著增高，且高血压病患者亦有年轻化趋势，18~24岁、25~34岁、35~44岁的青年高血压患病率分别为4.0%、6.1%、15.0%；不同性别的高血压患病率不同，男性的患病率为28.6%，高于女性患病率27.2%；农村地区居民高血压患病率增长速度较城市快，且在该次普查中首次超越城市；我国高血压患者的知晓率、治疗率和控制率分别为51.5%、46.1%和16.9%，近年来已有明显提升，但总体仍处于较低水平。从全球的发病率看，2016年一项全球高血压人群研究报告显示[157]，从2000年到2010年全球已有31.1%（13.9亿人）患有高血压病。

（二）临床基础研究简述

高血压病分为原发性和继发性两大类，其中病因不明者称为原发性高血压，占所有总患病人数的95%以上。一般早期高血压患者常出现头痛、头昏、耳鸣、眼花、健忘、注意力不集中、心悸、失眠、焦虑和容易疲劳等症状，其中以头痛、头昏最为多见。部分患者无症状，仅在测量血压或发生心、脑、肾等并发症时才被发现。

高血压是心脑血管疾病发生的主要危险因素，其发病具有明显的家族聚集倾向，且与饮食、精神应激、吸烟、肥胖等因素相关，而其发病机制目前认为主要与神经调节、肾脏调节、激素调节、血管调节、胰岛素抵抗等相关。①神经调节：多种因素导致大脑皮质下神经中枢功能发生异常改变，多种神经递质如去甲肾上腺素、多巴胺、脑啡肽等的浓度和功能异常，使交感神经功能兴奋，小血管收缩，血压升高；②肾脏调节：各种原因导致水、钠潴留，使得心射血量加大，导致外周的血管阻力增大，血压升高；③激素调节：肾素-血管紧张素-醛固酮系统（RAAS）被激活，使小动脉收缩、去甲肾上腺素分泌增加，这些因素共同导致血压升高；④血管调节：大、小动脉结构和功能的变化都会使血压发生变化，年龄的增加、血脂的异常、血糖的异常等多种原因可导致血管内皮功能异常，血管弹性降低，收缩压升高；⑤胰岛素抵抗：胰岛素抵抗可使血管平滑肌增生及迁移，导致动脉内壁增厚，阻力增大，血压升高，还可更进一步影响肾脏及神经调节机制引起血压升高。

（三）西医诊疗指南撷萃

2018年12月发布的《中国高血压防治指南（2018修订版）》[158]中提出高血压病的诊断为：在未服用降压药物的情况下，3次非同日测定诊室血压，收缩压（SBP）≥140mmHg和/或舒张压（DBP）≥90mmHg；既往有高血压病史，目前正在使用降压药物，血压虽低于140/90mmHg，仍可诊断为高血压病。并根据血压升高的水平，又可进一步将高血压分为1级、2级、3级；根据血压水平、心血管危险因素、靶器官损害、临床并发症和糖尿病进行心血管风险分层，分为低危、中危、高危和很高危4个层次。

高血压病的治疗目标是降低发生心脑肾及血管并发症和死亡的风险，一般高血压患者应降至<140/90mmHg，能耐受者和部分高危及以上的患者可进一步降至<130/80mmHg。常用的五大类降压药物包括利尿剂、钙通道拮抗剂（CCB）、血管紧张素转换酶抑制剂（ACEI）、

血管紧张素Ⅱ受体阻滞剂（ARB）和β受体阻滞剂，均可作为高血压病初始治疗用药。指南中建议根据特殊人群的类型、合并症选择针对性的药物，进行个体化治疗，还应根据血压水平和心血管风险选择初始单药或联合治疗，同时认为生活方式干预对高血压患者有一定的治疗作用。

2020年国际高血压学会（ISH）首次单独发布了《2020国际高血压实践指南》[159]，新指南对高血压的分级及用药推荐做了部分修改[160]，并创新性地提出“基本标准”和“理想标准”两种血压管理标准。基本标准也就是最低标准，建议最好低于140/90mmHg，最低降低20/10mmHg。理想标准是对于中青年，目标血压应<130/80mmHg，但不宜低于120/70mmHg。此外，在高血压的测量和诊断方面也发生了变化，新指南指出尽量不要1次就诊即做出诊断，确诊高血压需要测量2~3次诊室血压，且间隔时间改为1~4周，以排除其他因素干扰导致血压临时升高；同时，更加建议通过诊室外的家庭血压监测或24小时动态血压监测来明确诊断。虽然高血压的定义与大多指南一致，但新指南将正常血压界限调整为130/85mmHg，将高血压分级由原来的3级合并为2级，即原来的1级高血压诊断标准不变，原来的2、3级高血压合并为2级高血压，而对于危险分层也做了简化，取消了极高危，将其合并到高危。

在药物选择方面，“基本标准”中明确提出可以使用任何可及的具有良好特性的降压药物。“理想标准”中明确提出联合用药“四部曲”，即：①两种药物小剂量联合治疗（最大推荐剂量的1/2），优选RAAS阻滞剂+CCB；②两种药物全剂量联合治疗；③三药联合治疗，优选RAAS阻滞剂+CCB+利尿剂；④三药联合+螺内酯或其他药物。

二、高血压病的古今中医认识

通过检索高血压病相关的中医古籍、期刊文献，了解古代中医对其病名、病因病机、辨证论治的认识，挖掘现代中医对高血压病的辨证分型及治疗的相关数据，掌握相关的中医指南或专家共识，有利于从已有的研究中得到启发，找到深入研究的新方法、新线索，为科学研究提供丰富的、有说服力的事实和数据资料，使研究过程充分建立在可靠的文献资料基础上，更好地把握高血压病证候分布的特点，利于临床流行病学研究的开展。

（一）中医基础理论探讨

高血压病是现代医学疾病，中医古代并无本病的记载。根据高血压病的临床症状可将其归于“眩晕”“头痛”进行辨证论治，其病理因素包括了风、火、痰、瘀、虚等，病位在肝、肾，治疗上根据不同的病机特点予清热、祛痰、化瘀、补虚等治法。

1. 病名沿革　根据头晕、头胀、失眠、健忘、耳鸣、乏力、多梦等主要临床表现，中医将高血压病归于“眩晕”“头痛”等范畴。眩晕、头痛的记载最早见于《内经》，称其为“眩冒”“掉眩”和“头风”“偏头风”，两种症状共同出现时又可称为“风眩头痛”“头眩痛”“眩晕头痛”。汉代张仲景在《伤寒杂病论》中亦描述了“眩”“目眩”“头眩”“振振欲擗地”“身为振振摇”等与本病有关的症状。唐代孙思邈《备急千金要方·风眩》首次定义“风眩”：“夫风眩之病，起于心气不定，胸上蓄实，则有高风面热之所为也。痰热相感而动风，风心相乱而闷瞀，故谓之风眩。”

2. 病因病机　古代医家对头痛和眩晕病因病机的认识并不完全一致，但其病因不外乎六淫外感，七情内伤，包含风、火、痰、瘀、虚等病性要素，多认为其病位在肝肾，病机包括肝经风火上逆、痰饮上蒙清窍、瘀血内阻、肝肾亏损等。

《内经》不仅描述了眩晕、头痛的典型表现，还总结了其病位、病性和病机，书中认为眩晕病位主要在肝："诸风掉眩，皆属于肝"；又指出髓海不足，可因虚致眩："上气不足，脑为之不满，头为之苦倾，耳为之苦鸣，目为之苦眩""……髓海不足，则脑转耳鸣，目无所见，胫酸眩冒，懈怠安卧"。对头痛则认为其病位与肝肾相关，因气逆、肾虚所致："气上不下，头痛巅疾""有人头痛，筋挛……夫浮而弦者，是肾不足也""肝热病者……气逆则庚辛死……其逆则头痛"。

张仲景认为目眩可因少阳病所致，《伤寒论》曰："少阳之为病，口苦咽干目眩也"；亦可因痰饮致眩，《金匮要略》云："心下支饮，苦冒弦""假令瘦人脐下有悸，吐涎沫而癫眩者，此水也""心下有痰饮，目眩，胸胁支满"。

隋代巢元方所著《诸病源候论》对眩晕、头痛的认识有所创见和发挥。书中首次提出了"风邪入脑"的理论，主张因风致眩学说："风眩者，由血气虚，风邪入脑，而引目系也"。此外，巢氏还总结了饮食因素致病作用，认为过食滋腻厚味等助湿生热之物，或饮酒房劳，会导致湿热内生蒸腾，上蒙清窍，而致眩晕。书中还指出头痛与痰有关："痰水在于胸膈之上，又犯大寒，使阳气不行，令痰水结聚不散，上与风痰相结，而阴气逆上，上冲于头，即令头痛，或数岁不已，久令脑痛，故云膈痰风厥头痛"。唐代孙思邈则认为风眩发病的原因是心气不足，风、热、痰相夹杂侵袭人体。

宋代以后，对眩晕、头痛的认识更加丰富充实。严用和在《济生方・眩晕门》中指出："所谓眩晕者，眼花屋转，起则眩倒是也，由此观之，六淫外感，七情内伤，皆能导致"，第一次提出外感六淫和七情内伤致眩说，补前人之未备。金元时期百家争鸣，各家对眩晕的认识迥异，如刘完素力主火热，认为风火致眩。而朱丹溪则强调因痰致眩，提出了"无痰不作眩"之说，《丹溪心法・头眩》有云："头眩，痰挟气虚并火……无痰则不作眩，痰因火动。"

明代张景岳在《内经》"上虚则眩"的理论基础上，对上虚致眩做了详尽的论述："眩晕一证，虚者居其八九，兼痰火者，不过十中一二耳"。

清代李用粹对眩晕的病因病机论述亦颇为全面，《证治汇补・眩晕》有云"以肝上连目系而应于风，故眩为肝风，然亦有因火、因痰、因暑、因虚、因湿者"。指出眩晕与风、火、暑、虚、湿有关。叶天士《临证指南医案》中提出了"阳化内风"之说，并进一步认识到眩晕、肝风、中风、头风之间有一定的内在联系，头痛为肝经风火上逆所致。王清任则发前人之未发，提出瘀血致头痛一说。

3. 辨证论治　古代医家对眩晕、头痛病因病机认识的不一致，导致在辨证论治上亦彰显特色，施以化痰、清热、补虚、化瘀等不同治法。如张仲景认为可用利水化痰之药治疗因痰饮所致眩晕，方有《金匮要略》中所示泽泻汤、五苓散、苓桂术甘汤等。朱丹溪亦强调因痰致眩，治眩以治痰为主，且认为"头痛多主于痰，痛甚者火多，宜清痰降火"。叶天士对眩晕的治疗从火、痰、虚等论治："火盛者……以清泄上焦窍络之热，此先从胆治也；痰多者必理阳明，消痰如竹沥……之类；中虚则兼用人参，外台茯苓饮是也；下虚者，必从肝治，补肾滋肝，育阴潜阳，镇摄之治是也。"对头痛的治疗亦强调精准辨证，从虚、火、风等论治："如阳虚浊邪阻塞，气血瘀滞而为头痛者，以虫蚁搜逐血络，宣通阳气为主；如风火变动，与暑风邪气上郁而为头痛者……辛散轻清为主；如阴虚阳越而为头痛者，用仲景复脉汤……镇摄益虚，和阳熄风为主；如厥阳风木上触，兼内风而为头痛者……熄肝风，滋肾液为主。"王清任则创通窍活血汤治疗瘀血所致头痛，“查患头痛者，无表证，无里证，无气虚痰饮者，忽犯忽好，百方不效，用血府逐瘀汤一剂而愈”。

（二）现代中医诊疗现况

中医辨病与辨证结合虽然为目前高等中医院校中医内科学采用的诊疗模式，但与临床实际应用有一定的差距。现代中医治疗高血压病在传承古代中医辨治头痛、眩晕的经验基础上，加入了西医疾病诊断的内容，即辨病随证施治，基于高血压病诊断明确的基础上，采用中医辨证诊疗思维，明辨高血压的核心病机和证候，从而确立治则治法并遣方用药。可通过对现代中医辨证论治高血压病相关文献的分析，总结归纳其常见证型分类和用药特色，结合高血压病的中医诊疗指南，为高血压病证型结合模式的建立提供思路。

1. 诊疗文献数据分析　了解高血压病的中医诊疗现状，有助于跟踪、吸取高血压病中医学术思想和研究的最新成就并从中得到启发，为高血压病临床流行病学研究提供可靠的文献研究数据资料。故检索网络期刊数据库近3年高血压病中医临床研究的相关文献，并运用中医传承辅助平台（V2.5）的数据分析功能，统计高血压病的证型分布及用药情况，从中获取目前高血压病的中医诊疗现状。中医传承辅助平台集各类挖掘分析方法集成于一体，构建了临床采集、平台管理、资料管理、知识检索、统计报表、数据分析等功能，能够从海量而模糊的数据中分析挖掘出潜在而有价值的信息。本研究在数据分析模块中主要运用的是频次统计和组方规律分析两大功能，其中组方规律分析基于数据挖掘中的关联规则算法，即同一个事件中所出现的不同项之间的相关性，可用形如 $X \rightarrow Y$ 的蕴含表达式（X 和 Y 为不相关的项集），算法中的支持度是指项集 X 和项集 Y 同时发生的概率，置信度是指项集 X 发生后项集 Y 发生的概率，在数据挖掘时通过设定一个最小支持度值，找到在规则中的频繁项目集，再设定合适的置信度，生成强关联规则，从而得到文献中相关性最强的高血压用药组合，较客观、真实地反映文献中高血压病的中药使用规律和配伍特色。

检索中国知网数据库（CNKI）和万方数据库（WanFang Data）的相关文献，文献检索的起止日期为2017年1月1日至2019年12月31日，检索的主题词为“高血压”“中药”或“中医药”“临床研究”或“临床观察”。所有纳入的研究必须同时满足以下标准。①研究类型：随机对照或自身前后对照临床试验，不论是否采用盲法；②研究对象：被明确诊断为原发性高血压病的患者，并且不合并其他疾病；③干预措施：治疗组单纯使用口服中药或中成药，或在对照组药物的基础上加用口服中药或中成药；对照组可以使用安慰剂、中成药、自拟方或西药。研究中有以下情况之一者予以排除：①非临床疗效观察研究的文献，如文献综述、动物实验类文献、流行病学类文献等；②患者合并严重心脑血管疾病，如脑出血、心肌梗死等；③治疗措施为其他方法，如西药、护理康复、针灸、推拿、穴位贴敷等。

结果共检出927篇文献，删除重复及符合排除标准的文献790篇，最终共纳入137篇文献。纳入文献中有33篇文献未分具体证型进行治疗，有9篇文献根据高血压的不同证型辨证施治，其余文献均只纳入高血压某一证型患者。将纳入研究的证型及相关处方录入中医传承辅助平台进行统计分析，整理得出近3年高血压病中医临床研究的证型及中药运用。最终统计得到高血压病28个证型分类、142个中医处方和7个中成药制剂。

高血压病28个证型分类如表8-1所示，共有10个证型的研究文献篇数≥2篇，其中以肝阳上亢及阴虚阳亢最为常见，而其他有18个证型均只有1篇文献纳入。高血压病文献中辨证分型繁多混杂，除高血压病中医指南和专家共识中提到的证型外，其余证型多由医家根据自身临床经验自拟证候分类标准进行辨证论治，临床上难以推广应用。而且，一部分临床研究未分具体证型治疗，而是以专病专方治疗，这样做符合现代医学以药治病的特点，但忽视疾病发展过程中病理的变化，即证候的动态改变，无法体现中医辨证论治的特色。

表 8-1　高血压病证型分布统计结果

序号	证型	频次	序号	证型	频次
1	肝阳上亢	24	7	瘀血内阻	3
2	阴虚阳亢	17	8	阴虚	2
3	痰瘀内阻	10	9	阴阳两虚	2
4	痰浊壅盛	8	10	脾虚肝旺	2
5	气虚血瘀	6	11	其他证型	18
6	肝火亢盛	4			

将整理所得 142 个中药处方录入中医传承辅助平台进行分析，通过数据分析模块的频数统计功能，得出处方中共涉及 158 味中药，使用频次大于 30 次的有天麻、钩藤、牛膝、茯苓、石决明、川芎、杜仲、泽泻、黄芩、甘草、半夏、栀子、白术、当归、首乌藤等 15 味药。

再运用数据分析模块的组方规律分析功能，结合经验判断和不同参数提取数据后的预读，将“支持度个数”设为 28（支持度为 20%），置信度设置为 0.90，对药物组合进行关联规则分析，并将结果网络展示图导出，得到治疗高血压病的核心处方，见图 8-1。

核心处方中天麻、钩藤平肝息风，石决明咸寒质重，亦可平肝潜阳，并能除热明目，与天麻、钩藤合用，相辅相成，加强平肝息风之力；牛膝引血下行，并能活血利水以平肝潜阳；杜仲补益肝肾；栀子、黄芩清肝降火，可折亢阳；首乌藤宁心安神，缓其因阳亢所致失眠之症。上药均为天麻钩藤饮之组成，天麻钩藤饮出自《中医内科杂病证治新义》，具有平肝息风、清热活血、补益肝肾之效，对由肝肾不足，肝阳偏亢，生风化热所致之高血压病具有较好的疗效。方中半夏、白术、天麻、茯苓则为《医学心悟》中半夏白术天麻汤的组成，此方证缘于脾湿生痰，湿痰壅遏，引动肝风，风痰上扰清空所致。方中以半夏燥湿化痰，降逆止呕；天麻平肝息风，而止头眩，两者合用，为治风痰眩晕头痛之要药；白术、茯苓健脾祛湿，能治生痰之源。由此可知，高血压病的核心处方以平肝息风、补益肝肾为主，佐以健脾化痰，可推测本病的核心病机可能为阴虚阳亢，并兼有痰饮。

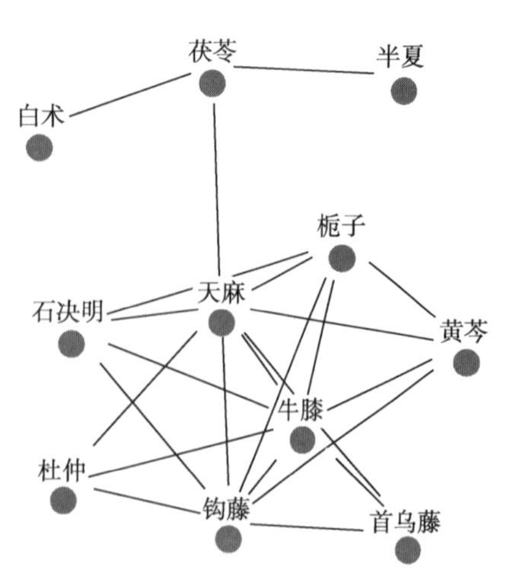

图 8-1　高血压病药物组方规律网络图

口服中成药制剂是中药处方通过现代工艺流程制作而成，具有贮存方便、服用便利的优点，在现代中医临床运用上具有一定的地位。纳入的文献研究中显示治疗高血压病的中成药有丹珍头痛胶囊、银杏叶胶囊、银杏酮酯滴丸、脑心通胶囊、松龄血脉康胶囊、安脑丸、六味地黄软胶囊，大部分具有平肝息风、活血通络的作用，亦提示高血压病具有阳亢、血瘀的病性要素。

2. 中医诊疗指南与专家共识　高血压病的最新

中医诊疗指南为2011年中华中医药学会发布的《高血压中医诊疗指南》[161],但该指南资料较早公布,至今已有部分临床资料更新,现高血压病的中医辨证论治可参照2019年中华中医药学会心血管病分会发布的《高血压中医诊疗专家共识》[162]。专家共识中认为,高血压与情志失调、饮食不节、久病过劳、年迈体虚等因素有关,病位在肝、脾、肾,临床上分肝阳上亢证、痰饮内停证、肾阴亏虚证或瘀血内停证进行治疗,并推荐了相应的治疗处方及中成药。

高血压病的中医治疗应该在早期或者血压分级比较低的情况下介入更为合理。轻中度高血压患者在改善饮食和运动疗法的基础上,加入中医药治疗,可以有效地使血压恢复正常,对初次诊断者更能防止靶器官的损害。如果血压分级比较高的患者应该在降压药物使用的前提下,加用中医平衡阴阳、调整气血运行的辨证论治方药,可以达到稳定血压和防治并发症的目的。另外,中药对高血压病合并症的治疗有较好的疗效,可以改善西药不良反应大的问题。如水肿的患者血压升高时,用利尿剂降压会取得很好的疗效,但长期服用利尿剂的话,血压值不但不会降,还会对肾脏有一定的影响,而用化痰利水之类的中药亦可改善水肿症状,减少西药使用剂量,降低不良反应。

三、高血压病的临床流行病学研究

在中医学理论的指导下,从临床入手,采用临床流行病学/DME(设计、衡量、评价)方法,进行文献调研、专家咨询、回顾性病案及现场病例的群体调查研究,探索建立规范、客观的证候分类标准。根据文献调研结果并结合专家咨询内容设计回顾性研究观察表(CRF表),在高血压病回顾性病例统计分析的基础上调整完善现场调查表,并组织专业人员进行临床多中心前瞻性横断面调查研究。

(一)临床调查表的设计

为保证研究的规范性,应秉承继承性、准确性、实用性、先进性和稳定性的原则,故对高血压病中西相关文献进行检索,文献综述报告了高血压病常见证型为肝阳上亢、阴虚阳亢、痰瘀内阻、痰浊壅盛、气虚血瘀。在此基础上,融合中医专家经验,制订有关高血压病常见临床症状、舌苔脉象和证型的专家调查问卷,选取全国中医心血管研究领域具有丰富临床经验的副主任中医师及以上的专家30名,进行问卷调查(详细专家问卷表见附件1),以文献研调研结果结合专家问卷调查,设计回顾性研究调查表。设计方法可参照第六章证型分类研究技术流程中的要求。表中包含的内容如下。

1. 封面及填表说明 调查医院的编码根据编码表填写,病例编号按照"病种编号+单位编号+患者的序号"填写。

2. 筛选病例标准 确定调查对象的纳入标准与排除标准,所有病例均应满足高血压病的诊断标准,但年龄<18周岁、妊娠或哺乳期妇女不应纳入研究,其他疾病导致出现高血压症状,或合并重度心肺功能不全及其他系统严重原发性疾病,或伴严重精神障碍者均予以排除。

3. 一般资料 包括患者姓名、性别、出生年月、住址、住院或门诊时间、病程、再次发病时间以及病例来源等,列出高血压病高危因素,如吸烟、喝酒、肥胖、高热量饮食偏好等,除高血压病家族史外,糖尿病、冠心病、高脂血症等个人既往史与家族史也需记录。

4. 四诊信息 表中选择的四诊信息应能全面反映高血压病的临床实际,如眩晕、头痛、颈项痛、胸闷、耳鸣、面红、脉弦等,再按望闻问切的顺序排列,保证新证型、兼夹证的客观反映。每个四诊信息均有对应编码，并且能按症状轻重程度分级量化，即四诊信息分级表达为无 =0，轻 =1，中 =2，重 =3，缺 =9。舌苔脉象除了符合上述原则外，尽量应用单一信息，以便客观地反映各证型的舌脉特征。

5. 现代医学检测指标　检测指标的选择必须能够反映高血压病的诊断、发病机制及其病情轻重程度，除了选择具有诊断价值的“血压测定”检查外，还可选择能够反映高血压病病理特点的指标，如血液流变学检查、肾代谢功能检查及血脂分析等项目指标。检测指标为定性按阴性 =0，阳性 =1，缺 =9 填写；等级指标按阴性 =0，+=1，++=2，+++=3，缺 =9 填写；定量指标按国际单位实测值填写。

6. 诊断　病证型分类研究包括西医病名诊断标准和中医证候诊断标准，高血压病诊断分不同的分级及危险分层，在表中应列出血压水平、心血管危险因素、靶器官损伤情况及临床并发症等信息；中医证名符合中医辨证规律，如同一患者在不同时段的证候有不同的表现，因此调查表中所体现的应为当下的证候，在明确主要证型后，有兼夹其他证型者也需列出。

7. 临床治疗　包括中西医治疗方法，中药的核心处方、疗效等，处方中药物名称应统一规范。

8. 结尾部分　包括填表人、复核人签名及时间等。

（二）临床回顾性调查研究

应组织专业人员收集来自三级甲等中医院近 3 年西医诊断为高血压的病例。认真按照观察表要求逐项填写，以了解证型分布和四诊信息出现频率，对现代医学检测指标与证型的相关性做初步分析，为现场横断面调查研究提供准确且足够的数据信息，结合资料搜索的实践经验，修正现场调查设计中可能存在的不足，为现场调查提供必要的依据。

将收集的高血压病例资料进行统计分析，得出其证型分布，既往临床回顾性调查研究结果显示：205 份有效病例整体分布呈偏态，其中肝阳上亢证 72 例，肝肾阴虚证 34 例，阴虚阳亢证 27 例，痰浊壅盛证 27 例，痰火上扰证 8 例，阴阳两虚证 6 例，肝火亢盛证 5 例，其他证型 26 例。其中肝阳上亢、肝肾阴虚、阴虚阳亢、痰浊壅盛的 4 个证型频数较多，而肝火亢盛、痰火上扰、阴阳两虚 3 个证型频数较少，考虑可能由于大部分患者在出现上述 3 个证型的初期就积极治疗，因而未出现上述证型。当然由于是历史资料的回顾，也不排除许多医生主观上倾向于选择某一证型，因此，应在进一步进行更大规模的现场临床流行病学调查中引起重视。

证型诊断的形成需要临床信息的支持，可对所有临床信息进行单因素分析，挖掘对诊断有意义的指标。在证型频数分析中因肝火亢盛、痰火上扰、阴阳两虚 3 个证型出现频数少，故在单因素分析中个别临床信息被剔除。分析结果显示对高血压病有诊断意义的指标共 22 个，分别为面红、头痛、胸痛、活动痛重、头晕、胸闷、舌红、舌红少津、舌苔黄、舌苔腻、数脉、弦脉、结脉、全身浮肿、剑突下心尖搏动、卧位心率、立位心率、心浊音界向左扩大、心电轴左偏、T 波高耸、房性早搏、阵发性室上性心动过速。

另外，实验室定量检测指标对疾病的诊断亦有重要意义，通过单因素分析中的描述性分析计算实验室定量检测指标的均数、标准差，得出对诊断高血压病有意义的实验室定量检测指标有 11 个，分别为血红蛋白含量、红细胞压积、白细胞数、全血低切黏度、全血中切黏度、全血高切黏度、红细胞刚性指数、血尿素氮、载脂蛋白 A-I、左室舒张期内径、左室后壁舒张期厚度。

通过单因素分析发现了高血压 4 个常见的证型，33 项有意义的临床信息及指标，但仍需进一步检验，并比较找出特异性、敏感性指标，以便提供开展大样本多中心横断面调查依据，以期在大数据的基础上，发现诊断疾病的核心病机、主要症状、关键指标、基本证候、通用治法和常用方药。

（三）临床横断面调查研究

根据回顾性病例调查结果对临床观察表进行进一步完善，新增既往治疗、中西药治疗药物、健康状况调查问卷；丰富证候诊断类型如心肾阴虚、气血亏虚、肝肾阴虚等；完善疾病四诊信息及量化分级标准（详细的高血压病临床信息采集表见附件 2）。对符合纳入标准的研究对象，由经培训过的研究人员填写统一制定的《高血压病患者调查表》《高血压病临床信息采集表》及生活质量《健康状况调查问卷（SF-12V2）》。填写时要按照研究方案要求，准时、真实、完整填写，不能有遗漏。及时纠正错误和补做遗漏的检查、化验项目。表格填写结束时，研究者应全面检查表中数据的科学性、完整性和可靠性，并进行原始资料的核对，由有关负责人签字。研究共收集了江苏省中医院、江苏省中西医结合医院、南京市中医院、辽宁中医药大学附属医院、广东省中医医院珠海分院、常州市中医医院 6 个三级甲等中医医院高血压病例 1 500 例供统计学专家进行数据分析处理研究。

四、高血压病的统计建模与证型分类研究

数据管理人员应对每一份 CRF 表的数据进行全面核查，并将表中漏填项目、可疑数据等问题整理并反馈给研究者进行确认和更正，保证每一份表格数据无误。采用国际上通用 EpiData2.0 软件系统建立数据库，读者可根据个人数据管理需求至 EpiData 官网下载相应版本。数据管理人员在 EpiData 软件下设计数据计算机录入系统，建立录入项目词典和设立逻辑检查功能，由两名数据管理员独立录入数据，比较其差别及时发现和更正错误，确保数据库无误后，由主要研究人员、数据管理员和统计分析负责人签字锁定数据库。

收集的 1 500 例高血压病例中除 1 例因年龄不符合纳入标准被剔除，最终纳入研究的共 1 499 例病例，另外选择健康人对照组共 200 例。所有符合纳入标准的病例样本中，1 级高血压 306 例，2 级高血压 450 例，3 级高血压 743 例。鉴于后期模型考核的需要，按 15% 的比例分中心分级别共抽取 419 例病例作为验证样本，其余 1 280 例作为训练样本建立统计分析模型。

（一）临床信息的初步筛选

高血压病临床观察表中的内容繁多，在进行正式统计建模之前需要进行简单的分类、筛选。首先将所收集到的四诊信息指标分为临床症状、舌象和脉象 3 个部分，分别进行单因素分析。

四诊信息是一个等级资料，先将其分为阳性和阴性，计算四诊信息各指标出现的阳性率，根据阳性率大小进行排序，另将四诊信息的各指标按照 4 个等级进行病例组和对照组的卡方检验（或精确概率法）。将阳性率在 10% 以上且有统计学意义的指标直接纳入进一步分析；阳性率在 10% 以下和阳性率在 10% 以上但没有统计学意义的指标根据中医专家临床经验进行取舍。按上述指标选取原则，所有纳入分析的四诊指标共有 79 个。其中临床症状 64 个，舌苔脉象 15 个。四诊信息阳性率在 40% 以上的指标有头晕、神疲乏力、肥胖、口咽干燥、腰膝酸软、视物模糊、头胀、多梦、失眠、气短、精神萎靡、胸闷、烦躁、急躁易怒、心悸、

弦脉、舌红；阳性率在20%~40%的指标有目眩、夜间多尿、身重、叹息、耳鸣、口苦、面红、目涩、四肢麻木、颈项痛、自汗、目胀、五心烦热、忧思郁闷、小便黄赤、便秘、局部头痛、口黏腻、纳呆、步履飘忽、头汗、面色无华、迎风流泪、盗汗、目痒、黄苔、白苔、腻苔、口干、舌下青筋、舌紫、厚苔；阳性率在10%~20%的指标有目赤、脑鸣、烘热、小便清长、气喘、头皮麻木、胸痛、半身麻木、恶心、腹胀、呕吐痰涎、牙龈出血、足痛、尿后余沥、耳聋、潮热、全头痛、小便不畅、善悲欲哭、手颤、口淡、浮肿、胖大舌、舌淡白、舌生瘀斑、数脉；阳性率小于10%，但经专家商议，建议纳入统计的指标有多寐、健忘、舌苔剥脱、舌绛。

（二）证型分类研究

在因子分析前对79个四诊信息指标进行相关性进行检验，KMO统计量是0.84，Bartlett球形检验χ^2=23 384.25，P<0.001，两种方法均说明各变量间有较强的相关性，适合进行因子分析。

1. 证型初分类　用探索性因子分析（EFA）了解证候的预分型，将研究所得的四诊信息作为显变量，证候分型作为隐变量进行探索性因子分析，参考因子分析的特征根值和碎石图来确定最少因子的个数，即最少证候分型数。

根据特征根数值（表8-2）绘制碎石图（图8-2），图中显示因子超过5时斜线开始平

表8-2　因子分析的特征根值

特征根数	特征根值	差值
1	8.947	—
2	3.608	5.339
3	2.816	0.792
4	2.580	0.236
5	2.127	0.453
6	1.832	0.295
7	1.782	0.050
8	1.676	0.106
9	1.589	0.087

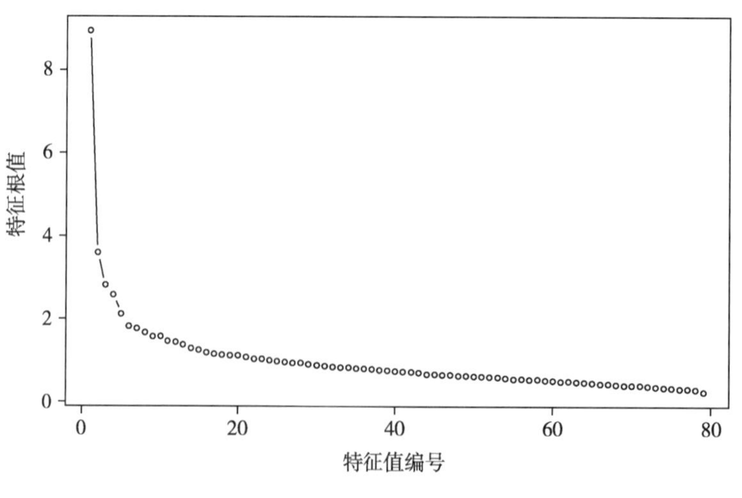

图8-2　碎石图

滑，结合特征根的差值，5、6因子之间特征根的差值为0.295，从第6个因子往后，特征根的差值均较小，并趋于平直，这提示因子数为5时较为合适，据此可将高血压病初步划为5个证候分型，这与文献调研中高血压常见证型基本吻合。

2. 验证初分类结果 探索性因子分析（EFA）能够将具有错综复杂关系的变量综合为少数几个核心因子，但有一定的局限性，是一种探索性研究，如测度项的残差之间可能因为共同方法偏差、子因子等因素而相关，尤其是自变量与因变量之间是应该相关的，而不是独立的。这些局限性就要求有一种更加灵活的建模方法，使研究者不但可以更细致地描述测度项与因子之间的关系，并对这个关系直接进行测试。而用证实性因子分析（CFA）明确研究者描述模型中的细节，检验一个测度项是否与其所设计的因子有显著的载荷，并与其不相干的因子没有显著的载荷。所以在探索性因子分析的基础上构建5因子证实性因子分析模型，见图8-3，来验证并探索高血压病主要的中医证候分型和证候要素的构成。F1~F5表示探索性因子分析结果中提取的5个因子，矩形框中的变量为5因子EFA结果中载荷系数在0.2以上的指标代码，δ_{11}……δ_{5j}表示误差项。

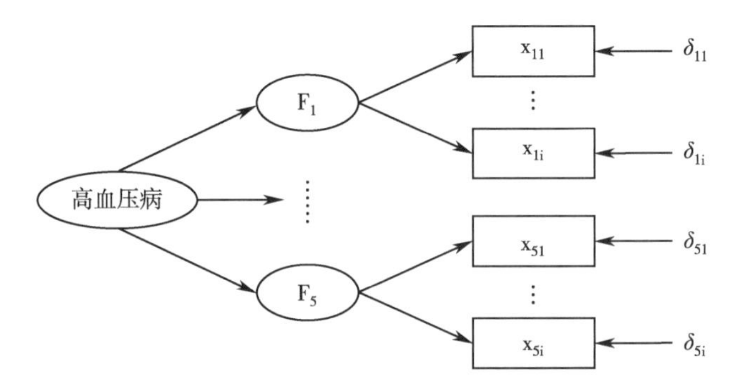

图8-3 高血压病5因子CFA结构示意图

通过拟合指数的调整，不断修正并选择最佳模型，本例经计算用模型拟合度的评价指标结果列于表8-3，如：$\chi^2/df=1.85<3$，CFI、TLI、GFI、AGFI均大于0.85，SRMR与RMSEA均小于0.05，可知最终5因子模型的拟合效果最好，如表8-3所示，高血压病划为5个证候分型是合适的。

表8-3 模型整体拟合度评价指标

拟合指数	χ^2（df）	P	CFI	TLI	GFI	AGFI	SRMR	RMSEA
统计量	5 143.664（2780）	0.000	0.886 5	0.874 2	0.906 3	0.893 5	0.036 3	0.025 8

高血压病最终5因子CFA结果显示，高血压病可有5个证候分型，再根据载荷系数的大小区分各分型的临床主要症状和次要症状，取载荷系数≥0.3的四诊信息作为诊断各分型的特异症状，0~0.3的作为可现症状，具体结果见表8-4。

高血压病各证型间并非相互独立，有时可以相互兼夹或转化，通过相关系数的大小可以定量估计各证候分型之间的相关性，相关系数越大则分型之间的关联性越大，各分型之间可能存在兼夹；反之，分型之间的关联越小，当相关系数为负值时，两分型间呈负相关。如表8-5所示，分型3与分型5之间的相关系数最大，为0.112 7，说明两型同时出现可能最大，存在兼夹或转化可能。

表 8-4 高血压病四诊信息证实性因子分析结果

证候分型		临床症状	舌象,脉象
分型 1	特异症状	头汗,自汗,盗汗,烘热,急躁易怒,潮热,颈项痛,牙龈出血,局部头痛	舌红,黄苔,弦脉
	可现症状	五心烦热,烦躁,叹息	
分型 2	特异症状	面红,头胀,目赤,目胀,小便黄赤	舌红,黄苔,弦脉
	可现症状	全头痛,口干,口苦	
分型 3	特异症状	纳呆,精神萎靡,面色无华,失眠,忧思郁闷,善悲欲哭,神疲乏力,心悸,胸闷,目眩,步履飘忽	
	可现症状	脑鸣,气短,气喘,手颤,胸痛,头晕,半身麻木,头皮麻木,多梦,腰膝酸软	舌苔剥脱,舌绛
分型 4	特异症状	恶心,呕吐痰涎	腻苔,胖大舌,舌淡白,白苔,厚苔,舌生瘀斑
	可现症状	肥胖,口淡,多寐,腹胀	舌下青筋
分型 5	特异症状	足痛,身重,口黏腻,健忘,夜间多尿,视物模糊,口咽干燥,目涩,四肢麻木,小便清长,耳鸣,浮肿,尿后余沥,小便不畅,便秘,目痒	
	可现症状	耳聋,迎风流泪	舌紫,数脉

表 8-5 高血压病各证候分型间相关系数

证候分型 1	证候分型 2	相关系数	证候分型 1	证候分型 2	相关系数
分型 1	分型 2	0.029 8	分型 2	分型 4	0.002 1
分型 1	分型 3	0.070 7	分型 2	分型 5	0.024 3
分型 1	分型 4	0.005 1	分型 3	分型 4	0.010 2
分型 1	分型 5	0.081 7	分型 3	分型 5	0.112 7
分型 2	分型 3	0.027 0	分型 4	分型 5	0.007 0

（三）基础证候分析

在数据统计处理分析的过程中,高血压病临床诊断的主要症状如头痛、头胀等出现的阳性率很高,几乎出现在所有的证候分型中,但在作为区分各个不同证候分型的特征时,头痛、头胀这两个症状的载荷系数并不大,因而未能进入分类指标,而这些指标往往是高血压病各分型的共有证候群,是高血压病的核心病机体现,可构成其基础证候。为揭示高血压病的核心病机,采用结构方程模型以明确潜在变量(分型)间的内在联系。结果发现头痛、头胀、颈项痛、头晕、恶心五个指标的载荷系数均≥0.3,且明显高于排在其后的潮热、呕吐,这组临床症状便是高血压的基础证候。

（四）证型分类命名

由高血压病研究领域资深的中医专家,根据中医辨证理论结合自身丰富的临床经验,对上述CFA结果中的1个基础证5个证候分型进行命名，分别是基础证为阴虚阳亢证，分型1为肝肾阴虚，分型2为肝火亢盛，分型3为肝郁伤神，分型4为痰瘀内阻，分型5为心肾两虚。鉴于证候要素是构成证候的最小单元，可以通过对证候要素的分析，进行更加客观的证候分型命名，在采用二阶证实性因子分析提取证候要素的同时，应用AMOS软件构建模型并进行证候不同分类的命名。

将高血压病四诊信息5因子的CFA结果中各因子（证候分型）中载荷系数为正值的指标选出，作为该因子（分型）证候要素分析的变量，为了明确这些变量究竟归属于哪几个证候要素，应将每个因子中的这些指标变量再次进行探索性因子分析，并根据探索性因子分析的结果和中医专业知识来构建该因子的证候要素，形成二阶证实性因子分析模型。以分型2肝火亢盛型为例，对肝火亢盛型中载荷系数为正值的指标再用探索性因子分析，结果提取出2个因子，其后再以EFA结果中载荷系数大于0.3的指标构建出CFA路径图，应用二阶CFA研究形成二阶证候要素分析，模型拟合结果GFI=0.985，CFI=0.974。结果肝火亢盛型经二阶证实性因子分析方法提取了2个证候要素，要素1为面红、急躁易怒、弦脉、舌红、小便黄赤、烦躁、黄苔、口干，提示病性要素为火和热；要素2为头胀、目胀、头痛、目赤、目眩、口苦，表示病位在肝，“肝开窍于目”“头为诸阳之会”。由此可见，通过对证候要素的病性和病位分析，证候分类命名为肝火亢盛型是恰切的。其余证候分类命名可参照此方法进行，不再赘述。因分型1肝肾阴虚与基础证阴虚阳亢重叠，故将两者合并。最终得出高血压病的1个基础证阴虚阳亢证（肝肾阴虚肝阳上亢）及4个特异型，分别为肝火亢盛型、肝郁伤神型、痰瘀内阻型、心肾两虚型。

横断面调查结果显示高血压病的基础证为阴虚阳亢证，而文献调研结果发现目前高血压病最常见的两个证型为肝阳上亢型和阴虚阳亢型，且数据挖掘得出治疗本病的核心处方为天麻钩藤饮，具有平肝潜阳、补益肝肾的功效，说明横断面调查与文献调查得出的基础证具有一致性，可以认为高血压病的核心病机是阴虚阳亢。

（五）临床组方关联分析

证候分型为临床提供正确的辨证方法，在把握证候分型规律的同时，充分挖掘用药经验，才能为中医临床治疗提供完整的诊疗方案。在运用因子分析方法对证候分型做了科学规范的分类及命名基础上，尚需用数据挖掘方法对横断面调查中收集到的治疗高血压各证候分型中药处方进行用药关联规则分析。借助SAS EM和SPSS Clementine 11.1软件，对有效的1 105张中药方剂进行统计处理，提取处方中9 196个中药记录，共出现144味中药，使用频率最高的前12味中药分别为天麻、钩藤、地黄、牛膝、半夏、龙胆、石决明、白术、杜仲、柴胡、栀子、黄芪。

在高血压病的治疗药物中，天麻和钩藤的使用频率最高，它们共同的功效为平肝潜阳息风，后者兼有清热作用。其次为补虚药地黄，活血通经药牛膝，燥湿化痰健脾药半夏、白术，清肝泻火药龙胆等，反映出治疗高血压时需攻补兼施、标本兼顾。治标可用平肝潜阳、活血利湿之法，治本需以补益为主。这与近3年现代中医高血压病中药临床疗效研究所用中药相似，表明现代中药临床治疗本病注重针对核心病机施以平肝潜阳法，以天麻钩藤饮基本方加减，然后兼顾肝火、瘀血、痰湿等病理要素的治疗。

高血压病的证候分型不同，处方用药也各有千秋，通过对每个证候分型使用的中药进行频次统计，可以获得高血压病各证候分型治疗方药的差异。以肝火亢盛型为例，此证候分型中出现频率最高的10味药为龙胆、牛膝、石决明、柴胡、栀子、钩藤、黄芩、地黄、白芍、泽泻。龙胆苦寒，清热燥湿，可清肝胆实火，并利水祛湿；栀子泻三焦湿热，柴胡疏散肝经风热；佐以牛膝引血热下行，黄芩、钩藤清肝热，地黄、白芍滋阴养血，顾护肝体，祛邪而不伤正；泽泻渗湿泄热、利水化浊，以泻代清；石决明平肝潜阳，清肝之外辅以平肝。诸药合用为龙胆泻肝汤加减，具有清肝泻火、柔肝敛阴之功效。故高血压病肝火亢盛型应用龙胆泻肝汤加减治疗，其余特异分型亦用相同的方法得出其对应方剂。

采用不同的最小支持度和最小置信度的关联规则分析方法，所产生的强规则也有所不同。如果降低最小支持度和最小置信度，产生关联性不强的规则较多则增加后期筛选工作，反之产生的规则数就过少，可能丢失有意义的规则。因此最小支持度和最小置信度的选择十分重要。研究应结合中医专家经验，通过不断调整最小支持度和最小置信度，摸索出最合适值，剔除无意义的规则，挖掘出有价值的强规则，运用SAS EM模块自带改进的Apriori算法。通过关联规则分析，挖掘处方中出现频数较高的中药的常用药物组合，见表8-6。

表8-6　高血压病治疗中药的关联规则分析结果

药组	支持度/%	置信度/%	主药与药组
1	11.18	98.80	钩藤→天麻、杜仲、牛膝
2	10.78	81.98	天麻→牛膝、杜仲、石决明、钩藤
3	18.95	71.37	牛膝→石决明、天麻
4	32.80	58.87	地黄→石决明、枸杞、山药
5	21.96	53.72	半夏→天麻、白术

上表显示处方中频数最高的重要关联药组共五组，包括天麻、钩藤、杜仲、牛膝、石决明、地黄、山药、枸杞、半夏、白术10味中药，其中第一组、第二组、第三组药组由天麻、钩藤、杜仲、石决明、牛膝配伍而成，这些药味均为天麻钩藤饮的重要组成部分，提示治疗高血压病的核心药组为天麻、钩藤、杜仲、石决明、牛膝。第四组药组中地黄、枸杞、山药为杞菊地黄丸的核心组成部分。杞菊地黄丸具有滋阴补肾、清肝明目的功能，适宜于高血压病肝肾阴虚型，加石决明平肝潜阳，提示治疗高血压肝肾阴虚型时，除滋阴补肾外还需注重平肝潜阳，使上越之虚阳得以归原。第五组半夏、白术、天麻功效益气健脾、燥湿化痰，是半夏白术天麻汤的核心组成部分。半夏白术天麻汤是治疗痰瘀内阻型的对应方，提示半夏、白术、天麻是治疗痰瘀内阻型的核心药组。

综上所述，将1 105例高血压患者的处方进行频数分析与关联规则研究，探索出高血压病基础证阴虚阳亢证（肝肾阴虚）适用的主方为天麻钩藤饮合杞菊地黄丸，特异型对应方剂分别为肝火亢盛型对应龙胆泻肝汤；肝郁伤神型对应柴胡疏肝散合柴胡加龙骨牡蛎汤；痰瘀内阻型对应半夏白术天麻汤合血府逐瘀汤；心肾两虚型对应七福饮。

对各特异型与所用西药进行关联规则分析[163]，发现高血压病不同证候分型患者使用降压药的种类并不一致。如肝火亢盛型患者中，钙通道阻滞剂的使用率最高，龚一萍[164]认为肝火亢盛型的患者体内血管紧张素合成明显升高，导致血管平滑肌收缩，血压上升。而钙通道阻滞剂通过减少细胞外Ca^{2+}内流而达到舒张血管平滑肌的作用。且由于其扩张脑血管，解除外周血管痉挛的作用，在降压的同时可有效改善肝火亢盛之眩晕耳鸣、头目胀痛等症状,这可能是其在肝火亢盛型中使用率较血管紧张素转换酶抑制剂(ACEI)更高的原因。而痰瘀内阻型患者ACEI使用率最高。此分型患者多形体肥胖,伴有血脂偏高、血糖调节受损等代谢异常。ACEI通过抑制NADPH氧化酶的活性,保护血管内皮,从而抵抗高血脂对动脉粥样硬化的影响,通过保存缓激肽的活性增加糖尿病患者对胰岛素的敏感性,从而达到降低血压与保护器官的双重功效。心肾两虚型患者最常使用的是利尿剂。心气虚则鼓动无力,肾虚气化失权,不能主水,水湿泛滥停聚。利尿剂在减轻患者容量负荷的基础上,降低心肌负荷。同时由于其诱导血管壁产生扩血管物质如激肽、前列腺素等作用,可增加肾血流量,起到保护肾功能的作用。统计结果发现肝郁神伤型患者西药使用率比较平均,无对应的降压西药。

(六)潜在类别模型

证候研究中的关键问题是如何客观准确地把握证候特征,而临床上获得的四诊信息项目经常为二分类或有序分类变量,若为二分类变量时应用上述的因子分析或结构方程模型往往无法求解模型参数,因而不能得出正确的结论。应用潜在类别模型则可弥补此类缺陷。潜在类别分析(latent class analysis,LCA)是一种基于条件概率独立性假设的推理模型,具有简单、高效的特点。潜在类别分析与一般常用的因子分析或结构方程的最大不同在于变量的形式。因子分析处理的是连续变量,潜在类别分析处理的是类别变量。正因为潜在类别模型以类别数据作为素材,为科学研究者面对俯拾皆是的类别数据提供了一种二分类数据的分析工具。

在对1 499例临床流行病学调查的高血压患者因子分析、结构方程模型研究的基础上,又通过计算机的Latent GOLD软件及R软件,运用潜在类别模型对高血压病已研究的5种证候分型(肝火亢盛型、肝肾阴虚型、痰瘀互结型、心肾两虚型、肝郁伤神型)相对应的四诊信息进行潜在类别研究。以肝火亢盛型患者的二分类数据分析为例。步骤如下:①模型拟合和选择:共拟合了10个潜在类别模型,发现5类别时有最低的BIC值,显示5个潜在类别模型是较佳的模型;②模型参数估计:按照5个潜在类别的分析模型,利用EM算法对潜在类别概率和潜在类别下证候分类的条件概率进行估计,结果发现有2个类别的重合率较高,故在5个类别的基础上合并为4个类别,根据4个潜在类别估算出的潜在类别概率和潜在类别条件概率,各类别的潜在类别概率分别为0.285 3、0.270 9、0.265 9、0.177 9;③模型评价和潜在分类:类别1除了急躁易怒外,其他项目的条件概率基本上高于另外三类,类别1具备肝火亢盛型的典型病性和病位;类别2面红、小便黄赤、舌红、舌干、黄苔和弦脉等项目的条件概率最低,类别2为肝火亢盛型的典型病性;类别3与类别1相比,目眩、目胀、目赤、头痛、头胀等项目的条件概率相差较大,为肝火亢盛型的典型病位;类别4面红、小便黄赤、舌红、舌干、黄苔和弦脉等项目的条件概率高于第2类别,急躁易怒、烦躁与头痛的条件概率低于类别3,故类别4有明确的肝火亢盛型的病性,又具备一定的肝火亢盛型的病位。据此,通过潜在类别二分类数据分析可得出肝火亢盛型病性(火)和病位(肝)的轻重不同分类。

同理,若将潜在类别模型引入到高血压病的二分类四诊信息的证候分型研究中,亦可得出高血压病的不同证候分类结果。

五、高血压病证型分类的综合评价

通过临床流行病学调查收集资料后,依据统计方法获得的高血压证候分型结果,具有科学、规范、客观的特点。但中医历来注重临床辨证施治经验的积累，无论临床流行病学的样本有多大，统计学分析的结果与临床实际都有可能存在一定的差距。为了尽量保持客观统计方法与主观专家经验之间的一致性，可采用专家咨询法对高血压病的一阶、二阶证实性因子分析、结构方程模型结果进行专家问卷调查，请高血压病研究领域权威专家对证候分型、证候要素及相应命名进行评价。

（一）证型指标专家咨询

1. 专家选取及咨询表内容　专家咨询法是采用咨询信件方式聘请对研究病种有丰富临床经验的专家，对该病从指标的重要性角度进行指标筛选。其操作简单快捷，适用于对大量指标的初筛和定性研究。专家人选应来自三级甲等医院具有中级以上职称的专家。咨询方法可采用电子邮件或邮递的方式展开，如本研究主要聘请了北京广安门医院、北京中医药大学附属三院、东直门医院、北京中医医院、望京医院、朝阳医院、西苑医院等多家医院的专家。

咨询表中包括专家对证候要素备选指标的重要性、准确性、证的名称表述合理性、证候要素名称表述的准确性等主观评分。采用 5 分制计分形式：很重要计为 5 分，重要计为 4 分，一般计为 3 分，不重要计为 2 分，很不重要计为 1 分。备选指标体系框架涵盖高血压病 1 个基础证和 4 个特异分型，分别为阴虚阳亢证（肝肾阴虚）、肝火亢盛型、肝郁伤神型、痰瘀内阻型、心肾两虚型（具体见附件 3）。

2. 专家咨询结果分析　共发出专家咨询表 65 份，回收到 62 份，回收率达 93.85%，结果显示，专家对该研究的积极性较高。从专家咨询表填写的基本情况可知，62 名专家均具有中级以上职称，其中具有硕士及博士学历的专家占 79%，平均年龄 41.37 岁，平均工作年限为 15.63 年。咨询专家对调查指标熟悉程度较高，其中很熟悉者占 14.5%，熟悉者占 64.5%。

专家咨询的结果用以下 3 个指标进行评价：①用各证候分型指标的得分均数来反映专家意见集中程度，均数越大，对应的证候指标的重要性越高。②专家评分的一致性程度参考 Kendall's W 检验中的协调系数 W 值，即 m 位专家对全部 n 个指标的协调情况，W 值在 0~1，W 值越大，一致性程度越高。③以 SPSS18.0 中非参数检验中的 Kruskal-Wallis H 检验对协调系数 W 值进行分析，若 P 值小于或等于 0.05 则可认为协调系数经检验后有显著性，说明专家对各证型及证候要素相关指标的评价结果具有一致性，结果可取。

以肝火亢盛型为例，此证型共包含急躁易怒、面红、目赤、目胀、头胀、烦躁、脉弦、舌红、口苦、苔黄、头痛、小便黄赤、目眩、口干、呕吐、鼻衄、半身麻木、颜面抽搐 18 个四诊信息，其中前 13 位专家咨询的平均得分在 4 以上，专家意见一致性系数 W 为 0.271，P 值小于 0.05，协调系数经检验后有显著性，说明专家认为将这 18 个四诊信息作为诊断肝火亢盛型的指标意见较为集中且认可。

其次肝火亢盛型可分解为 2 个证候要素，即病位要素—肝，病性要素—火。证候要素 1—肝，包含 10 个指标，其中 6 个指标（头胀、目胀、头痛、目赤、目眩、口苦）的平均得分大于 4，对证候要素诊断重要性很高。证候要素 1—肝的专家意见一致性系数 W 为 0.308，P 值小于 0.05，协调系数经检验后有显著性，说明专家认为上述 10 个指标诊断病位要素为肝是合适的。具体情况见表 8-7 所示。

表 8-7　证候要素 1 病位肝中各指标专家咨询结果统计表

四诊信息	N	最小得分	最大得分	平均分	标准差
头胀	62	3	5	4.39	0.686
目胀	62	3	5	4.50	0.647
头痛	62	3	5	4.18	0.758
目赤	62	3	5	4.58	0.588
目眩	62	3	5	4.16	0.682
口苦	62	3	5	4.52	0.565
呕吐	62	1	5	3.10	0.718
颜面抽搐	62	1	4	3.02	0.713
半身麻木	62	1	4	2.82	0.666
鼻衄	62	1	5	3.08	0.685

证候要素 2—火，包含 8 个证候要素指标（面红、急躁易怒、烦躁、小便黄赤、舌红、舌干、黄苔、弦脉），所有证候要素指标的平均得分均大于 4，对证候要素诊断均十分重要。证候要素 2—火的一致性系数为 0.364，P 值小于 0.05，协调系数经检验后显著性，说明专家上述 8 个指标诊断病性要素火是合适的。

综上，专家对用上述 18 个四诊信息指标来诊断肝火亢盛型表示认可，提取到的证候要素是合适的，专家对肝火亢盛型命名的同意率为 96.77%。

遵循以上步骤，对余下 4 个证候分型及证候要素进行分析，结果见表 8-8。从一致性评价结果可知，6 个证候的一致性评价系数 W 在 0.171~0.271，证候要素一致性系数 W 在 0.308~0.599。所有证候分型及证候要素的一致性系数的检验结果 P 值均小于 0.01，表明所有专家对证候及证候要素分类和命名的认可度高。

表 8-8　高血压病各证候及证候要素专家意见一致性评价结果表

证候及证候要素	评价指标	一致性系数	卡方值	P
肝火亢盛型	18	0.271	298.101	<0.01
证候要素 1—肝火	10	0.308	188.147	<0.01
证候要素 2—火	8	0.364	177.588	<0.01
肝郁伤神型	20	0.171	209.164	<0.01
证候要素 1—肝郁	9	0.313	171.603	<0.01
证候要素 2—肾虚	4	0.444	108.391	<0.01
证候要素 3—神伤	10	0.316	192.518	<0.01
痰瘀内阻型	24	0.258	377.555	<0.01
证候要素 1—痰	9	0.348	191.312	<0.01
证候要素 2—湿	7	0.430	183.662	<0.01

续表

证候及证候要素	评价指标	一致性系数	卡方值	P
证候要素 3—瘀	8	0.401	195.898	<0.01
心肾两虚型	22	0.233	313.039	<0.01
证候要素 1—肾气阴虚	10	0.333	203.187	<0.01
证候要素 2—心气阴虚	4	0.599	146.14	<0.01
证候要素 3—气虚	7	0.442	188.885	<0.01

（二）多指标归一化综合评价

用数理统计学方法研究确认证候分型、证候要素和四诊信息的相互关系，具有方法科学、结论客观的优点，但仍然会与实际临床知识存在一定的偏差；而专家咨询法对证候分型及证候要素的分类及命名进行评价能充分利用临床实践经验，但结论科学性较弱，认可度偏低。为了衡量这两种方法的一致性程度，使用多指标综合评价的方法，旨在将统计分析与临床密切结合，将专家咨询的结果与流行病学调查的结果综合起来得出一个更加科学且切合实际，可以被广泛认可的规范化证型分类及证候要素。资料来源于两部分，一部分资料取自流行病学调查后经一阶和二阶证实性因子分析结果，载荷系数在 0.3 以上且阳性率在 10% 以上的观察指标及其对应的载荷系数；另一部分资料取自专家咨询表中相关的证型分类及其证候要素对应的观测指标以及专家对该指标评分结果。

以肝火亢盛型为例，共包含 18 个四诊信息指标，记录指标对应的载荷系数及在专家咨询中得分的平均值。因有 62 位专家对肝火亢盛型命名的同意率达 96.77%，大于 90%，根据权重系数确定原则，流行病学调查中相关四诊信息的权重为 0.9，而专家咨询表中相关四诊信息的权重为 0.1。采用效益型指标的无量纲值计算方法对流行病学调查和专家咨询中的指标进行归一化处理。将不同方法得到的指标归一化后再乘以其相应的权重，得到加权后各指标的值，然后再将其相加，得到该指标的综合。

经综合评价后大部分指标的重要程度未发生明显变化，说明经临床流行病学调查后收集分析所得资料与德尔菲法专家咨询资料基本一致。通过统计学方法分析得出的高血压证候分型既科学规范，又不失中医特色。同时专家咨询意见认为，高血压发病的原因，主要是房劳伤肾、郁怒伤肝造成肝肾阴阳亏损，从而导致气不载血而引起的人体阴阳消长失调，特别是肝肾阴阳失调。因为肝肾阴虚，肝阳上亢，形成了下虚上盛的阴虚阳亢的病理现象，肝肾阴虚应与基础证阴虚阳亢合并，且情志不畅是高血压发生的原因之一。因而发现失眠、忧思郁闷、善悲欲哭、神疲乏力、心悸等症状聚集在某一类中，故考虑新增肝郁伤神的分型。

综合评价适用于所有研究疾病，现以高血压病的多指标综合评价研究方法为例，供其他病种研究参考。

六、高血压病的方证相应治疗方案

前面已对横断面调查中收集到的 1 105 张治疗高血压各证候分型中药处方进行用药关联规则分析，得出高血压病的基础证及各特异型的对应处方用药，现将高血压病的病证型结合诊疗方案总结归纳如下，以供参考。

（一）基础证的治疗

当高血压病出现稳定期基础症状、体征的阴虚阳亢证时，应针对该证用补益肝肾、平肝潜阳的基本方调治。

基础证：阴虚阳亢证（肝肾阴虚证）。

主要症状：头痛，头胀，颈项痛，头晕，恶心。

治则：补益肝肾，平肝潜阳。

基本方：天麻钩藤饮合杞菊地黄丸。

药物：天麻、钩藤、石决明、牡丹皮、栀子、黄芩、枸杞子、菊花、熟地黄、山茱萸、山药、女贞子、墨旱莲、茯苓、牛膝。

组方特点：方中天麻、钩藤、石决明为一组角药，天麻、钩藤具有平肝息风之效，石决明性味咸平，功能平肝潜阳，与天麻、钩藤合用，加强平肝息风之力，三者共成君方；肝阳有余易化热，栀子、黄芩、菊花、牡丹皮清热泻火，泄肝经之热不致上扰，为一组臣药；枸杞子、熟地黄、山茱萸、山药、女贞子、墨旱莲补益肝肾以滋肝肾之本，为另一组臣药；配佐使药茯苓利水渗湿，牛膝引血下行，以泻肝热平肝阳。全方共成补益肝肾、平肝潜阳之剂，前者先坠其势，后以平者抚其本，清肝、平肝、养肝肾结合，标本兼顾。

（二）特异型的治疗

当疾病在内外因的作用下，血压发生波动，在基本指标出现的同时又出现了不同型的症状和体征，且仍以基础证指标为主，则可用基础证的基本方合不同型的主方加减施治。如果疾病在发生发展的过程中以不同分型的指标为主，则应以治疗各类分型的处方为主方加减基础证的基本方药，进行动态调治。

1. 肝火亢盛型

特异症状：面红，头胀，目赤，目胀，小便黄赤，舌红，黄苔，弦脉。

可现症状：全头痛，口干，口苦。

治则：清肝泻火，平肝潜阳。

基本方：龙胆泻肝汤。

药物：龙胆、栀子、黄芩、柴胡、天麻、石决明、钩藤、生地黄、白芍、泽泻、牛膝。

组方特点：在此型中，产生动态变化的主要证候要素是肝火，故以角药龙胆、栀子、黄芩为君方，泻肝胆之实火，清下焦之湿热；原来基础证对应的基础方中的君药天麻、石决明、钩藤则降为臣药，共奏平肝潜阳之效，清肝之外辅以平肝；肝为藏血之脏，肝经有热则易伤阴血，故以生地黄、白芍养血益阴柔肝，为另一组臣药；牛膝引（火）血下行，泽泻清利湿热，使湿热从小便而解，柴胡舒畅肝经之气，引诸药归肝经，三药共为佐使药。诸药配合成方，共奏泻肝胆实火、平肝潜阳之功，泻中有补，利中有滋，祛邪不伤正。

加减：气滞者，加郁金、玫瑰花以疏肝理气；气短者，加党参、茯苓、白术、黄芪以健脾益气；气逆者，加丁香、半夏、枳实以理气降逆；气滞久而化瘀者，加红花、川芎、桃仁、丹参以活血化瘀；肝火扰动心神出现失眠、烦躁者，加磁石、龙齿、珍珠母、琥珀以重镇安神；肝火化风出现肢体麻木、颤震者，加全蝎、蜈蚣、地龙、僵蚕以平肝息风，清热止痉。

2. 肝郁伤神型

特异症状：纳呆，精神萎靡，面色无华，失眠，忧思郁闷，善悲欲哭，神疲乏力，心悸，胸闷，目眩，步履飘忽。

可现症状：脑鸣，气短，气喘，手颤，胸痛，头晕，半身麻木，腰膝酸软，舌绛，舌苔剥脱。

治则：疏肝解郁，养心安神。

基本方：柴胡疏肝散合柴胡加龙骨牡蛎汤。

药物：柴胡、白芍、香附、川芎、桂枝、龙骨、牡蛎、陈皮、枳壳、茯苓、党参、大枣、炙甘草。

组方特点：这一特异型中最重要的证候要素是肝郁，故以柴胡、白芍对为君药，柴胡功善疏肝解郁，白芍善养血柔肝，两者相伍，一疏一敛，疏则治肝气郁滞，敛则护阴血内守，相互为用，疏肝而不伤阴血，敛肝而不郁滞气机；香附理气疏肝而止痛，川芎活血行气以止痛，二药相合，助君药以解肝经之郁滞，并增行气活血止痛之效，共为一组臣药；角药桂枝、龙骨、牡蛎为另一组臣药，桂枝温阳化气，加龙骨、牡蛎潜镇摄纳，使阳能固摄，阴能内守，而达阴平阳秘；陈皮、枳壳理气行滞，加强疏肝解郁之力；党参、茯苓健脾益气，扶正祛邪，共为佐药；甘草、大枣调和诸药，益气养营，为使药。诸药合用，疏肝解郁、养心安神，收散并用。

加减：失眠多梦甚者，加酸枣仁、柏子仁、远志等药养心安神，生龙骨、生牡蛎、灵磁石、珍珠母重镇安神；汗出频作者，加炙黄芪、防风、浮小麦、糯稻根、瘪桃干等益气固表止汗；纳呆食少者，加焦三仙、枳实、陈皮以消食健脾和胃。

3. 痰瘀内阻型

特异症状：恶心，呕吐痰涎，舌淡白，胖大舌，舌生瘀斑，腻苔，白苔，厚苔。

可现症状：肥胖，口淡，多寐，腹胀，舌下青筋。

治则：化痰息风，行气活血。

基本方：半夏白术天麻汤合血府逐瘀汤。

药物：天麻、半夏、白术、川芎、桃仁、红花、陈皮、半夏、厚朴、枳壳、香附。

组方特点：此特异型中主要证候要素是痰与瘀，故以半夏燥湿化痰，降逆止呕，天麻平肝息风，白术健脾燥湿，助半夏、天麻祛湿化痰止眩，三药互为犄角，共成君方；痰湿夹瘀，气机郁滞，血行不畅，以川芎、桃仁、红花行气活血化瘀，为一组臣药；角药陈皮、半夏、厚朴健脾燥湿以杜生痰之本，增强君药理气化痰之力，为另一组臣药；佐以枳壳、香附舒畅气机，使气顺则痰消。全方化痰息风，兼以行气活血。

加减：瘀血较重者，加桃仁、红花、赤芍活血祛瘀，牛膝活血通经，引血下行；头晕头胀者，加藿香、佩兰醒脾化湿开窍；呕吐频繁，加代赭石、竹茹和胃降逆止呕；脘腹胀满者，加枳实、砂仁以理气健脾化湿；胸闷胸痛者，加瓜蒌、丹参、银杏叶以化瘀宽胸止痛；大便稀溏者，加煨葛根、木香、草果、山药以益气健脾止泻。

4. 心肾两虚型

特异症状：足痛，身重，口黏腻，健忘，夜间多尿，视物模糊，口咽干燥，目涩，四肢麻木，小便清长，耳鸣，浮肿，尿后余沥，小便不畅，便秘，目痒。

可现症状：耳聋，迎风流泪，舌紫，数脉。

治则：补肾益气，养心安神。

基本方：七福饮。

药物：党参、熟地黄、白术、黄芪、山茱萸、白芍、杜仲、桑寄生、远志、炙甘草。

组方特点：此型以虚证为主，应以补为先，调和心肾，气血充足，水火相济，则阳亢能平，诸症缓解。党参益气充实心肾，熟地黄补肾精，两药共为君药，气阴双补，心肾兼顾；黄芪、白术为一组臣药对，增强君药益气健脾之力；白芍、山萸肉补益肝肾之阴，助君药养阴柔肝，为另一组臣药；佐以杜仲、桑寄生补肾强筋骨；远志、甘草宁心安神。

加减：心神不宁严重者，加酸枣仁、淮小麦养心安神；神昏者，加冰片、人参、麦冬、五味子以回阳开窍；血瘀者，加红花、当归、丹参、川芎以活血化瘀；浊气上逆甚者，加厚朴、丁香、旋覆花、代赭石以下气降逆；若自汗易感，重用黄芪，加防风、浮小麦益气固表敛汗；脾虚湿盛，泄泻或便溏者，加薏苡仁、砂仁、炒扁豆健脾渗湿。

第二节　冠状动脉粥样硬化性心脏病证型分类及方证相应研究

冠状动脉粥样硬化性心脏病是指冠状动脉粥样硬化使血管腔狭窄或阻塞，或因冠状动脉性能改变，造成心肌缺血、缺氧或坏死而导致的心脏病，常常被称为“冠心病”，又可称为缺血性心脏病。当冠状动脉粥样硬化阻塞血管达到60%就可以出现心绞痛、心肌梗死。中医通过辨证论治、专家经验方等治疗途径可弥补西医治疗的不足之处。因此结合疾病开展证型分类的规范化研究，对于更加精确地使用中医药治疗冠心病和预防其发生发展，具有十分重要的临床意义。

一、冠状动脉粥样硬化性心脏病的现代医学研究

（一）流行病学

冠心病多发生于中老年人群，男性多于女性，以脑力劳动者居多，是发达国家的流行病，在欧美国家排在死亡原因的第一位，然而，近年来死亡率呈现下降趋势。在我国，冠心病虽不如欧美多见，但冠心病死亡人数占总死亡率的15.2%；同期，冠心病死亡占所有心血管疾病死亡的37%，且发病率也逐年增高，呈现年轻化趋势。由国家心血管病中心组织编撰的《中国心血管病报告2018》概要显示[165]，中国心血管病患病率及死亡率仍处于上升阶段。推算心血管病现患病人数约2.9亿，心血管病死亡率仍居首位，占居民疾病死亡构成的40%以上，特别是农村近几年来心血管病死亡率持续高于城市。

（二）临床基础研究简述

冠心病的发生与冠状动脉粥样硬化、冠状动脉痉挛、炎症性冠状动脉狭窄有关，但绝大多数由冠状动脉粥样硬化引起，冠状动脉粥样硬化亦为最常见的狭窄性冠状动脉疾病，特别是肌壁外冠状动脉支的粥样硬化。

动脉粥样硬化的发生原因尚不完全清楚，大量的研究表明为多因素作用所致，这些危险因素有高血压、血脂异常、超重/肥胖、高血糖/糖尿病，不良生活方式包括吸烟、不合理膳食、缺少体力活动、过量饮酒，以及社会心理因素，此外，也与性别、年龄、家族史相关。而本病的发病机制仍未完全阐明，目前较为公认的机制为脂肪浸润学说、血栓形成与血小板聚集学说、内皮损伤炎症反应学说及氧化性物质氧化应激学说。

（三）西医诊疗指南撷萃

冠状动脉粥样硬化性心脏病属于缺血性心脏病，心肌缺血后可出现心绞痛、心肌梗死、心律失常和心力衰竭等表现。世界卫生组织将冠心病分为5大类：无症状心肌缺血（隐匿

性冠心病)、心绞痛、心肌梗死、缺血性心力衰竭(缺血性心脏病)和猝死。近年来,为适应冠心病诊疗理念的不断更新、便于治疗策略的制定,临床上提出两种综合征的分类,即慢性心肌缺血综合征(又称稳定性冠心病)和急性冠脉综合征。

针对稳定性冠心病,中华医学会心血管病学分会与欧洲心脏病学会(ESC)于2018年和2019年先后发布了《中国稳定性冠心病诊断与治疗指南》[166]和《2019欧洲心脏病学会慢性冠脉综合征的诊断和管理指南》[167]。我国指南中指出稳定性冠心病包括3种情况,即慢性劳累型心绞痛、缺血性心肌病、急性冠脉综合征经治疗后疾病稳定阶段,在明确诊断时应在评估患者症状体征及做基本检查后,根据罹患冠心病的临床可能性选择相应的诊断检查,如临床无创性检查(心电图、核素心肌显像、冠状动脉CTA等)、负荷试验(运动或药物激发)以及冠状动脉造影等,其中冠状动脉造影是冠心病诊断的"金标准"。此外,我国指南首次对胸痛症状患者推荐临床验前概率,评估罹患冠心病的可能性,针对性地进行预防与治疗。而欧洲的指南则进一步强调冠心病的动态变化,表明非急性期的稳定只是相对的,随时都有发展至急性期的风险,故完善了冠心病的诊断流程,即使是评估症状体征时发现的低风险(无心绞痛复发、心力衰竭迹象,初始或之后的心电图表现无异常,肌钙蛋白无升高)不稳定型冠心病患者也应归属为此病,并应综合考虑患者临床表现及检查结果以制订治疗方案。尽管欧洲指南对实际临床工作具有一定的指导和借鉴意义,但是临床应结合我国实际情况,参考国内循证医学研究成果,制订出更符合中国人群的冠心病诊疗策略。

对于急性冠脉综合征,我国医师协会急诊医师分会于2019年组织发起了《急性冠脉综合征急诊快速诊治指南(2019)》,指南优化急性冠脉综合征的诊断流程,并指出在症状学上对于典型的胸痛,临床可能不会忽略急性冠脉综合征的可能,但胸痛的严重程度与病变严重程度不完全一致,需警惕不典型胸痛的发生。尤其是老年患者突然发生不明原因的休克、严重心律失常、心力衰竭、上腹胀痛或呕吐时,应对患者进行心电图检查和肌钙蛋白监测。如患者新近出现或近期加重的胸闷、气短、疲乏,或突然出现原因不明的颈部、咽、下颌或牙痛,应考虑急性冠脉综合征。

冠状动脉粥样硬化性心脏病的治疗包括[168]:①改变生活习惯。戒烟限酒,低脂低盐饮食,适当体育锻炼,控制体重等;②药物治疗。抗血栓(抗血小板、抗凝),减轻心肌氧耗(β受体阻滞剂),缓解心绞痛(硝酸酯类),调脂稳定斑块(他汀类调脂药);③手术治疗。包括介入治疗(PCI)和外科冠状动脉旁路移植术(CABG),以达到血运重建的目的。药物治疗是所有治疗的基础,介入和外科手术后也要坚持长期的标准药物治疗。

二、冠状动脉粥样硬化性心脏病的古今中医认识

冠状动脉粥样硬化性心脏病的临床表现以胸痛、胸闷、气短、心悸为主。古代医家多从心痹、胸痹、心痛等范畴认识本病,对其病名沿革、病因病机及辨证论治进行了诸多探讨,积累了丰富的理论与实践经验。现代中医学者在继承前人经验的基础上,结合现代西医学相关理论,明确了本病的诊断,并对其辨证分型、临床施治疗效展开了深入研究,值得充分挖掘与整理。

(一)中医基础理论探讨

《内经》《金匮要略》等著作中胸痹、心痛的相关表述与现代医学的冠心病颇似,目前中医教材、临床指南等也常将冠心病纳入"胸痹""心痛""心痹"等讨论。

1. 病名沿革　“心痛”最早出现于长沙马王堆汉墓《足臂十一脉灸经》:“心痛,心烦而意(噫)。”《内经》中多篇论及“心痛”,如《素问·标本病传论》有“心病先心痛”之说。“胸痹”“心痹”病名则最早见于《内经》,《素问·五脏生成》中提到“赤,脉之至也,喘而坚,诊曰,有积气在中,时害于食,名曰心痹,得之外疾,思虑而心虚,故邪从之”;《灵枢·本脏》曰:“肺大则多饮,善病胸痹、喉痹,逆气。”疼痛剧烈,可迅速致死的心痛则为“真心痛”,如《灵枢·厥病》曰“真心痛,手足青至节,心痛甚,旦发夕死,夕发旦死”;书中又首先提出了“厥心痛”的概念,并从不同脏腑角度对心痛的临床表现进行了描述,指出心痛不单病于心,而与其他脏腑也有关。

汉代张仲景在《金匮要略》中将胸痹、心痛合而言之,认为本病轻者仅见“胸满,心中痞气”,重者可表现“胸背痛、短气”,甚则“心痛彻背,背痛彻心”。此后医家多将以胸闷、胸痛为主症者归于为胸痹、心痛论治。

唐代孙思邈在《备急千金要方·胸痹》对胸痹、心痛的临床症状及疼痛性质做出了更详细的描述,书中言:“胸痹之病,令人心中坚满,痞急痛,肌中苦痹,绞急如刺,不得俯仰,其胸前皮皆痛,手不得犯,胸中愊愊而满,短气咳唾引痛,咽塞不利。习习如痒,喉中干燥,时欲呕吐,烦闷,自汗出,或彻引背痛,不治之,数日杀人。”

宋元时期,医家更加翔实地指出了胸痹类疾病的具体发病部位为胸膺两乳间,以及明确了疼痛的放射部位背胛、背膂,可见对本病的认识愈来愈成熟,如《圣济总录·胸痹门》中记载:“胸痹者,胸痹痛之类也……胸膺两乳间刺痛,甚则引背胛,或彻背膂。”同时,书中对心痛的记载也颇为详细,按发病缓急程度可将心痛分为“卒心痛”与“久心痛”。

关于心痛问题自张仲景提出“九痛丸”以后,九种心痛之说便风行于世,但九种心痛是心痛还是胃痛,明清以前的医家没有做出明确的界定。但到明清时期,对心痛、胃痛有了明确的区分。李用粹《证治汇补》曰:“心痛在歧骨陷处,胸痛则横满胸膈。胃脘痛在心之下。”又如王肯堂在《证治准绳·心痛胃脘痛》中指出:“因胃脘处在心下,故有当心而痛之名,岂胃脘痛即心痛者哉。”《临证指南医案·心痛》徐灵胎评注称:“心痛、胃痛确是二病,然心痛绝少,而胃痛极多,亦有因胃痛及心痛者,故此二症,古人不分两项,医者细心求之,自能辨其轻重也。”

综上,中医学对冠心病的认识历时悠久,心绞痛、心律失常、心力衰竭等可视患者症状不同分属胸痹、心痛病的不同证候;心肌梗死则相当于厥心痛、真心痛。

2. 病因病机　历代医家通过长期的临床观察和实践,普遍认为冠心病的发生多与外邪侵袭、饮食失调、情志失节、年老体虚、劳逸失度、脏腑虚弱等因素有关。如《内经》中讲“寒气积于胸中而不泻,不泻则温气去,寒独留则血凝泣,凝则脉不通”,又说“心痹者,脉不通”,说明心痛发生的原因,是由于邪客心脉,心脉不通,不通则痛导致。《素问·五脏生成》曰“多食咸,则脉凝涩而变色”,认为饮食偏嗜咸味,可导致血行凝滞,发为疼痛。明代王肯堂认为思虑伤神,心藏神,神伤则脏虚,心虚邪客,故而作痛,“夫心统性情,始由怵惕思虑则伤神,神伤脏乃应而心虚矣,心虚则邪干之,故手心主包络受其邪而痛也”。

心为君主之官,主血脉,古代医家多认为心痛、胸痹的病位与心、血脉、胸相关,《内经》认为心痛可分“不通则通”和“不荣则通”,《素问·举痛论》中言“经脉流行不止,环周不休,寒气入经而稽迟,泣而不行,客于脉外则血少,客于脉中则气不通,故卒然而痛”;同时又提出“寒气客于背俞之脉则脉泣,脉泣则血虚,血虚则痛,其俞注于心,故相引而痛”。《金匮要略》

中则进一步总结阳微阴弦为病机关键，胸阳不足，阴邪太过所致，"夫脉当取太过不及，阳微阴弦，即胸痹而痛……今阳虚知在上焦，所以胸痹心痛者，以其阴弦故也"。故脏腑虚损、气血亏虚、阴阳失调，加之外感时邪，或内伤七情，或饮食失节，则致痰浊、水饮、瘀血之邪阻于胸中，脉络阻滞，经脉失养而发为本病。此外，《素问·痹论》中强调"夫脉者，血之府也，涩则心痛"，认为有形之邪瘀阻心脉是发病的关键，与现代医学所说的冠脉粥样斑块形成、冠脉痉挛以及血栓闭阻是其主要发病机制的观点一致。

综上所述，本病病因与寒邪内侵、饮食失调、情志不畅、劳倦内伤、年迈体弱等有关；病机是本虚标实，其病位在心，涉及肝、脾、肾等脏腑。本虚为心、肾、脾等脏腑气血亏虚，标实为痰浊、血瘀、寒凝等阻滞心脉、痹遏胸阳而致。

3. 辨证论治　传统中医认为胸痹、心痛总属本虚标实之证，辨证施治首辨虚实，分标本，其次要辨病情轻重。如张仲景在《金匮要略》中提出了宣闭通阳、豁痰开郁、通阳化水、温阳祛寒、理气开痹等行之有效的治法及瓜蒌薤白半夏汤、瓜蒌薤白白酒汤等九首方剂，为胸痹、心痛的辨证论治奠定了基础。唐朝孙思邈则提出："胸痹心痛因虚可致久痛，以当归汤治之"，这体现了其注重温补气血的观念。清代则以活血化瘀法论治本病，如陈修园《时方歌括》以丹参饮治心痛诸痛，《医林改错》以血府逐瘀汤治胸痹心痛等。

总之，本病治则不外乎"补""通"两义，实证者以"通脉"为主，如疏理气机、活血化瘀、辛温通阳、泄浊豁痰等；虚证者当以"补虚"为主，补气温阳、滋阴益肾、补心气之不足，纠脏腑之偏衰；或补中寓通，通中寓补，通补兼施，慎当明辨。临床常见瓜蒌薤白半夏汤、苏合香丸、血府逐瘀汤、失笑散等效方。

（二）现代中医诊疗现况

中医学从"心痛""胸痹"等范畴对冠心病的病名、病因病机、临床表现、辨证治疗等进行了诸多探讨，现代中医对冠心病的辨证论治体系是在此基础上结合现代医学检测技术及循证医学不断完善而得出的。

1. 诊疗文献数据分析　随着中医循证医学的开展和从医者研究的不断深入，国内已有诸多中医药治疗冠心病临床疗效观察的相关文献发表，亦有关于冠心病辨证论治、用药规律等的探讨，但不同研究所得结论有所不同，且中医药临床经验海量而繁杂，因此，需要借助数据挖掘技术，对文献中冠心病的证候分类及用药特色进行规范汇总及深入分析。

首先使用计算机检索中国知网数据库（CNKI）、万方数据库平台上关于中医药治疗冠心病的文献。以"冠心病""中医药"或"中药""临床研究"或"临床观察"为主题词，以2017年1月1日到2019年12月31日为检索时间，进行主题词检索。再进一步进行文献筛选，所有纳入的文献必须同时满足以下条件：①研究类型为随机对照或自身前后对照临床试验，不论是否采用盲法；②研究对象为冠心病患者，且有明确的西医诊断标准；③观察组干预措施为采用中药内服或中成药治疗，或在对照组药物的基础上加用中药或中成药，中药包括汤剂和免煎颗粒剂，自拟方或经验方需有完整的药物组成。有以下情况之一即可排除：①重复发表的文献；②文献类型为综述类文献、动物实验研究类文献、流行病学类文献或护理类文献；③研究对象诊断不明确或合并有其他疾病；④干预措施以西药、中药外治、针灸、穴位注射等为主。

在两个数据库中共检索到907篇文献，经去重和根据纳入排除标准筛选后，剩余266篇符合要求的文献，其中研究中成药疗效的文献62篇，研究口服中药疗效的文献204篇。治疗冠心病常见的中成药主要分类为：冠心病气滞血瘀型多使用麝香保心丸、复方丹参滴丸、心可舒片等；冠心病心血瘀阻型多采用丹红注射液、丹参多酚酸盐、血塞通软胶囊、苦碟子注射液等；冠心病虚实夹杂的心气或心阳不足、心脉闭阻型多采用稳心颗粒、芪参益气滴丸、参桂胶囊等；冠心病心绞痛的痰瘀互结型常使用丹蒌片等。可以看出，冠心病发病与气滞、血瘀、痰浊、心气虚密切相关。

在符合要求的研究口服中药疗效的文献中共提取出209首处方，其中大部分是在西医基础治疗上加用中药的疗效观察，仅8篇文献是单纯口服中药治疗，现将全部方剂输入中医传承辅助平台（V2.5），对处方药物进行数据挖掘，分析结果综述如下。

对209首处方针对的冠心病临床分型进行统计，如下图8-4所示，可以发现，频数最多的前三位均针对心绞痛治疗，但有的文献区别稳定型心绞痛及不稳定型心绞痛，其中针对稳定型心绞痛的文献最多。针对慢性心衰的文献亦占一部分，辅助西药以增强心功能，缓解临床症状，提高患者生活质量；部分文献针对冠心病引起的心律失常，而室性早搏及房颤亦归属心律失常；另外，急性冠脉综合征的中药治疗研究较少，可能与临床上此类患者多采用急诊手术治疗，待症情稳定后方考虑加用中药调治有关。总体来看，目前中医临床治疗冠心病对本病的西医分类分期较为杂乱，并没有统一标准，有的采用世界卫生组织定义的5大类分类标准（无症状心肌缺血、心绞痛、心肌梗死、缺血性心力衰竭和猝死），有的则使用最新指南中推荐的2大分类标准（稳定性冠心病和急性冠脉综合征），但仍以指南分类标准为多。

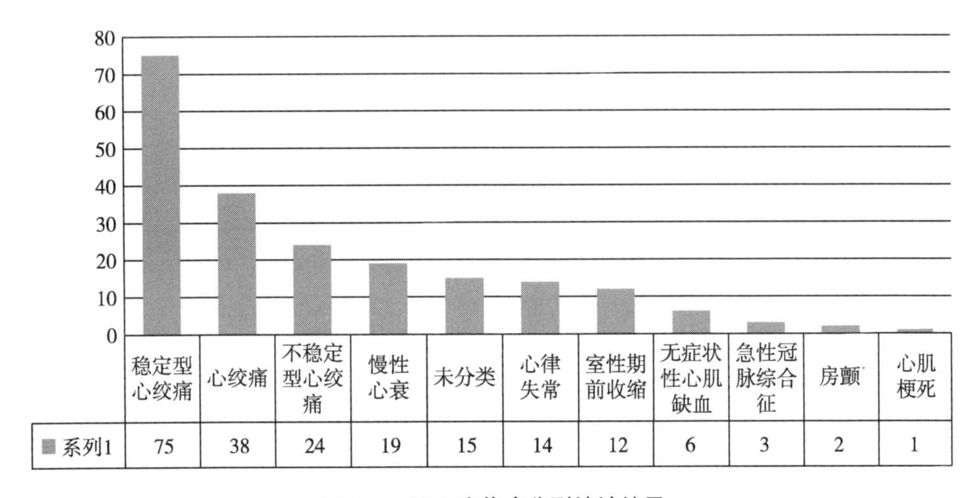

图8-4　冠心病临床分型统计结果

209首方剂所针对的中医辨证分型统计结果见表8-9，一共出现了27种证型，其中频次最高的为气虚血瘀，然后依次为痰瘀互结、心血瘀阻、痰阻心脉、气虚痰瘀互结、气滞血瘀，这为之后临床流行病学调查表设计中证型的取舍提供了依据。从证型分布结果可以看出，冠心病的病机总属本虚标实，多是在气血阴阳不足或脏腑功能失调的基础上，痰浊、血瘀、气滞、寒凝等病理产物痹阻心脉而发病。其中心气虚则无力推动血液在脉中运行，帅血无力，最易导致脉中血液运行不畅，瘀血阻滞脉络，心脉痹阻，发为本病，正如王清任在《医林改错》中指出“元气既虚，必不达于血管，血管无气，必停留而为瘀”。

表 8-9 冠心病证型分布统计结果

序号	证型	频次	序号	证型	频次
1	气虚血瘀	50	10	阳虚血瘀	4
2	痰瘀互结	32	11	气阴两虚血瘀	4
3	心血瘀阻	20	12	心肾阳虚	3
4	痰阻心脉	11	13	寒凝心脉	2
5	气虚痰瘀互结	10	14	心肾阴虚	2
6	气滞血瘀	8	15	心脾两虚	2
7	气阴两虚	7	16	肾虚血瘀	2
8	心阳不振	6	17	气血两虚	2
9	心气虚	4	18	其他证型	10

通过数据挖掘发现，文献中治疗冠心病的药物以温性最多，占 47%，其次为寒性药物和平性药物，分别占 28% 和 22%，而过于寒凉、大热之品较少；药物的五味以甘、苦为主，分别占 35% 和 31%，再次为辛味药物，占 26%，过于酸涩收敛之品较少。甘能缓急止痛，辛则能散能行，辛甘化阳，故甘味和辛味药物同用可振奋心阳；辛味结合温性，又能发散寒邪，并行气滞；苦则能泄能燥，可降泄气逆，辛开苦降，则气滞、寒凝、痰浊、瘀血自散。药物归经以归心、肝、脾、肺、肾为主，因冠心病病位主要在心，与肝、脾、肾、肺等密切相关，心主血脉的正常功能，有赖于肝主疏泄，脾主运化，肺主气朝百脉，肾藏精主水等功能正常运行。

对文献中所有处方的药物频次进行统计，共涉及 168 味中药，频次≥20 次的有 30 味，从高到低依次为丹参、甘草、川芎、黄芪、当归、红花、赤芍、桂枝、桃仁、瓜蒌、茯苓、半夏、人参、党参、薤白、白术、三七、柴胡、枳壳、延胡索、白芍、陈皮、麦冬、生地黄、地龙、五味子、水蛭、郁金、牛膝、枳实，可以发现主要以行气活血化瘀药为多，伍以益气通阳、化痰泄浊之品。

再运用辅助平台中的“组方规律”功能，对药物进行关联规则分析。结合经验判断和不同参数提取数据后的预读，设置支持度为 20%，得到支持度个数为 42，设置置信度为 0.60，在此条件下计算药物间的关联规则，并形成网络展示图，如图 8-5 所示。

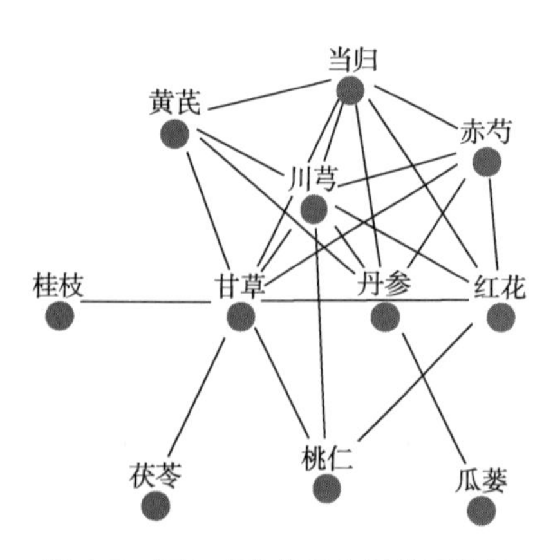

图 8-5 冠心病药物组方规律网络图

通过数据挖掘发现，文献中所有治疗冠心病的药物以黄芪、当归、丹参、赤芍、川芎、桃仁、红花、甘草、桂枝、茯苓、瓜蒌相互间的关联最密切，可作为核心药物组合，主要治疗气虚血瘀型冠心病。所有药物组成为八珍汤加减，方中黄芪、当归取《内外伤辨惑论》中当归补血汤之义，《本草新编》言“黄芪，味甘……可升可降，阳中之阳也，无毒。专补气……而其独效者，尤在补血”。黄芪大补元气，令气旺血行，血行则瘀去；当归不仅补血，亦因辛温气香而行血，补中有动，行中有补，补而不滞，化瘀而不伤血。丹参入心、肝经，色赤，专行血分，其味苦，苦降开泄以散瘀；性微寒，善于凉血活血、祛瘀生新，正如《本草新编》中所说“专调经脉……生新血，去恶血”。桃仁、红花、川芎、赤芍、当归又有桃红四物汤之义，桃仁、红花为强劲的破血之品，力主活血化瘀；赤芍养血和营，以增补血之力；川芎活血行气，为血中气药，可调畅气血，以助活血之功，诸药合用，使瘀血祛、新血生、气机畅。再佐以桂枝、甘草温阳化气，振奋心阳；瓜蒌宽胸涤痰，茯苓健脾除湿，以杜生痰之源，又能宁心安神。全方合用，补气药与活血化瘀药相配伍，大补元气以使气旺，促进血行，血行则瘀去，共奏益气活血之功。

2. 中医诊疗指南与专家共识　近年来，我国专家参照国际临床指南制订标准，根据我国相关法律法规和技术文件指示，以传统中医辨证论治为基点，结合循证医学原理，制订了符合我国需求的冠心病中医诊疗指南，目前公认指南为2019年中华中医药学会心血管分会发布的《冠心病稳定型心绞痛中医诊疗指南》[169]，指南在古今文献回顾分析、临床流行病学调查、中成药系统综述、名老中医经验总结、专家咨询等系统研究工作基础上，对冠心病稳定型心绞痛的基本证候特点、发作时用药、中成药推荐及辨证用药规律等进行了归纳、总结。指南中将冠心病分为8个证型：心血瘀阻、气滞血瘀、痰浊闭阻、寒凝心脉、气虚血瘀、气阴两虚、心肾阴虚、心肾阳虚。同时又提出冠心病稳定型心绞痛的主要证候要素包括血瘀、气虚、阴虚、痰浊、气滞、阳虚、寒凝等，不同证候要素又可组合出不同证型，其中包括痰瘀互结、气虚血瘀等；在心绞痛急性发作时，中医药干预能够缓解胸痛症状，改善心功能和减少不良事件发生等，推荐选用中成药：速效救心丸、复方丹参滴丸、麝香保心丸、宽胸气雾剂等。

此外，中华中医药学会2018年发布了《冠心病心绞痛介入前后中医诊疗指南》[170]，冠心病的介入治疗是冠心病现代医学史上里程碑性的进展，在介入前后，中医证候也会产生动态演变，把握中药干预的时点与方式，将有效减少介入相关并发症，提高患者的生活质量。

三、冠状动脉粥样硬化性心脏病的临床流行病学研究

（一）临床调查表的设计

通过对冠心病中西相关文献的检索，了解了冠心病频率较高的四诊信息以及常见证型，主要为心血瘀阻型、痰阻心脉型、气虚血瘀型、痰瘀互结型、寒凝心脉型、气阴两虚型、心气虚弱型、心阳不振型等，同时了解了相关现代医学指标，如心电图、血液流变学、C反应蛋白、糖脂代谢、影像及声学检测等方面。在此基础上，参照《中医临床诊疗术语证候部分》[171]《中药新药临床指导原则》[172]和冠心病相关指南，经资深专家多次讨论、反复修改，设计回顾性研究调查表。冠心病临床调查表的设计参考第六章证型分类研究技术流程中的要求，具体内容还需考虑冠心病的临床特点：①冠心病具有高危因素吸烟、喝酒、肥胖高热量饮食偏好等，且除冠心病家族史外，糖尿病、高血压、高血脂症等个人既往史与家族史也需记录。②表中选择的四诊信息应能全面反映冠心病的临床实际，再按望闻问切的顺序排列，保证研究分析形成的新证型、兼夹证型的客观反映。③现代医学检测指标的选择必须能够反映冠心病的诊断、发病机制及其病情轻重程度，包括体征、血常规、血生化、血液流变学、心电图、心脏超声等。④诊断应列出冠心病的西医具体分类名称及诊断依据，如无症状心肌缺血、心绞痛、慢性心衰、急性冠脉综合征等，在主要西医诊断成立的情况下，对于合并其他疾病的诊断也需列出。中医证名符合中医辨证规律，冠心病常见证型为心血瘀阻、痰阻心脉、气虚血瘀、痰瘀互结、寒凝心脉、气阴两虚、心气虚弱、心阳不振等，在明确主要证型后，有兼夹其他证型

者也需列出。

（二）临床回顾性调查研究

江苏省中医院心内科专业人员收集了西医诊断为冠心病的病例 210 例，按照观察表要求逐项填写，以了解证型分布和四诊信息出现频率，对现代医学检测指标与证型的相关性做初步分析，为现场横断面调查研究提供准确且足够的数据信息，在资料分析的基础上，修正现场调查设计中可能存在的不足，为继续临床调查研究提供必要的依据。

从回顾性研究病例的统计分析结果显示，证型分布呈偏态，其中痰浊内阻型 44 例、心血瘀阻型 39 例、心气虚弱型 32 例、心气阴虚型 29 例、心肾阴虚型 10 例、心阳虚弱型 5 例、寒凝心脉型 2 例、其他证型 46 例。由于心肾阴虚型、心阳虚弱型、寒凝心脉型例数较少，考虑可能由于大部分患者在某个证型出现时就积极治疗，因而未出现上述证型。当然由于是历史资料的回顾，也不排除许多医生主观上选择某一证型，因此，应在今后进行大规模临床流行病学横断面调查引起重视。

通过对回顾性资料四诊信息和现代医学检测指标的统计分析，结果显示各证型排序前十位的指标分别为，痰浊内阻型：胸闷、舌苔腻、胸痛、弦脉、细脉、心悸、舌红、舌紫暗、舌苔白、滑脉；心血瘀阻型：胸闷、细脉、舌紫暗、舌苔薄、弦脉、胸痛、舌苔腻、舌红、舌苔白、心悸；心气虚弱型：胸闷、舌紫暗、细脉、心悸、舌苔薄、弦脉、胸痛、头晕、舌淡白、舌苔腻；心气阴虚型：胸闷、细脉、心悸、舌苔薄、舌红、疲倦乏力、气短、失眠、动则喘甚、头晕；其他证型：胸闷、弦脉、舌苔腻、舌紫暗、舌苔薄、细脉、胸痛、心悸、头晕、疲倦乏力。

数据处理中通过单因素分析，找到了 12 项有意义的症状、体征指标即目眩、舌裂、舌红、舌紫暗、舌苔剥落、舌苔少、舌苔薄、舌苔腻、滑脉、弦脉、颈静脉怒张、肺部呼吸音低，以及 3 项有意义的现代医学检测指标即心电图运动试验、心电轴左偏、肺纹理增多。

（三）临床横断面调查研究

根据回顾性病例调查结果，明确了冠心病中医证候诊断标准，丰富了疾病的四诊信息、体征、实验室指标及其量化分级标准，在此基础上进一步修改完善冠心病横断面调查 CRF 表。

在前瞻性横断面调查中，首先确定了本次调查的两家医院为江苏省中医院和上海中医药大学附属岳阳医院，然后根据冠心病 CRF 表中设计的纳入和排除标准调查符合要求的研究对象，客观、详细、准确地记录每位患者的资料。本次调查共采集了 706 例冠心病住院及门诊患者以供后续统计学数据分析使用。

四、冠状动脉粥样硬化性心脏病的统计建模与证型分类研究

数据管理人员应对横断面调查中每一份表格的数据进行全面核查，并将 CRF 表中漏填项目、可疑数据等问题整理并反馈给研究者进行确认和更正，保证每一份表格数据无误。然后将收集到的所有观察表使用软件 EPI-info5 进行双人双机的数据录入，建立冠心病数据库。再应用 SAS 软件及 Amos 软件进行数据统计分析。

（一）临床信息的初步筛选

706 份有效病例中的证型分布呈偏态，其中心血瘀阻型 165 例（23.37%）、心气虚弱型 154 例（21.81%）、痰浊内阻型 149 例（21.10%）、心气阴虚型 122 例（17.28%）、心肾阴虚型 30 例（4.25%）、心阳虚弱型 12 例（1.70%）、寒凝心脉型 4 例（0.57%）、其他证型 70 例

(9.92%)。由于寒凝心脉型、心阳虚弱型病例较少，其他70例分型不明确，故将三者共86例删除，未纳入分析，因而实际统计分析病例为620份。

所有指标均按无、轻、中、重分成四个等级，同时把无看成阴性，其他等级则为阳性。将620例病例资料的全部指标进行阳性率排序，初步筛选出53个四诊信息、17个体征及实验室指标，具体如下：阳性率40%以上的指标有胸闷、心悸、胸痛、疲倦乏力、头晕、气短、失眠、舌苔薄、细脉、血压高、高密度脂蛋白降低、T波低平；阳性率在20%~40%的指标：少气懒言、隐痛、气喘、痛处固定、口干、形体肥胖、目眩、胸膈满闷、刺痛、肢体困重、盗汗、自汗、舌苔白、舌紫暗、舌红、舌苔腻、舌胖、舌淡白、滑脉、涩脉、二尖瓣区杂音、呼吸音粗、ST段压低、三酰甘油升高、总胆固醇升高、T波倒置；阳性率在10%~20%的指标：动则喘甚、咳痰、口黏腻、耳鸣、痰白质黏、恶心、遇劳则甚、胸骨后痛、面色晦暗、反复发作、时作时止、多梦、活动痛重、舌边齿印、舌下青筋、舌苔厚、沉脉、血红蛋白含量升高。阳性率小于10%但经商定纳入统计的指标有结脉、代脉、舌苔少、舌生瘀斑、腰膝酸软、绞痛、面色青紫、发绀、胫前浮肿、肺部湿啰音、肺底细湿啰音、V_2S-T段下移/aVFS-T段抬高、窦性心动过缓。此13个指标虽阳性率均低于10%，但从专业角度来看均为有价值的临床指标，故仍将其保留纳入数据分析。

（二）证型分类研究

经单因素初步筛选及相关数据分析，将53个四诊信息指标纳入多因素研究，上述指标在进入因子分析前，需进行相关性检验。经计算KMO统计量是0.760，Bartlett球形检验χ^2=17 163.2，P<0.001，两种方法均说明各变量间有较强的相关性，适合进行因子分析。

1. 证型初分类　为了尽量客观地反映冠心病证型的分布规律，项目组用AMOS软件建立了冠心病探索性因子分析模型。根据因子分析得到的特征根值和碎石图发现，当因子数为5或6时分类的结果较好，再综合中医专业知识及专家意见，最终将冠心病初步分为5个证型，分别以F1、F2、F3、F4、F5表示，每个证型分类中载荷系数较高，同时在其他四个证型中较小或为负值的指标分布如下。

F1：腰膝酸软、耳鸣、盗汗、头晕、疲倦乏力、失眠、口干、舌红、舌苔少、舌红、舌下青筋、细脉，初步判断为心肾阴虚之象；F2：遇劳则甚、时作时止、目眩、口干、多梦、活动痛重、绞痛、胸骨后痛、舌边齿印、弱脉，表现为心气阴虚之象；F3：少气懒言、气喘、动则喘甚、反复发作、自汗、隐痛、胸闷、气短、舌胖、舌苔薄、舌苔白、舌淡白、结脉、代脉、沉脉，表现为心气虚弱之象；F4：痰白质黏、形体肥胖、咳痰、肢体困重、恶心、口黏腻、胸膈满闷、舌苔厚、舌苔腻、滑脉，表现为痰浊内阻之象；F5：痛处固定、刺痛、面色晦暗、胸痛、面色青紫、舌紫暗、舌生瘀斑、涩脉，表现为一派瘀阻心脉之象。

2. 验证初分类结果　在探索性因子分析的基础上，根据中医专家的临床经验及中医理论对冠心病四诊信息与因子间的关系假设进行证实性因子分析，构建冠心病CFA分析模型，并进行数据拟合，其拟合指数(GFI)为0.931，各因子中指标分布与EFA结果基本一致，说明冠心病的证实性因子分析结果与探索性因子分析结果基本拟合。

综合EFA及CFA结果，冠心病可分为5个证型，取载荷系数≥0.3的指标作为该证型特异症状，0~0.3者作为可现症状，则各证型的特异症状及可现症状分布具体如下表8-10所示。

表 8-10 冠心病四诊信息证实性因子分析结果

分型		临床症状	舌苔脉象
分型 1	特异症状	腰膝酸软,耳鸣,盗汗,头晕,疲倦乏力,失眠	舌苔少
	可现症状	隐痛,痰白质黏,刺痛	舌红,舌下青筋,细脉,涩脉
分型 2	特征症状	口干,目眩,遇劳则甚,时作时止,少气懒言,盗汗,隐痛	舌边齿印,弱脉
	可现症状	多梦,气短,胸痛,形体肥胖	舌苔薄,舌红
分型 3	特异症状	少气懒言,自汗,反复发作,隐痛,动则喘甚,气喘,失眠	舌胖,舌苔白,舌苔薄,沉脉,结脉
	可现症状	目眩,疲倦乏力,胸闷,气短,多梦,胸痛,头晕,肢体困重	舌淡白,舌边齿印,代脉,细脉
分型 4	特异症状	形体肥胖,痰白质黏,咳痰,口黏腻,肢体困重,胸膈满闷,恶心,气短,气喘	舌苔厚,舌苔腻,滑脉
	可现症状	目眩,头晕,失眠,疲倦乏力,胸闷,活动痛重	舌胖
分型 5	特异症状	刺痛,痛处固定,面色晦暗,胸痛,失眠	舌紫暗,舌生瘀斑,舌苔薄,舌下青筋,涩脉
	可现症状	多梦,胸骨后痛,头晕,目眩,活动痛重,痰白质黏	沉脉,结脉,代脉

临床上冠心病的每个证型之间多有着密切的联系,某种证型在一定条件下会演变成另外一种证型。我们对 620 例冠心病四诊信息做 5 因子 CFA 分析及其各因子之间的相关关系分析发现:分型 1 的主要证候要素为阴虚,分型 2 的主要证候要素为气阴两虚,两者的相关系数为 0.542,说明二者之间关系密切,存在着临床上相互动态演变的关系。而其他各因子之间的相互相关系数均较小或为负值,说明其相互之间演变的可能性较小。

(三)基础证候分析

在因子分析中,我们发现冠心病各分型中某些共同指标如失眠、心悸、头晕、胸痛等出现的阳性率很高,但在区分不同证候分型时其载荷系数并不大,未能在特异症状中出现,且未在各证型分类中出现,而这些指标却是冠心病的核心病机和临床诊断的主要依据。故进一步运用结构方程模型对 620 例冠心病资料进行各证型分类之间的内在结构联系的研究。研究得到一组基础信息和 4 个证候分型,基础信息是各证型的共同症状群,其中失眠、心悸、头晕、胸痛、疲倦乏力、自汗、舌苔薄 7 个指标的载荷系数高于其他指标,是冠心病的核心病机体现,将其定为冠心病的基础证。

基础证在各种内外干预条件下的其他不同证候分类的动态变化表现,和证实性因子分析中所得的分型基本相似,考虑到临床实际与各专家意见,最终采用结构方程模型对数据分析的基础证和因子分析的证候分型结果,将冠心病分为 1 个基础证和 5 个证型分类。

(四)证型分类命名

综合因子分析和结构方程模型结果,冠状动脉粥样硬化性心脏病的基础证为失眠、心悸、头晕、胸痛、疲倦乏力、自汗、舌苔薄，因其病位要素在心，病性为气虚、血瘀，故命名为气虚血瘀证。在基础证上又有5个特异型。根据中医基础理论知识及冠心病研究领域资深专家咨询结果给证型分类命名。分型1的病性要素为阴虚，病位要素为心、肾，故可命名为心肾阴虚型；分型2的病性要素为气虚、阴虚，病位为心，故可命名为气阴两虚型；分型3的病性要素为气虚，病位要素为心，可命名为心气虚弱型；分型4的病性要素为痰浊，病位要素为心、脾，可命名为痰阻心脉型；分型5的病性要素为瘀血，病位要素为心，可命名为心血瘀阻型。

通过上述横断面调查研究及数据分析，得出冠心病的基础证为气虚血瘀证，而对文献中处方大数据挖掘得出的核心药物组合也是以益气活血功效为主，两者具有一致性，说明气虚血瘀作为冠心病的核心病机符合大部分医家的共识。此外研究得出的5个特异型在文献统计中均有所体现，但是临床实际运行中证型分类常常复杂多变，比如文献研究中常见的痰瘀互结证型即是特异型痰阻心脉型和心血瘀阻型的组合证型。

五、冠状动脉粥样硬化性心脏病的方证相应治疗方案

冠心病西药选择与中医辨证分型的关系目前尚缺乏大样本或医学界公认的研究结果，但是部分医家已经展开此类研究，高铸烨、苗阳等人[173]通过临床调查发现β受体阻滞剂和硝酸酯类在治疗急性冠脉综合征患者时，在中医证型分布方面分别存在差异，β受体阻滞剂主要用于治疗痰瘀互结证患者，而硝酸酯类药物主要用于气虚血瘀证及痰瘀互结证患者，其次为气阴两虚证患者。陆振钧、司晓晨等人[174]在研究他汀类药物治疗冠心病心绞痛的临床疗效时发现服用他汀类药物作为常规治疗且达到疗效的患者的中医证型以气虚血瘀型较多。但西药根据中医辨证应用的规律及增效减毒的效果还有待深入及规范化研究。

在中药方面，因尚未进行大数据药物关联规则分析，故根据病证型结合分类研究结果，结合中医文献分析及孟河医派四家医案中的治疗经验，给出如下推荐方案，供大家参考。

（一）基础证的治疗

如果冠心病只出现稳定期基础证气虚血瘀证中的相关症状、体征，应针对该证用益气化瘀止痛的基本方药治疗为主。

基础证：气虚血瘀证。

主要症状：心悸，胸痛，失眠，头晕，疲倦乏力，自汗，舌苔薄，脉细滑。

治则：益气化瘀止痛。

基本方：自拟芪参化瘀汤。

药物：炙黄芪、丹参、党参、炒白术、炒当归、三七、红景天、炒酸枣仁、生山楂、银杏叶。

组方特点：芪参化瘀汤是根据临床经验总结而来的，方中黄芪益气生血，丹参归心经，活血止痛，祛瘀通经，二者合用，益气化瘀止痛，共为君药对；党参、白术益气健脾，增强君药补气之力，为一组臣药；当归补血活血止痛，三七、生山楂、银杏叶活血降脂，四药合用，助君药化瘀生新，祛瘀而不伤正，为另一组臣药；佐以药中上品红景天补气养心散瘀；炒酸枣仁宁心安神。诸药合用，通补兼施，共奏补气养心、化瘀止痛之效。

（二）特异型的治疗

如果疾病在内外因的作用下，跨越了基础证出现了不同型的症状和体征，且仍以基础信息为主，则可用基础证的基本方合不同型的主方加减施治，但处方中整体的君臣佐使用药配

伍原则可根据实际情况动态变化。如果疾病在发生发展的过程中以不同分型的指标为主，则应以治疗各类分型的基本处方为君方，然后根据临床实际可适当加减基础证的相关方药。

1. 心肾阴虚型

特异症状：腰膝酸软，耳鸣，盗汗，头晕，疲倦乏力，失眠，舌苔少。

可现症状：隐痛，痰白质黏，刺痛，舌红，舌下青筋，脉细或涩。

治则：滋阴补肾，养心安神。

基本方：炙甘草汤合左归饮。

药物：生地黄、麦冬、阿胶、炙甘草、党参、大枣、火麻仁、桂枝、生姜、山药、枸杞子、山萸肉、茯苓。

组方特点：炙甘草汤出自《伤寒杂病论》，被誉为千古补心第一方，既能滋阴养血，又可益气复脉，方中生地黄、麦冬、阿胶为一组角药，滋心阴，养心血，充血脉，其中生地黄更可补肾中真阴不足，使肾水上济于心，《本草图经》更言其“治一切心痛，无问新久”。三药合用，共为此特异型的君方；党参、大枣、炙甘草益心气，补脾气，以资气血生化之源；桂枝、生姜辛温行通，温心阳，通血脉，诸药合用，滋而不腻，温而不燥，使气血充足，阴阳调和，心悸心痛皆可平。再合用左归饮滋阴补肾，若肾阴亏损较重，则代之以左归丸，在滋阴之中配以血肉有情之品，增强补肾之力。

加减：阴虚血瘀者，加桃仁、红花、三七、川芎等活血化瘀；若阴虚阳亢，风阳上扰，加珍珠母、磁石、石决明等重镇潜阳；若阴不敛阳，虚火内扰心神，心烦不寐症状较重，可加用酸枣仁、首乌藤、远志等滋阴清热、除烦安神。

2. 气阴两虚型

特异症状：口干，目眩，遇劳则甚，时作时止，少气懒言，盗汗，隐痛，舌边齿印，弱脉。

可现症状：多梦，气短，胸痛，形体肥胖，舌红，舌苔薄。

治则：益气养阴，通脉止痛。

基本方：生脉散合炙甘草汤。

药物：太子参、麦冬、五味子、炙甘草、生地黄、桂枝、党参、阿胶、火麻仁、大枣、生姜。

组方特点：太子参、麦冬、五味子三药合用，以角药组成生脉散，一补一润一敛，益气养阴，使气复津生，气充脉复，是为此型君方，正如《医方集解》中云“盖心主脉，肺朝百脉，补肺清心，则元气充而脉复，故曰生脉也”。加用炙甘草汤增加补心气、养心阴之力，通阳复脉。

加减：兼唇舌紫暗，胸痛甚者，加丹参、山楂、三七等化瘀止痛；兼心悸、心烦、失眠者，加酸枣仁、柏子仁、远志等养心安神；心悸、气短、疲倦乏力甚者，加黄芪、白术、山药等增强补气之力。

3. 心气虚弱型

特异症状：少气懒言，自汗，反复发作，隐痛，动则喘甚，气喘，失眠，舌胖，舌苔薄白，沉脉，结脉。

可现症状：目眩，疲倦乏力，胸闷，气短，多梦，胸痛，头晕，肢体困重，舌淡白，舌边齿印，细脉，代脉。

治则：补气养心止痛。

基本方：保元汤。

药物：党参、炙甘草、黄芪、肉桂。

组方特点：此特异型主要证候要素是气虚，故以党参、黄芪为君药对，大补元气，扶助心气；甘草炙用，甘温益气，通经利脉，行血气；肉桂辛热补阳，温通血脉；全方四药配伍精妙，正如《古今名医方论言》："参、芪非桂引道，不能独树其功；桂不得甘草和平气血，亦不能绪其条理"。或又可以桂枝易肉桂，有通阳、行瘀之功；或酌加丹参、当归，活血化瘀，补而不滞。

加减：兼胸痛、唇舌紫暗者，加丹参、当归、赤芍、川芎、桃仁、红花以活血通络；兼口渴咽干者，加麦冬、玉竹等滋阴润燥；兼心悸心烦，失眠多梦，口舌生疮者，加莲子心、五味子、黄连、野菊花等滋阴清热。

4. 痰阻心脉型

特异症状：形体肥胖，痰白质黏，咳痰，口黏腻，肢体困重，胸膈满闷，恶心，气短，气喘，舌苔厚，舌苔腻，滑脉。

可现症状：目眩，头晕，失眠，疲倦乏力，胸闷，活动痛重，舌胖。

治则：化痰泄浊，通阳散结。

基本方：瓜蒌薤白半夏汤。

药物：瓜蒌、薤白、半夏、石菖蒲、枳实、陈皮、白酒。

组方特点：此型的证候要素是痰浊，故以瓜蒌、薤白、半夏这组核心角药为君药对，瓜蒌味甘性寒，清热涤痰、宽胸散结；薤白味辛苦性温，通阳散结、行气导滞；半夏味辛性温，燥湿化痰、降逆止呕、消痞散结。三者配伍，共奏豁痰降逆、通阳散结之功；加枳实、陈皮增强行气滞，破痰结之力；加石菖蒲化痰浊、开心窍。

孟河医派认为"脾统四脏"，补脾不如健脾，健脾不如运脾，所以对于痰浊偏盛，见纳呆心慌者，常使用苍术、甘松以运脾、醒脾，黄连、苦参以降胃气，一降一升，调畅气机，痰浊自化，心神得安。

加减：如兼气虚甚者，加生黄芪、党参等补气健脾；痰黏稠，色黄，大便干，苔黄腻者，加黄连、桑白皮、竹沥等清化痰热；兼偏瘫、麻木、舌歪、肢体颤抖者，加天竺黄、竹沥、僵蚕、地龙等化痰通络；兼胸闷如窒，绞痛阵发，舌暗紫或有瘀斑者，加当归、桃仁、红花、丹参等理气活血，化瘀通脉。

5. 心血瘀阻型

特异症状：胸痛，刺痛，痛处固定，面色晦暗，舌紫暗，舌下青筋，舌生瘀斑，舌苔薄，涩脉。

可现症状：多梦，胸骨后痛，头晕，目眩，活动痛重，痰白质黏，沉脉，结脉，代脉。

治则：活血化瘀，通脉止痛。

基本方：血府逐瘀汤。

药物：当归、生地黄、桃仁、红花、炒枳壳、赤芍、柴胡、炙甘草、桔梗、川芎、牛膝。

组方特点：此方由桃红四物汤合四逆散加牛膝、桔梗组成，方中桃仁破血行滞而润燥，红花活血祛瘀以止痛，共为君药对；赤芍、川芎助君药活血祛瘀，牛膝活血通经，祛瘀止痛，引血下行，三药共为一组臣药；当归、生地黄补血活血，滋阴润燥，使得活血而不耗血，理气而不伤阴，为另一组臣药；气行则血行，故佐以柴胡、桔梗、枳壳理气宽胸行滞；桔梗并能载药上行，兼有使药之用；甘草调和诸药，亦为使药。合而用之，升降兼顾，使气血调和，诸症可愈。

孟河医派一般认为胸痹心痛患者平素体虚，尤其是脾运失健，酿生痰湿，上犯心胸，阻遏心阳，胸阳不展，气机不畅，心脉不通，痰浊痹阻，留恋日久痰瘀互结，发为本病。治疗时活血化瘀当与豁痰泄浊同时应用，孟河医派国医大师颜德馨曾自创"益心汤"，方用葛根、川芎升发清气，用降香、决明子降浊泄气，一升一降，使清旷之区得以复原，生山楂配决明子可化痰泄浊散瘀，配合使用党参、黄芪、丹参、赤芍益气活血。

加减：若胸痛剧烈者，加延胡索、全蝎以增强理气行瘀、散结止痛之力；若胸闷善太息者，加沉香、檀香等疏肝行气；兼畏寒肢冷，脉沉细或沉迟，加细辛、桂枝、高良姜等温通经脉；兼心悸气短，动则加重者，加用党参、黄芪等补养心气。

第三节 脑梗死证型分类及方证相应研究

脑梗死是由于脑动脉硬化，血管内膜损伤使脑动脉管腔狭窄，局部血栓形成，脑动脉狭窄加重或完全闭塞，导致脑组织缺血、缺氧、坏死，引起神经功能障碍的一种脑血管疾病。近年来关于中医药防治脑梗死的研究越来越多，并取得了较为满意的疗效，但目前对该病的中医辨证分型尚未统一，缺乏规范且符合现代临床实际应用的辨证分类标准。若采用病证型结合的研究方法，在全国范围开展临床流行病学调查研究，可建立脑梗死中医病证型结合分类诊疗标准。

一、脑梗死的现代医学研究

脑梗死又称缺血性脑卒中，具体指的是因各种原因所导致的脑部血液供应障碍，使脑组织局部产生无法逆转的损伤，造成脑部血液缺氧性、缺血性坏死。脑缺血的短暂性发作是引发完全性脑梗死的一项重要原因。其发病率、复发率、致残率及病死率均较高，严重危害着中老年人的健康水平和生存质量，但脑梗死又是一种可提前预防的疾病，所以明确脑梗死的发病特点、发病机制和高危因素，开展脑梗死的防治工作，具有重要现实意义。

（一）流行病学

脑卒中目前是全球第 1 大致残原因，60 岁以上人群第 2 大死亡病因，15~59 岁人群第 5 大死亡病因[175]，属于全球范围内比较严重的公共卫生问题之一。近年来，脑卒中已经占据我国死因首位[176]。

2018 年《中国现代神经疾病》杂志发表了一项国家“十二五”时期的神经科学成果即中国 60 万人群脑血管病流行病学抽样调查报告显示[177]：脑卒中患病率为 1 287.3/10 万，发病率为 274.4/10 万，死亡率为 126.4/10 万，并且各年龄段男性发病率均明显高于女性，农村地区脑卒中发病率与死亡率高于城市。其中，缺血性脑卒中占脑卒中总群体的 70%，由此可见，缺血性脑卒中是目前脑血管病中最普遍的类型。急性缺血性脑卒中致残率及致死率更高，我国住院急性缺血性脑卒中患者发病后 1 年病死率为 14.4%~15.4%，致死 / 残疾率为 33.4%~33.8%[178]。中国国家脑卒中登记研究（CNSR）有关资料表明，我国缺血性卒中年复发率高达 17.7%，存活的脑卒中患者中 34% 为复发患者。

（二）临床基础研究简述

脑梗死的临床症状复杂，它与脑损害的部位、脑缺血性血管大小、缺血的严重程度、发病前有无其他疾病以及有无合并其他重要脏器疾病等有关。轻者可以完全没有症状，即无症状性脑梗死；也可以表现为反复发作的肢体瘫痪或眩晕，即短暂性脑缺血发作；重者不仅肢体瘫痪，甚至出现急性昏迷、死亡。根据局部脑组织发生缺血坏死的机制，可将脑梗死分为

3种主要病理生理学类型：脑血栓形成、脑栓塞、腔隙性脑梗死，其中脑血栓形成最为常见，约占全部脑梗死的60%。

有研究发现脑梗死发生的风险中，90%可归咎于10个简单的危险因素，它们依次是高血压病、吸烟、腰臀比过大、饮食不当、缺乏体育锻炼、糖尿病、过量饮酒、过度的精神压力及抑郁、有基础心脏疾病和高脂血症。而以上危险因素中大部分是可控的，也就是说可以通过提前预防以减少脑梗死的发生率。

脑血栓形成的病因基础主要为动脉粥样硬化，因而产生动脉粥样硬化的因素是发生脑梗死最常见的病因。动脉粥样硬化可导致各处脑动脉狭窄或闭塞性病变，以大中型管径的动脉受累为主，颅内动脉病变较颅外动脉病变更多见。当粥样斑块穿透和破坏供脑大动脉内膜时，破溃处的血小板和纤维素等血液中有形成分黏附、聚集、沉积形成血栓。血栓可脱落成为栓子，近50%的脑梗死是由栓子所引起的。腔隙性脑梗死是发生于豆纹动脉、丘脑穿通动脉和基底动脉旁中央深部穿通支供应范围（基底节和内囊，中脑和丘脑，桥脑）的小梗死。当这些小穿通动脉壁的脂肪透明样变时可引起管腔血栓堵塞或管壁的破坏，发生腔隙性脑梗死。

此外血液中成分的改变也可导致血栓形成，如真性红细胞增多症、高黏血症、高纤维蛋白原血症、血小板增多症、口服避孕药等均可导致血液血栓形成，进而诱发脑梗死。

（三）西医诊疗指南撷萃

2018年发布的《中国急性缺血性脑卒中诊治指南》[179]中指出急性脑梗死（急性缺血性脑卒中）最新诊断标准：①急性起病；②局灶神经功能缺损（一侧面部或肢体无力或麻木，语言障碍等），少数为全面神经功能缺损；③影像学出现责任病灶或症状/体征持续24小时以上；④排除血管性病因；⑤脑CT/MRI排除脑出血。指南中还指出缺血性脑卒中根据病因还可分为动脉粥样硬化性、心源性、小/微血管病、其他原因、原因不明5大类。临床上脑梗死的具体诊断流程同样可分5步走：①判断是否为脑卒中；②判断是否为缺血性脑卒中；③评估病情严重程度；④衡量是否进行溶栓治疗；⑤进行病因分型。

探索脑梗死的治疗方法一直是临床研究的重点。有效的治疗方法可以有效改善患者的临床症状，促进患者恢复病情，提高患者的生活质量和水平。根据脑梗死的病理特点，脑梗死可以分为超早期、急性期、坏死期、软化期、恢复期等阶段。有效治疗时期主要指的是急性期或更早以前。急性期一般治疗原则为尽早改善脑缺血区的血液循环、促进神经功能恢复，注意水电解质的平衡。脑水肿时可予甘露醇、利尿性脱水剂等降低颅内压。此外，还应尽早选择链激酶、尿激酶等溶栓治疗，使缺血性脑组织在出现坏死之前恢复正常的血流，亦可使用肝素、双香豆素抗凝剂，以防止血栓扩延和新的血栓发生。

2019年美国心脏协会/美国卒中协会（AHA/ASA）更新了《急性缺血性卒中早期管理指南》[180]，指南对院内二级预防方面的内容再次进行了补充，倡议控制脑血管病危险因素，尽早启动规范化二级预防措施，主要包括控制血压、血糖和血脂水平的药物治疗等。早期预防可以减少脑梗死的并发症、改善预后、降低复发率。

二、脑梗死的古今中医认识

脑梗死以猝然昏仆、不省人事，伴口眼㖞斜，半身不遂，言语不利，或不经昏仆而仅以口舌㖞斜或半身不遂为主要临床症状，因本病发生突然，起病急骤，临床见症变化多端，和风

"善行而数变"的特点相类,故古代医家取类比象而名之曰"中风"。中医学对此病的病名、病因病机、辨证论治进行了诸多阐述,各具特色,但缺乏统一认识。随着医学的发展,中医药专家融合了现代医学知识和先进的检查技术手段,确定了"脑梗死"的病名,并对本病展开了科学研究,制定了较为规范的指南标准,为脑梗死中医辨证规范化研究奠定了基础。

(一)中医基础理论探讨

"脑梗死"属于"中风"病范畴。中风病的发生发展及病情演变是动态变化的,因此,古代医家对中风病名、病因病机、辨证论治的认识也经历了漫长的探索过程。

1. 病名沿革　早在西汉前,人们就认识到风邪可导致四肢功能障碍。《内经》中没有"中风"病名,但有关于中风病的不同发病阶段与临床表现的记载,如卒中昏迷期称为"仆击""大厥""薄厥";半身不遂期有"偏枯""偏风""身偏不用""痱风"等称。汉代张仲景的《金匮要略》最早将"中风"作为病名记录,并立中风专论,书中提到"夫风之为病,当半身不遂……中风使然"。此后中风病的病名在论述上无较大的更改,但历代医家对中风病病名表述不一,隋代的巢元方将中风按五脏归属分成肝中风、心中风、脾中风、肺中风、肾中风,同时又根据主症的不同列出了风口噤候、风偏枯候等16种证候。唐代孙思邈《备急千金要方》一书将中风从广义角度分为"偏枯、风痱、风懿、风痹"四类。元代王履在《医经溯洄集·中风辨》中记载了"因于风者,真中风也;因于火、因于气、因于湿者,类中风,而非中风也。"提出了"真中"和"类中"之名。明代医家张介宾在《景岳全书》提出了新命名"非风",称为"中风非外风"理论;楼英于著作《医学纲目》首载"卒中"之名,以示其"卒然仆倒"之意。清代王清任则用"内中风"等病名取代了中风之名。

2. 病因病机　历代医家对中风病因病机的认识,可谓仁者见仁、智者见智,无统一的定论,这也是至今尚不能规范中风辨证的根本原因。从历代中风论述中总结其病因病机如下。

(1)从风立论:一直以来,我们都认为中风的病机在唐宋以前多责之于"外风",而在金元以后才从"内风"立论,其实早在《内经》中就对中风有了比较详细的论述,如"风中五脏六腑之俞,亦为脏腑之风各入其门户,所中则为偏风"和"三阴三阳发病,为偏枯痿易,四肢不举",另有"血之与气,并走于上,则为大厥"之说。不单明确区分外风致病和内风致病的不同,而且指出中风一类的疾病可由内生之风诱发气血逆乱所致。书中还认识到本病的发生与体质、饮食、精神刺激、烦劳过度等因素有密切关系,如《素问·通评虚实论》云:"……仆击、偏枯……肥贵人则膏粱之疾也。"张仲景则提出了中风病根据风邪侵袭部位及程度轻重,有中经、中络、中脏、中腑不同分型,至今仍是我们划分中风临床类型的主要依据。叶天士则阐明"阴虚阳亢,内风旋动"是其主要机制,进一步丰富了中风辨证论治的体系,对后世全面深入认识中风的病因病机起着深远的意义。孟河医家费伯雄亦主张中风病以风邪为主,内虚为中风病发病前提,其中内虚又可分气血营卫的不同,他认为外风是通过引动内风而发病的。

(2)归于火热:金元时期在内因致病方面又有了新的发展,如刘河间力主火热致病论,他认为中风"以热为本,以风为标",指出"所以中风瘫痪者,非谓肝木之风实甚而卒中之也,亦非外中于风尔。由于将息失宜而心火暴甚,肾水虚衰不能制之,则阴虚阳实而热气怫郁,心神昏冒,筋骨不用而卒倒无所知也。多由喜怒思悲恐之五志有所过极而卒中者,由五志过极,皆为热甚故也"。

（3）责之痰瘀：元代朱丹溪强调痰湿、瘀血致病的重要性，《丹溪心法·中风》云："中风大率主血虚有痰，治痰为先，次养血行血……半身不遂，大率多痰；在左属死血瘀血，在右属痰有热并气虚。"并指出痰的形成与环境和脏腑功能失调有关，如"东南之人，多是湿土生痰，痰生热，热生风也"。《临证医案指南·中风·华岫云按》："风木过动，中土受戕，不能御其所胜……饮食生痰。"而瘀血的形成又与痰热等实邪阻滞和气虚血运不畅有关，如《素问玄机原病式》云："故《经》言汗出偏沮，令人偏枯。然汗偏不出者，由佛热郁结，气血壅滞故也。人卒中，则气血不通而偏枯也。"王清任《医林改错》则云："中风半身不遂，偏身麻木，是由气虚血瘀而成。"这些医家都注意到了痰瘀在中风致病中的重要作用。

（4）本于体虚：明清时期医家则力主中风本虚发病，主要有两种意见。一种是阴血亏虚，张景岳指出"凡病此者，多以素不能慎，或七情内伤，或酒色过度，先伤五脏之真阴……阴亏于前而阳损于后，阴陷于下而阳乏于上，以致阴阳相失，精气不交，所以忽而昏聩，卒然仆倒。"叶天士亦认为中风是由于"精血衰耗，水不涵木……肝阳偏亢，内风时起"所致。另一种观点则强调气虚，如王履指出："中风者，非外来风邪，乃本气自病也，凡人年逾四旬，气衰之际，或因忧喜忿怒，伤其气者，多有此疾，壮岁之时无有也，若肥盛则间有之。"清代王清任更是力主气虚之说，其云："若元气一亏，经络自然空虚，有空虚之隙，难免其气向一边归并……无气则不能动，不能动名曰半身不遂。"

综上可见，历代医家由于所处的历史条件和个人的经验不同，对中风的辨证各有侧重，或从风立论，或从痰、从瘀辨治，或归于火热，或责之本虚。他们从不同的角度反映了中风病的病机实质，总结中风发病关键病理要素为风、火、痰、瘀、虚。

3. 辨证论治　辨证论治是中医理法方药在临床上的具体应用。对于中风病，应辨析风、火、痰、瘀、虚等不同致病因素的轻重，分清标本缓急，具体施治。张仲景在《金匮要略》中按中风轻重程度分为中血脉、中腑、中脏三型，分别予小续命汤、三化汤、至宝丹对证治疗，采用平肝祛风、清热养血的侯氏黑散治疗外风中经络者。刘完素则提倡根据内风、外风的不同辨治，内风多因于痰与火，应泻火化痰，常用方剂为独圣散；若火热伤阴，则用地黄饮子滋阴化痰；外风则分中脏与中腑，"中腑者，宜汗之"，"若风中腑者，先以加减续命汤，随证发其表"；"中脏者，宜下之"，常以三化汤疏通壅滞；此外刘完素还提出了中风先兆的防治和中风后的善后调养方法。明代李中梓又将中风病明确分为闭、脱二证来论治，仍为现在临床所应用。清代医家则丰富了中风病的治法和方药，形成了比较完整的中风病治疗法则。叶天士提出水不涵木，内风时起者，治宜滋液息风、补阴潜阳；阴阳并损者，治宜温柔濡润；后遗症应益气血、清痰火、通经络；闭证开窍以至宝，脱证回阳以参附。王清任则重视"气虚血瘀致中风"理论，首创了补阳还五汤、通窍活血汤等经典方剂治疗偏瘫。

随着医家对中风病证候认识的不断发展和完善，大致可将中风病常见证型归纳为风痰阻络、痰瘀互结、气虚血瘀、肝肾阴虚等。因此，中医辨证治疗上应分清闭脱、标本兼顾、扶正祛邪，具体以息风开窍、化痰祛瘀、益气活血、育阴通络等为主要治法。

（二）现代中医诊疗现况

现代中医学者在前人的基础上，汇通中西医相关知识，确立了"脑梗死"的病名，并对此展开了更加深入的探究，完善了脑梗死的中医辨证论治体系，形成了脑梗死中医诊疗指南。

1. 诊疗文献数据分析　首先使用计算机检索中国知网数据库（CNKI）、万方数据库平台上关于中医药治疗脑梗死的中医研究文献。以"脑梗死"或"缺血性脑卒中""中医药"或

“中药”“临床研究”或“临床观察”为主题词，以 2017 年 1 月 1 日—2019 年 12 月 31 日为检索时间，进行主题词检索。再进一步进行文献筛选，所有纳入的文献必须同时满足以下条件：①研究类型为随机对照或自身前后对照临床试验，不论是否采用盲法；②研究对象为脑梗死患者，且有明确的西医诊断标准；③观察组干预措施为采用中药内服或中成药治疗，或在对照组药物的基础上加用中药或中成药，中药包括汤剂和免煎颗粒剂，自拟方或经验方需有完整的药物组成。有以下情况之一即可排除：①重复发表的文献；②文献类型为综述类文献、动物实验研究类文献、流行病学类文献或护理类文献；③研究对象诊断不明确或合并有其他疾病；④干预措施以西药、中药外治、针灸、穴位注射等为主。

在两个数据库中共检索到 499 篇文献，经删去重复和纳入排除标准筛选后，符合要求的文献计 208 篇，其中研究中药方剂疗效的文献 153 篇，中成药的文献 55 篇。通过中成药文献分析发现采用活血化瘀通络类中成药治疗脑梗死已被临床广泛使用。急性期常用注射液类通络开窍，如丹红注射液、疏血通注射液、醒脑静注射液；恢复期一般改为口服胶囊或片剂益气活血通络，如血栓通胶囊、脑心通胶囊、银杏叶片等。

在符合要求的 153 篇文献中共提取了 163 首处方，全部录入中医传承辅助平台（V2.5），对处方进行频数统计及关联规则分析等数据挖掘方法，现将文献分析结果综述如下。

通过统计发现，文献中治疗脑梗死急性期的最多，为 79 篇，治疗恢复期的 37 篇，治疗后遗症期的 13 篇，其余 34 篇未涉及明确分期。急性期是脑梗死治疗的重点时期，此期的治疗效果直接影响患者的预后情况，因而必须提高急性期的临床疗效以便于改善预后。在运用西医治疗的基础上，根据脑卒中的中医病因病机，配合相应中药，能获得良好的效果。

163 首处方中涉及的中医辨证分型统计如下表 8-11 所示，共涉及 17 个证型，其中频次最高的气虚血瘀，然后依次为痰瘀阻络、风痰阻络、风痰瘀阻和阴虚风动。因为脑梗死常见的病理要素为风、痰、瘀、虚；病理性质为本虚标实。大部分医家认为脑梗死患者多为中老年人。正气亏虚，运血无力，饮食、情志、劳倦内伤等易引起气血逆乱，使风火痰瘀上犯于脑，脑络闭阻而发病，故临床研究多以脑梗死气虚血瘀证患者为研究对象。

表 8-11　脑梗死证型分布统计结果

序号	证型	频次	序号	证型	频次
1	气虚血瘀	49	7	风火上扰	3
2	痰瘀阻络	16	8	肾虚血瘀	3
3	风痰阻络	10	9	气虚痰瘀互结	2
4	风痰瘀阻	9	10	瘀热内闭	2
5	阴虚风动	4	11	阳虚血瘀	2
6	痰热腑实	4	12	其他证型	6

对文献中所有处方的药物频次进行统计，共涉及 155 味中药，频次≥20 次的为 22 味，从高到低依次为川芎、当归、地龙、红花、黄芪、赤芍、桃仁、甘草、水蛭、丹参、石菖蒲、半夏、天麻、牛膝、胆南星、茯苓、白术、陈皮、僵蚕、全蝎、大黄、三七。

再运用辅助平台中的“组方规律”功能，对药物进行关联规则分析。结合经验判断和不同参数提取数据后的预读，设置支持度为20%，则支持度个数为33，再设置置信度为0.90，在此条件下得出药物间关联规则网络图如图8-6所示。

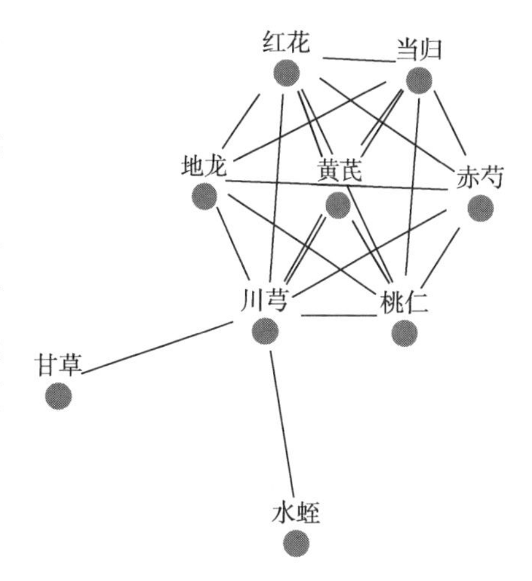

图8-6　脑梗死药物组方规律网络图

通过数据挖掘发现，治疗脑梗死的核心药物组合为黄芪、当归、川芎、红花、桃仁、赤芍、地龙、水蛭、甘草。全方乃《医林改错》中的补阳还五汤加减，《本经疏证》中记载黄芪有宣通之力，"少用则补气，多用则宣通"，本病病位在脑，头为诸阳之会，黄芪能升举清阳，引诸药上行。当归善于补血活血，《日华子本草》言当归"治一切风，一切血"。药对黄芪与当归合用，取《内外伤辨惑论》中当归补血汤之义，补气生血，扶正祛邪。川芎为"血中之气药"，善于活血行气；赤芍凉血散瘀，药对川芎与赤芍相配伍，活血行气之功效大增。药对桃仁与红花相须为用，加强了活血祛瘀之力。地龙、水蛭为虫类药，清代叶天士认为"久则邪正混处其间，草木不能见效，当以虫蚁疏逐"，于活血药中加入地龙、水蛭既能周行全身，逐瘀通经，散久留之坏血，又能搜风通络止痉，缓解脑梗死口㖞舌强、肢体偏瘫等症状。甘草缓解止痛，调和药性，减轻虫类药不良反应。诸药合用活血化瘀，益气通脉，气旺血行以治本，瘀祛络通以治标，标本兼顾。

2. 中医诊疗指南与专家共识　自1996年国家中医药管理局制定行业标准《中风病诊断和疗效评价标准》[181]以来，中风病的疾病诊断标准、证候诊断标准和分期标准至今尚未做出修订。2009年中华中医药学会发布的《中医内科常见病诊疗指南·西医疾病部分》[182]中提出了脑梗死的中医临床诊疗指南，指南中认为脑梗死病性属本虚标实，肝肾不足、气血亏虚为本，风、火、痰、瘀为标，急性期常以标实为主，兼见正气不足，恢复期和后遗症期多虚实夹杂，并将脑梗死分为风痰阻络、痰热腑实、气虚血瘀、阴虚风动、痰蒙清窍、痰热内闭、元气败脱7个证型进行具体辨证施治。

为了提高脑梗死的中西医结合诊治水平，规范中西医结合诊治脑梗死的医疗行为，中国中西医结合学会神经科专业委员会经过多次讨论制定了脑梗死中西医结合诊治指南。随着临床实践发展及新的证据断出现，指南不断更新和完善，委员会于2017年再次发布了《中国脑梗死中西医结合诊治指南(2017)》[183]。指南中强调首先应运用西医的理论与方法，根据西医诊断标准确定脑梗死的诊断；同时运用中医理论与方法，根据中医辨证要点明确中医辨证诊断，最后达到西医病的诊断和中医辨证诊断相结合。辨证诊断时，根据病情的轻重进行病类诊断，病类诊断分为中经络和中脏腑，继而进行辨证诊断，中经络分为风痰阻络、风火上扰、气虚血瘀、阴虚风动、肝肾亏虚5个证型；中脏腑分为痰湿蒙神、痰热内闭、元气败脱3个证型。治疗上应中医方药内服、中成药口服或注射与西医相关治疗相结合。

三、脑梗死的临床流行病学研究

为保证研究的规范性，在全面整理上述文献资料的基础上，首先设计脑梗死临床回顾性研究观察表，开展病例回顾性调查，根据回顾性研究结果完善现场调查表，继而进行临床多中心横断面调查研究，样本来自全国三级甲等综合医院符合入选标准的900例脑梗死患者。

(一) 临床调查表的设计

通过脑梗死中西医相关文献研究，进一步明确脑梗死常见证型、关键症状与现代医学指标，以此为基础，设计回顾性临床调查表。设计内容参考第六章证型分类研究技术流程中的要求，但具体内容应体现脑梗死的临床特色：①四诊信息的选择应符合脑梗死的常见临床表现，如神昏、嗜睡、谵语、神情痴呆、半身麻木、四肢抽搐、舌强、舌歪等。此外体现脑梗死证型的相关信息也应纳入，如心烦易怒、形体肥胖、面色萎黄、目赤、口干、四肢刺痛、指甲青紫等；脑梗死的体征则应详细描述神经系统部分，如意识状态、双眼瞳孔大小、对光反射、肌力、肌张力、病理反射等。②脑梗死的西医诊断需区分脑血栓、腔隙性脑梗死和脑栓塞，中医诊断区分中经络和中脏腑；而辨证分型可按照国家行业标准中规定的诊断标准分型，分为肝阳暴亢、风痰阻络、痰热腑实、气虚血瘀、阴虚风动、风火蔽窍、痰热闭窍、痰湿蒙窍、元气衰败，可单证、双证甚至三证并存；还可按照全国脑病专业委员会规定的诊断标准分不同的证候要素，分为风、火、痰、瘀、气虚、阴虚阳亢，可单要素、双要素、三要素乃至四要素并存。

(二) 临床回顾性调查研究

研究人员通过对江苏省中医院急诊科1996—1998年脑梗死临床资料311例分析，以了解该脑梗死的证型分布、四诊信息阳性率及四诊信息、现代医学检测指标与证型的相关性程度及其诊断价值。同时结合回顾性调研的实践经验和文献挖掘资料，修正现场调查设计表中可能存在的不足，为现场调查和前瞻性研究提供必要的依据。

收集到的311份回顾性病例中男172例，女139例，年龄40~76岁。中经络者296例(95.18%)，其证型分布：风痰阻络223例(75.34%)，肝阳暴亢30例(10.13%)，气虚血瘀17例(5.74%)，阴虚风动17例(5.74%)，痰热腑实9例(3.04%)；中脏腑者15例(1.61%)，其中痰热闭窍9例，痰湿蒙窍4例，风火蔽窍2例，元气衰败0例。脑梗死的证型分布呈极度偏态，大多集中在风痰阻络。由于中脏腑只有15例，因而本次回顾性病例的数据处理仅针对中经络的296例做统计分析，又风痰阻络型占中经络的绝大多数(75.34%)，故296例脑梗死中经络病例简单分为风痰阻络和非风痰阻络两组。统计分析中涉及的二分类变量采用χ^2检验，数值变量采用秩和检验。结果全部63个变量经统计检验，在α=0.10水平上，有12个变量有统计学意义，分别是面红、目赤、口苦、咽干、尿赤、苔腻(黄腻和白腻)、脉弦滑、巴宾斯基征阳性、白细胞计数、淋巴细胞计数、血小板计数、全血低切。

为明确上述12个指标对风痰阻络型诊断的特异性，在单因素分析的基础上进行Logistic回归分析及试验诊断比较，以风痰阻络(1)和非风痰阻络(0)为反应变量，采用逐步法筛选变量，在α=0.10水平上得到6个有统计学意义的变量，分别是面红、目赤、咽干、苔腻、脉弦滑、巴宾斯基征阳征。苔腻(黄腻和白腻)和脉弦滑者患风痰阻络的危险性大；而面红、咽干、目赤及巴宾斯基征阳性者患风痰阻络的危险性则较小。

在文献调研中发现不论中医、西医，还是教材、指南，诊断脑梗死的一个重要四诊信息都是“眩晕”，结合上述分析结果，初步确定以“眩晕、苔腻、脉弦滑、脉弦”等4个指标进行不同组合，并与临床诊断标准做比较，筛选评价各个组合的诊断价值。研究结果显示特异性较高(在90%以上)的指标有“苔腻+弦脉”“眩晕+苔腻+脉弦滑”和“眩晕+苔腻+脉弦”等3个证候群的不同组合；敏感性较高的指标是“苔腻”这一单个指标；综合考察比较上述指标的特异度、灵敏度、阳性和阴性预测值、阳性和阴性似然比、精确比等,结果表明以“眩晕+苔腻+脉弦滑”组合的诊断价值较为理想。这为横断面调查风痰阻络的诊断标准提供了科学的可靠依据。

(三)临床横断面调查研究

结合回顾性调查的实践经验与分析结果,进一步修正调查表后开展脑梗死的横断面调查研究。临床横断面调查研究工作自1999年下半年开始至2002年初结束,共收集到了来自江苏省中医院、南京市红十字医院、南京市中医院的门诊或住院病例906例。其中有效病例900例,年龄28~99岁,其中男507例,女393例。西医诊断为脑血栓有119例,腔隙性脑梗死703例,脑栓塞78例,中医诊断为中经络有841例,中脏腑59例。

四、脑梗死的统计建模与证型分类研究

所有横断面调查收集到的观察表均在全面数据核查后保存,数据管理员在EpiData软件下设计数据计算机录入系统。建立录入项目词典和设立逻辑检查功能,由两名数据管理员独立录入数据,比较其差别并及时发现和更正错误,确保数据库无误后,由主要研究人员、数据管理员和统计分析负责人签字锁定数据库。经过因子分析、结构方程模型等数据分析后,结果显示脑梗死包含1个基础证即风瘀阻络证,4个特异型即肝肾阴虚型、脾气亏虚型、肝阳上亢型、痰湿内阻型,这为脑梗死证型分类诊断提供了客观科学的依据。

(一)临床信息的初步筛选

现场收集江苏省中医院、南京市中医院、南京市红十字医院共900份脑梗死病例资料中,按国家行业标准中规定的诊断标准分型统计,脑梗死中经络(肝阳暴亢、风痰阻络、痰热腑实、气虚血瘀、阴虚风动)共841例、中脏腑(风火蔽窍、痰热闭窍、痰湿蒙窍、元气衰败)共59例。由于中脏腑有4个证型,但例数稀少,故主要统计中经络841例的四诊信息和实验室指标为主。按照单因素分析中指标筛选标准,选取阳性率10%以上,或阳性率虽低于10%但专家商议但对诊断具有重要意义的指标。经筛选后保留具有意义的四诊信息指标57个:起病急骤、眩晕、疲倦乏力、肢体偏瘫、半身麻木、精神萎靡、语言謇涩、口舌歪斜、目眩、面色萎黄、便秘、头痛、心烦易怒、口干、失眠、面红、形体肥胖、气短、面色淡白、头胀、烦躁不安、小便黄赤、口苦、耳鸣、心悸、口黏腻、咽喉干燥、目赤、面色苍白、咳痰、手足心热、自汗、腹胀、四肢拘急、手足肿胀、四肢抽搐、舌苔薄、舌淡白、舌苔白、舌苔腻、舌苔黄、舌红、舌歪、舌紫暗、舌生瘀斑、舌尖红、舌苔少、舌红少津、舌强、舌红绛、舌苔厚、弦脉、沉脉、细脉、滑脉、涩脉、数脉。

(二)证型分类研究

经单因素分析后保留的57个四诊信息指标的经计算KMO统计量是0.752,Bartlett球形检验χ^2=11 566.3,P<0.001,说明四诊信息指标间均有较强的相关性,适合进行因子分析。

1. 证型初分类 项目组利用AMOS软件建立了脑梗死病四诊信息指标的探索性因子分析模型,分析结果显示利用四诊信息建立的模型与临床实际较符合,故在后续的证实性因子分析、结构方程模型均采用四诊信息指标构建模型。

脑梗死的探索性因子分析碎石图显示,取5个或6个因子是比较合适的,能较好地反映各个指标所包含的大部分信息,这也符合中风病传统的证型分类。根据中医专家意见,探索性因子分析结果为5因子较为理想,最终将脑梗死初步分为5个证型。

2. 验证初分类结果　以5因子的探索性因子分析模型为证实性因子的初步模型，利用AMOS软件进行模型拟合修正。最终模型拟合度的统计量 χ^2/df<3，CFI=0.946，可知证实性因子分析中5因子模型的拟合效果最好，脑梗死分5个证型是合适的。

证实性因子分析结果显示，脑梗死病可分为5个证型，取载荷系数≥0.3的四诊信息作为诊断该证型的特异症状，则证型1（F1）特异临床表现为手足心热、耳鸣、口干、目眩、舌红绛、苔少、细脉；证型2（F2）特异临床表现为精神萎靡、疲倦乏力、心悸、面色苍白、头痛、舌淡白、舌苔薄；证型3（F3）特异临床表现为肢体偏瘫、气短、疲倦乏力、面色淡白、半身麻木、舌淡白、舌苔白或有瘀斑、沉细涩脉；证型4（F4）特异临床表现为目赤、口苦、面红、尿黄赤、头痛、心烦易怒、舌红绛；证型5（F5）特异临床表现为口黏腻、肢体偏瘫、腹胀、口眼歪斜、咳痰、便秘、半身麻木、舌红、舌强、舌苔腻、数脉。

从证候要素分析的角度不难看出，F1以阴虚为主；F2有气虚表现；F3血瘀貌；F4表现为火热；F5以痰湿为主。但仔细斟酌各证型中的载荷系数≥0.3的四诊信息，虽然客观数据说明该四诊信息对诊断具有重要意义，但临床实际却不是十分支持诊断，如F3中载荷系数大于等于0.3的指标大多支持血瘀的诊断，但其中面色淡白、舌淡白、舌苔白却不会出现在血瘀证中，这可能是因为该证型兼夹着其他证型或证型间存在相互转化或演变，为理清证型间的相关关系，需要进一步对脑梗死证实性因子分析的5因子进行相关关系分析，结果见下表8-12。

表8-12　脑梗死各证候分型间相关系数

代码	证候分型	相关系数	代码	证候分型	相关系数
F1-F2	阴虚-气虚	0.44	F2-F4	气虚-火热	0.09
F1-F3	阴虚-血瘀	−0.25	F2-F5	气虚-痰湿	0.48
F1-F4	阴虚-火热	0.29	F3-F4	血瘀-火热	−0.42
F1-F5	阴虚-痰湿	0.43	F3-F5	血瘀-痰湿	−0.27
F2-F3	气虚-血瘀	−0.19	F4-F5	火热-痰湿	0.56

根据相关系数的正负及大小可直观地判断证型之间的相关关系，相关系数若为正值为正相关，数值越大则关系越密切，可能出现相互转化或兼夹；若为负值为负相关，数值的绝对值越大则关系越小，证型间相互独立。从上表两两证型之间的相关系数可以看出气虚和阴虚、阴虚和火热、阴虚和痰湿、气虚和痰湿、痰湿和火热均可相互兼夹转化，这也与临床实际吻合。

（三）基础证候分析

脑梗死病临床常见阳性率高的指标如口舌歪斜、肢体偏瘫、半身麻木在因子分析结果的各个因子中载荷系数并不高，这与临床实际出入较大，如何使统计分析结果能反映临床真实状况呢？研究者取载荷系数≥0.3的指标作为主要症状：口舌歪斜、言语謇涩、肢体偏瘫、舌强、舌淡白等构造成脑梗死的基础证，运用结构方程模型进行各证型内在结构的分析。研究结果显示当因子数为4时，模型的拟合度较好，能更好地反映临床实际，由此得到脑梗死的4个特异分型。将因子1~4取载荷系数≥0.3的指标作为诊断该证型的特异症状，载荷系数在0~0.3的指标作为可现症状，详细指标见表8-13。

表 8-13　脑梗死四诊信息结构方程分类结果

分型		临床症状	舌苔脉象
分型 1	特异症状	手足心热，口干，耳鸣，失眠，目眩	舌苔少
	可现症状	心烦易怒，咽喉干燥，心悸，头晕，精神萎靡，气短，肢体偏瘫，自汗，头胀	舌红少津，细脉
分型 2	特异症状	疲倦乏力，气短，面色淡白	舌淡白，舌苔白，舌苔薄，脉沉，细脉
	可现症状	精神萎靡，肢体偏瘫，面色萎黄，手足肿胀，心悸，失眠，头晕，自汗，半身麻木	舌生瘀斑，舌紫暗，滑脉
分型 3	特异症状	目赤，口苦，面红，小便黄赤，头痛，便秘，心烦易怒	
	可现症状	咽喉干燥，头晕，头胀，半身麻木，烦躁不安	舌苔黄
分型 4	特异症状	形体肥胖，口黏腻，精神萎靡，咳痰，烦躁不安	舌苔腻，舌尖红，舌紫暗
	可现症状	起病急骤，面色萎黄，疲倦乏力，头胀，自汗，便秘，手足肿胀，腹胀，失眠，心悸	舌强，舌歪，舌红少津，舌苔黄，滑脉

（四）证型分类命名

综合因子分析、结构方程模型结果，脑梗死的基础证为口舌歪斜、言语謇涩、肢体偏瘫、舌强、舌淡白，在基础证上可演变为 4 个特异型。根据中医基础理论知识及脑梗死研究领域资深专家咨询结果给证型分类命名。基础证中病性要素为风和瘀，病位在脉络，可概括为风瘀阻络证。分型 1 的病性要素为阴虚，病位在肝、肾，可概括为肝肾阴虚型；分型 2 的病性要素为气虚，病位在脾，可概括为脾气亏虚型；分型 3 的病性要素为阳亢，病位在肝，可概括为肝阳上亢型；分型 4 的病性要素为痰湿，病位在脾，可概括为痰湿内阻型。

临床上患者的病情常复杂多变，中医证型更不局限于这 4 个特异型，而每个分型之间也并不是独立存在的，会因为内外环境的变化而相互动态演变或兼夹。通过证实性因子分析也发现气虚和阴虚、阴虚和火热、阴虚和痰湿、气虚和痰湿、痰湿和火热之间的关系较为密切，更容易兼夹致病或相互转化。在文献整理和处方数据挖掘中发现气虚血瘀是目前脑梗死最常见的证型，其次为痰瘀阻络和风痰阻络，但这与本研究所说脑梗死的基础证并不矛盾，而是进一步说明目前临床上中医对脑梗死的研究以气虚与血瘀等这类证候要素相组合的证型为多，对脑梗死的核心病机及风瘀、阴虚等证候要素的研究相对较少，这为以后的临床研究提供了更多有意义、可参考的方向。

（五）潜在类别模型

在脑梗死横断面调查临床信息采集表中，除了对四诊信息和假设证型的统计，还有第二种全国脑病专业委员会规定的诊断标准分型，即按风、火、痰、瘀、气虚、阴虚等证候要素进行诊断分型，可单要素、双要素、三要素乃至四要素并存。这类资料属于二分类（有，无）定性资料，适合用潜在类别分析对样本进行建模统计。

国家重点基础研究计划（973 计划）课题“缺血性中风病证结合的诊断标准与疗效评价体系研究”中[184]，选取了全国多家三甲医院收治的脑梗死住院患者共 1 009 例，在 0、7、

14、28、90 天对患者内风、内火、内湿、痰、血瘀、阴虚和气虚等 7 种证候（均为二值变量）进行探索性潜在类别分析。结果发现当潜在类别数为 4 时 BIC 的值最小且 $P<0.05$，表明 4 个潜在类别的模型是首选模型。然后计算 7 种证候在每个类别中的条件概率，与因子分析中的因子载荷类似，条件概率表示各潜变量与显变量之间的关系，条件概率值越大说明潜变量对显变量的影响越大，可以协助研究者解释潜变量各类别的内容和性质。结果发现潜在类别 1 中显变量内湿和血瘀发生的条件概率最大，分别为 100.00% 和 87.44%，其他显变量的概率都很小，因此潜在类别 1 主要影响显变量内湿和血瘀，可以把该组定义为“内湿 + 血瘀”组；潜在类别 2 中显变量痰和血瘀发生的条件概率分别为 94.78% 和 83.37%，其次为内风和内火，进而可定义为“痰 + 血瘀”组；在潜在类别 3 中的显变量血瘀发生的条件概率为 100.00%，其次为气虚和阴虚，可定义为“血瘀”组。在潜在类别 4 中的显变量的条件概率大多接近 0.5，可以定义为“多种证候”组。此外，研究进一步证实证候是动态变化的，中风病自起病后，证候要素及其证型随着病情的变化而动态演变，而这种动态演变的过程有其内在的规律性，掌握以上各组各证候分布及其动态发展规律，可以弥补上述证候分类研究中因子分析及结构方程模型的不足，更深刻地揭示疾病的本质，有利于准确地指导临床中医药的研发和运用。

五、脑梗死的方证相应治疗方案

脑梗死的中医辨证分型可以指导西药与中药的选择。在西医方面，静脉溶栓是治疗急性脑梗死的有效方法；但脑梗死的中医证型较多，确定最适宜静脉溶栓的中医证型将进一步提高溶栓的临床疗效。有临床研究发现[185]不同中医证型的溶栓后疗效存在差异，其中风痰瘀阻型获益最多。但这仅说明脑梗死溶栓短期预后的中医证型差异，对脑梗死远期预后的获益有待做进一步大样本多中心的前瞻性随机对照研究。此外脑梗死的病理生理过程实质上是在动脉粥样硬化基础上发生的局部脑组织缺血坏死过程，故而同样可以根据证型与动脉粥样硬化程度的关系选择他汀类、阿司匹林等降脂抗凝药。

在中药方剂选择上，因尚未对临床治疗脑梗死的中药进行大数据关联规则分析，故根据上述病证型结合分类研究结果，结合中医文献分析及孟河医派治疗经验，给出推荐方剂，供大家参考。

（一）基础证的治疗

如果脑梗死只出现缓解期基础证风瘀阻络证的相关症状、体征，则针对该证用疏风通络、活血化瘀的基本方药治疗为主。

基础证：风瘀阻络证。

主要症状：口舌歪斜，言语謇涩，肢体偏瘫，舌强，舌淡白。

治则：疏风通络，活血化瘀。

基本方：通窍活血汤合大秦艽汤。

药物：秦艽、川芎、羌活、防风、细辛、赤芍、桃仁、红花、当归、白芍、熟地黄、甘草、地龙、水蛭。

组方特点：方中秦艽为风中之润剂，可祛风清热、通经活络，川芎为血中气药，可行气活血、祛风止痛，两者共为君药对。“治风先治血，血行风自灭”，角药赤芍、桃仁、红花活血行血，祛瘀生新，为一组臣药；羌活主散太阳之风，防风为诸风药之军卒，随风所引而无处不到，细辛芳香最烈，内能宣络脉而疏百节，外可行孔窍而透肌肤，三药合用，增强君药搜风通络之力，为另一组臣药；佐以当归、白芍、熟地黄养血柔筋，使祛风而不伤血，甘草调和诸药为使。此外可加入地龙、水蛭、僵蚕等虫类药，以加强逐瘀通经、搜风止痉之力。

（二）特异型的治疗

如果疾病在风、火、痰、瘀、虚等内外因的作用下，证型发生动态演变，在基础症状上同时出现了不同型的相关表现，但仍以基础证指标为主，则可用基础证的基本方配伍不同型的主方加减施治。如果疾病在动态发展的过程中以不同分型的指标为主，则应以治疗各类分型的处方为君方，同时可适当加减基本方中的药物。

1. 肝肾阴虚型

特异症状：手足心热，口干，耳鸣，失眠，目眩，舌苔少。

可现症状：心烦易怒，咽喉干燥，心悸，头晕，精神萎靡，气短，肢体偏瘫，自汗，头胀，舌红少津，细脉。

治则：滋阴潜阳，补益肝肾。

基本方：镇肝息风汤。

药物：怀牛膝、代赭石、龙骨、牡蛎、龟甲、白芍、玄参、麦冬、川楝子、生麦芽、茵陈、甘草。

组方特点：方中怀牛膝归肝、肾之经，可重用以引血下行，并有补益肝肾之效为君药，《本草经疏》言其“走而能补，性善下行”；代赭石和龙骨、牡蛎相配，降逆潜阳，镇肝息风，为一组臣药；龟甲、玄参、麦冬、白芍滋养阴液，为另一组臣药；佐以角药茵陈、川楝子、生麦芽，配合上药清泄肝阳之有余，条达肝气之郁滞，以利于肝阴的滋养；甘草调和诸药，与麦芽相配，能和胃调中，防止金石类药物碍胃之弊。诸药合用，既能镇肝息风又能滋阴潜阳。

孟河医派尤为重视此型的辨证施治，如马培之医案中言“体质阴虚，肝风内动，右肢偏中，头眩肢麻足弱，久延非宜。拟养阴柔肝，徐徐调治”，患者年高体衰或者久病伤阴，常易导致肝肾不足，肾水不能滋养肝木，肝风内动，气血上逆于脑。治疗上多用“滋水涵木”之法，即补肾阴以养肝，常用的补益肝肾的药物有川断、牛膝、黑料豆、白芍、生地黄、沙参、麦冬、桑寄生等。

加减：若失眠多梦者甚者，加酸枣仁、柏子仁、远志等交通心肾，养心安神，加灵磁石、珍珠母重镇安神；若汗出频作者，加防风、炙黄芪、浮小麦、糯稻根、瘪桃干等益气固表止汗；若纳呆食少者，加焦三仙、枳实、陈皮以消食健脾和胃。

2. 脾气亏虚型

特异症状：疲倦乏力，气短，面色淡白，舌淡白，舌苔白，舌苔薄，沉脉，细脉。

可现症状：精神萎靡，肢体偏瘫，面色萎黄，手足肿胀，心悸，失眠，头晕，自汗，半身麻木，舌紫暗，舌生瘀斑，滑脉。

治则：健脾开窍。

基本方：补阳还五汤。

药物：黄芪、当归尾、赤芍、地龙、川芎、桃仁、红花。

组方特点：方中重用生黄芪为君药，大补脾胃之元气，令气旺血行，瘀去络通；当归尾长于活血，且有化瘀而不伤血之妙；川芎、赤芍、桃仁、红花助当归尾活血祛瘀，地龙通经活络。本方在大量补气药中佐以少量活血药，使气旺则血行，活血而不伤正，共奏补气活血通络之功。

对于脾气亏虚型脑梗死，孟河医派费伯雄常以六君子汤加减，补气健脾，化痰通络，他认为“偏枯于右，手足弛纵不用，麻木不仁，脉来沉滑，滑者痰也。因平素嗜酒生湿，湿郁生痰，痰湿深入络中。深痼之疾，非易痊也。当补气为主，养血佐之，参以化湿通络，使气血充和，湿化痰去，病可望愈”。

加减：气虚明显者，加党参、太子参以益气通络；言语不利，加远志、石菖蒲、郁金以祛痰利窍；心悸、喘息，加桂枝、炙甘草以温经通阳；肢体麻木加木瓜、伸筋草、防己以舒筋活络；小便失禁加桑螵蛸、益智仁以温肾固涩；血瘀重者，加莪术、水蛭、鬼箭羽、鸡血藤等破血通络之品。

3. 肝阳上亢型

特异症状：目赤，口苦，面红，小便黄赤，头痛，便秘，心烦易怒。

可现症状：咽喉干燥，头晕，头胀，半身麻木，烦躁不安，舌苔黄。

治则：平肝开窍。

基本方：羚角钩藤汤。

药物：羚角片、钩藤、桑叶、菊花、生地黄、白芍、川贝母、竹茹、茯神、甘草。

组方特点：方中羚羊角现在常以水牛角代替，以凉肝息风，钩藤清热平肝，息风镇痉，两者合用，平肝息风，是君药对；桑叶、菊花药对辛凉疏泄，清热平肝息风，以加强君药凉肝息风之效，《本草经流》言：“菊花专制肝木，故为祛风之要药”。热极动风，风火相煽，最易耗阴劫液，故用生地黄、白芍、甘草三味角药相须配伍，酸甘化阴，滋阴增液，柔肝舒筋；邪热亢盛，每易灼津为痰，故佐以川贝母、竹茹清热化痰；风火相煽，必上薄于心，又佐以茯神平肝息风，舒筋通络，宁心安神；生甘草调和诸药。诸药合用，共奏凉肝息风，滋阴增液，舒筋通络之效。

孟河医家费伯雄在其医案中言“肝胆风火上郁，头面清空失宣，筋掣不和，治以清散”，常用药物为羚羊角、犀角、山栀子、连翘、菊花、荷叶、薄荷、瓜蒌等轻清平和之剂，若过用辛散则有伤阴助火之弊。

加减：夹有痰热者，加天竺黄、竹沥、胆南星清热化痰开窍；心中热甚，心烦失眠者，加黄芩、栀子清心泻热，首乌藤、珍珠母重镇安神；头痛重者，加川芎、白芷、石膏、石决明、夏枯草清肝泻火，通络止痛。

4. 痰湿内阻型

特异症状：形体肥胖，口黏腻，精神萎靡，咳痰，烦躁不安，舌苔腻，舌尖红，舌紫暗。

可现症状：起病急骤，面色萎黄，疲倦乏力，头胀，自汗，便秘，手足肿胀，腹胀，失眠，心悸，舌强，舌歪，舌红少津，舌苔黄，滑脉。

治则：化痰开窍。

基本方：涤痰汤。

药物：胆南星、半夏、陈皮、党参、茯苓、石菖蒲、枳实、竹茹、甘草。

组方特点：角药陈皮、南星、半夏理气燥湿而祛痰，为此特异型之君药；臣以角药党参、茯苓、甘草，补气健脾以杜生痰之源；石菖蒲助君药豁痰开窍；佐以枳实破痰利膈，竹茹清热化痰开郁，使痰消火降，则经通而舌柔。

孟河医派丁甘仁医案中记载“类中舌强，不能言语，神识时明时昧。苔薄腻，脉弦小而滑，尺部无神。体丰者，气本虚，湿胜者，痰必盛。气阴两耗，虚风鼓其湿痰，上阻廉泉之窍，症势颇殆，舍熄风潜阳清神涤痰不为功”，丁老对于脑梗死不仅注重“内风”，又尤其重视“内虚”“痰”的作用，故用药上常将补气药如党参、黄芪等与息风药天麻、钩藤等，以及化痰湿药如半夏、陈皮、石菖蒲、木瓜、枳壳等合用为治，常用方有二陈汤、温胆汤、指迷茯苓丸。

加减：寒象明显，加桂枝温阳化饮；热象明显者，加用羚角钩藤汤；兼有风象者，加天麻、钩藤平肝息风；痰湿闭阻，蒙闭清窍，神志不清者，加用苏合香丸。

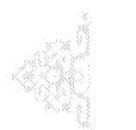

第四节　慢性支气管炎证型分类及方证相应研究

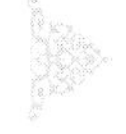

慢性支气管炎是由感染或非感染因素引起的气管、支气管黏膜及其周围组织的慢性非特异性炎症。其病理特点是支气管腺体增生、黏液分泌增多，是老年人的常见多发病。临床以咳嗽、咳痰或伴有喘息、反复发作的慢性过程为特征。病情持续进展，可逐渐发展成慢性阻塞性肺疾病、肺动脉高压、慢性肺源性心脏病等，使患者的远期生活质量明显下降。

一、慢性支气管炎的现代医学研究

慢性支气管炎是一种反复发作性支气管疾病，临床主要表现为咳嗽、咳痰，或伴喘息等症状，每年持续 3 个月，连续 2 年或更长，早期症状轻微，晚期因炎症加重，症状甚可常年存在。慢性支气管炎难以治愈，但是可以采取防治措施以延缓其发展进程，减少急性发作次数，提高生活质量。

（一）流行病学

慢性支气管炎属于常见病、多发病，我国慢性支气管炎的平均患病率为 3.82%，发病率与年龄呈正相关，50 岁以上的患病率高达 15% 或更多，且吸烟患者的患病率明显高于不吸烟者，已成为危害人类健康的慢性呼吸系统疾病之一。

慢性支气管炎与肺气肿是两种可以单独存在的疾病，前者是临床诊断，后者是病理诊断，两者各具特性，但在发展过程中存在相互伴存的关系。从病因学与病理学上分析，慢性支气管炎与肺气肿存在诸多相似与相通之处，引起慢性支气管炎的各种因素也是肺气肿发生的病因，吸烟就是已知中最重要的环境因素。慢性支气管炎的患者支气管上皮细胞受损，炎症细胞浸润，黏膜充血水肿，黏液腺分泌增加，进一步发展，黏膜下层平滑肌束断裂萎缩，纤维组织增生，支气管结构重塑，肺泡弹性纤维断裂，最终发展为肺气肿、慢性阻塞性肺疾病。肺气肿患者在原有慢性支气管炎咳嗽、咳痰伴喘息的症状基础上，又可见进行性加重的呼吸困难。

目前国外对于慢性支气管炎发病率的流行病学统计资料较少，而多用慢性阻塞性肺疾病（chronic obstructive pulmonary disease，COPD，简称慢阻肺）的发病率来概括慢性支气管炎和肺气肿的发病情况。这不仅因为两种疾病具有相同的致病因素，更重要的是因为两种疾病之间具有必然的因果关系，其共同的有效防治直接关系到两种疾病的发生和发展及其对人类的危害程度。近年来研究显示 COPD 的发病率和死亡率有所增加，在欧美、日本等先进国家，COPD 的发病率高居各国呼吸病发病首位。

（二）临床基础研究简述

慢性支气管炎是一个较为复杂且极易复发的疾病，发病因素众多，大致可分为外因和内因两个方面。外因主要有吸烟、病菌感染、室内外空气污染、气候寒冷、过敏等因素。其中吸烟是慢性支气管炎发生发展的首要病因,部分慢性支气管炎患者在戒烟后可使症状缓解或消失。内因主要指呼吸道局部防御及免疫功能降低和自主神经功能失调两个因素。临床上大多数引发慢性支气管炎疾病的因素都不是单一的,应密切结合患者的具体病史进行分析,一般认为,当气道存在不同程度的敏感性后,同时伴随机体抵抗力减退,一种或多种外因存在且长期反复作用,便可发展成慢性支气管炎。

慢性支气管炎的发病机制目前尚未完全明确,涉及炎症反应及相关通路、氧化应激、黏液高分泌、气道表面脱水及气道重塑等多种方式。其中炎症反应是慢性支气管炎发病的核心机制,氧化应激为中心环节,而黏液高分泌、气道表面脱水及气道重塑作为慢性支气管炎炎症反应的继发表现。各个环节互不独立、相互影响、相互贯穿、相互促进。炎症迁延不愈者可进展为肺气肿、慢阻肺、呼吸功能不全甚至呼吸衰竭等。

慢性支气管炎主要病理改变为气管、支气管黏膜的柱状上皮细胞增生、变性、坏死甚至鳞状上皮化生;纤毛粘连、倒伏以致脱落,纤毛摆动减弱;杯状细胞增生,黏液腺肥大,分泌旺盛。各级支气管壁均有炎症细胞的浸润,以中性粒细胞及淋巴细胞为主。如长期吸烟,会使支气管黏膜增生、肥大、炎症,引起黏液分泌增多。吸烟还能使肺泡吞噬细胞的吞噬功能降低直接抑制呼吸道的防御功能,导致病原微生物在呼吸道停留、繁殖、激发感染,促使慢性支管炎的发生与发展。此外烟草中的化学物质会刺激副交感神经,而使支气管平滑肌收缩,增加了气道阻力[186]。

随着慢性咳嗽临床研究的不断深入,慢性支气管炎与阻塞性肺疾病的关系逐渐被医学界关注。慢性阻塞性肺疾病存在持续的气流受限,且吸入支气管扩张剂后肺功能FEV1/FVC<70% 为诊断金标准。研究发现慢性支气管炎频繁发作可加速其发展成慢性阻塞性肺疾病的进程。慢性阻塞性肺疾病定义的出现,在一定程度上反映了慢性支气管炎和肺气肿两者在气道阻塞基础上的共存性。但是部分患者以慢性支气管炎为主,部分患者以肺气肿为主,主要区分点为气道阻塞的程度轻重、时间长短等,其大致分布曲线如下图 8-7。虽然,以慢性支气管炎为主要表现的慢阻肺患者与以肺气肿表现为主的慢阻肺典型患者在临床表现、病理生理、预后等方面存在差异,但在真正临床实践中大多混合难分,相伴存在[187]。

早在 1966 年,国外两位学者研究证实 COPD 可表现为慢性支气管炎为主或肺气肿为主。到了 1995 年,美国慢阻肺管理声明中胸科协会明确指出慢性支气管炎、肺气肿、哮喘等疾病都可导致 COPD,且相互间存在重叠[188]。我国医学界 20 世纪 70 年代开始在临床上就

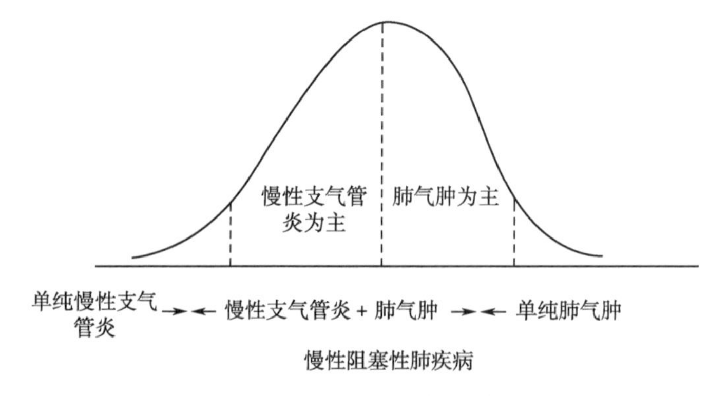

图 8-7 慢性支气管炎、肺气肿与慢性阻塞性肺疾病分布图

十分重视对慢性支气管炎的防治工作，但对 COPD 的定义与诊断存在诸多模糊和争议，直到 1994 年，国内呼吸病专家才明确提出气流阻塞是 COPD 诊断的必要条件[189]。2001 年，由美国国立心肺血液研究所和世界卫生组织联合发出了最早的“全球慢性阻塞性疾病防治倡仪（GOLD）”，基于此，我国的 COPD 诊治指南也于 2002 年发布，指南中将 COPD 定义为“一种以不完全可逆气流受限为特征的慢性气道疾病，气流受限呈进行性发展，与肺脏对有毒颗粒或气体引起的异常气道炎症有关”。2019 年最新 GOLD 指南对 COPD 的表述更清晰简明，即“COPD 以持续存在的呼吸道症状和气流受限为主要特征，由显著暴露于有害颗粒物或气体造成的气道和 / 或肺泡异常所引起”。

目前一种常用的分型方法是[190]根据患者临床表现、胸部影像学资料以及肺功能检测结果，将 COPD 分为气管炎型和肺气肿型两种临床表型，气管炎型又称气道病变型，主要表现为长期慢性咳嗽、咳黏痰或脓痰，听诊常可闻及干湿啰音、哮鸣音等异常呼吸音，肺功能检测指标改变相对较轻，CT 检查肺纹理增多、增粗。肺气肿型又称为肺实质破坏型，其患者临床上咳嗽不明显或偶有咳嗽，不咳痰或咯少许黏痰，胸部叩诊呈过清音，听诊双肺呼吸音减低，肺功能检测指标改变较明显，表现为肺通气功能降低，残气量、残气量与肺总量比值增大，CT 检查肺纹理减少，肺体积增大。但目前这些临床表型还缺乏足够的证据支持，适用人群还需要更广范围的验证。如果能够在全国进行多中心慢阻肺临床表型研究，将促进我国慢性呼吸系统疾病诊治和研究水平的提高，也将为下一步精准治疗提供依据。

（三）西医诊疗指南撷萃

近年来，随着 GOLD 指南及呼吸系统专业书籍的更新，慢性支气管炎方面的研究逐渐减少，更多的是把其归属于 COPD 的早期一部分进行论述，甚至一些专家认为可以取消慢性支气管炎这一病名，代之以慢性阻塞性肺疾病。但是慢性咳嗽、咳痰症状常先于气流受限存在，不是此类患者均会发展为 COPD，只有肺功能检查出现气流受限，并且不能完全可逆时才诊断为 COPD，若患者只有“慢性支气管炎”或“肺气肿”而无气流受限，则不能诊断为 COPD。因此，慢性阻塞性肺疾病的病名不能代替慢性支气管炎或肺气肿两种疾病，慢性支气管炎应作为一个独立的疾病存在。

慢性支气管炎的诊断属于临床诊断一类，目前慢性支气管炎的诊断标准参照 2009 年《临床诊疗指南呼吸病学分册》[191]及《内科学》（人民卫生出版社，第 9 版）[186]制定为：①临床有慢性或反复咳嗽、咳痰或伴有喘息，每年发病至少 3 个月，并连续两年或以上。②如每年发病持续不足 3 个月，有明确的客观检查依据（如 X 线、肺功能等）也可诊断。③排除其他心、肺疾患（如支气管哮喘、支气管扩张、肺结核、肺癌、尘肺、心脏病、心功能不全、慢性鼻炎等）引起的咳嗽、咳痰或伴有喘息等。慢性支气管炎按病情进展程度可分为急性发作期、慢性迁延期和临床缓解期三期；临床上根据是否伴有喘息症状又可将慢性支气管炎分为单纯型和喘息型。

但是《咳嗽的诊断和治疗指南（2015）》[192]中指出在社区流行病学调查中慢性支气管炎是常见疾病，然而在专科门诊诊治的慢性咳嗽患者中，慢性支气管炎只占少数，造成这种差异的原因可能与目前慢性支气管炎的诊断缺乏客观标准，在流行病学调查时易将许多其他病因引起的慢性咳嗽误诊为慢性支气管炎有关。国内外诸多学者建议将慢性支气管炎归属于慢性阻塞性肺疾病的一个特殊表型，即慢性支气管炎型慢阻肺，其临床症状较为明显，听诊常可闻及干湿啰音、哮鸣音等异常呼吸音，CT 检查肺纹理增多、增粗，但肺功能检测指标改变相对较轻,尚未出现不完全可逆性气流受限。

慢性支气管炎的西医治疗主要着眼于急性加重期,多采用抗生素控制感染,配合盐酸氨溴索等药物镇咳、祛痰。有气喘者则加支气管扩张剂、糖皮质激素等解痉平喘止咳。气雾疗法是近年来的研究热点,超声雾化吸入抗生素、祛痰药、支气管扩张剂或糖皮质激素等,能加强局部消炎、稀释痰液和平喘作用,且相较于传统口服、输液注射疗法,其药量相对减少,起效更快,不良反应相应降低。对于抗生素的选择,《临床诊疗指南呼吸病学分册》中推荐一般病例可根据所在地常见病原菌及感染严重程度选用抗生素。若治疗 3 后天未见好转,则需要根据痰培养结果进行调整,抗菌疗程一般 7~10 天。2015 年《咳嗽的诊断与治疗指南》指出因莫西沙星和左氧氟沙星有较广的抗菌谱和较低的药物相关不良事件发生率,是目前慢性支气管炎急性发作期主要的抗感染药物。在慢性支气管炎迁延期及缓解期的治疗上,多强调通过自身的戒烟、锻炼以增强体质,或注射疫苗、胸腺肽等提高免疫力,预防感冒,从而减少支气管炎急性发作次数,但缺少明确规范的药物治疗方案。

此外,对于慢性支气管炎的诊疗步骤、病情评估方法及治疗用药可以参考《MIMS 呼吸系统疾病用药指南》,此指南综合了中国及欧美最新的治疗指南和专家共识的要点,每年更新出版一次。

二、慢性支气管炎的古今中医认识

慢性支气管炎,根据疾病的临床表现和发病特征,可归属于“咳嗽”范畴,并多涉及“喘证”“痰饮”等病证。现代中医在借鉴经典的基础上,结合自身临床经验和现代医学手段,对慢性支气管炎辨证分型和治疗用药进行了诸多探讨。

(一)中医基础理论探讨

慢性支气管炎病程缠绵,反复发作,多属中医学“久咳”范畴,其急性发作常由外感所诱发,伴有咳痰、喘息等症状。

因此,传统中医学对慢性支气管炎的认识主要从咳、痰、喘三方面入手,分散于古代医著各篇中论述。

1. 病名沿革　“咳嗽”最早见于《内经》,并以脏腑命名咳嗽,分为肺咳、肝咳、心咳、脾咳等。汉代张仲景将咳嗽大抵分为寒咳、热咳、虚咳、痰饮咳嗽四类进行辨证论治。魏晋隋唐时期对咳嗽分类越加详细,巢元方的《诸病源候论・咳嗽候》中有十咳之称,即肺咳、心咳、脾咳、肾咳、肝咳、风咳、寒咳、久咳、胆咳、厥阴咳等。宋金元时期咳与嗽开始分而论之,金元四大家之首的刘河间在《素问病机气宜保命集》中曰“咳谓无痰而有声,肺气伤而不清也;嗽是无声而有痰,脾湿动而为痰也;咳嗽谓有痰而有声,盖因伤于肺气,动于脾湿,咳而为嗽也”。明代张景岳执简驭繁,将咳嗽分为外感与内伤两类。而清代喻嘉言又提出了“燥咳”的概念,补充了外感咳嗽的致病因素。

喘的病名同样最早见于《内经》,书中有“喘咳”“上气”“喘息”“喘呼”等不同表述。《伤寒论》中则进一步丰富了喘证的称谓,如“喘促”“喘满”“喘冒”“不得息”等。《金匮要略》中有“上气”专篇,指喘息不能平卧的证候。《景岳全书・喘促》把喘证分为虚实两大类作为辨治纲领,书中说“实喘者有邪,邪气实也;虚喘者无邪,元气虚也”。朱丹溪亦提及喘急病名、病位,其曰“喘急者,气为火所郁而为,痰在肺胃间也”。

痰饮在《神农本草经》中,已有“胸中痰结”“留饮痰癖”之类的记载,《内经》中也有“积饮”之论,《金匮要略》则首创“痰饮”病名,书中指出痰饮有狭义与广义之分,狭义的痰饮专指四饮之一,即饮邪留于肠胃的病证。但广义的痰饮是指体内水液输布、运化失常,停积于某些部位,而形成的一类病证。

2. 病因病机 《景岳全书·咳嗽》中云:“咳嗽之要,止惟二证,何为二证?一曰外感;一曰内伤而尽之矣。”慢性支气管炎咳喘可分外感与内伤,无论外感还是内伤,均是病邪引起肺气失于宣肃,迫气上逆而作咳或喘。《河间六书·咳嗽论》谓“寒、暑、湿、燥、风、火六气,皆令人咳嗽”,外感咳嗽病因为外感六淫之邪,风为六淫之首,其他外邪多随风邪侵袭人体。《医学心悟·咳嗽》中又有“劳欲情志,饮食炙煿之火,自内攻之则亦鸣”之论,指出内伤咳嗽病因为饮食不节、情志不调等内伤因素致脏腑功能失调,内生病邪。《仁斋直指方论·病机赋》言“痰因火动,有因火而生痰,有因痰而生火”,痰、火为主要的病理因素。清代李用粹《证治汇补·痰证》“脾为生痰之源,肺为贮痰之器”,若脾被湿困,聚而生痰,痰湿上犯肺系,阻遏肺气可致痰湿咳嗽;若痰郁化热壅肺,肺失肃降,则为痰热郁肺咳嗽;“肝脉布两胁上注于肺”,肝火犯肺咳嗽多由肝气化火,灼伤肺津,木旺侮金而成;肺阴亏虚,阴虚火炎,肺失濡润,则为内伤阴虚肺燥之阴虚咳嗽。清代唐容川又开创瘀血致病之先河,强调指出瘀血是咳嗽的重要病理因素。他在《血证论·咳嗽》篇说:“盖人身气道,不可壅滞,内有瘀血阻碍气道,又不得升降,是以壅而为咳,气道即是水道,气即是水故也,水壅而为痰饮,痰饮为瘀血所阻,则益冲犯肺经。”

“肺主气而位居最高,受百脉之朝会,是咳虽肺证,而五脏六腑之邪,皆能上归于肺而为咳。”咳喘的病位主脏在肺,然亦不止于肺,五脏六腑内伤病久均可犯肺致咳,故有“肺不伤则不咳,脾不伤则不久咳,肾不伤则不咳喘”之说。同时体内水液代谢也主要与肺、脾、肾三脏有关,脾为生痰之源,肺为贮痰之器,肾为生痰之本。所以,肺、脾、肾三脏是慢性支气管炎咳痰喘的主要病变所在,疾病累及的脏腑是随着病情的加重而由肺及脾,由脾及肾的。

综上所述,不论邪从外入或自内而发,均可引起肺失宣肃而发病。但临床外感咳嗽与内伤咳嗽常常互相交织,相互影响为病。初起感邪或伴表证,此时若及时就医,治愈率高,日后不易再发。若失治误治,拖延病情,外邪由表及里,日久则损及脏腑阴阳,即可发展至内伤咳嗽范畴,邪实转为正虚,久治难愈。

3. 辨证论治 慢性支气管炎咳喘治疗应辨外感内伤及邪正虚实。外感重祛邪利肺,根据邪气风寒、风热、风燥的不同,应分别采用疏风、散寒、清热、润燥治疗。内伤重调补,祛邪扶正,标本兼顾,从整体出发,注意理肺、治脾、清肝、补肾等。理肺者,针对主病之脏而治,即调理肺气,恢复肺脏宣发肃降之功,治宜轻宣、温宣、清热、清肃等。“咳嗽毋论内外寒热,凡形气病气俱实者,宜散,宜清,宜降痰,宜顺气。若形气俱虚者,宜补,宜调,或补中稍佐发散清火”。治脾者谓之治中,有道是正气存内,邪气不可干。张景岳道:“凡欲察病者,必须先察胃气,凡欲治病者,必须常顾胃气,胃气无损,诸可无虑”。肺以脾胃水谷之气充养,土又为金之母,土衰则不生金气,正如《医学心悟》曰:“久咳不已,必须补脾土以生肺金。”又有肺手太阴之脉起于中焦,还循胃口。肺胃经络相通,气血相连。中焦气机调畅,脾胃气血充足,则咳止而病愈也。《素问·咳论》有述:“肝咳之状,咳则两胁下痛,甚则不可以转,转则两胠下满。”此型咳嗽由肝失疏泄而发,治当疏肝为要。《类证治裁·喘证》:“肺为气之主,肾为气之根,肺主出气,肾主纳气,阴阳相交,呼吸乃和。”咳嗽其标在肺,实以肾为本,故治咳不可忽视根本。

"与其救疗于有疾之后，不若摄养于无疾之先。盖疾成而后药者，徒劳而已。"病未起则重防，病既发则防变，病既愈则防反复。慢性支气管炎属于反复发作性疾病，在未发时应注意戒烟酒，适寒温，保持心情舒畅，适量运动，不断增强机体抵御外邪的能力；当疾病发作时，则在药物积极干预时，还应养成良好的生活习惯，忌食鱼腥酸辣刺激物，防止病情加重。

（二）现代中医诊疗现况

随着现代医学的不断发展，中医学界结合现代医学理论对慢性支气管炎这一疾病进行了深入的研讨，明确了慢性支气管炎这一疾病，并借鉴古人对该病诊治的临证经验，根据自身临床工作体会，在国家相关指南的指导下，对慢性支气管炎辨证论治积累了丰富临的经验。

1. 诊疗文献数据分析 首先使用计算机检索中国知网数据库（CNKI）、万方数据库平台上关于中医药治疗慢性支气管炎的文献。以"慢性支气管炎""临床研究"或"临床观察"为主题词，检索2017年1月1日—2019年12月31日中医和中西医结合治疗慢性支气管炎的临床疗效观察类文献，所有纳入的文献必须同时满足以下条件：①研究类型为随机对照或自身前后对照临床试验，不论是否采用盲法；②研究对象为慢性支气管炎，且有明确的西医诊断标准；③观察组干预措施为采用中药内服或中成药治疗，或在对照组药物的基础上加用中药或中成药。中药包括汤剂和免煎颗粒剂，自拟方或经验方，但需有完整的药物组成。有以下情况之一即可排除：①重复发表的文献；②文献类型为综述类文献、动物实验研究类文献、流行病学类文献或护理类文献；③研究对象诊断不明确或合并有其他疾病；④干预措施以西药、中药外治、针灸、穴位注射等为主。

在两个数据库中共检索到629篇文献，经去重和纳入排除标准筛选后，剩余212篇符合要求的文献，其中中成药研究的文献38篇，占17.9%，单独运用中药的疗效研究50篇，占23.6%。在西药治疗的基础上再加中药治疗的疗效观察文献124篇，占58.5%，可见中西结合治疗是目前治疗慢性支气管炎的主要趋势。

中成药具有性质稳定、疗效确切、不良反应相对较小，服用、携带、贮藏保管方便等特点。但是统计结果显示现有中成药以治疗慢性支气管炎急性发作期为主，清热化痰解毒作用的痰热清注射液使用频次最高，其次为苏黄止咳胶囊、肺力咳胶囊、桂龙咳喘宁片等；适用于慢性迁延期的有固本止咳胶囊；用于临床缓解期的常用中成药为六味地黄丸和金匮肾气丸。此外通过文献研究还可以发现，临床上常在慢性支气管炎急性发作期把玉屏风颗粒、生脉注射液、黄芪注射液等补益类中成药与抗生素、止咳化痰等西药联合运用，以增强患者自身抗病能力。但从中医角度而言，不进行具体辨证分析，在外邪亢盛时就使用补益药，存在闭门留寇、病情缠绵难愈的风险。因此临床上慢性支气管炎急性发作时选用中成药治疗必须在辨病的基础上辨证论治。

在符合要求的174篇中药治疗慢性支气管炎的文献中共提取了269首处方，全部录入中医传承辅助平台（V2.5），对处方进行频数统计及关联规则分析等数据挖掘研究，现将文献分析结果描述如下。

统计结果显示，文献中对慢性支气管炎进行病程分期的仅88篇，其中慢性支气管炎急性发作期的最多，为79篇，临床缓解期和慢性迁延期的分别为5篇和4篇，其余86篇文献未提及具体分期分型，凡是符合慢性支气管炎这一诊断即纳入研究。

在269首处方中共有179首进行了具体辨证分型，其余均为专病专方治疗，没有详细辨证，多根据患者不同临床表现进行基础方随症加减用药治疗。文献中慢性支气管炎证型频次分布见表 8-14，共出现了 26 个证型，其中频次排前 6 位的由高到低依次为痰热郁肺、痰湿蕴肺、风寒袭肺、风热犯肺、肺气虚和表寒内饮。慢性支气管炎的辨证与病程紧密相关，临床治疗多在急性期，故相应的研究对象辨证也以标实证型为主。

表 8-14　慢性支气管炎证型分布统计结果

序号	证型	频次	序号	证型	频次
1	痰热郁肺	40	10	肾气虚	6
2	痰湿蕴肺	24	11	痰瘀阻肺	5
3	风寒袭肺	16	12	脾气虚	5
4	风热犯肺	11	13	肺肾两虚	5
5	肺气虚	11	14	表寒肺热	4
6	表寒内饮	9	15	肺脾肾虚	4
7	脾肾阳虚	8	16	脾肺两虚	4
8	燥邪犯肺	8	17	肺肾阴虚	3
9	肺肾阳虚	7	18	其他证型	9

对文献中所有处方的药物频次进行统计，共涉及 154 味中药，频次≥30 次的为 26 味，依次为甘草、半夏、苦杏仁、陈皮、麻黄、茯苓、桔梗、五味子、紫苏子、紫菀、厚朴、桑白皮、黄芩、款冬花、浙贝母、细辛、麦冬、桂枝、干姜、白术、白芍、党参、石膏、黄芪、瓜蒌、白前。

运用辅助平台中的“组方规律”功能，对药物进行关联规则分析。结合临床经验判断和不同参数提取数据后的预读，设置支持度为 20%，支持度个数为 53，置信度为 0.80，在此条件下得出药物间关联规则网络图如图 8-8 所示。

数据挖掘显示，文献中麻黄、苦杏仁、甘草、半夏、茯苓、陈皮、桔梗相互之间联合使用频率最多，是治疗慢性支气管炎的核心药物组合。其中角药麻黄、苦杏仁、甘草取自《太平惠民和剂局方》中的三拗汤，麻黄辛温，辛则入肺，温则散寒，质地体轻中空，轻轻上浮，发散风寒，宣肺平喘；杏仁苦温，专入肺经，助麻黄温散肺寒，下气定喘；甘草合麻黄，辛甘发散而解表，合杏仁，止嗽化痰而利肺。三药相配，互为犄角，相辅相成，共奏疏风宣肺、止咳平喘之功。半夏、陈皮、茯苓、甘草为一组小复方，出自《太平惠民和剂局方》中的二陈汤，方中半夏辛温性燥，善能燥湿化痰，降逆止咳；陈皮既可理气行滞，又能燥湿化痰。半夏与陈皮配伍不仅相辅相成，增强燥湿化痰之力，而且体现治痰先理气，气顺则痰消之意；茯苓健脾渗湿，渗湿可助化痰，健脾可因脾为生痰之源而杜绝其源；再以甘草为佐使，健脾和中，调和诸药。三拗汤与二陈汤合用，共奏疏风止咳，化痰平喘之效。桔梗性味苦、辛、平，专归肺经，既能宣肺利咽，又能祛痰止咳，增强全

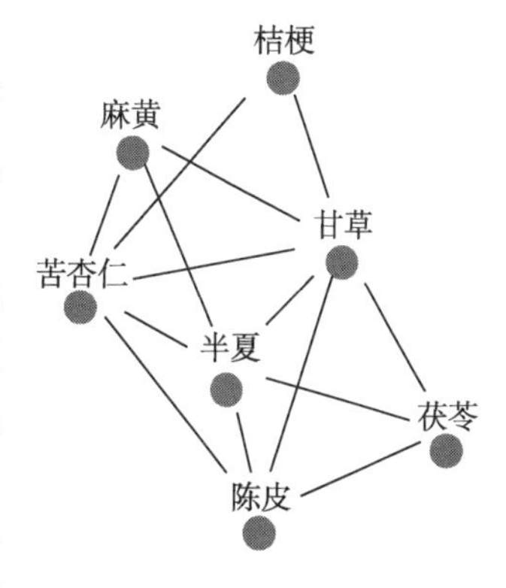

图 8-8　慢性支气管炎药物组方规律网络图

方止咳化痰之力,引诸药入肺经。

2. 中医诊疗指南与专家共识　2002年国家药品监督管理局出版的《中药新药临床研究指导原则》[172]对慢性支气管炎辨证进行了初步规范,将其分为风寒束肺证、风热袭肺证、风燥伤肺证、痰热壅肺证、痰湿犯肺证、肺气虚弱证、肺肾阴虚证。但实际临床中,慢性支气管炎临床症状、证型复杂多变,证与证常兼夹出现,并且可以相互转变。因此诸多医家在这7个证型上,根据临床经验与研究,把不同证候要素相互组合,提出了其他相兼证型。

自1979年广州会议修订《慢性支气管炎中西医结合诊断分型防治方案》至今,尚未有新的、证据级别高的慢性支气管炎中医诊疗指南或专家共识发布。部分学者认为慢性支气管炎的辨证分型和诊疗可参考相关咳嗽指南,如《咳嗽中医诊疗专家共识意见(2011版)》[193];也有部分学者认为慢性支气管炎属于COPD的一个类型,应参考COPD相关中医指南共识,如《慢性阻塞性肺疾病中医诊疗指南(2011版)》[194]。但是慢性支气管炎的慢性咳嗽、咳痰症状常先于气流受限存在,不是此类患者均会发展为COPD。只有肺功能检查出现气流受限,并且不能完全可逆时才诊断为COPD,若患者只有慢性支气管炎症状而无气流受限则不能诊断为COPD;而咳嗽的病名也过于笼统,包含了大部分西医呼吸系统疾病,其中医诊疗方案缺乏针对性。因此,制定新的符合慢性支气管炎中医病因病机及辨证论治特色的诊疗方案或专家共识已势在必行。

三、慢性支气管炎的临床流行病学研究

慢性支气管炎临床流行病学调查研究应根据中西医文献研究结果,结合专家咨询意见,设计回顾性研究观察表,在对收集的常见证候、症状、现代医学检测指标数据统计分析后,进一步完善临床前瞻性调查表内容,组织专业人员进行临床多中心横断面调查研究。

(一)临床调查表的设计

通过慢性支气管炎的中西医相关文献研究,进一步明确了慢性支气管炎临床常见证型、关键症状与现代医学相关指标,以此为基础设计慢性支气管炎研究所需要的临床调查表。设计内容参照第六章证型分类研究技术流程中的要求,但详细内容应符合慢性支气管炎的主要临床表现及辨证分型所需的相关要求:①表中应体现慢性支气管炎的诱发因素,如吸烟、环境影响等。②四诊信息内容包括慢性支气管炎的常见临床表现,如咳嗽、咳痰、胸闷、气喘、鼻塞、流涕、喉中痰鸣等,以及可能出现的相关症状,如精神萎靡、面色萎黄、面色黧黑、形体肥胖、痰色黄、泡沫样痰、喉痒、口干、口苦、舌生瘀斑等。③现代医学检测指标包括胸部X线或CT、肺功能测定、血常规、红细胞沉降率、C反应蛋白、免疫指标、血液流变学检测等。体征则应详细描述胸部视、触、叩、听相关内容,如桶状胸、叩诊浊音、肺部呼吸音粗、肺部干湿啰音等。④诊断证型包括痰热蕴肺、寒饮停肺、痰浊阻肺、痰瘀阻肺、肺气虚弱、肺脾两虚、肺肾两虚等7个证型。

(二)临床回顾性调查研究

回顾性研究中收集了来自江苏省中医院符合慢性支气管炎入选标准的住院病例150份。经统计分析后显示,慢性支气管炎证型分布呈偏态,其中痰热蕴肺和痰浊阻肺证出现的频率较高,分别占总数的59.3%、18.7%,而痰饮伏肺占4.7%,痰瘀阻肺占2.0%,肺气虚弱6.0%,肺脾两虚2.0%,肺肾两虚7.3%,这与文献数据挖掘结果较为一致。其中痰热蕴肺频数较多,考虑病例来源为住院病人,所以急性发作者较多,而急性发作期多感受外邪,入里

化热，酿生痰热，表现为痰热蕴肺证。

收集到的四诊信息经单因素分析，结果显示：咳嗽、气喘、痰白黏、舌质红、脉细这5大症状在7个证型中出现的频率都较高，是慢性支气管炎各型病人都可能出现的症状，可作为诊断各型的主要症状。而舌苔黄、舌苔腻、滑脉在实证中出现的频率仅次于上述5个症状，可作为实证的次症信息。干咳、发绀、舌苔少在虚证病人的频率仅次于上述5个症状，可作为虚证的次症信息。

回顾性调查资料中，虽证型分布不均，空缺项目较多，体征及检测指标不完善，在统计学分析中无显著意义，未能了解到证型与体征、检测指标的相关性，但可作为现场调查的参考。

（三）临床横断面调查研究

在文献检索结果和回顾性临床调查数据的基础上，对现场临床调查观察表进行完善。由于回顾性调查中收集到的患者以慢性支气管炎急性发作期为多，经专家讨论后决定横断面调查中应同时纳入慢性支气管炎稳定期患者，以此丰富完善了观察表中疾病的四诊信息、体征、实验室指标及其量化分级标准，严格执行纳入标准与排除标准。对符合纳入和排除标准的研究对象，由经培训过的研究人员填写统一制订的现场调查表。填写时要求严格按照研究方案执行，真实、完整、及时且不能遗漏的填写所有临床信息。研究中收集了来自江苏省中医院、江苏省苏北人民医院、泰州市第二人民医院（原姜堰人民医院）、中国人民解放军东部战区总医院秦淮医疗区（原八一医院）、上海中山医院等医院700例慢性支气管炎住院或门诊患者。其中，男性496例，女性204例，平均年龄69.36±10.24岁；病程最长50年，最短2年，平均病程15.26±9.85年。各证型之间的性别、年龄无统计学差别（P>0.05），病程具有显著性差异（P=0.019 3）。根据传统的证型分类可以看出分布呈偏态，其中痰热蕴肺42.1%（295/700）、痰饮伏肺7.7%（54/700）、痰浊遏肺15%（105/700）、痰瘀阻肺9.6%（67/700）、肺气虚弱7.1%（50/700）、肺脾两虚6.3%（44/700）、肺肾两虚12.2%（85/700）。

四、慢性支气管炎的统计建模与证型分类研究

采用EPI-info5和EpiData2.0统计软件双人双机独立录入，将700例慢性支气管炎患者资料的数据，建立数据库。再应用SAS软件及Amos软件进行数据统计分析。

（一）临床信息的初步筛选

700例患者的全部资料进行单因素分析，按阳性率大小排序，根据指标筛选原则，选择阳性率≥10%的指标，个别阳性率<10%但在临床上仍有诊断意义的症状和体征予以保留。初步筛选出37个四诊信息、12个体征表现及11个实验室指标。阳性率40%以上的指标：咳嗽、咳痰、气喘、精神萎靡、纳少、胸闷、口干、痰白质黏、疲乏无力、舌红、舌苔腻、数脉、细脉、滑脉、弦脉、湿性啰音、桶状胸、呼吸音粗、呼吸音低、肺纹理增多、肺纹理增粗、肺纹理紊乱、淋巴细胞降低、C反应蛋白升高、中性粒细胞升高；阳性率在20%~40%的指标：气短、痰黄黏稠、发热、唇色青紫、形体消瘦、便秘、舌苔薄、舌苔白、舌紫暗、哮鸣音、干性啰音、发绀、体温升高、脉搏快、代偿性肺气肿、痰培养阳性；阳性率在10%~20%的指标：泡沫样痰、少气懒言、口苦、自汗、恶寒、易感冒、痰白清稀、腰膝酸软、舌淡白、舌苔少、颈静脉怒张、剑突下心尖搏动、呼吸异常、白细胞数升高、血红蛋白增高、红细胞数增多；阳性率10%以下但予以保留的指标：颈脉怒张、便溏。

（二）证型分类研究

经过单因素分析的初步筛选，并由专家组与统计组的共同讨论，最后进入因子分析为37个四诊信息和23个体征及检测指标，KMO统计量是0.703，Bartlett球形检验χ^2=11 031.7，$P<0.001$，两种方法均说明变量间有较强的相关性，适合进行因子分析研究。

1. 证型初分类 根据探索性因子分析的特征根值和碎石图发现，当因子数为3时，分类结果较为贴合临床实际，故初步可将慢性支气管炎证型分为3类，分别记作F1、F2、F3。经过分析发现易感冒、痰白清稀、疲乏无力、少气懒言、舌淡白、泡沫样痰、恶寒在F1中的载荷系数较高，临床上意义较大，既有寒饮停肺之象，又有肺脾气虚的体现。口干、口苦、舌苔黄、痰黄黏稠、发热、纳少、便秘、舌红在F2中载荷系数较高，为一派痰热之象。发绀、气喘、精神萎靡、气短、胸闷、颈脉怒张、舌紫暗、数脉在F3中载荷系数较高，为肾不纳气，气虚血瘀之象。四诊信息指标EFA分析因子累计贡献率为0.684 6，进一步做全部指标的探索性因子分析，其结果基本一致，但因子累计贡献率有所下降，故主要以慢性支气管炎四诊信息指标进行证型分类研究。

2. 验证初分类结果 在探索性因子分析结果的基础上，根据专家临床经验及中医理论构建慢性支气管炎证实性因子分析模型，对四诊信息与因子间的关系进行假设检验，其结构效度（GFI）为0.961，各因子中指标分布与探索性因子分析（EFA）基本一致。说明慢性支气管炎的证实性因子分析结果与探索性因子分析结果基本拟合，可将慢性支气管炎分为3个证候分型。再将载荷系数≥0.3的指标作为该证型的特异症状，将载荷系数为0~0.3的指标作为可现症状，具体见表8-15。

表8-15 慢性支气管炎四诊信息证实性因子分析结果

分型		临床症状	舌苔脉象
分型1	特异症状	易感冒，疲乏无力，恶寒，痰白清稀，少气懒言，泡沫样痰，便溏，纳少	舌淡白
	可现症状	气短，口苦，自汗，腰膝酸软，喷嚏	舌苔白，紧脉，细脉
分型2	特异症状	口干，口苦，痰黄黏稠，疲乏无力，易感冒，纳少	舌苔黄，舌红
	可现症状	恶寒，发热，便秘，少气懒言，咳嗽，腰膝酸软，精神萎靡	滑脉
分型3	特异症状	精神萎靡，气短，气喘，发绀，胸闷，形体消瘦，颈脉怒张	舌紫暗，数脉
	可现症状	纳少，少气懒言，痰白质黏，咳嗽，便溏，疲乏无力，腰膝酸软，自汗	舌苔腻，舌苔白，细脉

（三）基础证候分析

研究发现，证实性因子分析结果的3个证型中均出现咳嗽、咳痰、气喘，而这3个临床上出现阳性率指标高的指标其载荷系数值均较小，这与临床实际不符。咳嗽、咳痰、气喘作为诊断慢性支气管炎的核心，在临床实际中占十分重要的地位，为了进一步明确这些指标的诊断意义，需要再进行结构方程模型分析。

研究中,700例慢性支气管炎四诊信息指标的结构方程模型的拟合参数(GFI)为0.956,拟合程度较高,具有统计学意义。结构方程模型中得出1组基础信息,3个因子。基础信息中去除载荷系数为负值的指标后,剩余为气喘(0.659)、咳嗽(0.195)、咳痰(0.142),这符合慢性支气管炎临床和病理特征。因此根据结构方程模型可以得出:气喘、咳嗽、咳痰是慢性支气管炎的共有症状,可作为本病的基础证。其中气喘载荷系数明显高于咳嗽、咳痰,可能与收集的病例中慢性支气管炎发作期的病例偏多有关,同时慢性支气管炎反复发作,病程多长,气喘程度较重,也是该症状在调查时量化评分偏高的原因。

(四)证型分类命名

结合因子分析及结构方程模型,我们将慢性支气管炎分成1个基础证和3个特异型,根据中医基础理论知识及资深专家分析结果对证型分类进行中医命名。

慢性支气管炎的基础信息为:气喘、咳嗽、咳痰,病位要素在肺,病性要素为痰、虚,归属于肺虚痰郁证。慢性支气管炎病机总属本虚标实,感邪发作时偏于标实,平时偏于本虚,初期病位主要在肺。伏痰是慢性支气管炎的宿因,中医认为"肺为贮痰之器",久病咳喘者,肺气受损,肺脏通调水道功能失职,水湿停聚体内而成伏痰,故而慢性支气管炎无论是发作期还是缓解期,其基本病理因素均为伏痰。肺虚痰郁证高度概括了慢性支气管炎的病变本质,"痰"为病理要素,"肺"为病变脏腑,"虚"为病理性质。

参考上述各证型分类的四诊信息指标,分型1的病性要素为寒饮,病位要素为肺、脾,故命名为寒饮伏肺型。多由慢性支气管炎病人久病咳喘,耗伤肺气,又外感风寒,寒饮内停,肺失宣肃所致。肺失宣肃,痰饮输布失序,进而蕴脾亦可致脾失运化,出现纳少、便溏等症;分型2的病性要素为痰热,病位要素为肺,可命名为痰热蕴肺型,为慢性支气管炎急性发作期最常见的证型。多因肺气不足、宿痰郁肺,外邪犯肺,郁而化热,炼液成痰所致;分型3的病性要素为气虚、血瘀,病位要素为肺、肾,故命名为肾虚血瘀型。慢性支气管炎病始于肺卫,久之则波及脾肾,故有"五脏之伤,穷必及肾",由肺及肾,肾虚不纳,血行不畅而为瘀。

在对慢性支气管炎证型分类研究结果的临床实践中发现咳、痰、喘是该病的基础症状,肺虚痰伏是其核心病机。但当感受不同的致病因素时会产生邪正盛衰的动态变化,表现为各种独具个性的特异型。临床验证中发现慢性支气管炎除研究的痰热蕴肺、寒饮伏肺、肾虚血瘀三个分型外,还存在着临床最常见的风邪引动伏痰型。风邪引动伏痰是急性发作期频次最高的特异型,因其关键症状为咳嗽频作、喉痒、咳痰色白、时泡沫状、喉间痰鸣、胸闷气喘,可以判断其属慢支急性发作的初始阶段。在文献研究中没有出现风邪引动伏痰这一证型,但张仲景《金匮要略》云:"风舍于肺,其人则咳。"《临证指南医案》言:"盖六气之中,惟风能全兼五气。"寒、热、湿、燥诸邪多依附于风而侵犯人体,"风盛则痒",故见咽喉瘙痒,痒欲咳;所以,风邪犯肺,久恋不散,伏于肺络之中,内外相合,引动体内伏痰,风痰交阻,气道挛急滞塞,是临床上本病急性发作的一个重要因素,在上述3个特异型的基础上,应根据临床经验增加"风邪引动伏痰"这一证型更加切合临床。

五、慢性支气管炎的方证相应治疗方案

根据相关文献对慢性支气管炎中医证候分类临床用药的综合评价,探析《孟河四家医集》的临床诊治经验,对慢性支气管炎的基础证和特异型的进行方药分析,以供临床参考。

目前临床对慢性支气管炎急性发作期多采用中西医结合治疗以缩短患者病程。一般根

据临床经验及病原菌检测结果选择相应抗生素。但是病原菌的检测需要一定条件及时间，而经验用药常会导致抗生素的误用或滥用，若能根据中医辨证分型结果选择抗生素，将提高抗生素的疗效，缩短病程，减少其耐药性。张悦[195]对慢阻肺合并肺部感染者的病原菌与证型进行分析发现白色念珠菌感染的证候类型最常见的是痰浊阻肺、脾肾两虚证或外邪袭肺证。而老年人 COPD 合并支原体肺炎感染的证候类型中最常见的是痰浊阻肺证，表证不明显。郑宝凤等人[196]通过研究抗生素对不同证型咳嗽的疗效发现痰热型患者最适宜西药抗感染治疗，治愈率较高，而本虚的咳嗽使用抗生素疗效欠佳。陈家卫等[197]发现喹诺酮类抗生素治疗后易出现肺肾阴虚证，头孢类抗生素治疗后出现肺脾气虚证，头孢类联合喹诺酮类抗生素后出现肺肾阴虚证，提示在中西医治疗过程中，可根据使用抗生素种类，在相应的疗程中对肺脾肾三脏进行调补，加强益气养阴，从而减少抗生素使用过程中机体的不良反应。此外，不同证型的慢性支气管炎或 COPD 在吸入支气管扩张剂后的反应也不相同，但具体证型与不同药物的关系需要进一步深入研究。

（一）基础证的治疗

基础证：肺虚痰郁证。

临床表现：咳嗽，咳痰，气喘。

治则：止咳化痰平喘。

基本方：自拟四子汤合二陈汤。

药物：紫苏子、莱菔子、葶苈子、五味子、半夏、陈皮、茯苓、炙甘草。

组方特点：紫苏子、莱菔子、葶苈子三味化裁于《韩氏医通》中三子养亲汤，因为慢性痰喘患者，多因夹有火热之邪而使痰喘加重（即西医所说的“肺内感染”），而三子养亲汤中三味药偏温，白芥子温热燥烈之性更强，故临床中常易白芥子为葶苈子，葶苈子具有泻肺平喘、行水消肿作用，主要用于痰涎壅肺，喘咳痰多，胸胁胀满，不得平卧，胸腹水肿，小便不利。因慢性支气管炎多久咳而喘为虚，加入敛肺之五味子，使肺气下归于肾，肃肺气纳肾气，咳喘自平。四子相合使该方由温燥变平凉，功能降气消痰平喘，药病相当，力专效宏，为基础证之君方。臣以另一组角药半夏、陈皮、茯苓增强君方降逆化痰之力，既能燥湿理气祛已生之痰，又可健脾渗湿杜绝生痰之源；使以甘草调和诸药。

（二）特异型的治疗

1. 寒饮停肺型

特异症状：易感冒，疲乏无力，恶寒，痰白清稀，少气懒言，泡沫样痰，便溏，纳少，舌淡白。

可现症状：气短，口苦，自汗，腰膝酸软，喷嚏，舌苔白，细脉，紧脉。

治则：温肺化饮，止咳平喘。

基本方：小青龙汤。

药物：干姜、细辛、五味子、麻黄、肉桂、半夏、白芍、炙甘草。

组方特点：干姜、细辛、五味子三药相配，互为犄角，温化寒饮，敛肺平喘，是为此特异型之君方。干姜与五味子相配，一散一收，司开合之机，合用辛散不致太过而耗气，酸敛不致壅塞而留痰。五味子酸收敛肺，细辛辛散开肺，二者合用，开无耗散肺气之弊，合无敛邪之害。正如陈修园曾说：“干姜以司肺之开，五味以司肺之合，细辛以发动其开合活动之机。”

加减：痰稀量多者，加用茯苓、泽泻以逐其饮；外寒明显者，加麻黄汤解表宣肺。若痰涌喘逆不能平卧者，加紫苏子、莱菔子、葶苈子泻肺降逆平喘；若痰稠胶固难出，哮喘持续难平者，加海浮石、白芥子豁痰利窍以平喘。

2. 痰热蕴肺型

特异症状：痰黄黏稠，疲乏无力，易感冒，口苦，口干，纳少，舌红，舌苔黄。

可现症状：恶寒，发热，咳嗽，便秘，少气懒言，腰膝酸软，精神萎靡，滑脉。

治则：清热化痰，止咳平喘。

基本方：清金化痰汤。

药物：桑白皮、瓜蒌皮、黄芩、麻黄、苦杏仁、紫菀、款冬花、前胡、枇杷叶、浙贝母、陈皮、茯苓、甘草。

组方特点：桑白皮、瓜蒌皮及黄芩是孟河医派常用角药，桑白皮甘寒性降泄，泻肺热、降肺气、润肺体、消痰喘；黄芩苦寒，偏走上焦，清肺中痰热；《本草纲目》中言“黄芩得桑白皮泻肺火甚”，桑、芩配伍，既增强泻肺热之力，且桑白皮之甘寒抵消黄芩之苦燥，泻肺热而不伤阴。瓜蒌皮理气宽胸，清化痰热，桑、蒌皮合用清肺化痰，降气平喘。三者相须配伍，共为此特异型的君药组合，痰热可清，咳喘能平。麻黄、苦杏仁、甘草角药成方，出自《太平惠民和剂局方》中的三拗汤，三药相配，宣降并举，宣肺止咳，降气平喘；紫菀、款冬花、前胡这组角药共奏润肺降气、止咳化痰之效；麻黄、苦杏仁、紫菀、款冬花、前胡共为臣药组合，增强君药止咳平喘之力。佐以枇杷叶、浙贝母清肺化痰止咳；陈皮、茯苓健脾燥湿化痰。

加减：热伤血络、痰中带血者，加牡丹皮、山栀子、仙鹤草清热止血；伴胸痛者，加用丝瓜络、延胡索理气止痛；痰黄如脓或有热腥味者，加用金荞麦、冬瓜子、薏苡仁清热化痰；热盛伤津者，加用南沙参、芦根、玉竹养阴生津止渴；痰瘀阻络，口唇青紫者，加赤芍、丹参、桃仁、红花活血化瘀。

3. 肾虚血瘀型

特异症状：精神萎靡，气短，气喘，胸闷，形体消瘦，发绀，颈脉怒张，舌紫暗，数脉。

可现症状：纳少，少气懒言，咳嗽，痰白质黏，便溏，疲乏无力，腰膝酸软，自汗，舌苔白，舌苔腻，细脉。

治则：补肾化瘀，化痰镇咳。

基本方：自拟仙芎汤。

药物：仙灵脾（即淫羊藿）、川芎、丹参、桃仁、炙麻黄、苦杏仁、桑白皮、瓜蒌皮、海浮石、炙紫菀、款冬花、紫石英、广陈皮、炙甘草。

组方特点：“久病则虚、虚可致瘀”，气虚无力行血，血行失畅，瘀则机体生新不顺，虚弱乃成，虚瘀相兼，病机错杂，在治疗时既要活血化瘀以治其标，又要兼顾纳气平喘以治其本。仙芎汤是根据孟河医家治咳经验且通过临证实践而来的。方中仙灵脾补益肾阳以平喘，川芎行气活血，共为君药对，补肾与化瘀并重，通补并行；丹参、桃仁助川芎活血化瘀，主要针对此型的主要证候要素——瘀；麻黄、苦杏仁、桑白皮、炙紫菀、款冬花、海浮石等助君药，共奏润肺降气，理肺化痰止咳之效；佐以瓜蒌皮理气化痰宽胸；紫石英功能温肾助阳、温肺平喘；陈皮、甘草既能燥湿化痰止咳，又能调和诸药，顾护脾胃。诸药合用，宣降并用，配伍严谨，活血、理气、化痰、补肾并施。

加减：痰黄稠者，加芦根、鱼腥草、石膏清肺化痰；若形寒怕冷、腰膝酸软等肾虚症状明显者，加菟丝子、仙茅等药增强补肾温阳之力；若口咽干燥，颧红唇赤，舌红少津，脉细或细数等肾阴虚之象明显者，可用七味都气丸合生脉散以滋阴纳气；若肾虚水泛，出现喘息难以平卧、肢体浮肿等症，可加冬瓜皮、茯苓、桂枝、泽泻等温阳利水。

4. 风邪引动伏痰型

特异症状：喉痒欲咳，咳痰色白泡沫状，咳痰不爽，喉间痰鸣，胸闷气喘。

可现症状：鼻塞，流涕，咳痰色白质黏，畏寒怕冷，动则喘甚，脉弦滑。

治则：疏风肃肺，化痰平喘。

基本方：自拟风邪方。

药物：炙麻黄、苦杏仁、甘草、荆芥、蝉蜕、细辛、黄芩、姜半夏、浙贝母、莱菔子、紫苏子、炙紫菀、款冬花、前胡、枇杷叶。

组方特点：三拗汤之麻黄、苦杏仁、甘草为此型的君方，疏风宣肺，止咳平喘；荆芥、蝉蜕是临床常用药对，荆芥辛苦而温，芳香而散，归肺肝经，长于发表散风；虫类药蝉蜕可搜剔经络之风，利咽解痉；两药相配既能疏风宣肺，止痒镇咳，又能增强君药解痉平喘之力。除风邪外，另一个重要证候要素为痰，故伍以细辛、半夏、莱菔子等化痰药，紫菀、款冬花、前胡等止咳化痰药。

细辛为特色用药，其性味辛温，功能发散风寒，温肺化饮。《神农本草经》中言其“主咳逆”，《名医别录》中谓之可“破痰”，临床上有咳嗽气逆症状，无论寒痰、热痰均可酌情用之。在慢性咳嗽中应用细辛寒温并用的经验来源于《证治汇补》记载的五虎汤中细辛与麻黄、石膏配伍，一温一寒，深入肺络，化饮平喘而不助热，清解肺热而不遏肺。在新型冠状病毒性肺炎发生时，国家中医药管理局组织专家研究发布的清肺排毒汤，方中有麻杏石甘汤、射干麻黄汤、小柴胡汤、五苓散等加细辛配伍，以加强化饮温肺之力。

加减：若咽喉瘙痒难忍，喷嚏时作，则加地龙、全蝎等虫类药增强疏风止痒之力；若鼻塞流涕严重，则加辛夷、苍耳子宣通鼻窍；若气急痰鸣、胸闷气喘难以平卧，则加淫羊藿、矮地茶、马兜铃补肾纳气、化瘀平喘。

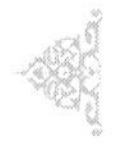

第五节　慢性肺源性心脏病证型分类及方证相应研究

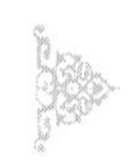

慢性肺源性心脏病又称肺心病，是呼吸系统的一种常见病，是由肺组织、肺动脉血管或胸廓的慢性病变引起肺组织结构和功能异常，致肺血管阻力增加，肺动脉压力增高，导致右心扩张、肥大，伴或不伴有右心衰竭的心脏病。根据起病缓急和病程长短，可分为急性和慢性两类。本病发展缓慢，临床上以慢性多见，除原有肺、胸疾病的各种症状和体征外，主要是逐步出现肺、心功能衰竭以及其他器官损害的征象。

近年来，随着人类寿命的延长，社会人口老龄化问题日益突出，加上大气污染及吸烟等因素的危害，慢性肺源性心脏病的患病率和病死率正逐年升高。而目前中医辨治本病尚无规范化的统一标准，医师多根据自身经验通过临床症状、传统经验辨证论治。掌握慢性肺源性心脏病的证候特征分布规律，明确本病的核心病机和特异证型分类，对于该病诊疗具有十分重要的临床指导意义。

一、慢性肺源性心脏病的现代医学研究

慢性肺源性心脏病根据病程进展多分为代偿与失代偿二个阶段，但其界限有时并不十

分清楚。功能代偿期患者都有慢性咳嗽、咳痰或哮喘等共有临床表现，并逐步出现乏力、呼吸困难。功能失代偿后肺组织损害严重引起缺氧，二氧化碳潴留，可导致呼吸和/或心力衰竭。呼吸衰竭缺氧早期主要表现为发绀、心悸和胸闷等，病变进一步发展时发生低氧血症和高碳酸血症，可出现各种精神神经障碍症状，称为肺性脑病。肺心病是以心、肺病变为基础的多脏器受损害的疾病，因此在重症患者中，可有肾功能不全、弥散性血管内凝血、肾上腺皮质功能减退所致面颊色素沉着等表现。本病严重危害人类身体健康。研究慢性肺心病的现代医学研究内容将有助于中医证候分型和方证相应的诊治研究。

（一）流行病学

2018年葛均波、徐永健、王辰等编著的《内科学》中描述我国对慢性肺心病流行病学调查开展时间较早[186]，20世纪70年代我国普查资料显示，大于14岁人群慢性肺心病的患病率为4.8‰。1992年在北京、湖北、辽宁农村调查102 230例居民的慢性肺心病患病率为4.4‰，其中≥15岁人群的患病率为6.7‰。慢性肺心病的患病率存在地区差异，北方地区患病率高于南方地区，农村患病率高于城市，发病率随年龄增长而增加。吸烟者比不吸烟者患病率明显增多，男女无明显差异。冬、春季节和气候骤然变化时，易出现急性发作。文献显示，我国有关慢性肺心病的最新流行病学研究数据较少，且多为地区性的小样本调查。

（二）临床基础研究简述

慢性肺心病为常见病，在各种失代偿性心功能衰竭中占10%~30%，其主要原因为慢性阻塞性肺疾病（COPD），占80%~90%，其次为支气管哮喘、支气管扩张、肺结核、间质性肺疾病等，其他原因导致的慢性肺心病较少见，从肺部基础疾病发展为慢性肺心病一般需10~20年。

多种肺部疾病导致肺心病的发病机制虽然不完全相同，但共同点是这些疾病均可造成患者呼吸系统功能和结构明显改变，发生反复的气道感染和低氧血症，导致一系列体液因子和肺血管的变化，使肺血管阻力增加，肺动脉血管构型重建，产生肺动脉高压。肺动脉高压使右心室负荷加重，再加上其他因素共同作用，最终引起右心室扩大、肥厚。此时尚属于心肺功能代偿期，若不加以干预治疗，病情继续发展，心肺功能代偿失衡，则会出现呼吸衰竭及右心衰竭，少数患者甚至出现肺水肿及全心衰竭。

（三）西医诊疗指南撷萃

慢性肺心病最新诊疗指南为2018年中华医学会发布的《慢性肺源性心脏病基层诊疗指南》[198]。指南中指出本病的诊断标准包括：①既往有胸肺疾病史，以COPD病史最常见；②存在活动后呼吸困难、乏力和劳动耐力下降；③有肺动脉压增高、右心室增大或右心功能不全的体征；④心电图、X线胸片检查有肺心病的征象。符合以上条件的任意1条再加上超声心动图有肺心病的征象，并除外其他疾病导致的右心改变，即可诊断为慢性肺源性心脏病。具体诊断标准内容见指南。

慢性肺源性心脏病应依据患者处于急性加重期或缓解期进行治疗。急性加重期以积极控制感染、通畅呼吸道、改善呼吸功能、纠正缺氧和二氧化碳潴留、控制呼吸和心力衰竭、积极处理并发症为主，本病急性加重期属于急重症疾病，病情进展迅速，最好留院观察或住院治疗。缓解期则应积极治疗和改善基础支气管、肺疾病，加强锻炼以增强患者的免疫功能，去除诱发因素以减少或避免急性加重的发生，从而使肺、心功能得到部分或全部恢复。

二、慢性肺源性心脏病的古今中医认识

（一）中医基础理论探讨

根据本病的临床症状可将其归于“肺胀”“咳喘”“痰饮”“心悸”“水肿”等范畴。其中“肺胀”指由多种慢性肺系疾病反复发作，迁延不愈而致。可有咳嗽、咳痰、喘息憋闷、胸部膨满、肢体肿胀、不得平卧等症状，严重可出现神昏、喘脱、惊厥等危重证候，其论述与慢性肺心病的表现最为相似。

1. 病名沿革　古代对“肺胀”的症状体征都有详细、形象的描述。“肺胀”病名源于《内经》，书中提出了肺胀常见的临床表现，如《灵枢》中言：“肺胀者，虚满而喘咳”“肺手太阴之脉，是动则病肺胀满，膨膨然而喘咳”。汉代的《金匮要略》对本病发作时的症状描述更为详细：“咳而上气，此为肺胀，其人喘，目如脱状”“肺胀，咳而上气，烦躁而喘”“咳逆倚息，短气不得卧，其形如肿”，阐明了肺胀具有咳而上气、喘、烦躁、目如脱状等临床表现。唐宋医家对本病又有了更进一步的认识，如《备急千金要方》载“肺胀气急，咳嗽喘粗，上气”，《圣济总录》中提到“其证气满胀，膨膨而咳喘”，均指出了本病气短、咳嗽、喘闷、胸部胀满的特点。明清以来，对本病的论述更加完善，《证治汇补》曰：“肺胀者，动则喘满，气急息重，或左或右，不得眠者是也”；林之翰《四诊抉微》言：“气逆喘急，肺胀”等。

2. 病因病机　“肺胀”的病因病机经历了古代众多医家的研究，总结其病因有外邪犯肺及内邪伤肺，病性有虚有实。实者主要以气滞、痰饮、瘀血为主，虚者初期主要为肺虚，最终为肺、脾、肾三脏俱虚。久病又可及心，而痰瘀互结，气血津液运行失常为其基本病机。

《内经》中对肺胀的临床表现描述提示本病与虚、痰饮相关，病位在肺、肾，如“肺高，则上气肩息”“肺虚则少气而喘”“肺病者，喘咳逆气，肩背痛，汗出……虚则少气不能报息；肾病者，腹大胫肿，喘咳身重”“不得卧，卧则喘者，是水气之客也”等。隋代巢元方《诸病源候论》则指出肺胀主要为肺气虚，邪气乘虚侵入为病：“肺主于气，邪乘于肺则肺胀，胀则肺管不利，不利则气道涩，故气上喘逆……而肺本虚，气为不足，复为邪所乘，壅塞不能宣畅，故咳逆短气也”。唐代王焘《外台秘要》则从外感与内伤两方面完整地描述了肺胀的病因病机，一方面因肺气亏虚，复感风寒之邪，邪气郁闭于肺故而上逆而发咳喘：“肺虚感微寒而成咳，咳而气还聚于肺，肺则胀，是为咳逆也”；另一方面肺气亢盛且壅滞，导致喘息上气，甚至面目浮肿：“咳嗽上气者，肺气有余壅滞不得宣发，是为有余，故咳嗽而上气也，其状喘咳上气，多涕唾，面目浮肿，则气逆也”。元代朱丹溪首次提出了肺胀的病因病机为痰瘀互结，阻碍气机。《丹溪心法》言：“肺胀而嗽，或左或右，不得眠，此痰挟瘀血碍气而病。”清代《脉因证治》中进一步提及肺病日久及心的病机：“肺伤日久，必及于心。盖心肺同居上焦，心主血，肺主气而朝百脉，辅心血而行血脉，肺病血瘀，必损心气。”

3. 辨证论治　古代医家在对肺胀病因病机认识的基础上，依据不同的证型提出不同治法，包括化痰利水、补肺益肾、活血化瘀、理气化痰等。明清以前，对肺胀的认识为初探阶段，多从本病的某一病因进行论治。如张仲景认识本病以痰饮为主，并创立了温阳利水治疗大法，以越婢加半夏汤、小青龙加石膏汤、真武汤等治疗，对后世影响颇深。《太平圣惠方·治久咳嗽诸方》中认为本病肺气亏虚日久，导致肾气亦虚，治疗从肾论治：“治久肺气咳嗽，涕唾稠黏，上气喘急，蛤蚧丸方”。朱丹溪治痰挟瘀血而碍气之肺胀，认为“宜养血以流动乎气，降火疏肝以清痰，四物汤加桃仁、诃子、青皮、竹沥、姜汁之类”，指出治疗肺胀先要养血活

血，血为气之母，血行则气行，辅以降火疏肝以理气化痰，开创了活血化瘀治疗肺胀之先河。

明清时期，对肺胀的证型分类、辨证施治等方面在总结前人的基础上认识更为深入。李用粹在《证治汇补·咳嗽》比较全面地将肺胀的辨证归纳为虚实两个方面；实证有痰瘀互结、风寒郁肺、水饮内停、肺气郁滞；虚证包括肺气虚、肾气虚。治疗当分虚实论治，并给出了具体的治疗方药，如四物汤、麻黄越婢加半夏汤、四苓散、六味丸等，对肺胀的临床辨治有重要借鉴意义。此后，诸医家不断丰富肺胀的认识，在治疗上提出"实喘治肺，虚喘治肾""治上无益，当治中下""虚实兼杂，肺脾肾同治之""脉不通亦为喘，活血行血则喘平矣""欲降肺气，莫如治痰"等指导意见。

（二）现代中医诊疗现况

现代中医治疗慢性肺源性心脏病在传承古代中医辨治肺胀、喘证、咳嗽等的经验基础上，加入了西医疾病诊断的内容，即辨病随证施治。基于慢性肺源性心脏病诊断明确，采用中医辨证诊疗思维，明辨慢性肺心病的基本病机和证候，从而确立治则治法并遣方用药。可通过对现代中医辨证论治慢性肺源性心脏病相关文献的分析，总结归纳其常见证型分类和用药特色，结合中医诊疗指南的相关内容，为本病的病证型结合模式的建立提供思路和方法。

1. 诊疗文献数据分析 了解慢性肺源性心脏病的中医诊疗现状，掌握本病的中医学术思想和研究的最新成就，可为慢性肺源性心脏病临床流行病学研究提供可靠的文献研究数据资料。故检索网络期刊数据库慢性肺心病中医临床研究的相关文献，并运用中医传承辅助平台（V2.5）的数据分析功能，统计慢性肺源性心脏病的证型分布及用药情况，从中获取目前慢性肺源性心脏病的中医诊疗资料。

检索中国知网数据库（CNKI）和万方数据库（WanFang Data）的相关文献，发现目前有关慢性肺心病的中医临床研究较少，故扩大检索日期限制，检索近8年即2012年1月1日—2019年12月31日数据库收录的所有文献，检索的主题词为"肺心病"或"慢性肺源性心脏病""中药"或"中医药""临床研究"或"临床观察"。所有纳入的研究必须同时满足以下标准：①研究类型为随机对照或自身前后对照临床试验，不论是否采用盲法；②研究对象为被明确诊断为原发性慢性肺源性心脏病的患者，包括处于肺、心功能失代偿期的患者；③干预措施：治疗组单纯使用中药或中成药，或在对照组药物的基础上加用中药或中成药；对照组可以使用安慰剂、中成药、自拟方或西药。研究中有以下情况之一者予以排除：①非临床疗效观察研究的文献，如文献综述、动物实验类文献、流行病学类文献等；②治疗措施为其他方法，如西药、护理康复、针灸、推拿、穴位贴敷等。结果共检出277篇文献，再根据纳排标准筛选文献及剔除重复的文献，共删除119篇，最终纳入158篇文献。

纳入文献为中药处方疗效研究的共125篇。其中有75篇文献的研究对象为急性加重期患者，13篇文献研究对象为缓解期患者，6篇文献研究对象为两个期患者均纳入，31篇未提示。而且125篇文献中有66篇文献未分具体证型进行治疗，有7篇文献根据不同证型辨证施治，有3篇分急性加重期及缓解期治疗，其余文献均只纳入慢性肺心病某一证型患者。将纳入研究的证型及相关处方录入中医传承辅助平台进行统计分析，整理得出近8年慢性肺心病中医临床研究的证型及中药运用。最终统计得到慢性肺心病35个证型分类和148个中医处方。

证型分布中有14个证型的纳入文献≥2篇，其余21个证型均只有1篇文献纳入，见

表 8-16。结果显示慢性肺心病最常见的中医证型为肺肾两虚，但是证型频次较多的文献篇数总体均偏少，由此得出的常见证型不具备说服力。文献中有一半的临床研究未分具体证型治疗，而以专病专方治疗，这样做忽视了疾病发展过程中证候的变化，未能体现中医辨证论治的个体化诊疗特色。而纳入的辨证分型繁多混杂，多因医家根据自身临床经验，选取不同证候要素组合进行辨证论治。证型命名方式体现了慢性肺心病本虚标实的临床特点，并列出证候包括的兼夹证，具有特异性。但是证型名称不能统一，多为一家之言，临床实践性较差，难以推广应用。

表 8-16　慢性肺源性心脏病证型分布统计结果

序号	证型	文献篇数	序号	证型	文献篇数
1	肺肾两虚	9	9	阳虚水泛夹瘀	3
2	痰热壅肺	7	10	气虚血瘀痰阻	3
3	阳虚水泛	6	11	气阴两虚、热毒瘀血	2
4	痰湿阻肺	5	12	心肾阳虚、血瘀水停	2
5	痰瘀阻肺	4	13	肺肾气虚、外感偏寒	2
6	肺气亏虚	4	14	痰瘀互结、饮凌心肺	2
7	脾肾阳虚	3	15	其他证型	21
8	肺脾两虚	3			

运用中医传承辅助平台的功能统计分析治疗慢性肺心病的 148 个中药处方。结果发现，处方中共涉及 160 味中药，使用频次大于 30 次的有甘草、茯苓、黄芪、丹参、白术、杏仁、半夏、葶苈子、桃仁、川芎、陈皮、桂枝、五味子、当归、赤芍、地龙、人参、附子、桔梗、红花等 20 味药；再运用组方规律分析功能，将“支持度个数”设为 29（支持度为 20%），对药物组合进行关联规则分析，并将结果网络展示图导出，得到治疗慢性肺源性心脏病的核心处方，见图 8-9。

核心处方中黄芪归肺、脾经，可补气固表，白术、茯苓健脾益气、燥湿利水，甘草益气和中，四药配伍组成小复方，有四君子汤之义，共奏益气健脾之功，一方面脾气健运则气行湿化，以杜生痰之源；另一方面脾为后天之本，气血生化之源，补先天以滋后天，补脾气以助肾气。再配伍理气燥湿化痰之陈皮、半夏，气顺而痰消，共为六君子汤，具有健脾益气，燥湿化痰的作用，治疗慢性肺心病本虚之证；另有药对杏仁、葶苈子降气祛痰，止咳平喘，药对丹参、川芎行气活血，化瘀通络，治疗慢性肺心病痰瘀闭阻标实之候。全方补泻兼施，补而不滞，标本同治，说明现代中医对慢性肺源性心脏病的认识与古代医籍对肺胀的认识基本一

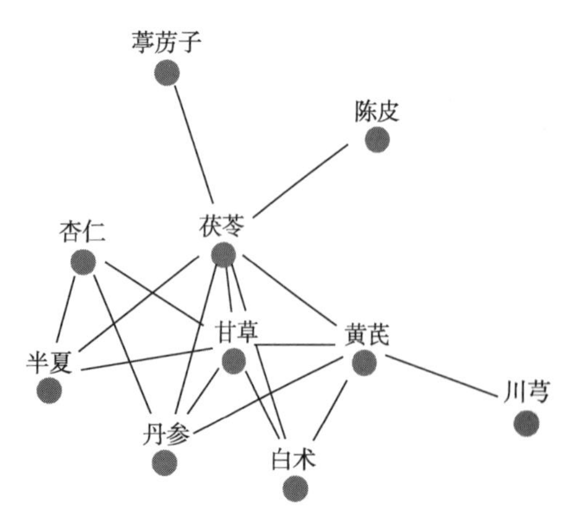

图 8-9　慢性肺源性心脏病药物组方规律网络图

致。本病以气虚为本，且痰湿、血瘀为疾病发生发展的重要病理产物，治疗时应重视益气健脾，勿忘祛痰化瘀。

纳入文献为中成药制剂疗效研究的有 33 篇，其中包括 15 种中成药注射液及 4 种中成药口服制剂。说明中成药制剂在慢性肺心病的现代中医临床治疗具有一定的地位。值得重视的是，慢性肺心病在临床属于危重症疾病，特别是处于心肺失代偿期的患者口服药物困难且吸收疗效不佳，而注射剂药物是此类患者较合适的选择。纳入的文献研究中显示使用频率最高的前三种中成药注射剂为川芎嗪注射液、丹参注射液、丹红注射液，均具有活血化瘀通脉的功效。而口服中成药有芪苈强心胶囊、稳心颗粒、芪参益气滴丸、清肺消炎丸，前三者均具有益气活血化瘀的作用。由此可知，血瘀为慢性肺心病发病的重要病理因素之一，而现代医学研究亦提示慢性肺心病患者病理改变包括血管内皮细胞受损，使得血小板聚集并促使肺小血管血栓形成，这与中医血瘀理论密切相关。

2. 中医诊疗指南与专家共识　慢性肺心病的最新中医诊疗指南为 2014 年中华中医药学会肺系病专业委员会发布的《慢性肺源性心脏病中医诊疗指南》[199]，指南中指出，慢性肺心病多由肺脏疾患迁延失治，痰瘀稽留而致，正虚卫外不固，外邪易反复侵袭，诱使本病反复发作。本病的证候要素以痰、火（热）、水饮、瘀血、阳虚、气虚为主，病位以肺、肾、心为主。临床上实证类有寒饮停肺证、痰热壅肺证、痰湿阻肺证、阳虚水泛证、痰蒙神窍证；虚证类有心肺气虚证、肺肾气虚证、肺肾气阴两虚证；兼证类有血瘀证，指南将本病分为三证类，九个证候，并推荐了对应的治疗处方及中成药。

慢性肺心病的中医治疗应重点放在疾病的缓解期和发作时肺心功能代偿期。慢性肺心病是临床急重症，病死率较高，缓解期的治疗是防治肺心病发展的关键，重视“未病先防”的中医理念，以顾护正气之中药调养身体，有助于防止外邪入侵。在本病发作的代偿期以现代医学治疗手段配合中医药治疗，可有效地减缓疾病进展，改善患者生存率。而在失代偿期患者出现呼吸衰竭、肺性脑病等并发症，不能配合口服中药；或者出现右心衰竭、胃肠道淤血、水肿，口服中药困难，药物吸收不良。此阶段中药口服治疗效果不理想，寻求有效的外治法或中成药注射液，对肺心病失代偿期的中医治疗具有重大意义。

三、慢性肺源性心脏病的临床流行病学研究

为保证研究的规范性，在全面整理文献资料的基础上，开展临床回顾性调查，查阅江苏省中医院慢性肺心病临床住院患者 128 例的病案资料，通过分析以完善现场调查表，并培训专业人员开展临床多中心横断面调查研究，样本来自全国九个三级甲等综合医院符合入选标准的 741 例慢性肺心病患者。

（一）临床调查表的设计

前期的文献调研可发现慢性肺心病中医研究多以专方治专病，证型分类治疗研究较少。将文献研究中涉及的各种类型的证、病机进行分析归类，确立了慢性肺心病回顾性调查的假设证型以及各证型的主要四诊信息，经资深专家讨论、修改后设计回顾性研究调查表。设计方法参考第六章证型分类研究技术流程中的要求，但具体内容应符合慢性肺心病的临床特色：①符合慢性肺心病的发病特点，如本病有发作和缓解的特征，在表中应列出急性加重期和缓解期；②详尽地反映临床实际，如本病根据病情的发展程度可分为心肺功能代偿期及心肺功能失代偿期，症情继续发展还可出现严重的并发症，表中应列出；③四诊信息及实验室

检查等内容应体现本病总体特征及辨证分型特点。

（二）临床回顾性调查研究

组织专业人员收集来自三级甲等中医院近年诊断为慢性肺源性心脏病的病例。认真按照观察表要求逐项填写，以了解证型分布和四诊信息出现频率。对现代医学检测指标与证型的相关性做初步分析，为现场横断面调查研究提供准确且足够的数据资料，修正现场调查设计中可能存在的不足，为现场调查提供必要的依据。

将收集的近五年共128例慢性肺心病的临床病例资料进行统计分析，得出共205个指标，7个证型。资料显示，慢性肺心病证型分布呈极度偏态，实证中痰热壅肺型有78例，痰湿阻肺型11例，热瘀伤络型4例，痰浊闭窍型1例；虚证中肺肾两虚型15例，心肾阳虚型12例，正虚喘脱型3例，其他4例。由于本研究资料均为住院病例，患者大多集中在急性加重期住院，且急性加重阶段多以实证为主，所以虚证的资料较少。

由于肺心病各证型分布呈极度偏态，故将其7个证型，归纳为虚实两类进行分析。对所调查的205个指标，去除频数过少的指标后，采用单因素分析法，最终得到19个有意义的四诊信息，其中临床症状体征指标10个：气喘、咳痰、胸闷、精神萎靡、痰白质黏、气短、唇色青紫、纳少、颈脉怒张、口干；舌象指标5个：舌红、舌苔腻、舌苔黄、舌紫暗、舌下青筋；脉象指标4个：细脉、数脉、滑脉、弦脉。由于回顾性调查中收集的慢性肺心病实验室指标不完整，故多因素分析时仅考虑四诊信息。对上述单因素分析有意义的共19个变量进行多因素分析，因变量为实证和虚证，采用向后法筛选变量，结果得出：颈静脉怒张、动则喘息、夜间尿多是虚证的特异指标，咳嗽是实证的特异指标。

无论是实证还是虚证，具有血瘀证的颈静脉怒张、唇色紫暗、舌紫暗、舌下青筋等指标均被列在有统计学意义的变量之中，可以认为肺心病的形成与中医血瘀证有一定的相关性。故在建立肺心病横断面调查的假设证型指标时，在原有7个证型的基础上再加入瘀血内阻型。

通过单因素分析及多因素分析，发现了慢性肺心病临床8个常见的证型19项有意义的四诊信息指标，但仍需进一步检验，并比较找出特异性、敏感性指标，以便提供开展大样本多中心横断面调查依据，以期在大数据的基础上，发现诊断慢性肺心病的核心病机、主要症状、关键指标和基本证候。

（三）临床横断面调查研究

根据回顾性病例调查结果对临床观察表进行进一步完善，包括瘀血内阻型等8个证候诊断类型，以及疾病四诊信息及量化分级标准。对符合纳入标准的研究对象，由经培训过的研究人员填写统一制订的《慢性肺源性心脏病横断面调查临床信息采集表》。填写时要按照研究方案要求，准时、真实、完整填写，不能有遗漏。及时纠正错误和补做遗漏的检查、化验项目。表格填写结束时，研究者应全面检查表中数据的科学性、完整性和可靠性，并进行原始资料的核对，由有关负责人签字。研究收集了江苏省中医院、江苏省人民医院、江苏省苏北人民医院、河南中医药大学第一附属医院、四川省广元市中心医院、中国人民解放军东部战区总医院秦淮医疗区、扬州市中医院、盐城市中医院、复旦大学附属中山医院共9家三级甲等综合医院中慢性肺源性心脏病例778例，以供分析处理研究。

四、慢性肺源性心脏病的统计建模与证型分类研究

数据管理人员应对每一份CRF表的数据进行全面核查，并将表中漏填项目、可疑数据

等问题整理并反馈给研究者进行确认和更正，保证每一份表格数据无误。采用国际上通用EpiData2.0软件系统建立数据库。数据管理人员在EpiData软件下设计数据计算机录入系统，建立录入项目词典和设立逻辑检查功能，由两名数据管理员独立录入数据，比较其差别及时发现和更正错误，确保数据库无误后，由主要研究人员、数据管理员和统计分析负责人签字锁定数据库。

在收集的778例慢性肺心病病例中，根据传统证型分类，有282例痰热郁肺型、168例肺肾两虚型、150例痰饮伏肺型、86例心肾阳虚型、55例痰浊闭窍型、25例热瘀伤络型、7例瘀血内阻型、2例正虚喘脱型、3例其他证型。证候分型呈偏态分布。因热瘀伤络型、瘀血内阻型、正虚喘脱型及其他证型例数太少，不进入下一步的统计，因此实际分析例数为741例。

（一）临床信息的初步筛选

对741份资料中的四诊信息指标分为阳性和阴性，计算四诊信息各指标出现的阳性率，根据阳性率大小进行排序，并进行卡方检验。将阳性率≥10%以上且有统计学意义的指标直接纳入进一步分析。对阳性率10%及以下和阳性率在10%以上但没有统计学意义的指标根据中医专家临床经验审核后进行取舍，并按α=0.05的水准，分别得到以下有意义的59个四诊信息指标。其中临床症状43个，舌苔脉象16个。四诊信息阳性率在40%以上的指标有19个，分别为咳嗽、咳痰、气喘、动则喘甚、胸闷、精神萎靡、颈脉怒张、气短、心悸、纳少、指甲青紫、下肢浮肿、口干、喉中痰鸣、唇舌青紫、舌下青筋、数脉、滑脉、细脉；阳性率在20%~40%的指标有26个，分别为泡沫样痰、倚息、腰膝酸软、便秘、痰白质黏、少气懒言、形体消瘦、痰黄黏稠、发热、痰白清稀、自汗、烦躁不安、夜间多尿、面色晦暗、不欲饮、形体肥胖、畏寒、气粗、舌苔腻、舌紫暗、舌淡白、舌苔黄、舌红、舌苔白、舌生瘀斑、弦脉；阳性率在10%~20%的指标有13个，分别为小便量少、口苦、形寒怕冷、四肢欠温、口淡、面色白、嗜睡、颜面浮肿、肝大、潮热、舌苔薄、舌苔薄黄、沉脉；阳性率10%以下，但经专家商议，建议继续纳入统计的指标有便溏。

另外还有23个有意义的查体指标作为疾病轻重缓急分类的参考内容：剑突下心尖搏动、桶状胸、发绀、颈静脉怒张、湿啰音、肝颈逆流、呼吸音低、肺下缘下降、肺底细湿啰音、下肢浮肿、心浊音界缩小或消失、干啰音、哮鸣音、脉搏、肝区叩击痛、体温高、三尖瓣区心脏杂音、杵状指、胫前浮肿、踝部浮肿、肝大、嗜睡、眼睑浮肿。

（二）证型分类研究

在因子分析前对59个四诊信息指标进行相关性进行检验，KMO统计量是0.823，Bartlett球形检验χ^2=15 039.5，P<0.001，两种方法均说明各变量间有较强的相关性，适合进行因子分析研究。

1. 证型初分类 对741例肺心病的全部四诊信息指标分别进行了六因子、五因子、四因子探索性因子分析（EFA）。四因子、五因子的结果都比较合适，但经专业知识筛选比较，EFA结果显示当因子数为4时，累计贡献率为0.693 2，并参考因子分析的特征值和碎石图来确定最少因子的个数。最终认定四因子结果更符合临床实际，据此我们将慢性肺源性心脏病初步划为4个证候分型。

2. 验证初分类结果 探索性因子分析不能反映某些指标在多个证型中出现这一现象，造成一些证型四诊信息量不足，不能够明确证型。因此，需要用证实证因子分析（CFA）对肺心病的指标与因子间的关系假设进行检验，以提高灵敏度、特异度分析。在探索性因子分析结果的基础上，根据专家临床诊疗经验及中医理论构建肺心病证实性因子分析模型，对四诊信息与因子间的关系进行假设检验，其结构效度（GFI）为0.933，各因子中指标分布与EFA结果基本一致，说明肺心病的证实性因子分析结果与探索性因子分析结果基本符合。

慢性肺心病最终四因子CFA结果显示，慢性肺心病可有4个证候分型。再根据载荷系数的大小区分各分型的临床特异症状和可现症状，取载荷系数≥0.3的四诊信息作为诊断各分型的特异症状，0~0.3的指标作为可现症状，具体结果见表8-17。

表8-17　慢性肺源性心脏病四诊信息证实性因子分析结果

分型		临床症状	舌象，脉象
分型1	特异症状	痰白清稀，泡沫样痰，口淡，便溏，面色白，四肢欠温	舌淡白
	可现症状	不欲饮，发热，咳痰，畏寒，少气懒言，腰膝酸软，咳嗽，形体肥胖，喉中痰鸣	舌生瘀斑，沉脉
分型2	特异症状	痰黄黏稠，发热，口苦，气粗，便秘，口干，咳嗽，咳痰	舌苔黄，舌红
	可现症状	烦躁不安，潮热，胸闷，倚息，腰膝酸软，心悸，气喘	舌生瘀斑，滑脉，数脉
分型3	特异症状	精神萎靡，指甲青紫，气喘，嗜睡，颈脉怒张，喉中痰鸣，小便量少，胸闷，烦躁不安，动则喘甚，倚息，纳少，咳痰，痰白质黏，下肢浮肿	唇舌青紫，舌紫暗，舌苔腻
	可现症状	面色晦暗，咳嗽，肝大，夜间多尿，气短，形寒怕冷，心悸	舌苔白，舌下青筋，数脉，滑脉
分型4	特异症状	腰膝酸软，少气懒言，心悸，畏寒，自汗，四肢欠温，倚息，形寒怕冷	舌生瘀斑，沉脉
	可现症状	颜面浮肿，胸闷，面色晦暗，口淡，动则喘甚，面色白，气短，不欲饮，指甲青紫，发热，颈脉怒张，烦躁不安，口干	细脉

通过上述的证实性因子分析后，可以得出慢性肺心病的4个证候分型，各证型间并非相互独立，有时可以相互兼夹或转化。通过相关系数的大小可以定量的估计各证候分型之间的相关性。相关系数越大，则分型之间的关联性越大，分型之间可能存在兼夹；反之，分型之间的关联越小，当相关系数为负值时，两分型间呈负相关。如表8-18所示，分型2与分型4之间的相关系数最大，为0.607，说明两者同时出现可能最大，存在兼夹或转化可能。

表8-18　慢性肺源性心脏病各证候分型之间相关性

证候分型1	证候分型2	相关系数	证候分型1	证候分型2	相关系数
分型1	分型2	0.098	分型2	分型3	0.088
分型1	分型3	0.138	分型2	分型4	0.607
分型1	分型4	0.397	分型3	分型4	0.021

（三）基础证候分析

在数据统计分析的过程中，可以发现慢性肺心病临床诊断的主要症状如咳嗽、胸闷等出现阳性率很高，但在区分各个不同证候分型时的载荷系数并不大而未能作为主要的分类指标。这些指标往往是慢性肺心病各证候分型的共有症状群，是构成慢性肺心病的共同因子，为其基础证。为此，采用结构方程模型研究潜在变量（因子）间的内在联系。结果发现，慢性肺心病的共有症状中咳嗽、胸闷、咳痰、倚息、夜间多尿、形寒怕冷、气短、气喘、唇色青紫9个指标的载荷系数均≥0.3，可作为慢性肺心病的共有症状，为其基础证候。

（四）证型分类命名

慢性肺心病证型分类的命名可根据探索性因子分析及证实性因子分析结果，结合文献调研及临床专家意见，将慢性肺心病的证候分型进行命名。慢性肺心病的病情复杂，其基础证候的临床表现为咳嗽、胸闷、咳痰、倚息、夜间多尿、形寒怕冷、气短、气喘、唇色青紫，其病性要素为主要为虚，病位在肺、肾，可命名为肺肾两虚证；分型1的病性要素为寒、痰饮，病位要素在肺，故将证型命名为寒饮停肺型；分型2的病性要素为痰、热，病位要素为肺，故将证型命名为痰热壅肺型；分型3的病性要素为痰、瘀，病位要素为肺、心，故将证型命名为痰瘀闭阻型；分型4的病性要素为气虚、阳虚，病位要素为心、肾，故将证型命名为心肾阳虚型。最终得出慢性肺源性心脏病的1个基础证肺肾两虚证及4个特异型，分别为寒饮停肺型、痰热壅肺型、痰瘀闭阻型、心肾阳虚型。同时发现痰热壅肺型和心肾阳虚型之间关系密切，常易相互转化或兼夹。

横断面调查所得慢性肺心病基础证虽以肺肾两虚为主，但其基础证候中有咳痰、唇色青紫等与痰、瘀相关的临床表现，可知痰、瘀亦贯穿于本病的发病病机之中，肺肾亏虚日久，痰湿运化失常，气血行不畅，则成痰、成瘀。而文献调研中治疗本病的核心处方也以益气化痰、活血化瘀为主，可见两者存在相似性，核心处方中在补虚的同时配伍化痰瘀之品具有一定的合理性及参考价值。

五、慢性肺源性心脏病的方证相应治疗方案

根据文献调研、专家咨询结果给出的推荐方药，结合孟河医派医案中的诊治经验，分析了慢性肺心病的基础证、特异型的对应处方及用药，以供大家临床参考。

（一）基础证的治疗

基础证：肺肾两虚证。

主要症状：咳嗽，胸闷，咳痰，倚息，夜间多尿，形寒怕冷，气短，气短，唇色青紫。

治则：补气温阳，纳气平喘，佐以理肺化瘀。

基本方：补肺汤合金匮肾气丸。

药物：党参、黄芪、熟地黄、五味子、紫菀、桑白皮、山药、山茱萸、泽泻、茯苓、牡丹皮、桂枝、附子、丹参、水红花子。

组方特点：孟河医派费伯雄《医方论》中言补肺汤可治肺气久虚之咳嗽，原方补中有泻，以角药党参、黄芪、熟地黄滋补肺肾之气阴，五味子敛肺气，纳肾气，四药共为君方；又用桑白皮、紫菀化痰止咳，以防补益太过，肺气壅滞；并用水红花子。金匮肾气丸出自《金匮要略》，方用桂枝、附子温肾助阳；山茱萸、山药滋肝、脾、肾之阴，阴阳相生，刚柔相济，使肾之元气生化无穷；再以泽泻、茯苓利水渗湿，牡丹皮擅入血分，伍桂枝可调血分之滞。诸药合用，补中

有泻,助阳之弱以化水,滋阴之虚以生气,使肾阳振奋,气化复常,水饮得去。

(二)特异型的治疗

1. 寒饮停肺型

特异症状:痰白清稀,泡沫样痰,口淡,便溏,面色白,四肢欠温,舌淡白。

可现症状:不欲饮,发热,咳痰,畏寒,少气懒言,腰膝酸软,咳嗽,形体肥胖,喉中痰鸣,舌生瘀斑,沉脉。

治则:温肺散寒,化痰平喘。

基本方:小青龙汤。

药物:麻黄、桂枝、细辛、干姜、五味子、白芍、半夏、炙甘草。

组方特点:方中以麻黄、桂枝为君药对,散寒化饮平喘;干姜、细辛助君药温肺化饮止咳;佐以五味子敛肺止咳,白芍和营养血,二药又可制诸药辛散太过,半夏燥湿化痰,和胃降逆。全方散中有收,宣中有降,温肺散寒,化痰平喘,则水饮得除,诸症自平。

本型还可用费伯雄桑苏桂苓汤治疗。其曰:“饮者,水停心下,入于胸膈,咳逆倚息短气,其形如肿,桑苏桂苓汤主之。”原方组成:“桑皮三钱,苏子二钱,桂枝八分,茯苓三钱,泽泻一钱五分,大腹皮一钱五分,橘红一钱,半夏一钱五分,杏仁三钱,猪苓一钱,姜三片。”此方以苓、桂、橘、半夏、生姜治饮之本,以桑白皮、紫苏子、杏仁泻肺,以大腹皮、泽泻、猪苓行水,是肺脾同治也。

加减:若肢体浮肿明显、尿少者,加茯苓、猪苓、泽泻以利水祛饮;寒象不著者,可去干姜、细辛;畏风自汗、倦怠乏力明显者,加党参、黄芪、白术补肺健脾;纳呆腹胀者,加枳壳、砂仁、鸡内金健脾助运;动则喘甚者,加淫羊藿、紫石英补肾纳气。

2. 痰热壅肺型

特异症状:痰黄黏稠,发热,口苦,气粗,便秘,口干,咳嗽,咳痰,舌红,舌苔黄。

可现症状:烦躁不安,潮热,胸闷,倚息,腰膝酸软,心悸,气喘,舌生瘀斑,滑脉,数脉。

治则:清肺化痰,降气平喘。

基本方:桑白皮汤。

药物:桑白皮、葶苈子、黄芩、黄连、栀子、半夏、紫苏子、杏仁、贝母。

组方特点:方中重用桑白皮、葶苈子为君药对,泻肺平喘、利水消肿;辅以角药黄芩、黄连、栀子助君药清泄痰热,热退则无以炼津生痰,咳喘自平;再佐以贝母、紫苏子、杏仁、半夏降气消痰,止咳平喘。诸药配伍,共奏清肺化痰,降气平喘之功效。

加减:痰稠黄者,加鱼腥草、瓜蒌皮、天竺黄等清热化痰;伴唇舌紫暗、瘀斑或有瘀点者,加三七、桃仁、丹参、银杏叶等活血化瘀;便秘者,加制大黄、瓜蒌皮、瓜蒌子、莱菔子等清热降气通腑,热盛伤阴,口唇干燥、咽干者,加知母、芦根、南沙参清热养阴;烦躁不安者,加牡丹皮清热生津除烦。

3. 痰瘀闭阻型

特异症状:精神萎靡,指甲青紫,气喘,嗜睡,颈脉怒张,喉中痰鸣,小便量少,胸闷,烦躁不安,动则喘甚,倚息,纳少,咳痰,痰白质黏,下肢浮肿,唇舌青紫,舌紫暗,舌苔腻。

可现症状:面色晦暗,咳嗽,肝大,夜间多尿,气短,形寒怕冷,心悸,舌苔白,舌下青筋,数脉、滑脉。

治则:涤痰祛瘀,开肺降气。

基本方：葶苈大枣泻肺汤合血府逐瘀汤。

药物：葶苈子、大枣、桃仁、红花、当归、川芎、赤芍、生地黄、牛膝、桔梗、枳壳、柴胡、甘草。

组方特点：方中葶苈子入肺泄气，开结利水，使肺气通利，痰水俱下，则喘可平，肿可退；但又恐其性猛力峻，故佐以大枣之甘温安中而缓和药力，使祛邪而不伤正，共为一组君药对，主要针对证候要素——痰。当归、川芎配伍，取古方佛手散之义，养血活血，行气化瘀，活血而不伐血，为另一组君药对，主要针对证候要素——瘀。角药桃仁、红花、赤芍助君药活血化瘀；生地黄配当归养血和血，使祛瘀而不伤阴血；柴胡、枳壳、桔梗疏畅胸中气滞，使气行则血行，气顺则痰消。牛膝祛瘀而通血脉，并引瘀血下行，为佐使药。诸药合用，使水利痰泻，气行瘀去，则喘急可平。

本型还可用自拟芎黄汤治疗，药物组成：川芎、炙麻黄、丹参、桃仁、苦杏仁、天竺黄、桑白皮、瓜蒌皮、炙紫菀、款冬花、紫苏子、莱菔子、葶苈子、姜半夏、浙贝母、三七。全方活血祛瘀，化痰平喘。其中川芎、麻黄药对共为君药，起活血平喘的作用；桃仁、丹参作为臣药对，加强君药川芎的活血作用；天竺黄和杏仁联合使用，为另一组臣药对，助君药麻黄化痰降气，止咳平喘。

丹参是临床经验用药，《本草纲目》《本草汇言》皆认为一味丹参功同四物，能活血补血，且现代研究表明其具有抗凝、促纤溶，改善微循环，提高机体耐缺氧能力，抗感染、扩血管等作用，可提高慢性肺心病患者供血供氧，防治凝血功能障碍。

加减：肢体瞤动，甚则抽搐者，加钩藤、全蝎息风止痉；心悸、咳喘不能平卧者，加紫苏子、莱菔子降气平喘；痰黄稠，舌红，苔黄腻者，加桑白皮、天竺黄、黄芩、枇杷叶等清热化痰；胸闷如窒者，加瓜蒌薤白半夏汤宽胸开结；瘀血较重，喘急难平，可加矮地茶、银杏叶活血化瘀平喘。

4. 心肾阳虚型

特异症状：腰膝酸软，少气懒言，心悸，畏寒，自汗，四肢欠温，倚息，形寒怕冷，舌生瘀斑，沉脉。

可现症状：颜面浮肿，胸闷，面色晦暗，口淡，动则喘甚，面色白，气短，不欲饮，指甲青紫，发热，颈脉怒张，烦躁不安，口干，细脉。

治则：温补阳气，振奋心阳。

基本方：参附汤合真武汤。

药物：附子、人参、茯苓、白术、白芍、生姜。

组方特点：方中用大辛大热之附子温肾助阳，以化气行水，合人参大补元气，温阳补气之效更增，二药配伍，共为君药；辅以茯苓、白术健脾助运，以化生气血生化之源；佐以温散之生姜，既助附子以温阳祛寒，又伍茯苓、白术以散水湿；白芍亦为佐药，既能利小便以行水气，正如《名医别录》谓之“去水气，利膀胱”，又能防止参、附燥热伤阴，以利于久服缓治。诸药配伍，具有温补阳气，利水渗湿之效。

加减：发绀明显者，加红花、丹参、三七、五加皮等化瘀行水；四肢厥冷者，加干姜，助附子回阳救逆；面睑、下肢浮肿明显者，加冬瓜皮、葫芦壳利水消肿；动则喘甚，难以平卧者，加淫羊藿、紫石英温补肾阳，纳气平喘；胸闷如窒、喘急者，加枳实薤白桂枝汤通阳散结、降气祛痰。

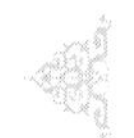

第六节　支气管哮喘证型分类及方证相应研究

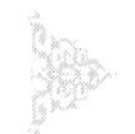

支气管哮喘是由多种细胞（如嗜酸性粒细胞、肥大细胞、T淋巴细胞、中性粒细胞、气道上皮细胞等）和细胞组分参与的以气道慢性炎症为特征的异质性疾病，是呼吸系统常见病之一。这种慢性炎症与气道高反应性相关，通常出现广泛而多变的可逆性呼气气流受限，导致反复发作的喘息、气促、胸闷和/或咳嗽等症状，强度随时间变化。多在夜间和/或清晨发作加剧，多数患者可自行或治疗后缓解。目前支气管哮喘的现代医学治疗以对症治疗、防治结合为主。而中医学具有"未病先防""既病防变"的思想，运用中医学方法辨治哮喘，不仅可以缓解哮喘症状，减少西药治疗的不良反应，还可以标本兼顾，提高患者抗病能力，减少病情复发次数，延缓疾病进展。因此，研究支气管哮喘的证候特征分布规律，明确本病的核心病机和特异证型分类，为支气管哮喘中医临床辨证治疗处方用药的选择提供依据，对临床防治本病具有十分重要的意义。

一、支气管哮喘的现代医学研究

支气管哮喘（简称哮喘）是气道慢性炎症疾患。现代医学目前的治疗基础是长期抗炎，如吸入激素，需坚持长期规范化吸入才能使哮喘症状得到良好控制，减少复发。应急缓解症状多首选吸入β_2激动剂。β_2激动剂是控制哮喘急性发作的首选药物。若规律吸入激素后病情控制不理想者，宜加用吸入长效β_2激动剂，或缓释茶碱，或白三烯调节剂（联合用药）；亦可考虑增加吸入激素量。哮喘的转归和预后因人而异，与正确的治疗方案关系密切。轻症容易恢复，病情重，气道反应性增高明显，或伴有其他过敏性疾病不易控制。支气管哮喘如诊治不及时，随病程的延长可产生气道不可逆性缩窄和气道重塑。若长期发作而并发慢性阻塞性肺疾病（COPD）、肺源性心脏病者，预后更差。故掌握支气管哮喘的现代医学知识，将有助于对支气管哮喘开展中医证型分类辨证研究。

（一）流行病学

支气管哮喘是呼吸系统疾病中常见的顽症之一，近年来随着环境污染的加剧以及人们生活压力的增加，支气管哮喘的患病率在世界范围内较前明显增加。据全球哮喘防治倡议（GINA指南）预计，2025年全球哮喘患者将增加至4亿，我国哮喘患病率同样呈逐年升高趋势。一项发表于《柳叶刀》的中国大规模综合性哮喘流行病学调查研究显示[200]，2012—2015年我国20岁及以上人群哮喘患病率为4.2%，且患病率随着年龄的增长而增加，而男性与女性患病率、城市与农村地区的患病率均无明显差异。值得重视的是，调查中显示，哮喘患者只有28.8%的确诊率，特别是在医疗资源不足的地区，低估了哮喘患病率，导致错过疾病的早期预防和治疗。

（二）临床基础研究摘要

支气管哮喘的病因和发病机制非常复杂，至今尚未完全明确，但随着分子生物学、遗传学、免疫学、细胞生物学等技术的广泛应用，哮喘的发病机制研究已取得很大的进展。目前认为支气管哮喘是由遗传因素和环境因素引起的，其发病机制大致可概括为气道免疫-炎症机制、神经调节机制、免疫与变态反应机制、基因调控机制及其相互作用，具体表现为气道慢性炎症、气道高反应性、气道神经性炎症、气道重塑等。

哮喘的主要免疫-炎症发病机制为Th1/Th2比例失衡，环境变应原在机体内产生抗原抗体反应，导致Th1/Th2比例失衡，其诱发机体释放多种炎症细胞和炎症介质，进而引起并加重气道炎症反应，诱导气道高反应，使患者出现喘息、气促等症状。神经调节机制主要是因外界环境变化引起机体释放神经肽物质P，导致气道发生收缩而诱发哮喘，且病毒感染是较常见的外界刺激因素。哮喘的免疫与变态反应机制是当患者接触过敏原后，免疫细胞激活，引起慢性炎性病理反应，这种炎症反应是一个反复、长期的过程，故患者易遇到过敏原而再次发生喘息。支气管哮喘的基因调控机制是近年来的研究热点，已有相关候选基因被报道[201]，其参与了树突状细胞的表型分化及初始T淋巴细胞的分化，调控哮喘气道炎症和气道重塑的病理过程。

（三）西医诊疗指南撷萃

我国最新的支气管哮喘指南为中华医学会发布的《支气管哮喘防治指南（2016年版）》[202]，在此基础上又于2018年发布了《中国支气管哮喘基层诊疗指南（2018年）》[203]，简化了疾病的定义，并结合基层实际情况提出了诊疗规范。最新基层诊疗指南中认为，支气管哮喘是以慢性气道炎症为特征的一种异质性疾病，这种慢性炎症导致了气道高反应性的发生和发展；临床上表现为反复发作的喘息、气急、胸闷、咳嗽等症状，常在夜间和清晨发作、加剧，同时伴有可变的气流受限。哮喘可根据临床症状、体征及肺功能检查确诊，临床上可根据其病情分为急性发作期、慢性持续期及临床缓解期。

提高哮喘的认识和推广哮喘的标准化治疗是减轻中国哮喘负担的重要公共卫生重点。基层诊疗指南中指出对哮喘患者进行哮喘知识的健康教育、有效控制环境、避免诱发因素，要贯穿于整个哮喘治疗过程中。且哮喘患者进行自我管理具有重要意义[204]。目前哮喘尚不能根治，但长期规范化治疗可使大多数患者达到良好或完全的临床控制状态。哮喘的治疗目标是长期控制症状、预防未来风险，即在使用最小有效剂量药物治疗或不用药治疗的基础上，能使患者与正常人一样生活、学习和工作。目前西医临床治疗以糖皮质激素、白三烯调节剂、抗IgE抗体等为代表的炎症控制治疗为主，辅以吸入或口服β体等受体激动剂（SABA、LABA）、吸入性抗胆碱能药物（SAMA、LAMA）、短效茶碱等为代表的解痉平喘治疗。指南中还推荐了支气管哮喘的分级治疗方案，而治疗方案的调整策略也应根据症状控制水平和风险因素水平等来升级或降级用药，由此，可获得良好的症状控制、减少急性发作的风险。具体治疗方案参考指南内容。

哮喘全球防治倡议（GINA）[205]于2020年再次更新，倡议中对哮喘的诊断和治疗给出了新的补充。但由于GINA为一项全球战略，而各国的监管标准互有不同，倡议中部分推荐药物及用量在国内尚未获批，临床医生在评估和治疗个体时要进行专业判断，在使用倡议中治疗建议时需要注意审查当地用药资格及许可的用药剂量。

二、支气管哮喘的古今中医认识

（一）中医基础理论探讨

支气管哮喘在中医学称为“哮病”，是一种反复间歇发作的痰鸣气喘疾病。支气管哮喘在现代医学里是一个疾病的名称，但是在中医里认为哮喘是两个病，是哮病和喘证的合称。中医认为哮症是病人有呼吸困难、呼吸急促的情况，喉间会发出一种特殊的声音，中医文献里称这种声音为喉中有水鸡声，这就是中医的哮病。而中医里的喘证同样具有呼吸困难、呼吸急促的表现，但伴有张口抬肩的情况，这种叫作喘症。但临床上出现哮必兼喘，后世医家鉴于此，一般将哮病通称"哮喘"，为与喘证区分，故定名为"哮病"。

1. 病名沿革　《黄帝内经》虽无哮喘之名，但已有"上气""喘喝""喘鸣"等与哮喘相关表现的记载。汉代《金匮要略》中有"咳而上气，喉中水鸡声"之说，表明哮喘发病时伴有哮鸣音的临床特点，书中又言"膈上病痰，满喘咳吐……必有伏饮"，故可将哮喘归为痰饮病中的"伏饮"范畴。隋代《诸病源候论》将本病称为"呷嗽"，表现为"随嗽动息，呼呷有声"。宋代《普济本事方》称本病为"哮嗽"，曰："哮嗽声如移锯"；《医说》则称之为"齁喘"，因食盐虾过多所致。金元以前，哮病与喘证统属于喘促一门，元代朱丹溪《丹溪心法》把本病从喘促中分离出来，并首创"哮喘"病名。明代虞传《医学正传》则进一步明确哮与喘的区别，指出"哮以声响言，喘以气息言。又喘促喉间有水鸡声者谓之哮，气促而连续不能以息者谓之喘"。清代吴谦《医宗金鉴》亦对二者进行区分与定义，书曰："呼吸气出急促者，谓之喘急；若更喉中有声响者，谓之哮吼"。

2. 病因病机　古代医家根据临床实践总结经验，不断地丰富和完善哮喘的病因病机。总的来说，其病因病机包括外邪入侵、正气亏虚、痰饮伏肺、饮食所伤、情志刺激及禀赋异常等。病位在肺，病理因素为"痰"，与肺、脾、肾三脏相关。

《素问》中记载哮喘可由风邪夹寒或夹热侵袭人体所致，书曰"今风寒客于人……病人舍于肺，名曰肺痹，发咳上气"，又有"乳子中风热，喘鸣肩息"。哮喘发生与肺、脾、肾三脏亏虚有关。如《景岳全书》云："凡虚喘之证，无非由气虚耳。气虚之喘，十居七八……若脾肺气虚者，不过在中上二焦，化源未亏，其病犹浅。"《证治准绳》曰："肺虚则少气而咳。"另饮食不节、恣食生冷、发物均可诱发或加重哮喘。《赤水玄珠》记载"有自童时被酸咸之味，或伤脾或呛肺，以致痰积气道"。《医碥》中提到"哮者，得之食味酸咸太过，渗透气管，痰入结聚，一遇风寒，气郁痰壅即发"。《幼科释迷》中亦提及"因饮食不运而致哮喘者为食哮"。古代医籍对情志所致哮喘亦有记录，明代薛己《内科摘要》中载"喘急之证，有因暴惊触心"。赵献可《医贯》曰："或七情内伤，郁而生痰……一身之痰，皆能令人喘。"古代医家对于先天禀赋异常与哮喘的发生也早有认识，宋代许叔微在《普济本事方》言"此病有苦至终身者，亦有母子相传者"，指出哮喘的发生与父母的遗传有关；元代王珪《泰定养生主论》结合自身痰疾体会提出"素禀痰证"，"父母俱有痰疾，我禀此疾则与生俱生也"，又举"婴儿出腹，啼声初出，已有痰涎"进一步论证。叶天士还根据哮病发病的不同诱因，将哮病分为"痰哮、咸哮、醋哮、过食生冷及幼稚天哮"。

3. 辨证论治　对于哮喘的治疗，张仲景首创"病痰饮者，当以温药和之"的治则，并以宣肺平喘之麻黄为主药构思方药，如射干麻黄汤、麻黄汤、小青龙汤、大青龙汤、越婢汤、麻黄附子细辛汤等，一直沿用至今。其中，射干麻黄汤被誉为治哮之祖方。宋代陈无择《三因方》提出了虚实辨证哮喘的思想，其文曰："上气喘逆，咽中塞，如欲呕状，自汗，皆肺实证。若气口以前脉虚者，必咽干无津，少气不足以息，乃肺虚气乏也。"明代朱丹溪指出的"治哮专主于痰""未发以扶正气为主，既发以攻邪为急"分期论治的治疗思想一直被后世推崇。张景岳提出哮病辨证总属邪实正虚之病，一般"新病多实，发时邪实，久病多虚，平时正虚"，并提出治则"扶正气者须辨阴阳，阴虚者补其阴，阳虚者补其阳；攻邪气者须分微甚，或散其风，或温其寒，或清其痰火。然发久者，气无不虚，故于消散中宜酌加温补，或于温补中宜量加消散”。清《医宗金鉴》将哮病分寒、热、虚、实四类论治，主张从外寒伤肺、停饮、火郁、痰盛、气虚、肾气虚寒等角度立法遣方。

（二）现代中医诊疗现况

现代医家参考古代文献并根据临床经验不断总结，根据哮喘发作的轻重缓急将哮喘分为发作期与缓解期，并分而治之。可通过对现代中医辨证论治支气管哮喘相关文献的分析，总结归纳其常见证型分类和用药特色，结合中医诊疗指南的相关内容，为本病的病证型结合诊疗模式的建立提供思路和方法。

1. 诊疗文献数据分析　为了解支气管哮喘的中医诊疗现状，掌握其中医学术思想和研究的最新进展，检索网络期刊数据库支气管哮喘中医临床研究的相关文献，并运用中医传承辅助平台（V2.5）的数据分析功能，统计支气管哮喘的证型分布及用药情况，从中获取目前支气管哮喘的中医诊疗资料，有助于本病临床流行病学研究的开展。

检索中国知网数据库（CNKI）和万方数据库（WanFang Data）近5年有关支气管哮喘的中医临床研究，检索日期为2015年1月1日—2019年12月31日，检索的主题词为“哮喘”“中药”或“中医药”“临床研究”或“临床观察”，并除儿童哮喘外的临床研究。所有纳入的研究必须同时满足以下标准：①研究类型为随机对照或自身前后对照临床试验，不论是否采用盲法；②研究对象为被明确诊断为支气管哮喘的患者，不合并其他疾病；③干预措施：治疗组单纯使用中药或中成药，或在对照组药物的基础上加用中药或中成药；对照组可以使用安慰剂、中成药、自拟方、中医治疗方法或西药。研究中有以下情况之一者予以排除：①非临床疗效观察研究的文献，如文献综述、动物实验类文献、流行病学类文献等；②研究对象年龄小于18岁；③治疗措施为其他方法，如西药、护理康复、针灸、推拿、穴位贴敷等。结果共检出532篇文献，再根据纳入排除标准筛选文献及剔除重复的文献，最终纳入192篇文献。

纳入文献为中药处方疗效研究的共184篇。其中有65篇文献未分具体证型进行治疗，有9篇文献根据不同证型辨证施治，其余文献均只纳入支气管哮喘某一证型患者。将纳入研究的证型及相关处方录入中医传承辅助平台进行统计分析，整理得出近5年支气管哮喘中医临床研究的证型及中药运用。最终统计得到支气管哮喘38个证型分类和200个中药处方。

现代支气管哮喘中医研究证型分布如表8-19所示，其中以冷哮研究文献最多，共有16个

表8-19　支气管哮喘证型分布统计结果

序号	证型	文献篇数	序号	证型	文献篇数
1	冷哮	29	10	痰湿蕴肺	3
2	热哮	17	11	肾虚证	3
3	肺肾两虚	13	12	阳虚证	3
4	肺脾两虚	12	13	虚哮	2
5	风哮	8	14	虚实夹杂	2
6	外寒内饮	6	15	气虚证	2
7	肺虚证	4	16	肺肾阴虚	2
8	肺肾两虚，痰瘀阻肺	4	17	其他证型	22
9	肺脾亏虚，痰瘀互结	3			

证型研究文献篇数≥2 篇，其余 22 个证型均只有 1 篇文献纳入。支气管哮喘文献中辨证分型繁多混杂，证型命名有包括兼夹证的证型，如“肺肾两虚、痰瘀阻肺”，有以病机命名的证型“虚实夹杂”，此为医家自拟证候分类标准，证型命名多不规范，临床上难以推广应用。另外，如“阳虚证”“气虚证”此类证型命名不够精准，需要进一步确定疾病的病位，最好能说明是“肾阳虚”“心阳虚”或是“脾阳虚”，因病位不同用药亦有所不同，若能进一步规范证型分类及命名，能更好地指导临床用药。

得到的 200 个中药处方经中医传承辅助平台统计分析后得出中药运用频次及支气管哮喘的核心处方。通过频数统计得出处方中共涉及 194 味中药，使用频次大于 30 次的有甘草、麻黄、半夏、五味子、杏仁、地龙、黄芪、苏子、白术、茯苓、细辛、黄芩、款冬花、陈皮、桂枝、紫菀、干姜、防风、射干、白芍、僵蚕等 21 味药。再运用组方规律分析功能，将“支持度个数”设为 40（支持度为 20%），将药物组合进行关联规则分析，并将结果网络展示图导出，得到治疗支气管哮喘的核心处方，见图 8-10。

核心处方中角药麻黄、杏仁、甘草为三拗汤组合，麻黄发汗散寒，宣肺平喘，杏仁肃降肺气，止咳化痰，二者一散一收，一宣一降，使肺气宣降得畅，再配以甘草协同麻、杏利气祛痰。三药配伍，互为犄角，共奏疏风宣肺，止咳平喘之功。细辛温肺化饮，可助麻黄解表祛邪，五味子敛肺止咳，顾护肺虚之本，半夏燥湿化痰，和胃降逆，三药合麻黄、甘草有小青龙汤之义，可解表化饮、止咳平喘。另黄芪、白术健脾益气，苏子降气化痰，地龙化瘀通络平喘。全方以祛痰降气，健脾益肺为主，佐以化瘀通络。全方散中有收，开中有合，补泻兼施，补而不滞，使痰饮去，宣降复，哮喘诸症自平。由此可知，气虚、痰饮为支气管哮喘重要的病理因素，化瘀之品在核心处方中出现说明血瘀在哮喘的发病过程中也具有不可忽视的地位。可看出现代中医对支气管哮喘的认识与古代医籍对哮喘的认识基本一致。

同时，分别提取出 200 个中药处方中明确治疗支气管哮喘发作期（包括急性发作期和慢性持续期）或缓解期患者的处方，统计分析得出不同时期支气管哮喘的中药运用频次及核心处方。其中治疗支气管哮喘发作期的共有 108 个处方，通过频数统计得出处方中共涉及 158 味中药，使用频次大于 20 次的有麻黄、甘草、半夏、五味子、杏仁、地龙、细辛、干姜、款冬花、桂枝、紫菀、紫苏子、白芍、黄芪、射干、黄芩等 16 味药。再运用组方规律分析功能，将“支持度个数”设为 25（支持度为 23%），将药物组合进行关联规则分析，并将结果网络展示图导出，得到治疗支气管哮喘发作期的核心处方，见图 8-11。处方为三拗汤合小青龙汤组

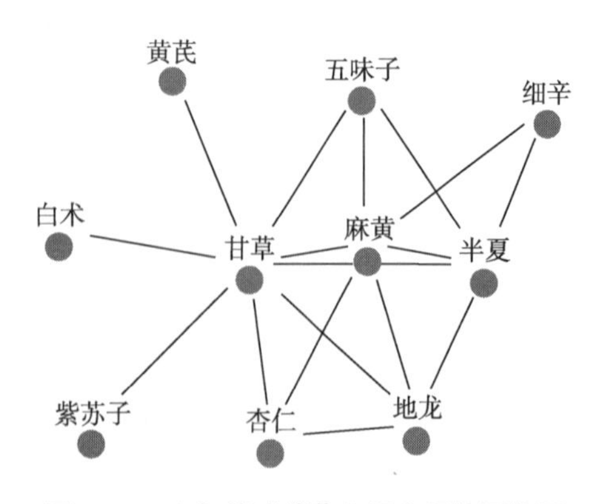

图 8-10　支气管哮喘药物组方规律网络图

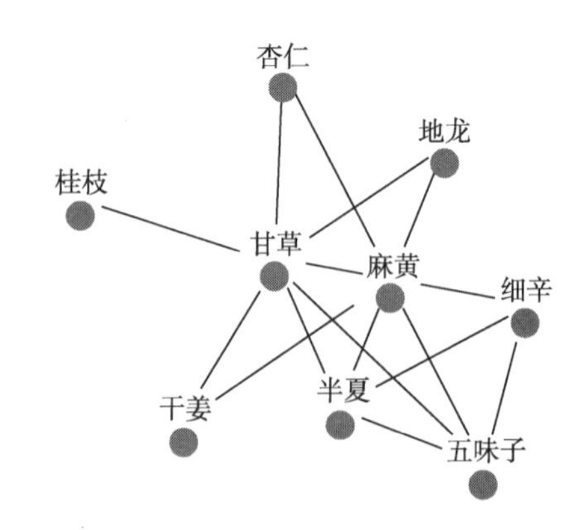

图 8-11　支气管哮喘发作期药物组方规律网络图

成，具有解表散寒、温肺化饮之功。哮喘发作期因痰阻气道，肺失肃降，肺气上逆所致，而用细辛、半夏、干姜等温肺化饮之品正遵循《金匮要略》所云“病痰饮者，当以温药和之”，同时说明了痰饮在哮喘发作期是重要的病理因素。

通过数据分析，治疗支气管哮喘缓解期的共有45个处方，通过频数统计得出处方中共涉及105味中药，使用频次大于10次的有甘草、黄芪、茯苓、白术、五味子、半夏、陈皮、山茱萸、淫羊藿、地龙、防风、党参、杏仁、熟地黄、山药、苏子、人参等17味药。再运用组方规律分析功能，将“支持度个数”设为14（支持度为31%），将药物组合进行关联规则分析，并将结果网络展示图导出，得到治疗支气管哮喘缓解期的核心处方，见图8-12。全方为玉屏风合六君子汤加减，具有补气健脾，化痰祛湿之功效，可见肺脾两虚可能为哮喘缓解期的核心病机。

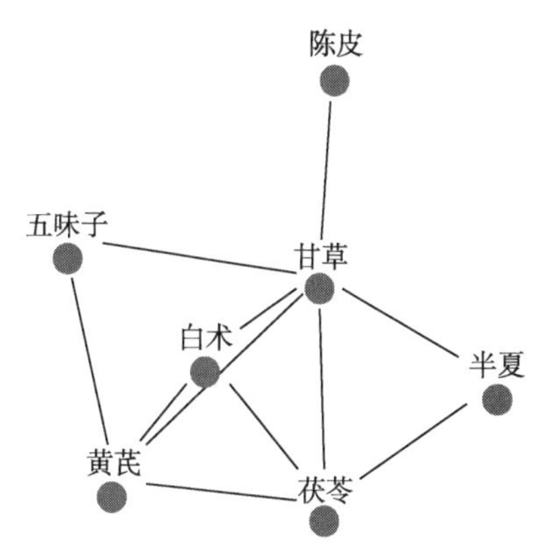

图8-12　支气管哮喘缓解期药物组方规律网络图

纳入的中成药制剂疗效研究的文献中共提取出2种中成药注射液及7种中成药口服制剂，分别为丹参川芎嗪注射液、热毒宁注射液、海珠喘息定片、寒喘祖帕颗粒、人工虫草制剂、补中益气丸、桂附地黄丸、附子理中丸及金匮肾气丸。各中成药的治则各不相同，包括活血化瘀、清热解毒、散寒止咳、化痰平喘、健脾益气、温补肾阳等，由此可见使用中成药时也应遵循辨证论治的原则，根据痰、瘀、寒、热、虚、实等病性要素来选择合适的药物。

2. 中医诊疗指南与专家共识　哮喘的中医辨证论治可参考《支气管哮喘中医诊疗专家共识（2012）》[206]。共识中认为哮喘总属邪实正虚之证，可因外感、饮食、情志、劳倦等因素诱发，痰、瘀为重要的病理因素，病位在肺、脾、肾。并认为哮喘在不同的疾病阶段病因病机有所不同，以“发作时治标，平时治本”为治疗原则，将支气管哮喘分为发作期（冷哮证、热哮证、风哮证、喘脱危证）、慢性持续期（痰哮证、虚哮证）、缓解期（肺脾气虚证、肺肾两虚证）等三期八证候进行辨治，且推荐了相应的治疗方药。近年来，国内还制订了哮喘的证候分类及辨证规范[207]，将支气管哮喘分为实证类（外寒内饮证、痰浊阻肺证、风痰阻肺证、痰热壅肺证）、虚证类（肺气虚证、肺脾气虚证、肺肾气虚证、肺肾阳虚证、阳气暴脱证）、兼证类（血瘀证）等3类10证。

三、支气管哮喘的临床流行病学研究

为保证研究的规范性，在全面整理文献资料的基础上，首先开展临床回顾性调查，以完善现场调查表，并组织人员开展临床多中心横断面调查研究。回顾性调查样本及横断面调查样本来自江苏省中医院、常州市中医医院、兴化市中医院、昆山市中医医院等符合入选标准的支气管哮喘患者。

（一）临床调查表的设计

通过前期的文献调研，对支气管哮喘的诊断标准、可能出现的证型、各证常见的四诊信息、现代医学检测指标有了较全面、清晰的认识。在文献调研的基础上，结合专家经验，将哮喘分为4个证型：寒痰伏肺证、痰热蕴肺证、肺肾两虚证、肺脾两虚证，并初步确立各证型包含的四诊信息，以此设计回顾性临床调查表。设计方法参考第六章证型分类研究技术流程中的要求，观察表内容需结合支气管哮喘的临床特点：①符合支气管哮喘的发病特点，如本病有发作和缓解的特征，在表中应列出发作期和缓解期；②表中的四诊信息应符合哮喘的临床表现，如咳嗽、气喘、喉中痰鸣、胸闷等，还需体现其辨证特色，如选择痰白泡沫状、痰黄质黏等可供鉴别哮喘证型分类性质的四诊信息；③相关检查指标的选择必须能够反映支气管哮喘的诊断、发病机制及其病情程度。除了选择具有诊断价值的“肺功能”检查外，还可选择能够反映哮喘病理特点的指标，比如免疫球蛋白 IgE 等能够反映机体过敏特性的指标。

（二）临床回顾性调查研究

组织相关专业人员收集来自临床诊断为支气管哮喘的病例。认真按照临床调查表要求逐项填写，以了解证型分布和四诊信息出现频率。将收集的近 5 年共 120 例支气管哮喘的病例资料进行统计分析，得出共 242 个指标，4 个证型。其中痰热蕴肺型有 99 例，寒痰伏肺型仅有 12 例，肺肾两虚型 5 例，肺脾两虚型 4 例，两类虚证共只占 7.5%。证型呈偏态分布，出现这种现象的原因可能是本研究资料均来自住院病例，故绝大多数为哮喘发作期患者，故无法涵盖哮喘缓解期的病人，导致虚证资料较少，因此在横断面调查时应随机纳入哮喘缓解期患者。

由于虚证的两个证型频数太少，故仅以实证中的两个证型（痰热蕴肺、寒痰伏肺）计 111 例进行统计分析。242 个变量中去除频数过少的变量后，采用单因素分析方法，并结合临床实践，得到 14 个有统计学意义的指标：痰白清稀、畏寒、形寒怕冷、口干、口淡、喜热饮、纳少、面色皖白、面色无华、舌胖、舌红、舌淡白、舌苔白、舌苔黄。

通过单因素分析显示支气管哮喘临床 4 个常见证型的 14 项有意义的四诊信息指标，但仍需进一步检验，并比较找出特异性、敏感性指标，以便提供开展大样本多中心横断面调查的依据。在大数据的基础上，归纳出诊断支气管哮喘的核心病机、基本证候分型、主要症状及关键指标。

（三）临床横断面调查研究

为了客观地反映哮喘的证型分布状况，还需进行横断面调查研究。在回顾性病例调查结果的基础上进一步完善临床观察表，包括完善疾病的四诊信息及量化分级标准。对符合纳入标准的研究对象，由经培训过的研究人员填写统一制订的《支气管哮喘横断面调查临床信息采集表》。填写时要求按照研究方案规定，准时、真实、完整填写，不能有遗漏。及时纠正错误和补做遗漏的检查、化验项目。表格填写结束时，研究者应全面检查表中数据的科学性、完整性和可靠性，并抽检与原始资料核对，由有关负责人签字。研究共收集了 4 家三级甲等中医院 430 例支气管哮喘病例以供后期数据分析处理研究。

四、支气管哮喘的统计建模与证型分类研究

按照哮喘的调查表格，由专业统计人员建立数据库。数据输入使用 EpiData 软件，采用双人双机独立录入。由统计专业人员协助编写核对程序，保证输入的准确性。双机录入后，在工具条常用文件按钮处找到两个相同结构和数据的文件进行比较。根据提示的错误信息进行核查原始病例和数据，进行录入错误的修正。数据处理应用 SAS 软件及 Amos 软件进行数据统计分析，其中计量资料：进行方差分析或非参数检验；计数资料：用卡方检验或精确概率法。

收集的 430 例支气管哮喘病例资料符合假设证的有：寒痰伏肺证 87 例，痰热蕴肺证

154 例，肺脾两虚证 112 例，肺肾两虚证 77 例；部分病例还有其他证型兼夹，其中兼有风哮证 151 例；兼有血瘀证 41 例；兼有气机痹阻证 17 例。全部证型资料纳入下一步的统计分析。

（一）临床信息的初步筛选

430 例资料中收集到的中医四诊信息指标共 87 个，计算各指标出现的阳性率，根据阳性率大小进行排序，并进行卡方检验。将阳性率在 10% 以上且有统计学意义的指标直接纳入进一步分析，阳性率在 10% 以下和阳性率在 10% 以上但没有统计学意义的指标根据中医专家临床经验进行取舍，并按 $\alpha=0.05$ 的水准，最终得到有意义的四诊信息指标 50 个，其中临床症状 38 个，舌苔脉象 12 个。四诊信息阳性率在 40% 以上的指标有动则喘甚、喉中痰鸣、气短、气喘、哮吼、咳嗽、胸闷、少气懒言、咳痰量、易感冒、纳少、咽痒、泡沫样痰、自汗、喷嚏、舌苔薄、舌淡白、舌紫暗、舌胖、细脉、弦脉；阳性率在 20%~40% 的指标有口干、倚息、腰膝酸软、痰白质黏、缓解期、畏寒、形寒怕冷、便溏、咽喉堵塞感、口苦、痰黄黏稠、舌苔黄、舌红、舌苔腻；阳性率在 10%~20% 的指标有胁肋胀满、耳鸣、痰白清稀、面色㿠白、小便黄赤、唇色青紫、鼻塞、口淡、心烦易怒、口黏腻、形体消瘦、数脉、沉脉、滑脉；阳性率 10% 以下但经专家商议建议纳入的指标有五心烦热。

（二）证型分类研究

上述 50 个四诊信息指标在进入因子分析前，需进行相关性进行检验。经计算 KMO 统计量是 0.837>0.8，Bartlett 球形检验 $\chi^2=8\ 869.9$，$P<0.001$，说明各变量间有较强的相关性，适合进行因子分析。

1. 证型初分类　对 430 例哮喘的全部四诊信息指标分别进行了六因子、五因子、四因子探索性因子分析（EFA），发现当提取五个因子时，累计贡献率为 82.34%，能较好地反映各指标所包含的大部分信息。并参考因子分析的特征值和碎石图来确定最少因子的个数，即最少证候分型个数。最终认定五因子结果更符合临床实际，据此我们将支气管哮喘初步划为 5 个证型分类。

2. 验证初分类结果　探索性因子分析给出了哮喘症状（测量指标）与证型（因子）间的关系，但当某指标与多个证型相关时，EFA 无法确定这些关联程度的强弱，即不能完成指标的筛选。故有必要进一步验证初分类结果。因此，需要用证实证因子分析（CFA）对支气管哮喘的指标与因子间的关系假设进行检验，以提高灵敏度、特异度分析。在 EFA 基础上构建支气管哮喘五因子证实性因子分析模型，对四诊信息与因子间的关系进行假设检验，其结构效度 GFI=0.912 0，各因子中指标分布与 EFA 基本一致，说明支气管哮喘的证实性因子分析结果与探索性因子分析结果基本拟合。

支气管哮喘最终五因子 CFA 结果显示，支气管哮喘可有 5 个证型分类，再根据载荷系数的大小区分各分型的临床特异症状（载荷系数≥0.3 的四诊信息）和可现症状（载荷系数 0~0.3 的四诊信息），具体结果见表 8-20。

（三）基础证候分析

将哮喘的四诊信息等作为显在变量，将哮喘的证型作为潜在变量，运用 Amos 4.0 软件构建结构方程模型，进一步分析证型与证型间、证型与疾病间的联系，寻找出支气管哮喘的基础证。计算得出支气管哮喘疾病的共同症状，其中气短、气喘、胸闷、动则喘甚、喉中痰鸣、哮吼、咳痰量多、少气懒言、痰白质黏、咳嗽 10 个指标的载荷系数明显高于其他指标，这些指标是支气管哮喘各证候分型的共有症状群，是构成支气管哮喘的共同指标，为其基础证。

表 8-20　支气管哮喘四诊信息证实性因子分析结果

分型		临床症状	舌象，脉象
分型 1	特异症状	自汗，腰膝酸软，少气懒言，气短，耳鸣，喷嚏，易感冒，便溏，动则喘甚，胁肋胀满	舌胖，舌紫暗
	可现症状	口黏腻，小便黄赤	
分型 2	特异症状	口淡，畏寒，形寒怕冷，倚息，咳痰量多，面色㿠白，泡沫样痰，痰白清稀，纳少，心烦易怒	舌淡白，沉脉，细脉
	可现症状	咳嗽，五心烦热，发绀，哮鸣音	
分型 3	特异症状	口干，心烦易怒，小便黄赤，五心烦热，自汗，痰黄黏稠，口黏腻，咳痰量多，口苦，胁肋胀满，气短	舌苔黄，舌红
	可现症状	咳嗽，少气懒言	舌苔腻，弦脉
分型 4	特异症状	哮吼，气喘，喉中痰鸣，动则喘甚，泡沫样痰，哮鸣音，咳痰量多，痰白质黏，咳嗽	
	可现症状	少气懒言，气短，咽痒，口干，倚息，胁肋胀满，面色㿠白，口苦，痰白清稀	
分型 5	特异症状	发绀，倚息，唇色青紫，小便黄赤，呼吸急促，痰黄黏稠，喷嚏音	舌苔腻，数脉，滑脉
	可现症状	气短	舌红

（四）证型分类命名

根据探索性因子分析及证实性因子分析结果，结合中医学理论及专家临床经验，根据指标分布明确证型分类，并参考中医证候分型文献研究结果，对支气管哮喘的基础证及证候分型进行规范化命名。其中支气管哮喘的共有症状为气短、气喘、胸闷、动则喘甚、喉中痰鸣、哮吼、咳痰量多、少气懒言、痰白质黏、咳嗽、舌暗淡、脉沉细。病性要素为痰，病位在肺，可命名为痰饮伏肺证。分型 1 的病性要素为气虚，病位在肺、脾、肾，故将此证型命名为肺脾肾气虚型；分型 2 的病性要素为寒、痰，病位在肺，故将此证型命名为寒痰阻肺型；分型 3 的病性要素为热、痰，病位在肺，故将此证型命名为痰热蕴肺型；分型 4 的病性要素为风、痰，病位在肺，故将此证型命名为风痰阻肺型；分型 5 的病性要素为瘀、痰、热，病位在肺，故将此证型命名为痰瘀阻肺型，病性偏于热，考虑为痰瘀久停有化热之象。因此，支气管哮喘的基础证为痰饮伏肺证，可分为 5 个特异型，分别是肺脾肾气虚型、寒痰阻肺型、痰热蕴肺型、风痰阻肺型、痰瘀阻肺型。

中医学中普遍认为哮病发作的基本病理变化为“伏痰”遇外感引触，而文献调研得出治疗支气管哮喘的核心处方功效是以祛痰降气为主，且治疗发作期的处方以化痰饮为主，与横断面调查得出的基础证为痰饮伏肺证相符合，充分验证了痰饮伏肺基础证存在的合理性。通过文献调研，发现脾虚相关的证型，且核心处方也包括了健脾益气的中药，缓解期的用药更是以健脾益气化痰组方，而横断面调查亦得出与脾气虚相关的特异分型肺脾肾气虚型，不可否认脾气亏虚在支气管哮喘发病过程中，尤其是在缓解期中的重要意义。但由于此次临床流行病学调查纳入临床调研的患者为住院病例，缓解期患者相对较少，无法将不同期的患者分别进行统计分析得出发作期与缓解期的特异分型。

五、支气管哮喘的方证相应治疗方案

支气管哮喘辨证分型的规范化及病证型结合研究结果能进一步指导临床用药。在西医方面，若能根据患者中医证型特点来选择适宜的激素、支气管扩张剂、抗生素等药物，将促进精准治疗的发展。如有关专家[208-209]探索支气管哮喘患者在应用糖皮质激素治疗后不同阶段的中医证型特点时发现，使用激素的首始阶段，以湿热内蕴型和阴虚内热型为主；撤减阶段，以气阴两虚型和气虚湿阻型为主；维持量阶段，以肾阳亏虚型为主；而血瘀型则在不同阶段都有体现。因此，在应用激素治疗重症支气管哮喘的过程中，根据治疗的不同阶段进行中医辨证施治，在降气平喘的基础上，给予补气、清热、温化、祛风、化瘀之剂，可以发挥中西医结合的优势，最大限度地减轻激素的不良反应。

支气管哮喘的基础证、特异型的对应处方及用药，可根据文献调研结果及专家咨询给出推荐方药，并结合孟河医派临床治疗经验，综合治疗方案。

（一）基础证的治疗

基础证：痰饮伏肺证。

临床表现：气短，气喘，胸闷，动则喘甚，喉中痰鸣，哮吼，咳痰量多，少气懒言，痰白质黏，咳嗽，舌暗淡，脉沉细。

治则：降气消痰，止咳平喘。

基本方：三拗汤、小青龙汤合三子养亲汤。

药物：麻黄、杏仁、苏子、莱菔子、葶苈子、五味子、细辛、半夏、白芍、甘草。

组方特点：麻黄、杏仁、甘草为三拗汤，三者合用为基础证的君方，祛邪化痰，止咳平喘，宣降得宜；角药苏子、莱菔子、葶苈子助君药泻肺利水，化饮平喘；佐以细辛温肺化饮，半夏燥湿化痰；另外，此病素有痰饮，脾肺本虚，若纯用辛温发散，恐耗伤肺气，故佐以五味子敛肺止咳、芍药和养营血，以求散中有收，开中有合。

（二）特异型的治疗

1. 肺脾肾气虚型

特异症状：自汗，腰膝酸软，少气懒言，气短，耳鸣，喷嚏，易感冒，便溏，动则喘甚，胁肋胀满，舌胖，舌紫暗。

可现症状：口黏腻，小便黄赤。

治则：补肾养肺。

基本方：补肺汤合金水六君煎。

药物：党参、黄芪、五味子、紫菀、桑白皮、当归、熟地黄、陈皮、半夏、茯苓、甘草。

组方特点：方中以党参、黄芪益气补肺，五味子敛肺益气，三药配伍，共为君方；再以角药陈皮、半夏、茯苓助党参、黄芪健脾益气、燥湿化痰，使之滋补而无壅滞之弊；熟地黄、当归滋肺肾阴血，使燥湿化痰又无伤阴之嫌；佐以紫菀、桑白皮，止咳化痰平喘，兼治其标。

加减：若为下虚上实之证，出现痰涎壅盛、喘嗽短气、胸膈痞闷，则不可纯补，而应虚实兼顾、补益下虚兼祛除上实，可用苏子降气汤和金水六君煎加减；若自汗、易感冒者，加生黄芪、白术、防风固表止汗；若脾气亏虚，出现纳呆、便溏者，加党参、炒白术、陈皮等健脾益气燥湿之药。

2. 寒痰阻肺型

特异症状：口淡，畏寒，形寒怕冷，倚息，咳痰量多，面色㿠白，泡沫样痰，痰白清稀，纳少，心烦易怒，舌淡白，沉脉，细脉。

可现症状：咳嗽，五心烦热，发绀，哮鸣音。

治则：温肺散寒化痰。

基本方：小青龙汤。

药物：麻黄、白芍、细辛、干姜、桂枝、五味子、半夏、炙甘草。

组方特点：麻黄宣肺温肺，化饮散寒，止咳平喘；射干降逆泻肺，祛痰化饮，宣降相伍，共为君药对；再配以细辛温肺化饮，助痰消寒散；紫菀、款冬花增强温润祛痰，下气止咳之力，细辛、紫菀、款冬花共为臣药；佐以半夏、生姜降逆化痰，五味子收敛肺气，使肺气宣降有序。全方诸药合用，宣肺药配降肺药，以调和肺气宣发肃降；收敛药配宣降药，宣散降泄而不伤肺气。

本型还可用费伯雄姜桂二陈汤治疗。姜桂二陈汤主治肺寒而咳，乃水邪射肺，水冷金寒，咳吐痰沫，胸脘作懑，肌肤凛冽。原方组成药物：炮姜、桂枝、橘红、半夏、葶苈子、当归、茯苓、白术、苏子、杏仁、薏苡仁。方中炮姜、桂枝药对温肺散寒，半夏、橘红药对燥湿化痰，角药白术、茯苓、薏苡仁健脾渗湿，葶苈子、苏子、杏仁降气止咳，诸药合用，温肺化痰，降气止咳。

加减：虚寒兼有痰湿者，加枳实薤白桂枝汤；内有郁热者，用小青龙加石膏汤加减；胸闷而有痰者，加瓜蒌薤白半夏汤；寒饮而兼见阴虚者，加黑地黄丸（熟地黄、苍术、五味子、干姜）；若经久不愈，阴盛阳虚，频繁发作，当标本兼治，温阳补虚，用苏子降气汤配淫羊藿、紫石英等益气补肾之品。

3. 痰热蕴肺型

特异症状：口干，心烦易怒，小便黄赤，五心烦热，自汗，痰黄黏稠，口黏腻，咳痰量多，口苦，胁肋胀满，气短，舌苔黄，舌红。

可现症状：咳嗽，少气懒言，舌苔腻，弦脉。

治则：清热宣肺化痰。

基本方：清金化痰汤。

药物：桑白皮、瓜蒌皮、炙麻黄、苦杏仁、黄芩、浙贝母、竹茹、天竺黄、鱼腥草、蒲公英、陈皮、半夏、炙甘草。

组方特点：桑白皮清泻肺火，瓜蒌皮清热涤痰，二者相辅相成，共化肺之痰热，是此型的君药对；三拗汤麻黄、苦杏仁、甘草则共为臣药，增强君方止咳平喘之力；黄芩、浙贝母、鱼腥草、蒲公英、竹茹、天竺黄共为另一组臣药，增强君方清肺化痰之力，竹茹还可除烦热，对本症痰热扰动心神所致心烦易怒、烦热之症有较好的疗效。佐以半夏、陈皮理气化痰，使气顺则痰消。

加减：痰火熏灼，消烁津液，舌苔黄燥，大便秘结者，用礞石滚痰丸或小陷胸汤；若痰咯之不出，则可加萝皂丸（莱菔子、皂角刺）、海浮石以化深部胶固之痰；咳嗽剧烈、频次较多者，加炙紫菀、款冬花、前胡、炙百部降气止咳。

4. 风痰阻肺型

特异症状：哮吼，气喘，喉中痰鸣，动则喘甚，泡沫样痰，哮鸣音，咳痰量多，痰白质黏，咳嗽。

可现症状：少气懒言，气短，咽痒，口干，倚息，胁肋胀满，面色皖白，口苦，痰白清稀。

治则：疏风肃肺，化痰平喘。

基本方：自拟风邪方。

药物：炙麻黄、苦杏仁、荆芥、蝉蜕、黄芩、炙紫菀、款冬花、白前、前胡、浙贝母、厚朴、半夏、茯苓、陈皮。

组方特点：此型中三拗汤中的麻黄、杏仁上升为君方，共奏宣降肺气，疏风镇咳，化痰平喘之效，再臣以荆芥、蝉蜕助麻黄疏散风邪，解痉平喘；紫菀、款冬花相须配伍，润肺下气，止咳化痰；佐以黄芩、浙贝母入肺经，清泄郁热，半夏、厚朴为一组药对，燥湿理气化痰，治风痰哮喘更利于气顺则痰化。

本型还可用费伯雄鹅梨汤治疗。鹅梨汤主治风痰入肺，久经吼咳者，痰随火升，上壅胸膈之哮病。原方药物组成：鹅管石、陈麻黄、当归、茯苓、瓜蒌仁、苏子、桑叶、橘红、半夏、贝母、杏仁、梨汁、姜汁。本方用鹅管石镇上逆之气，合其他肃肺止咳、化痰疏气之品，起到温凉互用，补泻兼备，宣肺豁痰，降气平喘之功。

加减：胸闷明显者，加用瓜蒌、薤白宽胸理气化痰；痰黄质黏、咯吐不畅者，加用天竺黄、桑白皮、枇杷叶等清肺化痰；恶心欲吐者，加姜竹茹化痰降逆止呕；咽痒明显者，加蝉蜕、海风藤疏风通络止痒；哮吼、咳嗽日久不愈者，加地龙、全蝎等虫类药通络止痉平喘。

5. 痰瘀阻肺型

特异症状：发绀，倚息，唇色青紫，小便黄赤，呼吸急促，痰黄黏稠，喷嚏音，舌苔腻，数脉，滑脉。

可现症状：气短，舌红。

治则：化痰理肺，活血化瘀。

基本方：自拟芎竺汤。

药物：川芎、丹参、桃仁、麻黄、杏仁、天竺黄、姜半夏、厚朴、前胡、地龙、淫羊藿、炙甘草。

组方特点：此特异型的主要证候要素为痰与瘀，故以川芎、天竺黄为君药对，川芎行气活血化瘀，通达气血，天竺黄清热豁痰，《本草正》谓其"善开风痰，降痰热，治痰滞胸膈"。两药相配，化痰祛瘀，直接针对本证的主要矛盾。辅以丹参、桃仁活血化瘀；姜半夏、厚朴、前胡化痰止咳，共为臣药，增强君药化痰祛瘀之力；佐以麻黄、杏仁升降并用，调理肺气；地龙通经活络平喘辅助君、臣药；淫羊藿补肾纳气平喘，针对基础证中的肾虚矛盾。全方理气化痰、气血通调、痰瘀同治，虚实标本兼顾。

加减：痰热较重者，可加用桑白皮、瓜蒌皮、枇杷叶清热化痰；喘急伴血瘀明显者，加银杏叶、矮地茶活血化瘀、镇咳平喘。

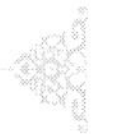

第七节　更年期综合征证型分类及方证相应研究

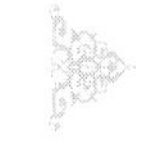

更年期综合征，又名围绝经期综合征，指妇女在绝经前后、手术摘除卵巢或其他原因造成卵巢功能衰退、雌激素水平下降，引起下丘脑 - 垂体 - 卵巢轴的功能失调，出现以自主神经功能紊乱为主，伴有精神心理症状的一组临床证候群。更年期综合征临床表现错综复杂。可见月经失调，眩晕耳鸣，烘热汗出，面红潮热，心悸失眠，烦躁易怒，或面目肢体浮肿，尿频失禁,腰膝酸软,肢冷便溏或情志异常等,持续时间长短不一,一般 3~5 年,短则数月半载,长可达数年之久,个别严重者可达 10 余年。发病年龄在 45~55 岁,是一种常见的妇科疾病,与内科、内分泌科、精神科、骨科等多个学科相关,具有复发性和难治性的特点。目前更年期综合征的中医辨证论治仍以临床症状为标准,缺乏定量及微观辨证的指标。证型也无量化标准,辨证结果差别较大,不利于中医临床经验交流和学术水平的提高。因此采用病证型结合的方法对更年期综合征的中医证型分类进行规范化研究,对临床诊疗水平的提高具有重要意义。

一、更年期综合征的现代医学研究

在 1976 年的国际绝经学术会议上,“更年期综合征”的病名被提出,后来人们一直用“更年期”来描述这一特殊的过渡阶段。1994 年,在世界卫生组织人类生殖特别规划委员会上,有关专家建议将“更年期综合征”改为“围绝经期综合征”。但由于围绝经期严格意义上只包括绝经过渡期到绝经后 1 年的时间段,而绝经后因卵巢功能衰竭,不再分泌雌激素,妇女常反复出现烘热汗出、烦躁易怒等症状,该症状可持续 1~2 年,甚至达 5 年或更长,2008 年《妇产科学》第 7 版教材中将“围绝经期综合征”改为“绝经综合征”。因为“更年期”以及“更年期综合征”这两个名词应用的普遍性和国际性,目前在临床中仍继续使用此病名。

(一)流行病学

据相关统计显示,全人类每年有近 2 500 万的女性处于更年期[210],全球约 85% 的更年期妇女会出现至少一种更年期症状[211],多发生于绝经前期,可持续超过绝经后 5 年。更年期发病率随着年龄增加逐渐升高,其发病率与年龄呈正相关[212],但各国家、地区间发病率因气候变化、地理环境、饮食习惯、生活水平、文化背景等差异而有所不同。

中国每年约有 120 万妇女死于更年期综合征引发的重大疾病;更年期妇女中有 30% 的人患有子宫肌瘤、卵巢囊肿。更年期妇女冠心病的发病率为非更年期妇女的 5~6 倍,高血压的发病率是青壮年的 6 倍。尤其在更年晚期,高血压、冠状动脉粥样硬化及心肌梗死的发病率急速上升。糖尿病女性患者中 70% 是在更年期前后发生。75% 的女性乳腺癌患者是更年期前后的妇女,更年期前后妇女患乳腺癌的发病率比正常人高 68%。

2010 年我国人口普查结果显示,全国更年期综合征的患者占绝经前后女性的 60% 以上,各地区间发病率存在差异。总体而言,城市低于农村,可能与农村女性缺乏对更年期相关知识的了解有关。尽管本病具有高发病率的特点,但症状程度普遍以轻、中度为主。有研究显示,轻度发病率为 22.6%~27.8%,中度为 40.3%~61.1%,重度仅为 6.8%~12.1%[213]。又有调查显示[214],更年期综合征发病率在绝经前期为 35.4%,围绝经期为 65.1%,绝经后期为 71.7%。

关于女性更年期综合征发生年龄的报道显示,国内平均年龄为 48~49 岁,国外为 48~50 岁,差异无统计学意义,而被调查对象的年龄段均在 40~60 岁,所以,国内外妇女可能因生存以及生活条件不同,出现更年期综合征的年龄有差异,但一般会 40 岁左右开始,48~50 岁大部分女性进入更年期,受到不同程度的更年期综合症状影响[215]。

(二)临床基础研究简述

现代医学认为,妇女更年期综合征的发病机制,主要是卵巢功能衰退,导致卵泡储备量减少及内分泌功能下降，使得雌激素和孕激素水平下降，引起下丘脑 - 垂体 - 卵巢轴或肾上腺功能紊乱，影响自主神经功能及其所支配的各脏器功能，而出现更年期各种症状。更年期综合征各种临床症状大致可分为近期表现和远期表现。近期表现：①月经紊乱是绝经过渡期的常见症状，表现为月经周期不规则、经期持续时间长及经量增多或减少；②血管舒缩症状，主要表现为潮热，其特点是反复出现短暂的面部、颈部及胸部皮肤阵阵发红，伴有烘热，出汗，一般持续 1~3 分钟；③自主神经失调症状，如心悸、眩晕、失眠、耳鸣、头痛等；④精神神经症状，如注意力不易集中、情绪波动大、记忆力衰减等。远期表现：①泌尿生殖器绝经后综合征，主要表现为泌尿生殖道萎缩症状，出现阴道干燥、性交困难及反复阴道感染、尿路感染；②骨质疏松；③阿尔茨海默病；④心血管病变，动脉硬化、冠心病的发病风险较绝经前明显增加。

目前更年期综合征及其产生各种症状的发病机制尚未完全明确，较为公认的方面主要是神经内分泌变化、自由基学说与氧化应激反应、细胞因子与免疫功能变化、神经递质及神经调节影响、血管舒缩因子影响及细胞凋亡学说等。

（三）西医诊疗指南撷萃

本病严重影响更年期妇女生活质量，远期更可能造成反复泌尿系感染、骨质疏松症、阿兹海默病及心脑血管疾病，因此早期诊断与干预至关重要。更年期综合征的诊断，以年龄及临床症状为主要依据，目前最新的指南是 2015 年英国国家卓越健康护理研究院（NICE）发布的《绝经诊断及治疗指南》[216]。指南指出使用实验室检查及影像学检查用于辅助诊断适用于 40~45 岁伴有更年期症状的女性；45 岁以上妇女仅靠症状即可诊断，常见症状如停经、潮热汗出、失眠、烦躁、抑郁、乏力、骨关节疼痛等。常用的辅助检查为血促卵泡激素（FSH）及黄体生成素（LH）升高、雌二醇（E_2）降低。在最新的西医教材《妇产科学》（第 9 版）[217]中增加了抗缪勒管激素（AMH）降低作为绝经的辅助诊断指标，AMH 低至 1.1ng/ml 提示卵巢储备下降，若低于 0.2ng/ml 提示即将绝经，绝经后 AMH 一般测不出。

更年期综合征的西医治疗主要包括健康教育和心理疏导、非激素类药物治疗和激素替代疗法。为使国内各级医师更好地开展绝经管理并指导治疗，中华医学会妇产科学分会绝经学组基于国内外最新循证医学结果和最佳证据，参考国际最新相关指南，结合我国具体情况，经多次讨论修改，制订《中国绝经管理与绝经激素治疗指南（2018）》[218-219]。指南中不仅进一步细化了绝经的诊断和分期，还明确了绝经健康管理策略和绝经激素治疗的指导原则。绝经女性应开展全面健康管理，包括每年健康体检、推荐合理饮食（限盐、限酒、戒烟、足量饮水等）、增加社交脑力活动和健康锻炼。激素替代疗法在临床上应用广泛，疗效得到肯定，为本病治疗的首选方法。所用治疗药物包括雌激素、孕激素、雄激素、雌孕雄激素复方制剂、植物激素等。治疗方案以激素周期序贯治疗、连续序贯治疗及连续联合治疗等为主。然而，激素替代疗法的长期安全性有待讨论。在使用激素治疗时一定要评估其适应证、禁忌证和慎用情况，使用中应定期随访，并评估风险和利弊，个体化调整方案。有适应证、无禁忌证、慎用情况控制良好者可采用；存在禁忌证，或慎用情况尚未控制但急需治疗绝经相关症状者，给予非激素治疗。所有接受激素治疗的女性应同时进行健康指导，原则上不推荐女性 60 岁以后或绝经 10 年以上开始启用激素疗法。非激素治疗药物包括镇静（如艾司唑仑等）、调节自主神经功能的药物（如谷维素等）及相应症状的对症治疗。

此外，为帮助广大医务工作者规范开展更年期保健工作，中华预防医学会妇女保健分会更年期保健学组，组织相关专家编写了《更年期妇女保健指南（2015年）》[220]。该指南以三级预防为核心内容，提出了综合全面、具体可行、简便易操作的更年期保健建议，可供基层医生、更年期保健工作者和更年期妇女参考使用。

二、更年期综合征的古今中医认识

中医认为更年期综合征是肾气不足，天癸衰少，以至阴阳平衡失调造成的。在调治时从整体观念出发，结合患者个体进行辨证论治；以补肾气、调阴阳为主要方法。具体用药时要注意，清热不宜过于苦寒，祛寒不宜过于辛热，更不要随便使用攻伐的药物。整理古今中医对更年期综合征的认识，明确更年期综合征中医的病因、病机、辨证分型，对探究中医药对本病的临床诊治具有指导意义。

（一）中医基础理论探讨

中医古籍中，与“更年期综合征”有关的内容在“年老血崩”“年老经断复来”“郁证”“脏躁”“百合病”“汗证”“心悸”“不寐”“骨痿”等诸多疾病论述中均能发现。20世纪60年代开始，在教材中就有讨论。现代妇科专著如《哈荔田妇科医案医话选》《裘笑梅妇科临床经验选》《百灵妇科》等均有专篇论述。1964年著名中医专家卓雨农根据历代医籍阐述，结合临床实践，提出“绝经前后诸症”这一病名，并得到同行公认，纳入全国高等中医药院校《中医妇科学》教材，从而与西医“更年期综合征”相应，也符合围绝经期综合征的含义。

1. 病名研究　更年期综合征的认识最早见于《内经》，书中言“……七七任脉虚，太冲脉衰少，天癸竭，地道不通，故形坏而无子也”；“年四十而阴气自半也，起居衰矣；年五十体重，耳目不聪明矣”，这明确指出在生理情况下，女子年逾四十，正气开始明显耗损，各脏腑功能亦明显下降。在49岁左右，天癸衰竭，出现“经断”之年的各种症状。东汉张仲景《金匮要略》提出：“妇人脏躁，喜悲伤欲哭，象如神灵所作，数欠伸，甘麦大枣汤主之”；“百合病者……如有神灵者，身形如和，其脉微数”。书中详细描述了本病可见症状及情志异常的表现，并将其归入脏躁、百合病讨论。宋代《圣济总录》称本病为“经水不定”。明代《景岳全书》中言：“妇人于四旬外，经期将断之年，多有渐见阻隔，经期不至者”，并将本病称为“经乱”，分为“血虚经乱”和“肾虚经乱”。清代妇科名著《傅青主女科》中则根据本病月经紊乱的特点将其归于“年老血崩”及“经水先后无定期”中论述。直至全国统编二版教材《中医妇科学》时方将本病定名为“经断前后诸证”，并于1980年改名为“绝经前后诸证”。

2. 病因病机　更年期综合征的发生，与此年龄阶段的生理、病理基础及患者体质等诸多因素有关。“肾为先天之本”，“肾者主水，受五脏六腑之精而藏之”，肾为一身之根本，以冲任二脉为其使，调节妇女月经来潮和绝经，肾气之盛衰与女性月经紧密相关。《傅青主女科》言：“经水出诸肾”。《医学正传》云：“月经全借肾水施化，肾水既乏，则经血日以干涸。”月经的产生必须在肾气盛、天癸至、任通冲盛而后至，七七则肾气逐渐衰弱，天癸亦枯竭，冲任二脉虚衰，精血不足，生殖功能开始降低而消失，因此许多医家认为肾虚是该病发生的主要病机。肾阴精匮乏，精亏血少，天癸衰竭，冲任血虚，胞宫失养，月经的化源不足，经水渐断；肾阳气不足，不能温化肾精以生天癸，冲任气血不通，胞宫失于温养，月水难至，可见该病的肾虚是以肾阴虚为主，兼肾阳气不足。

肾阴阳失调，常可涉及其他脏腑，尤以心、肝、脾为主。叶天士在《临证指南医案》中指出：“女子以肝为先天”，《灵枢·天年》曰：“五十岁，肝气始衰，肝叶始薄”，指出了肝在本病的发生发展过程中同样具有不可忽视的地位。肝藏血，主疏泄，《傅青主女科》曰："妇人有经来断续，或前或后无定期，人以为气血之虚也，谁知是肝气之郁结乎"。女子一生经、孕、胎、产等消耗肝血，使肝失所养，肝脏虚衰或疏泄功能失常，导致气血失调，阴阳失衡；肝与肾又属乙癸同源，肾阴不足，肝失柔养，肝阳上亢，出现烦躁易怒等肝经郁火证候。

心之与肾，水火既济，若肾阴不足，不能上济心火，则心火独亢，出现潮热、失眠、汗出等心火上炎证候。此外肾之与脾，先后二天；肾虚阳衰，火不暖土，导致神疲浮肿等脾肾阳虚证候。肾阴阳失衡，心、肝、脾失调，又可导致郁火、痰浊、血瘀等病理变化，而肾阴阳失调，可表现为阴虚、阴虚及阳、阳虚、阴阳两虚的病变过程。

总之，绝经前后诸证以肾虚为本，心肝火旺为标，气滞、血瘀、痰浊亦是关键的病理要素，使病因病机更加复杂多变。

3. 辨证论治　该病的主要病机为肾虚，而肾虚又分为肾阴虚和肾阳虚，因此总治疗原则在于调补阴阳，调养冲任，充养天癸，同时兼顾养心、疏肝、健脾。本着"虚则补之，实则泻之"的原则，辨证论治，因证施治，中药运用时清热不宜过于苦寒，祛寒不宜过于温燥，更不可妄用攻伐。

如张仲景根据"脏躁"的特点，创立了甘麦大枣汤以养心安神，一直沿用至今。《济阴纲目》中又提出："妇人经脉过期不止，腰腹疼痛。或七七数尽而月经下者，宜用当归散治之。"对妇人年老血崩者，《傅青主女科》中则推荐以加减当归补血汤暂时止崩漏，之后再加补肾精之药。而清代萧埙则认为"妇人经血，终于七七之数。数外暴下，经曰火主暴速，亦因暴喜、暴怒、忧急、惊恐所致然也。慎不可作冷病治之，用峻热之药则死。可用黄连解毒汤以清于上，更用莲房壳灰、棕灰以渗于下；后用四物加胡索散凉血和经之药。"此外，可治疗绝经前后各种症状的经典名方还有和经汤、滋水清肝饮、知柏地黄丸、左归丸、右归丸、二仙汤、二至丸等。

孟河医派对更年期的论治也有自己的特色与见解，创制了诸多临床实用方剂。如费伯雄的著作中提及"心受燥热，渴而烦冤。养心润燥汤主之"；"心火炽盛，五中烦热，面红目赤，口燥唇裂，甚则衄血吐血。加味泻心汤主之"；"莲子清心饮治忧思抑郁，发热烦躁，火盛克金，口苦咽干，渐成消渴，遗精淋浊，五心烦热"；"乐令建中汤治脏腑虚损，身体消瘦，潮热自汗"；"黄芪鳖甲散治男女虚劳客热，五心烦热，四肢倦怠，咳嗽咽干，自汗食少，日晡发热"；等等。

（二）现代中医诊疗现况

现代中医结合西医学相关知识，明确了更年期综合征的诊断标准。月经不调、年老血崩、郁证、不寐、脏躁等古代疾病表现的临床症状均可见于本病。中医学家们继承传统医学经典理论，结合自身临床经验对更年期综合征的辨证论治进行了诸多探讨与临床研究，为更年期辨证分型规范化研究奠定了基础。

1. 诊疗文献数据分析　首先使用计算机检索中国知网数据库（CNKI）、万方数据库平台上关于中医药治疗更年期综合征的文献。以"更年期综合征"或"绝经综合征"或"围绝经期综合征""中医药"或"中药""临床研究"或"临床观察"为主题词，以2015年1月1日—2019年12月31日为检索时间，进行主题词检索。再进一步进行文献筛选，所有纳入的文献必须同时满足以下条件：①研究类型为随机对照或自身前后对照临床试验，不论是否采用盲法；②研究对象为更年期综合征患者，且有明确的西医诊断标准；③观察组干预措施采用中药内服或中成药治疗，或在对照组药物的基础上加用中药或中成药，中药包括汤剂和免煎颗粒剂，自拟方或经验方，需有完整的药物组成。有以下情况之一即可排除：①重复发表的文献；②文献类型为综述类文献、动物实验研究类文献、流行病学类文献或护理类文献；③研究对象诊断不明确或合并有其他疾病；④干预措施以西药、中药外治、针灸、穴位注射等为主。

在两个数据库中共检索到437篇文献，经去重和纳排标准筛选后，剩余170篇符合要求的文献。其中研究中成药疗效的文献为19篇，研究中药方疗效的文献为151篇。其中最常见的中成药为坤泰胶囊，功能滋阴清热，安神除烦，对更年期综合征尤其是伴见潮红烘热、心烦不寐者疗效尤佳。此外还有定坤丹、坤宝丸、知柏地黄丸、更年片、百乐眠等中成药用于治疗本病。

在符合要求的研究中药方疗效的151篇文献中，41篇文献以经典方剂或自拟方作为基础方，然后随症加减用药治疗，对本病进行辨证论治的文献有110篇。结果共提取出170首处方，将全部方剂输入中医传承辅助平台（V2.5），对涉及的辨证分型和处方药物进行数据挖掘，分析结果综述如下。

170首处方中涉及的证型统计见表8-21，共出现了19个证型，其中频次最高的证型为肝郁肾虚。其次为肝肾阴虚、肾阴虚、阴虚火旺及肾阴阳两虚。频次最高的前5个证型有4个与阴虚相关，阴虚证候要素共出现77次，说明更年期综合征的发病病机与阴虚密切相关。此外，从各证型的分布看，本病的病位要素主要在肝、肾，与心、脾相关，病性要素涉及气郁、阳虚、火热等，与古代中医文献病机分析结果基本一致。

表8-21　更年期综合征证型分布统计结果

序号	证型	频次	序号	证型	频次
1	肝郁肾虚	28	7	肾阳虚	4
2	肝肾阴虚	24	8	肝气郁结	4
3	肾阴虚	23	9	气郁化火	2
4	阴虚火旺	16	10	脾肾两虚	2
5	肾阴阳两虚	14	11	其他证型	9
6	心肾不交	10			

通过数据挖掘发现，所有处方共涉及143味中药。频次≥30次的有22味，由高到低依次为熟地黄、山萸肉、甘草、山药、白芍、当归、茯苓、生地黄、浮小麦、女贞子、柴胡、牡丹皮、知母、黄柏、酸枣仁、淫羊藿、牡蛎、枸杞子、龙骨、菟丝子、黄连、墨旱莲。

运用辅助平台中的“组方规律”功能对药物进行关联规则分析，支持度设置为20%，置信度设置为0.60，在此条件下得到药物关联规则网络图如下图8-13所示。

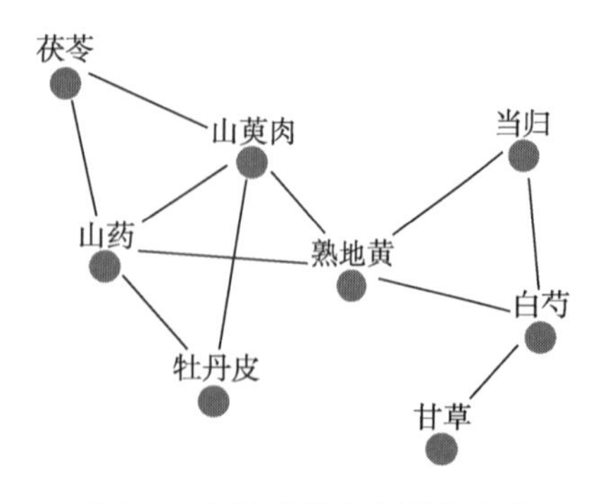

图8-13　更年期综合征药物组方规律网络图

从图可知当归、白芍、熟地黄、山萸肉、茯苓、山药、牡丹皮、甘草药物间的关系最密切，可作为本病的核心药物处方。本方是由归芍地黄丸加减化裁而成，其中包含的六味地黄丸为经典名方之一，被后人誉为"补阴方药之祖"，补肾阴兼顾肝脾二脏，再配伍当归、白芍而成归芍地黄丸，全方滋肝益肾、养血柔肝，主要治疗肝肾阴虚兼有肝郁型更年期综合征。方中熟地黄味甘纯阴，主入肾经，长于滋阴补肾；山药药味甘平，主入脾经，补益脾阴而固精，补后天以资先天；山茱萸味酸而温，主入肝经，敛肝阴而益肾精，三药同用，互为犄角，共奏滋肾阴、养肝血、益脾阴之效，即经典所谓之"三补"。然阴虚日久，相火妄动，又有虚阳上浮之嫌，故配以牡丹皮清泄相火；茯苓健脾利湿，既助山药之健脾助运以充养后天之本，又能利水渗湿以防熟地黄滋补碍脾，同时辅以宁心安神。五药合用，补先天不忘滋后天，以补为主，补泻并用，相辅相成。当归甘温而润，走而不守，补血活血调经；白芍性凉而滋，守而不走，敛阴调经柔肝，二药合用，皆入肝经，辛而不过散，酸而不过收，一开一合，调肝养血。且白芍又与甘草配伍，酸甘化阴，柔肝缓急，调解更年期发生的周身不适感。

2. 中医诊疗指南与专家共识　为了进一步规范妇科常见病中医诊断和治疗，促进中医辨证分型及评价方法的规范化和科学化，我国制订了一系列中医妇科指南。目前更年期综合征的诊疗指南可参考2012年中华医学会组织实施的《中医妇科常见病诊疗指南》[221]。指南规定了更年期综合征的诊断、辨证和治疗，将本病主要分为肝肾阴虚、肾虚肝郁、心肾不交、肾阴阳两虚4个证型，并推荐了每个证型常用的中药处方及中成药。

此外，国家中医药管理局中医重点专科协作组2017年再次修订了之前推出的92个病种的中医临床路径和中医诊疗方案，其中《绝经前后诸证（更年期综合征）诊疗方案》规范了更年期综合征的中西医诊断标准及中医证候分类，主要将本病分为肾虚肝郁、心肾不交、阴虚火旺、肾阴虚、肾阳虚、肾阴阳两虚6个证型。在此基础上推荐了中药口服汤剂、中成药、中医情志疗法、针灸、阴道纳药等治疗方案，提出了更年期综合征临床研究的疗效评价标准和评价方法。

三、更年期综合征的临床流行病学研究

根据文献调研结果并结合专家咨询内容设计回顾性研究观察表（CRF表），共采集更年期综合征回顾性病例122例，在统计分析更年期常见症状、证型、现代医学检测指标后再调整完善调查表，并组织专业人员进行临床多中心横断面调查研究[42]。

（一）临床调查表的设计

通过更年期综合征中西医相关文献研究，进一步明确了更年期综合征的常见证型、关键症状与现代医学指标，以此为基础，设计回顾性临床调查表，设计方法参考第六章证型分类研究技术流程中的要求，但调查表具体内容应体现更年期综合征的临床特色：①四诊信息的选择应符合更年期综合征方常见临床表现，如月经先期、月经后期、月经量少、崩漏、烘热、自汗、心烦急躁、善悲欲哭、失眠等。②现代医学检测指标应包括阴道分泌物检查、性激素测定（雌二醇、促黄体生成素、促卵泡生成素、抗缪勒管激素等）、血尿常规、骨密度、心电图等。③纳入的证型包括肝肾阴虚、肝郁神伤、肝阳上亢、肾阳亏虚等。

（二）临床回顾性调查研究

研究人员收集了来自常州市中医医院、常州市武进中医医院、泰兴市中医院符合要求的病例共计122份。统计分析结果显示：122份有效病例中的证型分布为肝肾阴虚（45例）、肝阳上亢（37例）、肝郁神伤（22例）、肾阳亏虚（18例）。

从回顾性调查表中共提取 76 个四诊信息指标和 22 个现代医学检测指标，采用 χ^2 检验或 Fisher 确切概率法，在 α=0.05 水平上有统计学意义的四诊信息共 56 个，包括月经先期、月经后期、经期延长、经期不定、月经量多、月经黏稠、月经清稀、月经浅淡、经血鲜红、经色紫暗、烘热、自汗、面红、面色晦暗、忧思郁闷、心烦易怒、精神萎靡、五心烦热、善悲欲哭、哭笑无常、健忘、失眠、多梦、叹息、性欲淡漠、形寒怕冷、口干、腰膝酸软、头晕、头痛、头胀、目赤、口苦、胸闷、心悸、关节痛、痛经、便秘、便溏、小便频数、小便清长、癥积、咽喉异物感、舌红、舌淡红、舌胖、舌苔少、舌苔黄、舌苔薄、舌苔白、细脉、数脉、弦脉、虚脉、沉脉、滑脉。有统计学意义的现代医学指标 6 个包括血压、脉压差、阴道情况、血细胞数、血红蛋白含量、尿糖定性。以上有统计学意义的诊断信息可在横断面调查中进一步研究。

采用 Logistic 回归法分析每一证型中出现可能性较大指标，明确各证型的诊断指标。结果发现，舌红、细脉、口苦、健忘为肝肾阴虚的可能性大；忧思郁闷、善悲欲哭、叹息、失眠为肝郁伤神可能性大；心烦易怒、口苦、头晕、便秘为肝阳上亢可能性大；形寒怕冷、沉脉为肾阳亏虚的可能性大。其余指标与证型的相关性有待下一步研究继续探讨。

（三）临床横断面调查研究

研究人员根据回顾性病例分析结果对临床观察表进行微调，修改和完善了假设辨证标准及相关四诊信息指标、实验室指标等，在此基础上组织专业人员继续在以上三个医院进行前瞻性横断面流行病学调查，收集了符合更年期综合征入选标准的病例 400 份。

四、更年期综合征的统计建模与证型分类研究

所有收集到的观察表均由项目统计分析中心统一归档。课题监察员与数据管理中心的数据管理员对每一份表格的数据进行全面核查。对漏填项目、可疑数据等问题整理并反馈给研究者进行确认和更正。保证每一份表格数据无误。采用国际上通用 EpiData2.0 软件系统建立数据库。数据管理员在 EpiData 软件下设计数据计算机录入系统，建立录入项目词典和设立逻辑检查功能，由两名数据管理员独立录入数据，比较其差别及时发现和更正错误，确保数据库无误后，由主要研究人员、数据管理员和统计分析负责人签字锁定数据库。

（一）临床信息的初步筛选

研究人员收集了 400 例符合更年期综合征入选标准病例的所有临床四诊信息和相关检测指标。并根据指标筛选原则，保留阳性率在 10% 以上的指标，阳性率低于 10% 结合专家意见保留具有辨证诊断意义的指标，最后参与因子分析的指标共 73 个，其中临床症状 44 个、舌苔脉象 13 个、现代医学检测指标 16 个。具体如下：阳性率 40% 以上的指标：腰膝酸软、自汗、头晕、健忘、烘热、失眠、性欲淡漠、多梦、心烦易怒、胸闷、精神萎靡、忧思郁闷、叹息、心悸、耳鸣、目眩、口干、舌苔薄、舌淡白、舌红、细脉、弦脉、骨密度、促黄体激素、红细胞压积、绝经、孕酮、全血中切、全血高切、阴道萎缩、促卵泡激素；阳性率 20%~40% 的指标：形寒怕冷、头胀、五心烦热、潮热、面色晦暗、面红、头痛、善悲欲哭、小便频数、浮肿、月经量多、潮红、便秘、口苦、舌苔黄、舌苔腻、沉脉、三酰甘油、全血低切；阳性率 10%~20% 的指标：经血鲜红、便溏、咽喉异物感、月经先期、经期不定、经血紫暗、经血夹块、月经量少、肌肤瘙痒、乳房肿块、月经后期、小便清长、月经黏稠、舌苔少、舌胖、虚脉、数脉、胆固醇、白细胞数、雌二醇、收缩压；阳性率 10% 以下但经商议纳入统计的指标：舌苔白、舒张压。

（二）证型分类研究

在对 73 个全部指标进行因子分析前，需进行相关性检验[222]。经计算 KMO 统计量是 0.821，Bartlett 球形检验 χ^2=13 167.7，P<0.001，两种方法均说明所有变量间有较强的相关性，适合进行因子分析。

1. 证型初分类　将上述 73 个指标作为显变量，证型分类作为隐变量进行探索性因子分析。特征根值和碎石图结果提示因子数为 5 时，全部指标的累积贡献率较高为 69.80%。据此我们将更年期综合征初分为 5 个证型，这与文献调研中常见证型分类基本吻合。

2. 验证初分类结果　研究人员在 EFA 的基础上构建更年期综合征 5 因子证实性因子分析模型，来验证初分类的结果。结果证实因子数为 5 时模型的拟合结果较好，各因子（证型）分别以 F1、F2、F3、F4、F5 表示。根据载荷系数的大小，选取≥0.3 的指标作为诊断证型的主要依据（特异症状），载荷系数 0~0.3 的指标作为诊断证型的次要依据（可现症状）。结果得出各证型的临床表现如下。

F1 的特异症状为月经量多、经血鲜红、经血紫暗、经血夹块、月经后期、月经先期、月经量少、经期不定、月经黏稠、孕酮异常、促卵泡激素异常，可出现口干、乳房肿块、心烦易怒、沉脉的症状。

F2 的特异症状为头胀、口苦、心烦易怒、头痛、面红、烘热、多梦、目眩、舌苔黄、舌苔腻、弦脉、血压波动（收缩压、舒张压、脉压差异常），可出现自汗、健忘、头晕、失眠、口干、潮红、舌红、舌胖的表现。

F3 的特异症状为形寒怕冷、腰膝酸软、小便频数、面色晦暗、精神萎靡、目眩、头晕、性欲淡漠、小便清长、便溏、浮肿、自汗、耳鸣、健忘、舌胖、舌苔腻、沉脉、虚脉，可出现阴道萎缩、多梦、月经后期、头胀、失眠、舌淡白、舌苔薄、脉压差、收缩压异常、舒张压异常的表现。

F4 的特异症状为五心烦热、自汗、潮热、口干、潮红、便秘、烘热、性欲淡漠、腰膝酸软、耳鸣、面红、健忘、头晕、舌红、舌苔少、数脉，可出现经血鲜红、浮肿、月经先期、多梦、心烦易怒、细脉的表现。

F5 的特异症状为忧思郁闷、叹息、胸闷、善悲欲哭、健忘、多梦、失眠、心悸、性欲淡漠、咽喉异物感、自汗、浮肿、舌苔腻、弦脉，可出现月经量少、经期不定、头胀、潮热、经血紫暗、精神萎靡、潮红、乳房肿块、烘热、心烦易怒、便溏、面红、口干、舌胖、舌苔薄、舌淡白、虚脉、全血低切、脉压差异常的表现。

对 5 个因子间的相关关系分析发现，F2 与 F4 之间的相关系数最高，为 0.628，说明两者之间关系密切，存在着相互演变关系。对 F2 的指标分析发现其证候要素主要为阳亢，F4 的指标对应的证候要素主要为阴虚，两者之间的动态演变契合中医基础理论。而其他各因子相互之间的相关系数均较小或为负值，说明其相互之间不太可能或不会有相互演变的关系。

证实性因子分析结果丰富了文献调研和回顾性分析结论。除了因子 1 的特异症状中出现了月经异常，其余 4 个因子的特异症状中均无月经异常的表现，这不符合更年期综合征的诊断标准。

（三）基础证候分析

有关专家分析证实性因子分析结果中 4 个证型无月经异常的表现，可能是 CFA 方法主要是验证证型分类的，并没有分析出各证型之间共同的表现、内在联系，故需要运用结构方程模型分析各证型之间的内在联系，得出更年期综合征的基础证候。

选取探索性因子分析结果中载荷系数大于0.2且阳性率大于60%的指标；载荷系数小于0.2，但经专家商议认为有临床意义的指标。将选取到的指标中反映月经变化的变量合并为“月经改变”，共计54个指标进入结构方程模型分析。

根据结构方程模型结果，取更年期综合征各证型的共同症状中载荷系数≥0.3的指标：腰酸膝软、多梦、健忘、性欲淡漠，构成更年期综合征的基础证。而专家意见认为月经改变也必须作为更年期综合征的共同症状，故也纳入基础证范畴。余证型参考CFA研究结果，取载荷系数≥0.3的指标作为特异症状，0~0.3的指标作为可现症状，具体结果如下表8-22。

表8-22　更年期综合征全部指标结构方程模型分析结果

分型		临床症状	舌苔脉象	现代医学指标
分型1	特异症状	头胀，心烦易怒，口苦，头痛，面红	舌苔黄，舌苔腻，弦脉	脉压差，舒张压，收缩压
	可现症状	目眩，烘热	舌胖	阴道干燥
分型2	特异症状	形寒怕冷，小便频数，面色晦暗，精神萎靡，目眩，小便清长，便溏，耳鸣，自汗	舌淡白，舌胖，舌苔腻，沉脉，虚脉	阴道干燥
	可现症状	头晕，腰膝酸软，性欲淡漠，浮肿，头胀	舌苔薄	脉压差，舒张压，收缩压
分型3	特异症状	五心烦热，自汗，便秘，口干，潮热，潮红，烘热，耳鸣，面红	舌苔少，舌红，数脉	
	可现症状			
分型4	特异症状	忧思郁闷，叹息，胸闷，善悲欲哭，健忘，失眠，多梦，咽喉异物，心悸，性欲淡漠，自汗	舌苔腻，舌淡白，弦脉	
	可现症状	浮肿，精神萎靡，便溏，头胀，潮热，潮红，烘热，面色晦暗	舌胖，舌苔薄，虚脉	脉压差，乳房肿块

（四）证型分类命名

根据因子分析及结构方程模型结果，得出更年期综合征的1个基础证和4个特异型。事实上还可以采用二阶证实性因子分析来提取证候要素给各证型命名。目前研究者根据中医基础理论知识及更年期综合征研究领域资深专家咨询结果进行证型命名。更年期综合征的基础信息为腰酸膝软、多梦、健忘、性欲淡漠、月经改变，病位在肝肾，病性以虚为主，可命名为肝肾两虚证；分型1的症状提示病位在肝，病性属阳亢，可命名为肝阳上亢型；分型2的临床表现提示病位在肾，病性为阳虚，可命名为肾阳亏虚型；分型3的临床表现提示病位在心肝，病性为火热，可命名为心肝火旺型；分型4的临床症状提示其病位在肝，有气机郁滞、神情受损的表现，可命名为肝郁伤神型。

通过对更年期综合征病证型结合分类研究结果与前述本病文献研究及处方数据挖掘结论对比分析发现，临床证型更为复杂，常为多种证候要素的不同组合，但两者的辨证分型方向还是较为一致的，均肯定了肝肾亏虚、阴阳失调是本病的核心病机。又因女性一生经、孕、产、乳,数伤于血,易处于“阴常不足,阳常有余”的状态,所以临床以阴虚证候居多;而水不涵木,则易致肝阴不足,甚则虚火上炎、肝阳上亢,或肾精不足,肝失调达,出现肝郁神伤与肾虚兼夹表现。

(五)潜在类别模型

通过更年期综合征横断面调查采集到的信息属于连续变量,故可以运用因子分析、结构方程模型来进行证候分类研究。但若是临床上收集到的四诊信息为有、无的二分类变量,则需要借助潜在类别模型来分析不同四诊信息表达背后的潜在证候影响因素,为更年期综合征的证型分类诊治提供依据。

李丽霞[223]等人收集了广东两家三甲医院2年内诊断为更年期综合征的533例患者的中医症状和体征,运用潜在类别模型对其中医证候分类进行识别,结合AIC、BIC等模型评价指标,结果显示含4个类别的潜在类别模型为最佳模型。第1类别中概率大于0.5的指标为:皮肤干燥、口干、胸闷、烘热汗出、心烦易怒、抑郁善太息、胃胀腹胀、失眠、舌色淡、舌苔薄白、弦脉;第2类别中概率大于0.5的指标为:头晕、腰膝酸软、形寒怕冷、疲乏、舌色淡、舌苔薄白;第3类别中概率大于0.5的指标为:头晕、耳鸣、皮肤干燥、口干、五心烦热、烘热汗出、记忆力减退、失眠、腰膝骨关节痛;第4类别中概率较高的为:头晕、耳鸣、腰膝酸软、形寒怕冷、五心烦热、烘热汗出、疲乏、记忆力减退、失眠、腰膝骨关节痛、舌色淡、舌苔薄白。因此,可以定义第1类为“肝郁型”,第2类为“肾阳虚证”,第3类为“肾阴虚证”,第3类为“肾阴阳虚证”。最后依据症状和体征将533例更年期患者潜在类别分析分为4种中医证型,分别为肝郁型、肾阳虚型、肾阴虚型、肾阴阳虚型。

但是潜在类别模型只能对更年期综合征进行证型分类,并不能得出基础证,因此,参考结构方程模型的思路,可提取出所有证型分类中概率较高的共有信息群作为其基础证候,即本病的核心病机。

五、更年期综合征的方证相应治疗方案

更年期综合征的中医分型与其病理生理指标存在相关性,故可以根据中医辨证分型来选择更为合适的西药。有研究发现[224]肾阴阳两虚型的雌二醇(E_2)水平下降最低,肝郁气滞患者卵泡生成激素(FSH)含量升高最明显。因此,可以根据证型来选择激素的种类、调整激素治疗的用量,尤其是肾阴阳两虚型患者可酌情加大雌激素剂量。但目前临床上缺少证型与西药选择方面的大数据研究,尚未形成可信度较高的专家共识等。

在更年期综合征的中药临床选择方面,因尚未进行大数据药物关联规则分析,故根据病证型结合分类研究结果,遵循方证相应的原则,结合中医文献分析,对基础证与特异型的治疗方案给出如下推荐,供大家参考。

(一)基础证的治疗

基础证:肝肾两虚证。

临床表现:腰酸膝软,多梦,健忘,性欲淡漠,月经改变。

治则:补益肝肾。

基本方:二仙汤合二至丸。

药物:仙茅、仙灵脾(淫羊藿)、女贞子、墨旱莲。

组方特点:张景岳言“善补阳者,必于阴中求阳,则阳得阴助而生化无穷;善补阴者,必

于阳中求阴，则阴得阳升而泉源不竭”。更年期诸症状产生的根本是女性体内阴阳平衡失调，故以仙茅、仙灵脾温补肾阳；女贞子、墨旱莲滋养肝肾，四药组成小复方，补肾药物阴阳相配，滋阴补阳，阴阳互根，生化无穷，使其阴平阳秘，诸症乃除。

（二）特异型的治疗

1. 肝阳上亢型

特异症状：头胀，心烦易怒，口苦，头痛，面红，舌苔黄，苔黄腻，脉弦，血压异常。

可现症状：目眩，烘热，舌胖，阴道干燥。

治则：平肝潜阳。

基本方：天麻钩藤饮。

药物：天麻、钩藤、石决明、黄芩、山栀子、川牛膝、杜仲、益母草、桑寄生、首乌藤、茯神。

组方特点：女子以肝为先天，肝者，体阴而用阳，喜柔润而恶刚燥，肝之阴血亏耗，日久必内热扰动，上有风阳升动之疾，下有崩漏不止之患，故以角药天麻、钩藤、石决明为君方平肝潜阳息风；再加山栀子、黄芩清肝降火，以折其亢阳；川牛膝“走而能补，性善下行，故入肝肾”，其味苦泄，导热下泄，引血下行；佐以基础方中二仙、二至小复方及杜仲、桑寄生等药，调理阴阳、补益肝肾以治本，肝木柔而风息，血海复而浪平。

加减：心中热甚者，加生石膏、莲子心清心泄热；痰多者，加胆南星化痰；夹有痰热者，加天竺黄、竹沥、川贝母清热化痰；心烦失眠者，加黄芩、栀子清心安神，生牡蛎、珍珠母重镇安神；头痛重者，加川芎、白芷、夏枯草清肝泻火止痛。

2. 肾阳亏虚型

特异症状：形寒怕冷，小便频数，面色晦暗，精神萎靡，目眩，小便清长，便溏，耳鸣，自汗，舌淡白胖，舌苔腻，脉沉或虚，阴道干燥。

可现症状：头晕，腰酸膝软，性欲淡漠，浮肿，头胀，舌苔薄，血压异常。

治则：补肾助阳。

基本方：右归丸。

药物：附子、肉桂、熟地黄、山萸肉、山药、鹿角胶、菟丝子、杜仲、当归、枸杞子。

组方特点：此型是以肾阳虚为主，故应以补益肾中元阳的肉桂、附子为君药对，再辅以熟地黄、枸杞子、山萸肉等滋阴益肾，填精益髓之品。一方面可以阴阳兼顾，以达阴阳平衡之效，另一方面通过“阴中求阳”，使元阳得以归原。《证治要诀》中说：“附子得桂则补命门”。附子辛热燥烈，入气分，走而不守，通行十二经，通彻内外，可温肾水之寒；肉桂能走能守，可温肝木，强心而暖血中之寒，更能引火归原以摄无根之火，水火既济而交心肾；二药配伍，动静结合，相须为用，气血同调，既具有温肾暖肝作用，又有良好的温经散寒之功。

加减：若肾阳虚不能温运脾土，致脾肾阳虚者，加补骨脂、淫羊藿、山药、干姜等补肾温脾助阳。

3. 肝肾阴虚型

特异症状：五心烦热，自汗，便秘，口干，潮热，潮红，烘热，耳鸣，面红，舌红，苔少，脉数。

治则：滋养肝肾。

基本方：六味地黄丸。

药物：熟地黄、白芍、山药、山萸肉、泽泻、茯苓、牡丹皮、当归、甘草。

组方特点：费伯雄在《医方论》中指出：“六味地黄汤非但治肝肾不足，实三阴并治之剂。

有熟地黄滋腻补肾水，即有泽泻之宣泄肾浊以济之。有山萸肉之温涩肝经，即有丹皮之清泻肝火以佐之。有山药收摄脾经，即有茯苓之淡渗脾湿以和之。药止六味而大开大合，三阴并治，洵补方之正鹄也。”此外以白芍与熟地黄相伍，熟地黄入肾以填精益髓为主，白芍入肝养阴柔肝为主，二药合用，肝肾并补，充分体现了“滋水涵木”之说，是此特异型的君药对。

加减：若出现双目干涩，加枸杞子、菊花清肝明目；若头痛、眩晕较甚者，加天麻、钩藤、珍珠母以平肝息风潜镇之效；若头晕目眩、耳鸣严重，加何首乌、黄精、肉苁蓉滋肾填精益髓。

4. 肝郁伤神型

特异症状：忧思郁闷，叹息，胸闷，善悲欲哭，健忘，失眠，多梦，咽喉异物，心悸，性欲淡漠，自汗，舌淡白，苔腻，脉弦。

可现症状：浮肿，精神萎靡，便溏，头胀，潮热，潮红，烘热，面色晦暗，舌胖，苔薄，脉虚，脉压差异常，乳房肿块。

治则：疏肝解郁安神。

基本方：逍遥散合甘麦大枣汤。

药物：柴胡、当归、芍药、炙甘草、白术、茯苓、薄荷、浮小麦、大枣。

组方特点：肝为藏血之脏，性喜条达而主疏泄，体阴用阳，若肝气郁结，肝失条达，疏泄失常，则肝体失养，阴血暗耗，从而导致心神失养。柴胡、当归、白芍为逍遥散中一组角药，柴胡长于疏肝，条达肝气，流畅气血；白芍补血敛阴柔肝；当归养血和血；三者同用，补肝体而助肝用，使得血和则肝和，血充则肝柔，肝气调达则心神安宁，同时三药配伍刚柔相济，疏不耗阴，滋不碍腻。

加减：兼见心烦不宁、失眠多梦、心悸易惊、健忘等，加黄连、阿胶、酸枣仁清心安神；喜怒无常、善悲欲哭者，加郁金、石菖蒲、合欢皮等开窍醒神；若情志不遂，肝郁化热者，治宜疏肝解郁清热，方用丹栀逍遥散加减。

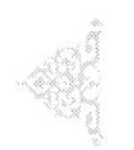

第八节　高脂血症证型分类及方证相应研究

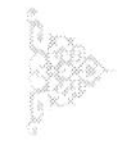

高脂血症是临床上常见的心脑血管疾病。随着人们生活水平的不断提高，高脂血症的发病率也在逐年上升，且向着年轻化方向进展。高脂血症是引起动脉粥样硬化，继发高血压、冠心病、脑卒中等严重心脑血管疾病的重要危险因素，也是引起糖尿病、肥胖乃至胰岛素抵抗等内分泌代谢疾病的重要原因。近年来，中医药因具有较好的临床疗效、较少的不良反应，在高脂血症的防治上越来越受关注。因此利用病证型结合方法开展高脂血症的临床观察，对本病的辨证分型进行规范化研究，明确本病的核心病机和特异证型分类，以便更好地指导临床治疗，具有重要的理论和实践意义。

一、高脂血症的现代医学研究

高脂血症属于现代医学病名，是一种脂质代谢紊乱性疾病。通常情况下，多数患者并无明显症状和异常体征，而是因其他原因进行血液生化检验时才发现血脂代谢异常。虽然此病临床症状不明显，但任其发展可引起动脉粥样硬化，并导致一系列的心脑血管疾病，严重危害患者生命安全和生活质量。因此，了解高脂血症的现代医学研究内容，对本病中医证候分类研究的设计实施有重要的指导意义。

（一）流行病学

近年来我国有关高脂血症流行病学调查资料多为地区性的小样本调查，缺乏全国大范围样本的调查资料。但可看出，随着社会的发展，人们生活水平的提高，我国高脂血症的患病率逐步上升。一项2010年的全国流行病学调查数据显示[225]，我国血脂异常患病率为20%左右，人数已高达1.6亿，目前仍在持续增长中，其中低高密度脂蛋白血症患病率44.8%，高三酰甘油血症为11.3%，高胆固醇血症为3.3%，高低密度脂蛋白血症为2.1%。且中国高脂血症知晓率、治疗率和控制率均较低。中国MONICA研究（中国多省市心血管病及危险因素的人群监测研究）（1984—1993）对中国16个省市（19个监测中心）500万人群进行了为期10年的心血管疾病和其主要危险因素的人群监测。在1984—1993年的10年间，按年龄性别分层随机抽样的方法，在1984—1985年、1988—1989年和1993年进行了3次包括血清总胆固醇和高密度脂蛋白测定在内的横断面危险因素调查，研究表明不同地区的人群血脂异常成分差异较大，分布均衡，但差异性在缩小；不同地区的人群血脂异常患病率不同，但总体患病率较高[226-227]。另外，饮食习惯如吃零食、急食、夜餐，生活习惯如饮酒、缺乏锻炼，保健知识缺乏等行为都易导致高脂血症[228]。

（二）临床基础研究简述

高脂血症又称高脂蛋白血症，是因人体脂质代谢障碍，导致血液中三酰甘油（TG）、胆固醇（TC）、低密度脂蛋白（LDL-C）升高和高密度脂蛋白（HDL-C）降低。高脂血症的发病绝大多数是由于遗传基因缺陷或与环境相互作用引起，即原发性高脂血症，少数是由于全身疾病所致，即继发性高脂血症。原发性高脂血症是指排除因其他疾病引起的血脂异常，而是由于单一基因或多个基因突变或者后天饮食习惯、生活方式（如高能量、高脂和高糖饮食、过度饮酒等）以及其他自然环境因素所致的血脂异常疾病。饮食结构失调、基因缺陷等是原发性高脂血症的主要病理基础。近年来，研究者对原发性高脂血症的基因学说尤其重视。由于基因突变所致的高脂血症多具有家族聚集性，有明显的遗传倾向，特别是单一基因突变者，故临床上又通常称为家族性高脂血症。

高脂血症主要是以血中三酰甘油和胆固醇升高为主要特征，两者在血液中代谢失常或肝脏内合成升高，均可导致高脂血症。通常高脂血症临床并无特征性表现，需通过实验室检查确诊，部分患者可表现为黄色瘤、早发性角膜环、眼底改变及动脉粥样硬化，继而导致中风、冠心病、心肌梗死、糖尿病和肾衰竭等一系列疾病的发生。

（三）西医诊疗指南撷萃

高脂血症诊疗指南可参考2019年发布的《血脂异常基层诊疗指南（2019年）》[229]。指南中将高脂血症按病因分为原发性高脂血症及继发性高脂血症，按临床诊断分为高胆固醇血症、高三酰甘油血症、混合型高脂血症及低高密度脂蛋白血症，且给出冠心病一级预防中血脂的适合水平和异常分层标准。

高脂血症的现代医学治疗主要是生活方式干预及药物治疗，严重高胆固醇血症患者也可考虑血浆净化治疗或手术治疗。生活方式干预主要包括健康教育、医学营养治疗、运动、减重、控制饮食及戒烟限酒等相关措施。治疗高脂血症的药物临床最常使用的是他汀类和贝特类降血脂药物。高胆固醇血症首选他汀类；高三酰甘油血症首选贝特类；混合型高脂血症时以 TC、LDL-C 增高为主则首选他汀类，以 TG 增高为主则首选贝特类。如果 TC、LDL-C 与 TG 增高明显或者单种药物效果不佳可考虑联合用药。然而，许多用他汀类药物治疗的个体不能达到其 LDL-C 的目标水平，因此，LDL 相关的残留风险仍然存在，降脂药物的作用具有一定的局限性。近年随着科学技术的发展、研究的不断深入，从基因角度出发防治高脂血症已成为临床预防高脂血症的新思路。

西药调脂疗效强且机制明确，具有不可取代的地位，但仍存在一些问题，如需要长期用药的病患依从性较差，药物存在一定的肝、肾及肌肉损伤等副作用，而中药的配合一方面能减轻西药的副作用，另一方面可以减少轻、中度血脂升高患者的西药使用率。

二、高脂血症的古今中医认识

（一）中医基础理论探讨

高脂血症是现代医学疾病，但古代医家记有对“膏脂”“痰浊”“血浊”的相关论述，并提及其病因病机、治疗方药。

1. 病因病机　古代医家对高脂血症相关疾病的认识多从“虚”“痰”“瘀”入手，认为其病位在脾，与肝、肾相关，病情常虚实夹杂，其病因病机与痰瘀互结、脾气亏虚、肝失疏泄、肾阳不足等密切相关，且血脂升高易诱发心血管疾病在古代亦有相关论述。

最早于《素问》有记载：“凡治消瘅，仆击，偏枯痿厥，气满发逆，甘肥贵人，则高梁之疾也。”说明糖尿病、心脏病、中风等疾病的发生与肥胖、膏脂有很大的关系。李东垣在《脾胃论》中进一步阐述其原因：“油腻厚味，滋生痰涎。”过多食肥甘厚味之品，易损脾胃，多生痰湿，阻碍气机，变生百病，故饮食不节可导致血脂异常，进而引起其他疾病。《医学心悟》中亦指出膏脂来源于肥甘厚味，可致痰湿化热结于血脉：“凡人嗜食肥甘或醇酒、乳酪，则湿从内受……湿生痰，痰生热。”而唐宗海《血证论》曰：“须知痰水之壅，由瘀血使然，然使无瘀血，则痰气自有消融之地。”痰、瘀二者互为因果，互相转化。张志聪则在《黄帝内经灵枢集注》亦曰：“中焦之气，蒸津化液，其精微……溢于外则皮肉膏脂，余于内则膏脂丰满。”说明脾胃不但能化生为生理性膏脂，而且膏脂的布散全赖脾气之“散精”功能。因此脾气充足，则转输正常，水精四布，膏脂可入内、溢外，发挥濡养作用。若脾气不足，则输化失常，水津不布，精化为浊，血中膏脂不能正常转化消除，诸症皆起。另外，《血证论》亦有“木之性主于疏泄，食气入胃，全赖肝木之气以疏泄之，水谷乃化”的说法，说明肝之疏泄功能在膏脂运化中亦具有重要作用。肝失疏泄，则气机不畅，水谷运化失常，易生膏脂。张景岳则言：“痰之化无不在脾，痰之本无不在肾。”若肾阳不足，则不能蒸化津液为水气，导致脂凝液积而形体肥胖，部分高血脂病人出现体形肥胖，即为阳虚气化功能衰退之象。

2. 辨证论治　古代医家对高脂血症的治疗相关论述较少，基于本病痰瘀互结、脾气亏虚、肝失疏泄、肾阳不足等病机，从痰、瘀、虚方面入手，基本治法当针对病机，以健脾补肾治本，以化痰泄浊，祛瘀降脂治标。急则治标，缓则治本，或标本兼顾。如程杏轩《医述》论述：“若素有郁痰，后因血滞，与痰相聚，名曰痰挟瘀血……治宜先破其血，而后消痰，或消痰破血两者兼治”，治疗高脂血症痰瘀互结之证可用消痰破血之治则。又有程国彭在《医学心悟》中用苍白二陈汤治痰湿化热结于血脉之症。另外，文献检索可发现古籍中具有降脂作用的古方包括三黄泻心汤、温胆汤、血府逐瘀汤、补阳还五汤、大柴胡汤、小柴胡汤、八味地黄汤、桃核承气汤、桂枝茯苓丸等[230]。

（二）现代中医诊疗现况

现代医家在古代医家认识本病的基础上，提出高脂血症“血浊”之中医病名，并结合临床经验不断总结开拓，使高脂血症的中医辨证论治更为完善。可通过检索现代中医辨治高脂血症的相关文献，总结归纳其常见证型分类和用药特点，参考中医相关诊疗指南的相关内容，可为本病的病证型结合诊疗模式的建立提供思路。

1. 诊疗文献数据分析　总结分析高脂血症的中医诊疗现状，可了解目前中医各医家对高脂血症的认识，掌握其证候分布的特点及治疗方药的特色，为高脂血症的证型分类及方证相应研究提供可靠的文献数据资料。故检索网络期刊数据库高脂血症中医临床研究的相关文献，并运用中医传承辅助平台（V2.5）的数据分析功能，统计高脂血症的证型分布及用药规律，从中获取目前高脂血症的中医诊疗资料。

检索中国知网数据库（CNKI）和万方数据库（WanFang Data）有关高脂血症的中医临床研究，检索日期为2012年1月1日—2019年12月31日，检索的主题词为“高脂血症”或“血脂异常”“中药”或“中医药”“临床研究”或“临床观察”。所有纳入的研究必须同时满足以下标准：①研究类型为随机对照或自身前后对照临床试验，不论是否采用盲法；②研究对象为被明确诊断为高脂血症的患者，不合并其他疾病；③干预措施：治疗组单纯使用中药或中成药，或在对照组药物的基础上加用中药或中成药，或中药合并中医治疗方法（贴敷、艾灸）；对照组可以使用安慰剂、中成药、自拟方、中医治疗方法或西药。研究中有以下情况之一者予以排除：①非临床疗效观察研究的文献。如文献综述、动物实验类文献、流行病学类文献等；②治疗措施无中药或中成药治疗，而单纯为其他治疗方法，如西药、护理康复、针灸、推拿、穴位贴敷等。结果共检出623篇文献，再根据纳排标准筛选文献及剔除重复的文献，最终纳入164篇文献。

纳入文献为中药处方疗效研究的共143篇，其中有66篇文献未分具体证型进行治疗，有4篇文献根据不同证型辨证施治，其余文献均只纳入高脂血症某一证型患者。将纳入研究的证型及相关处方录入中医传承辅助平台进行统计分析，整理得出近8年高脂血症中医临床研究的证型及中药运用。最终统计得到高脂血症21个证型分类和156个中药处方。

现代高脂血症中医研究证型分布如表8-23所示，共有11个证型研究文献篇数≥2篇，其余10个证型均只有1篇文献纳入。其中以痰瘀互结及痰浊内阻研究文献最多，且证型分布篇数最多的前4个证型均与痰浊相关，说明痰浊为高脂血症的最常见证候要素；另外血瘀、气滞、气虚等证候要素亦可见于高脂血症的发病过程；其病位与脾、肝、肾相关，与古代文献分析结果一致。

表8-23　高脂血症中医研究证型分布

序号	证型	文献篇数	序号	证型	文献篇数
1	痰瘀互结	28	7	脾肾两虚	3
2	痰浊内阻	20	8	脾虚证	2
3	脾虚痰瘀	7	9	气虚血瘀	2
4	脾虚痰阻	7	10	气虚痰瘀	2
5	气滞血瘀	4	11	肝郁脾虚	2
6	肝肾亏虚	3	12	其他证型	10

156个中药处方经中医传承辅助平台统计分析后得出中药运用频次及高脂血症的核心处方。通过频数统计功能得出处方中共涉及159味中药，使用频次≥20次的有山楂、丹参、泽泻、茯苓、白术、决明子、陈皮、半夏、何首乌、甘草、黄芪、大黄、荷叶、红花、川芎、枳实、柴胡、三七、当归等19味药。再运用组方规律分析功能，将“支持度个数”设为31（支持度为20%），将药物组合进行关联规则分析，并将结果网络展示图导出，得到治疗高脂血症的核心处方，见图8-14。

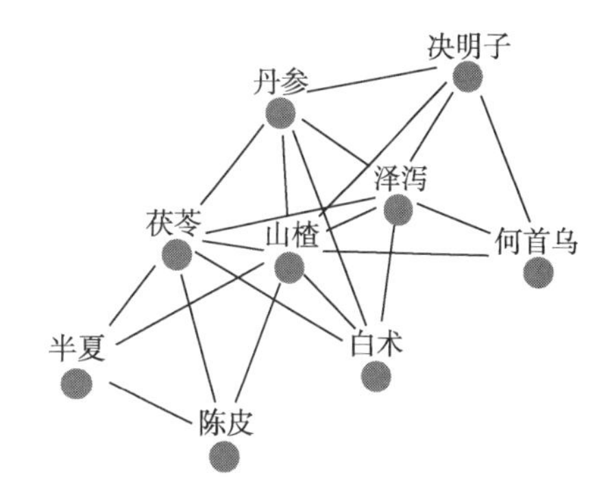

图8-14　高脂血症药物组方规律网络图

核心处方中山楂的用药频次最高，其具有消食健胃，行气散瘀之功效。现代药理研究还表明山楂具有促进消化、降血脂的作用；角药半夏、陈皮、茯苓三药合用，有二陈汤之义，燥湿化痰，健脾和胃，再配伍白术，健脾化湿之力更甚；白术与泽泻合用又为《金匮要略》之泽泻汤，可利水除饮，健脾制水，为治脾虚水饮内停之良方；由此可知，本病属本虚标实之证，在本为脾虚，在标为痰湿，脾气亏虚，气血津液运化失常，水湿停聚，痰浊内阻，血脉不和，而成高脂血症。另外，方中决明子清肝明目、润肠通便，何首乌滋补肝肾，丹参活血化瘀、清心除烦，说明高脂血症的发病还与肝火、肝肾阴虚、血瘀相关。

纳入文献另外有21篇为口服中成药制剂疗效研究。所用中成药有15种，包括血脂康胶囊、降脂通络软胶囊、荷丹片、血府逐瘀胶囊、银杏叶胶囊等，大部分具有活血化瘀的功效。说明血瘀为高脂血症的发病过程中另一重要病理因素。

根据高脂血症的中医诊疗现状数据挖掘可知，目前多认为高脂血症的病位在脾，涉及肝、肾，其发病与痰浊、血瘀、气虚相关，气虚为本，痰浊是贯穿疾病始终的主要病理要素，痰浊日久成瘀，痰瘀互结，病情复杂难愈。临床常见的证型有痰瘀互结、痰浊内阻、脾虚痰阻、气滞血瘀等，在治疗上重视健脾化痰降浊，治疗的核心处方为二陈汤合泽泻汤加减。

2. 中医诊疗指南与专家共识　高脂血症诊疗指南可参考《中医内科常见病诊疗指南·西医疾病部分》中的《高脂血症中医诊疗指南（2008）》[182]。指南中明确指出高脂血症属本虚标实，病变早期以标实为主，尤以痰浊为甚，久则兼有瘀血内停，致痰瘀胶结；本虚则为脾肾阳气亏损，蒸腾气化无力，膏脂不得布散，反渗入血而成，或肝肾阴血不足，虚火灼津为痰，痰阻血凝，最终为患。病情发展涉及肝、脾、肾三脏。指南中还以八纲辨证为纲，脏腑辨证为目，将高脂血症按实证、虚证、虚实夹杂证分而治之，划分6个证型，包括湿热蕴结、痰湿内阻、痰瘀结滞、脾虚湿盛、脾肾阳虚、肝肾阴虚。

2017年中国中西医结合学会心血管病专业委员会结合中医及西医的诊疗指南，对高脂血症的诊疗内容进行更新，为指导中医和中西医结合工作者规范地预防、诊断、辨治血脂异常，发布了《血脂异常中西医结合诊疗专家共识》[231]。共识在总结既往临床文献的基础上结合专家经验整理如下：①血脂异常单证型为气虚、阴虚、阳虚、血瘀、痰浊、气滞和寒凝。血脂异常主要复合证型为痰浊内阻证、脾虚湿盛证、气滞血瘀证和肝肾阴虚证。②检测总胆固醇（TC）、低密度脂蛋白胆固醇（LDL-C）、高密度脂蛋白胆固醇（HDL-C）、三酰甘油（TG）。主要表现为TC、LDL-C增高，HDL-C降低，TG增高等。③中医治则治法：痰浊内阻证治以化痰祛湿，代表方：温胆汤加减；脾虚湿盛证治以健脾化痰，代表方：胃苓汤加减；气滞血瘀证治以行气活血，代表方：血府逐瘀汤；肝肾阴虚证治以补益肝肾，代表方：一贯煎合杞菊地黄丸加减。④辨证使用中成药。痰瘀互阻证可选用荷丹片，其可明显降低TC、TG和体重，同时可升高高密度脂蛋白和提高卵磷脂胆固醇酰基转移酶的活性，还能降低动脉粥样斑块的发生率；适用于痰瘀互阻证的中成药还包括丹蒌片等；气虚血瘀者可选用养心氏片，其可降低血脂，延缓动脉粥样硬化的进展；可用于调脂的中成药还包括银杏叶片等。

三、高脂血症的临床流行病学研究

通过整理文献资料，对高脂血症的西医及中医诊疗现状有所了解，但为保证研究的规范性、准确性，还需开展临床回顾性调查，以完善相关的临床信息，修正现场调查表。研究共收集高脂血症回顾性病例306例。然后组织人员开展临床多中心横断面调查研究，样本来自江苏省中医院、南京市红十字医院、常州市武进中医医院等符合入选标准的508例高脂血症患者。

（一）临床调查表的设计

通过前期的文献调研，对高脂血症的诊断标准、可能出现的证型、各证常见的四诊信息有了较全面的认识。在此基础上经专家多次讨论修改，设计临床回顾性研究调查表。设计方法参考第六章证型分类研究技术流程中的要求，但具体内容应体现高脂血症的临床特色：①因高脂血症多以血脂升高为主要临床表现，其余四诊信息不具备特异性，故观察表中四诊信息的选择应符合高脂血症辨证分型的临床表现，如痰浊内阻证可选择肢体困重、口黏腻、便溏、纳呆、舌胖大、苔腻等症状；②现代医学检测应包括黄色瘤检查、眼底检查、血脂分析、血液流变学、动脉彩超等与高脂血症密切相关的项目。

（二）临床回顾性调查研究

组织相关专业人员收集以上三家中医院近年诊断为高脂血症的病例。按照临床观察表的要求进行填写，最终回顾性调查共收集到306例高脂血症的病例资料。对其证型分布和四诊信息指标进行统计分析，整理有意义的证候分类及临床指标，修正回顾性调查设计中存在的不足，为下一步横断面调查研究提供线索。

将收集的高脂血症病例资料进行统计分析，得出其证型分布。既往临床回顾性调查研究结果显示：306份有效病例整体分布呈偏态，其中痰浊内阻证59例、脾肾阳虚证32例、肝肾阴虚证34例、阴虚阳亢证94例、气滞血瘀证87例，结果显示阴虚阳亢证和气滞血瘀证所占比例最高。考虑到可能由于大部分病例为住院病例，患者多合并有冠心病或高血压病，导致其呈现的证型与合并疾病相关。因此，在现场临床流行病学调查设计中注意了关于样本收集标准的制订问题，尽量选择合并疾病较少的病例。

（三）临床横断面调查研究

为了客观地反映高脂血症的证型分布状况，在回顾性病例调查结果的基础上进一步完善了高脂血症临床观察表，进行横断面调查研究以明确高脂血症中医证候诊断类型，补充疾病的四诊信息及量化分级标准。对符合纳入标准的研究对象，由经培训过的研究人员填写统一制订的《高脂血症横断面调查临床信息采集表》。填写时要按照研究方案要求，准时、真实、完整填写，不能有遗漏。及时纠正错误和补做遗漏的检查、化验项目。表格填写结束时，研究者应全面检查表中数据的科学性、完整性和可靠性，并与原始资料进行核对，由有关

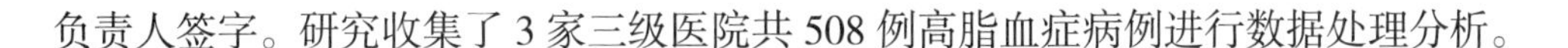

负责人签字。研究收集了3家三级医院共508例高脂血症病例进行数据处理分析。

四、高脂血症的统计建模与证型分类研究

将所有收集到的观察表交由项目统计分析中心统一归档,应用SAS软件及Amos软件进行数据统计分析。在国际通用的流行病学软件EPI-info上进行双人双机数据独立录入,建立数据库。508份横断面调查病例中,按传统证型分类可见痰浊内阻证和阴虚阳亢证最多,各有163例,分别占总样本的32.09%,其余证型按所占比例依次为气滞血瘀证96例(18.90%)、肝肾阴虚证46例(9.05%)、脾肾阳虚证37例(7.28%)、其他证型3例(0.59%)。根据预处理意见,由于脾肾阳虚证和其他证型例数少于40例,故予以剔除,仅对剩余的4个证型的468份病例资料进行下一步分析。

(一)临床信息的初步筛选

将468例病人的资料,进行全部指标的阳性排序,经课题组与统计组共同讨论,对阳性率达到10%以上,并且卡方或精确度概率检验有统计学差异的指标直接纳入下一步统计分析;对阳性率小于10%,或者阳性率虽然达到10%但是卡方或精确概率检验无统计学意义的指标,征求中医专家学者意见进行取舍,最后初步筛选出有意义的40个四诊信息、17个体征及实验室指标。阳性率在40%以上的指标有:头晕、疲倦乏力、气短、胸闷、四肢麻木、心悸、头重、舌红、苔腻、苔白、弦脉、细脉、收缩压、红细胞刚性指数、低密度脂蛋白、心电图诊断、中性粒细胞分类、载脂蛋白B;阳性率在20%~40%的指标:头胀、肢体困重、腰膝酸软、口干、面红、心烦易怒、形体肥胖、目眩、头痛、健忘、面色淡白、手足心热、苔黄、舌紫暗、舌有瘀斑、苔少、舌淡白、滑脉、沉脉、舒张压、白球比、空腹血糖、淋巴细胞百分比、碱性磷酸酶、S-T段压低、胆B超诊断、尿酸;阳性率在10%~20%的指标:口苦、耳鸣、绝经、小便黄赤、口黏腻、胸骨后痛、舌胖、数脉、血浆黏度;阳性率10%以下,但经专家商议,建议纳入统计的指标:形寒怕冷。

(二)证型分类研究

上述40个四诊信息指标在进入因子分析前,需进行相关性进行检验。经计算KMO统计量是0.787,Bartlett球形检验χ^2=6 351.0,P<0.001,说明各变量间有较强的相关性,适合进行因子分析。

1. 证型初分类 将上述40个四诊信息指标作为显变量,证候分类作为隐变量进行探索性因子分析,参考因子分析的特征值和累计贡献率来确定最少因子的个数。探索性因子分析结果表明:提取五个公共因子后能包含原来40个四诊信息指标中83.92%的信息,这提示因子数为5时较为合适,据此我们将高脂血症初步划为5个证候分型。

2. 验证初分类结果 证实性因子分析可以用来评价证型与其对应的指标间的关系,具有检验探索性因子分析结果是否合适的作用。通过拟合指数的调整指数,不断修正并选择最佳模型,经计算高脂血症四诊信息证实性因子分析模型拟合指数GFI=0.932,各因子中指标分布与探索性因子分析(EFA)基本一致,说明高脂血症的四诊信息证实性因子分析结果与探索性因子分析结果基本拟合。

高脂血症最终五因子证实性因子分析结果显示,高脂血症可有5个证候分型,再根据载荷系数的大小区分各证型的临床特异症状及可现症状。取各指标的载荷系数0.3为界,≥0.3者作为特异症状,0~0.3者作为可现症状,具体结果见表8-24。

表 8-24　高脂血症四诊信息证实性因子分析结果

分型		临床症状	舌象，脉象
分型 1	特异症状	面色淡白，疲倦乏力，腰膝酸软	舌淡白，舌胖，苔白，沉脉，细脉
	可现症状	头晕，健忘，气短，目眩，形寒怕冷，耳鸣，四肢麻木，小便黄赤	
分型 2	特异症状	心悸，气短，胸闷，胸骨后痛	舌紫暗，舌有瘀斑，沉脉
	可现症状	形寒怕冷，健忘，口黏腻，肢体困重	苔白
分型 3	特异症状	肢体困重，头重，头胀，目眩，头晕，面红，绝经，四肢麻木，心烦易怒，头痛，手足心热，腰膝酸软	舌红，苔少
	可现症状	疲倦乏力，形体肥胖	弦脉
分型 4	特异症状	耳鸣，口干，手足心热，口苦，健忘，小便黄赤，心烦易怒，腰膝酸软	苔黄，数脉，细脉
	可现症状	面红，心悸	舌红
分型 5	特异症状	口黏腻，形体肥胖，肢体困重	苔腻，滑脉，弦脉
	可现症状	头重，健忘，口苦	舌胖

高脂血症各证型间并非相互独立，有时可以相互兼夹或转化。通过相关系数的大小，定量估计各证候分型之间的相关性。相关系数越大，则分型之间的关联性越大，分型之间可能存在兼夹；反之，分型之间的关联越小，当相关系数为负值时，两分型间呈负相关。如表 8-25 所示，分型 3 与分型 4 之间的相关系数最大，为 0.566，说明两型同时出现可能最大，存在兼夹或转化可能。

表 8-25　高脂血症各证候分型之间相关性

证候分型 1	证候分型 2	相关系数	证候分型 1	证候分型 2	相关系数
分型 1	分型 2	0.129	分型 3	分型 4	0.566
分型 1	分型 5	0.286	分型 3	分型 5	0.306
分型 2	分型 3	0.154	分型 4	分型 5	0.118
分型 2	分型 5	0.199			

（三）基础证候分析

由于高脂血症临床表现并无特异性，仅以实验室检查血脂升高为特征，且收集的病例为住院病例，多合并高血压病、冠心病、糖尿病等其他疾病，根据专家意见提示高脂血症各证型的共有证候群为头昏重、神疲乏力、胸闷、心悸、四肢麻木、肢体困重、形体肥胖、血脂异常，此八个临床信息可构成高脂血症的核心病机，为脾虚湿困，即基础证候。

（四）证型分类命名

结合文献调研及专家意见，参考四诊信息指标证实性因子分析结果，对高脂血症的基础证及证候分型进行命名。其中高脂血症的基础证病性要素为气虚、痰湿，病位要素为脾，归属于脾虚湿困证；分型1的病性要素为气虚，病位在脾、肾，故将此证型命名为脾肾气虚型；分型2的病性要素为气滞、血瘀，病位在心，故将此证型命名为气滞血瘀型；分型3的病性要素为阳亢，病位在肝，故将此证型命名为肝阳上亢型；分型4的病性要素为阴虚，病位在肝、肾，故将此证型命名为肝肾阴虚型；分型5的病性要素为痰，病位在脾，故将此证型命名为痰浊内阻型。因此高脂血症的基础证为气虚湿困证，5个特异型分别为脾肾气虚型、气滞血瘀型、肝阳上亢型、肝肾阴虚型、痰浊内阻型，且肝阳上亢型与肝肾阴虚型间关系密切，易互相演变兼夹。

横断面调查研究所得高脂血症的基础证为脾虚湿困证，而文献调研结果所得的核心处方以健脾化痰为主，两个结果具有一致性。另外，文献调查中最常见的痰瘀互结型并未在高脂血症的特异型中出现，可认为痰瘀互结型为分型2气滞血瘀型和分型5痰浊内阻型的复合型，两个特异型的相关系数为0.286，为正相关，说明临床上两型具有同时出现的可能性，存在兼夹可能。因此，研究得出的特异型只是目前该病较为基础及常见的证型，临床上各种证候要素可动态演变，出现更多兼夹证型，具体治疗时理论应与临床实际相结合。

五、高脂血症的方证相应治疗方案

查阅文献，目前无高脂血症的中医证型与西药运用的相关性研究。有研究者发现[232]，痰浊内阻型的严重程度与血脂指标严重程度呈密切相关，而非痰浊内阻型患者则与血脂指标相关性较差。由此可推测，高脂血症痰浊较重的患者用西药降脂治疗，效果较非痰浊者疗效佳。在此基础上结合中医辨证论治，可更好地缓解高脂血症症状，减少并发症的发生。根据文献调研结果及专家咨询给出高脂血症的基础证和各特异型的推荐方药，以供临床参考。

（一）基础证的治疗

基础证：脾虚湿困证。

主要症状：头昏重、神疲乏力、心悸、胸闷、四肢麻木，肢体困重，形体肥胖，血脂异常。

治则：健脾益气，燥湿化痰。

基本方：参苓白术散。

药物：党参、茯苓、白术、山药、白扁豆、莲子、薏苡仁、砂仁、桑叶、荷叶、山楂。

组方特点：方中党参、白术、茯苓、甘草出自《太平惠民和剂局方》中的四君子汤，补气健脾，为基础证之君药组，正如《中国医学大词典》中所言："四物均甘温之品，扶助中宫，展布津液"；配伍山药、莲子药对助君药以益气健脾渗湿；并用白扁豆、薏苡仁药对助白术、茯苓以健脾渗湿，均为臣药。更用砂仁醒脾和胃，行气化滞，是为佐药；桑叶疏散风热、清肝明目，性甘、苦、寒；荷叶有解暑、生津、利水的作用，微苦性平；山楂可以消食、化积、健脾，性味酸、甘、微温；三药配伍后清热、排毒、助消化。临床上多用于治疗降血压、降血脂。综观全方，诸药配伍，补泻合用，益气健脾，利水渗湿，痰湿得化，血脉清利，诸症自除。

（二）特异型的治疗

1. 脾肾气虚型

特异症状：面色淡白，疲倦乏力，腰膝酸软，舌淡白，舌胖，苔白，沉脉，细脉。

可现症状：头晕，健忘，气短，目眩，形寒怕冷，耳鸣，四肢麻木，小便黄赤。

治则：健脾益肾，渗湿利水。

基本方：加味四君子汤合肾气丸。

药物：人参、白术、茯苓、甘草、黄芪、白扁豆、附子、桂枝、地黄、山萸肉、山药、泽泻、牡丹皮。

组方特点：此特异型中为脾肾俱虚，故仍以四君子汤益气健脾化湿，再配伍黄芪、白扁豆，健脾化湿之力更增；“病痰饮者，当以温药和之”，再加用附子、桂枝药对，既能振奋肾中阳气，又能温化痰浊；地黄滋阴补肾生精，配伍山茱萸、山药补肝养脾益精，阴生则阳长；泽泻、茯苓利水渗湿，配桂枝又善温化痰饮。全方助阳之弱以化水，滋阴之虚以生气，健脾益肾，渗湿利水。

加减：若腹胀纳呆者，加陈皮、枳壳、厚朴等理气健脾化湿；见少寐健忘者，可加合欢皮、首乌藤、茯神宁心安神；若肾阳虚明显者，加巴戟天、肉桂温补肾阳；见下肢浮肿者，用生黄芪、冬瓜皮利水消肿。

2. 气滞血瘀型

特异症状：心悸，气短，胸闷，胸骨后痛，舌紫暗，舌有瘀斑，沉脉。

可现症状：形寒怕冷，健忘，口黏腻，肢体困重，苔白。

治则：行气活血，化瘀降浊。

基本方：血府逐瘀汤。

药物：桃仁、红花、川芎、当归、牛膝、枳壳、柴胡、赤芍、生地黄、桔梗、甘草。

组方特点：此方所治为王清任称“胸中血府血瘀”之证，因血瘀胸中，气机阻滞而致。以桃仁破血行滞，红花活血祛瘀以止痛，川芎行气活血，三者相须为用，共为君药对，理气活血化瘀之功倍增；当归养血活血，牛膝引血下行，共为一组臣药对，再配伍柴胡、枳壳理气行滞，气行则血行，为另一组臣药对。全方活血与行气相伍，既行血分瘀滞，又解气分郁结；祛瘀与养血同施，则活血而无耗血之虑，行气而无伤阴之弊。

加减：若胸痛明显者，加丹参、延胡索、丝瓜络理气止痛；若瘀血甚、口唇青紫者，加水蛭、土鳖虫活血逐瘀通络；若阳虚、形寒怕冷者，加淫羊藿、巴戟天、桂枝温通经络。

3. 肝阳上亢型

特异症状：肢体困重，头重，头胀，目眩，头晕，面红，绝经，四肢麻木，心烦易怒，头痛，手足心热，腰膝酸软，舌红，苔少。

可现症状：疲倦乏力，形体肥胖，弦脉。

治则：平肝潜阳。

基本方：天麻钩藤饮。

药物：天麻、钩藤、石决明、栀子、黄芩、川牛膝、杜仲、益母草、桑寄生、首乌藤、茯神。

组方特点：方中天麻、钩藤入肝经以平肝潜阳息风，再辅以石决明质重平肝潜阳，并能除热明目，加强平肝潜阳之力，共为君方；臣以杜仲、桑寄生补益肝肾以治本；栀子、黄芩清肝降火，以折其亢阳；益母草合川牛膝活血利水，以助平降肝阳；首乌藤、茯神宁心安神，以上四药均为佐使药。全方标本兼顾，平肝潜阳，活血利水，兼补益肝肾。

加减：夜寐不安者，加炒酸枣仁、合欢皮养心安神；汗出量多者，加煅牡蛎滋阴敛汗、淮小麦养心止汗；若胸闷、胸痛者，加丹参、银杏叶活血化瘀；若四肢麻木明显者，加鸡血藤、木瓜舒筋通络；若心烦急躁甚者，加栀子、牡丹皮清热除烦；头痛明显者，加蔓荆子、白芷疏风通络止痛。

4. 肝肾阴虚型

特异症状：耳鸣，口干，手足心热，口苦，健忘，小便黄赤，心烦易怒，腰膝酸软，苔黄，数脉，细脉。

可现症状：面红，心悸，舌红。

治则：滋补肝肾，养阴降脂。

基本方：六味地黄丸合二至丸。

药物：熟地黄、山萸肉、山药、泽泻、茯苓、牡丹皮、女贞子、墨旱莲。

组方特点：六味地黄丸以熟地黄、山萸肉、山药三药滋养肝脾肾以治其本，泽泻、茯苓、牡丹皮三药泻湿浊、清虚热以治其标，以三补三泻调养肝肾之阴。辅以二至丸女贞子、墨旱莲，助上药补益肝肾之阴。全方补泻兼施，以补为主。

加减：若两目干涩、视物模糊者，加菊花、枸杞子、石斛以清肝明目；腰脊酸甚者，加杜仲、川续断以益肾壮腰；五心烦热者，加地骨皮、知母、黄柏以滋阴凉血清热；若头昏眩晕者，加灵磁石、牡蛎平肝潜阳以止头眩。

5. 痰浊内阻型

特异症状：口黏腻，形体肥胖，肢体困重，苔腻，滑脉，弦脉。

可现症状：头重，健忘，口苦，舌胖。

治则：燥湿化痰降浊。

基本方：二陈汤合胃苓汤。

药物：半夏、厚朴、陈皮、苍术、茯苓、猪苓、白术、桂枝、甘草。

组方特点：半夏、陈皮、厚朴为一组角药，半夏燥湿化痰，和胃降逆，陈皮理气燥湿化痰，二者相配，增强燥湿化痰之力，再伍善于行气除满之厚朴，体现治痰先理气，气顺则痰消之意，三药共为此型君方；《本草纲目》言苍术："治湿痰留饮，或挟瘀血成窠囊"，故臣以苍术入中焦，燥湿健脾，合白术健脾为重，使湿去则脾运有权，脾健则湿邪得化；猪苓、茯苓淡渗利水，二者相伍效力增强；佐以桂枝温化痰饮；使药甘草调和诸药。全方燥湿化痰，佐以健脾行气，痰化浊降，则诸症自消。

加减：眩晕较甚者，加竹茹、天麻化痰息风止眩；脘闷纳差者，加砂仁、白蔻仁、焦山楂化湿消食开胃；痰郁化火、恶心欲吐者，加莲子心、黄连、姜竹茹清热化痰；胸闷不舒者，加瓜蒌、薤白理气宽胸；四肢麻木者，加胆南星、僵蚕祛痰通络，鸡血藤、木瓜化湿舒筋通络。

第九节 异病同证的证型分类指标研究

在对多种疾病进行潜在变量模型病证型分类研究的过程中发现，高血压病、脑梗死、更年期综合征及高脂血症中均出现了"肝阳上亢型"的证型分类，从客观上为中医"异病同证"理论提供了研究的依据。异病同证的证型分类研究有益于更加精确的临床同治。"异病同证"最早起源于《内经》，在张仲景时期被广泛运用于临床实践，直至清代随着"证候"概念的明确，"异病同证"才得到了更为清晰的阐释。"异病同证"反映了中医学辨证论治的特点，它是在“以辨病为先，以辨证为主”理论指导下产生的，其实质是不同疾病在发生发展过程中的某一阶段出现了相同的证候分型，是病与证交叉存在的具体表现。异病同证同治是指不同疾病出现病位相同、病因同源、病机吻合时，便可采用相同的治法，且在这一诊疗过程中，不单着眼于病的异同，还需着眼于病因、病位、病机的区别。相同的病机相同的证才可用相同的治法，不同的证就需要用不同的治法，即“证同治亦同，证异治亦异”。临床实践中完全相同的异病同证并不存在，因所患的病不同而存在各种差异，因此完全相同的异病同治也是不存在的，需要具体情况具体分析，正确掌握“异病同证”的理论，对于指导临床诊断、用药，更好地发挥精准治疗作用，丰富临床手段等有着积极意义。

一、异病同证的古今认识

“异病同证”理论起源于古代中医，并随着时间推移，其内涵不断丰富完善，现正不断融入病证结合的思维模式中，医学家试图从现代医学疾病的发病机制和病理过程理解中医病机的变化，探讨异病同证同治的现代医学机制。

（一）中医对异病同证同治的历史认识

“异病同证同治”萌芽于《内经》，书中虽未有明确论述，但提出了“西北之气，散而寒之；东南之气，收而温之，所谓同病异治也”，其间接表达了“异病同证同治”的思想。《金匮要略》和《伤寒论》是“异病同证同治”的集中体现，书中有大量的一方治多病情况，其本质就是不同疾病因证候相同而采取相同的治疗方法。据统计[233]，《金匮要略》中有14篇56条条文，17首方剂涉及了“异病同证”思想，包括桂枝汤、小青龙汤、大承气汤、猪膏发煎、赤小豆当归散、白虎加人参汤、肾气丸、五苓散、葶苈大枣泻肺汤、防己黄芪汤、蒲灰散、小半夏汤、桂枝加黄芪汤、当归芍药散、小柴胡汤、当归生姜羊肉汤、小建中汤。如“当归生姜羊肉汤”在《腹满寒疝宿食病脉证治》和《妇人产后病脉证治》中均有出现。寒疝和腹痛虽属不同疾病，但病因都是血虚寒凝，故都用“当归生姜羊肉汤”养血散寒、补虚止痛。文中还载有防己黄芪汤治疗“风湿”表虚证及“风水”表虚证，因其皆有表邪且表虚不固，故用同方治疗。被后世奉为临床医学经典之作的《伤寒论》多以方代证，如小柴胡汤证，书中101条曰：“伤寒中风，有柴胡证，但见一证便是，不必悉具”。整理发现全书共有17处提及小柴胡汤，其中太阳病篇11条、阳明病篇3条、少阳病篇1条、厥阴病1条、其他病篇1条。小柴胡汤证的多次出现，表明了当多个疾病中出现相同的证候，则可采用同样的方剂治疗，即异病同证同治。

清代随着“证候”概念的明确，“异病同证同治”的理论逐渐被大家所理解与接受。陈士铎的《石室秘录》载“同治者，同是一方，而同治数病也，如四物可治吐血，又可治下血”，正式提出异病同治的方法。吴亦鼎的《神灸经纶》中有“天有四时不及之气，地有东西南北、寒热燥湿之不同，人有老幼少壮、膏粱藜藿之迥异，又有先富后贫、先贵后贱、所欲不遂，所欲病机发为隐微。治之者，或同病异治，或异病同治”之语。《张氏医通》讨论热病时指出，“（热病）亦有兼中暍而发者，其治与中暍无异。暍虽热度暴中，皆缘热耗肾水，汗伤胃汁，火迫心包……与热病之邪伏少阴、热伤胃汁，火迫心包不殊，故可异病同治而热邪皆得涣散也”，并皆采用了白虎汤治疗，体现了不同疾病中出现了相同的病机，因而可以采用相同的方剂进行治疗。书中另载：“其黄芩加半夏汤，治自利而呕，与夏秋下利白沫，若合符节，异病同治，总不出南阳之绳墨也”，体现了同一方剂在病机相同的两种疾病阶段的治疗，都深入阐释了“异病同治”的根本在于病因、病机的相同。

综上所述，古代文献虽到清代才明确提出“异病同证同治”概念，但在之前就已经积累了大量相关临床经验，集中体现在一方治疗多病上。总的来说，异病同证便是不同的疾病具有相同的发病病机，此时可用同一种方法治疗，即异病同治，这为病证型结合研究奠定了良好的理论基础。

（二）异病同证同治的研究和发展

中医临床辨治的对象主要是证，证的内涵关键是病机，这并不受现代医学病种病名的限制，不同的疾病按中医辨证分析，有可能其证候及病机是相同的，则可以采用相同的治法。

关于病的具体内涵，西医表述与中医有所差别。西医的病是指经过对机体症状、体征及辅助检查整合分析得出对疾病内在本质的阐述；而中医的病是机体直接的外在表现或感受的概括，一般以病人的症状或体征命名。现代医家临床应用异病同证理论时，其中的“病”有时采用中医疾病，有时采用现代医学的疾病，有时二者皆有，各医家观点有所不同。如王兴臣教授[234]基于中焦虚寒、浊阴内阻之病机，用吴茱萸汤治疗头痛、失眠、痛经等不同疾病，采用的便是中医病名。而李竺[235]则是采用西医疾病进行异病同治研究，认为糖尿病和高血压均有肝肾阴虚、阴阳失调的共同病机。另有学者认为[236]，异病可以指同一患者身患不同疾病，而在病情变化过程中表现出的最具有特征性的证候，也就是病人就诊时需要解决的痛苦。即使疾病的病因完全不同，但在病程中某个特定阶段，机体脏腑共同的物质基础发生障碍，内在病机一致而出现相同的临床证候，因而可使用同一种方法治疗。

对于证候的认识则是疾病过程中某一阶段或某一类型的病理概括，因其具有时相性、空间性特征，故在致病因素作用下，机体的内外环境发生改变，病因、病性、病位、病势等病理要素也随之变化，则可能出现相同的病机类型，这时不同的疾病发展到了相同病机阶段，即异病同证。对于中医辨证过程，传统方法依赖于从宏观的层次上，通过望闻问切获得四诊信息，再对信息进行分析和判断，确定证型。随着科技不断进步，引入了现代系统生物学技术等新的技术和方法，从系统、器官、细胞、基因、蛋白、代谢组学多层次水平阐明了证候动态发生机制，并寻找到对证候具有诊断价值的微观指标，相对于传统的宏观辨证而言，这也被称为“微观辨证”[237]。用微观指标来阐释证型与现代疾病的联系，有利于探索和发现不同疾病具有相同证候时是否存在相同的客观物质基础，这对揭示同证异病同治的科学原理具有重要意义。如吴丹等[238]通过网络药理学分析得出逍遥散对抑郁症、糖尿病异病同治的作用机制，发现与此二病异病同治相关的信号通路及细胞因子。陶乐维等[239]通过实验研究发现，六味地黄丸含药血清能促进 MC3T3-E1 细胞培养上清液中骨钙素的含量增加，提示六味地黄丸异病同治骨质疏松症和糖尿病的物质基础之一可能为骨钙素。黄亚丽等[240]对比冠心病、肝硬化血瘀证与相同疾病非血瘀证患者的代谢组学差异，结果得出 7 个与血瘀证相关的代谢产物，证实了不同疾病血瘀证具有相同的微观物质基础。从以上研究可见“异病同证”在深层机制和微观机制方面可以找到理论支持。很多疾病的实验室检测中存在大量相同的微观因素，具有共同的微观机制改变。

但是，证候是疾病阶段性的病理概括，只能反映疾病某一阶段或某一层面的本质，不能全面揭示更深层次的内部联系。就算是同一证候，因受着患者个人体质和不同疾病自身变化规律的影响，其内部关系必然存在差异。而且，因为所属不同病的病理机制的差异，现代医学检测亦有某些指标存在较大差异。故异病同证中的“证”在基本病机大体相似的情况下，也会有一定的区别，如构成证候的主症、次症、兼症因主次地位的不同，则表现出各自的特异型。在临床治疗上，异病同证则可同治，根据证候的基本属性，选用相同或相似的基本方解决病证的共性；针对不同疾病所反映出的细微的病机变化，同证异型，灵活加减，个体化诊疗，使中医辨证论治更具层次性和动态性。

“异病同证”中的“证”和“同证异治”的“证”，都是指反映许多疾病辨证的基本规律，最核心的病机——基础证候。它为人们提供了认识疾病的共同规律，为临床从宏观的角度辨识治疗疾病提供极大的方便，也是辨证治病根本所在。而“同证异型异治”更强调在基础证候的平台上进行针对性更强的细化辨证，是“基础证候”的深层次认识挖掘，是对相同“证”型的不同个体采取的进一步个体化精准治疗方法[241]。

“异病同证同治”虽出自中医基础理论，但是在现代医学中的运用却屡见不鲜。不同的疾病若是其病因或发病机制相同，则可以用同类型的西药治疗；一种西药多有不同种类的适应证，仅针对一个疾病进行治疗的西药寥寥无几。如现代医学中大叶性肺炎、流行性脑脊髓膜炎、皮肤疖肿，虽分属不同系统，但皆由细菌感染所引起，临床治疗时均可用抗生素治疗；开瑞坦可用于因过敏反应引起的过敏性鼻炎、慢性荨麻疹、瘙痒性皮肤病的治疗；地塞米松可用于系统性红斑狼疮、结缔组织病、类风湿关节炎等自身免疫性疾病。近年来“异病同治”理论在肿瘤疾病的应用引起医学界关注。2018 年 7 月 25 日，中国食品药品监督管理总局（CFDA）正式批准 PD-1 抑制剂——帕博利珠单抗注射液（可瑞达，Keytruda）上市。Keytruda 已被证实对不同类型肿瘤如结肠癌、子宫内膜癌、胃癌、胆管癌、胰腺癌、小肠癌、乳腺癌等均有抑制作用[242]，宣告着抗癌免疫药正式进入“异病同治”的新阶段。

二、异病同证临床数据的差异性分析

同一“证候”会在不同的疾病中出现，但大量的临床经验提示，出现在不同疾病中的所谓同证在干预措施上虽有相同部分，却有程度不同的差异，而这些判别在临床总结时多被忽视。因此，在对多个西医疾病进行同病异证研究时，需要对异病同证的共有四诊信息及这些信息在不同疾病中的排序进行研究，探讨同证异病中共同出现的指标及其在不同疾病中的地位。对高血压病 739 例、脑梗死 841 例、更年期综合征 400 例及高脂血症 508 例的临床横断面调查资料的分析发现，高血压病、脑梗死、更年期综合征及高脂血症 4 种疾病在病程处于某一阶段时存在相同的肝阳上亢证型，以此对异病同证做进一步深入的研究。把 4 种疾病的共同四诊信息作为可直接测量的指标，用因子分析模型分析这些测量指标与不可直接测量的因子（证）之间的关系，再在结构方程模型分析中应用测量变量的因子结构不变性检验对多组样本的测量模型或结构模型是否一致进行检验。在此基础上，可以对异病同证所共有的四诊信息及四诊信息在不同疾病中的排序进行研究。整个数据使用 SAS 统计分析系统和 AMOS 软件处理。

（一）不同疾病的共同指标分析

高血压病、脑梗死、更年期综合征及高脂血症的前期证实性因子分析结果表明，其中有一个因子在这四种疾病中均具有 5 个共有指标：头胀、头痛、心烦易怒、面红、弦脉。经专家组商议并取得共识，认为这 5 个共同指标所对应的因子为“肝阳上亢型”，通过对这四种疾病的 5 个共同指标无约束条件下建模研究，结果表明：四种疾病对应指标总体的载荷系数相等和方差相等的假设不能接受。如果再添加指标误差项间的具有协方差作为约束条件，结果模型间比较仍然 $P<0.05$，表明四种疾病不具有共同协方差。由此可以说明高血压病、脑梗死、更年期综合征及高脂血症四种疾病的肝阳上亢型不具有结构不变性。但是，这并不说明四种疾病中其中某两种或三种疾病的肝阳上亢型都不具有结构不变性。为此，需要对这四种疾病的不同组合，以同样的方法做异病同证的比较分析。研究发现仅有高血压病、脑梗死、更年期综合征三个病种的肝阳上亢型具有结构不变性，说明高脂血症虽具有肝阳上亢型，但其肝阳上亢型的指标不能和其他 3 种病进行共性分析，因此在继续的研究中应剔除高脂血症。

运用结构方程模型对高血压病、脑梗死、更年期综合征 3 种疾病不同组合的共同临床表现做结构不变性检验，结果提示：3 个病种的肝阳上亢型有 6 个相同指标：头胀、面红、心烦易怒、头痛、舌苔黄、弦脉。对 3 个病种肝阳上亢型共同指标结构不变性进行两两比较分析。更年期综合征与脑梗死的肝阳上亢型有 9 个共同指标：头胀、头痛、心烦易怒、口苦、失眠、面红、舌苔黄、弦脉和舒张压改变。更年期综合征与高血压病的肝阳上亢型具有 7 个相同指标：头胀、头痛、心烦易怒、多梦、面红、舌苔黄、弦脉。脑梗死与高血压病的肝阳上亢型具有 10 个指标相同：头胀、头痛、心烦易怒、面红、目赤、口干、小便黄赤、便秘、舌苔黄和弦脉。

通过上述 3 病种测量变量的因子结构不变性检验及其两两比较分析，结果都证明了这 3 种病肝阳上亢型的共性指标具有结构不变性，说明以上病种肝阳上亢型的指标构成具有共同性质。这些指标在同一证候分型构成中具有相对稳定性，这 3 种病的肝阳上亢型都是由此类症状和体征反映出来的。这充分说明中医学的异病同证是有一定理论基础的，即必有其共同的物质与功能变化基础。也就是说，不同疾病在各自发展的过程中可表现出相同性质和反应状态的证候，不同的基本矛盾出现了相同的主要矛盾。根据中医辨证论治中不同疾病促使发病的病机相同可用同一种方法治疗的原则，即异病同证同治，此处应治以平肝息风、清热活血，可用天麻钩藤饮加减治疗。

（二）共同指标的主次地位分析

异病虽可以同证，但由于所处病种不同，其证候的临床表现并非完全相同；即构成同一证候分类的证候要素如主症、次症、兼症及舌脉等，在不同的病种中其主次地位是不一致的。对更年期综合征、脑梗死、高血压病 3 个疾病的共同指标按载荷系数大小进行排序分析，结果如下表 8-26 所示。

表 8-26　三种疾病肝阳上亢型模型拟合后指标载荷系数及顺位

指标	更年期综合征		脑梗死		高血压病	
	载荷系数	顺位	载荷系数	顺位	载荷系数	顺位
头胀	0.469	5	0.449	4	0.419	5
头痛	0.436	6	0.276	6	0.278	6
心烦易怒	0.534	3	0.546	2	0.718	1
面红	0.640	2	0.608	1	0.514	3
舌苔黄	0.703	1	0.497	3	0.669	2
弦脉	0.488	4	0.397	5	0.435	4

对 3 种疾病两两之间肝阳上亢型共同指标做排序分析，结果发现不同病种两两之间的共同指标模型拟合后载荷系数大小不同。

更年期综合征与脑梗死两种疾病的肝阳上亢型有 9 个共同指标，模型拟合结果的载荷系数及其排序结果见表 8-27。

表 8-27　更年期综合征与脑梗死肝阳上亢型模型拟合后指标载荷系数及顺位

指标	更年期综合征		脑梗死	
	载荷系数	顺位	载荷系数	顺位
头胀	0.468	6	0.430	5
头痛	0.644	5	0.321	7
心烦易怒	0.556	4	0.553	3
口苦	0.576	3	0.641	2
失眠	0.134	9	0.160	9
面红	0.649	2	0.661	1
舌苔黄	0.663	1	0.470	4
弦脉	0.480	7	0.386	6
舒张压	0.177	8	0.230	8

更年期综合征与高血压病两种疾病肝阳上亢型的 7 个共同指标，模型拟合结果的载荷系数及其排序结果见表 8-28。

表 8-28　更年期综合征与高血压病的肝阳上亢型模型拟合后指标载荷系数及顺位

指标	更年期综合征		高血压病	
	载荷系数	顺位	载荷系数	顺位
头胀	0.641	2	0.537	3
头痛	0.591	5	0.360	6
心烦易怒	0.601	4	0.785	1
多梦	0.247	7	0.372	5
面红	0.606	3	0.476	4
舌苔黄	0.684	1	0.650	2
弦脉	0.404	6	0.351	7

脑梗死与高血压病两种疾病肝阳上亢型的 10 个共同指标，模型拟合结果的载荷系数及其排序结果见表 8-29。

综上所述，3 种疾病虽均可出现肝阴亏虚、阳失阴制、阳浮于上所表现出来的头胀、头痛、面红、心烦易怒、舌苔黄、弦脉的肝阳上亢证型，但它们各自的排序是不一致的，这反映它们疾病本质的主症显然是不同的。如更年期综合征还可见月经紊乱、烘热汗出、腰膝酸软、失眠多梦等症；脑梗死还可见半身不遂、口舌歪斜、舌强语謇或不语、偏身麻木、烦躁失眠等症；高血压病还可有眩晕、目赤和口干等症。

表 8-29　脑梗死与高血压病的肝阳上亢型模型拟合后指标载荷系数及顺位

指标	脑梗死		高血压病	
	载荷系数	顺位	载荷系数	顺位
头胀	0.399	7	0.375	8
头痛	0.264	10	0.265	10
心烦易怒	0.515	4	0.704	1
面红	0.686	1	0.561	5
目赤	0.672	2	0.673	2
口干	0.351	9	0.282	9
小便黄赤	0.520	3	0.602	4
便秘	0.407	6	0.524	6
舌苔黄	0.456	5	0.618	3
弦脉	0.369	8	0.410	7

异病同证，证同治亦同，但结合具体疾病，其理法方药及药物的君臣佐使配伍仍应有所不同。如上述更年期综合征、脑梗死、高血压病之肝阳上亢型，以平肝潜阳立法，可选天麻钩藤饮为基本方；但更年期综合征治宜兼用二仙汤合二至丸加减以平衡阴阳，调理肝肾；脑梗死治宜加用羚角钩藤汤以凉肝息风潜阳；高血压病患者则常合用杞菊地黄丸以滋养肝肾。异病同证之同，是在异病的基础上，是不同疾病发展过程中至某一阶段所具有的共同的临床表现或具有的共同病理过程，但其本质仍有所差异，这说明中医证具有多系统、多层次、多靶点的变化。因此，需多指标综合地去揭示证的病理生理基础，然后确定相应的君臣佐使用药层次。面对异病同证，除针对共同的证候用药外还可以考虑到疾病的特殊性问题，这是“同证异病异治”的另一个方面。如治疗肝阳上亢型中高血压病时，用天麻钩藤饮、杞菊地黄丸等中药方剂在改善头晕、头沉、头痛、颈项强痛等基础证候方面具有较好的疗效，而在降低血压上则效果不显著，根据同证异病异治的法则，在改善症状体征的同时加用西药降低血压，则会取得更好的临床疗效。

（三）异病同证和个体化诊疗的关系

中医辨证治疗与个体化治疗在临床实施中是一脉相承的，中医学在诊治过程中不但注意人体的共性特征，而且将其重点放在对个性特征的辨析。通过对患者不同时期、不同临床表现的归纳（辨证），对不同患者中相同疾病不同证候的临床表现进行分析，将同一个疾病分为不同证型，实行个体化治疗，即同病异证（型），对证下药。对不同疾病在诊治过程中的共性特征进行基础证和特异型的辨析，对疾病继续进行全面深入的认识，辨其细微差别，力求找出不同疾病相同证候不同临床表现的个体治疗方法，这样对个体特征的掌握是辨证论治水平的最好体现。举《伤寒论》太阳病证治为例，太阳病总纲是“太阳之为病，脉浮，头项强痛而恶寒”。这是区别于其他经病证的基本特征，符合这些特征的疾病就可收入太阳病的辨治范畴。具体辨治，太阳病可分为经证与腑证。就经证而言，基本分为太阳伤寒（表实）证与太阳中风（表虚）证，分别有麻黄汤与桂枝汤主之。如果疾病深入，表现为太阳腑证，则按腑证治之。这是病在太阳的基本证治，讲的就是太阳病之共性，是“大同（核心病机、基础证)";"小异(特异分型)"则表现在对太阳病兼证、变证的处理,这应该是太阳病的个体化表现,但处理的原则还是要遵照太阳病主证(核心病机)进行辨治,以其主方加减治之。如桂枝加葛根汤证、桂枝加厚朴杏子汤证、桂枝加附子汤证、桂枝去芍药汤证、桂枝去芍药加附子汤证等,都是桂枝汤证的兼证与变证,方药组成都是在桂枝汤基础上加减变化完成的。

三、同证异病同治的篮式设计

目前欧美国家亦有各种"异病同治"的临床试验正在进行,即"篮式设计"试验(basket trial)[243]。美国癌症研究学会(AACR)2014年提出"篮式设计",这是肿瘤精准治疗时代的一类创新性临床试验,其试图证实:针对某个靶基因的抗肿瘤药物在治疗具有相同靶基因的不同瘤种患者时,是否具有相同或相似的疗效。

在一个抗肿瘤的靶向药物临床试验的篮式设计中,同时入组多个瘤种的肿瘤患者,这些患者虽有可能表现出相同或不同的临床症状,但具有相同的靶基因,符合该抗肿瘤靶向药物的靶基因要求。对不同瘤种采取分层随机的临床设计和相同的主要疗效评价指标(如:总生存期)。这样的设计具有入组快且可以有机会同时证实该靶向药物治疗多个瘤种伴有特定的靶基因患者是否均有相应的临床疗效,特别适用于抗肿瘤靶向药物的探索性研究。据此,篮式设计不单限于肿瘤的研究,亦可引申到其他疾病的临床研究,以此实现临床精准治疗。

篮式设计的临床研究,是针对多种疾病中具有同一治疗靶点的研究人群,目的是探索或验证作用于该治疗靶点的研究药物对具有该治疗靶点的不同疾病人群的疗效和安全性。

(一)篮式设计的临床研究假设

对于多个瘤种且同一个生物标志物均为阳性(或均为阴性)的患者,而该生物标志物均为阳性(或均为阴性)情况下对应有同一个靶向抗肿瘤药物。篮式设计临床研究的目的是要证实:该靶向抗肿瘤药物对于这些瘤种患者都是有效的,且其疗效与这些不同肿瘤没有明显关联性。篮式设计一般要求:①主要评估指标是相同的;②虽然不同病种的疗程可以不同,但不同病灶的两组的主要评估指标的差异一般要求非异质的,反之则结果的可信度下降并对结论往往有争议;③入选标准中的同一生物标志物均呈阳性(或均呈阴性),针对不同疾病而其他入选标准可以不同但相互不冲突(广义而言,可以制订相同的入选标准,即:由于入选标准不冲突,把不同疾病的入选标准全列上,要求满足所有入选标准中的几条入选标准就可以入组)。篮式设计研究最大的优势是同一研究药物,针对不同适应证,在满足一定的条件下,可以把多个适应证的样本合起来进行统计分析,节省样本量,加快药物研发速度。对于探索性研究比较适合;在符合法规要求的前提下,对于确认性研究同样适合。篮式设计的步骤见图8-15。

(二)证候类中药新药的临床研究

2018年国家药品监督管理局发布了《证候类中药新药临床研究技术指导原则》。

1. 证候类中药新药的临床定位　消除、改善或控制具有内在关联性的一组疾病的主要临床症状、体征等,也可定位于通过证候改善达到疾病治疗等目的。

2. 中医证候诊断标准　可以参照有关国家标准、行业标准或团体标准等进行制订,如无适用的诊断标准,可自行制订并经专家论证达成共识。证候诊断构成要素可采用定性或半定量方式,主次症的方法,鼓励制订具有中医特色的证候诊断量表,并可根据具体研究内容辅以客观诊断指标。

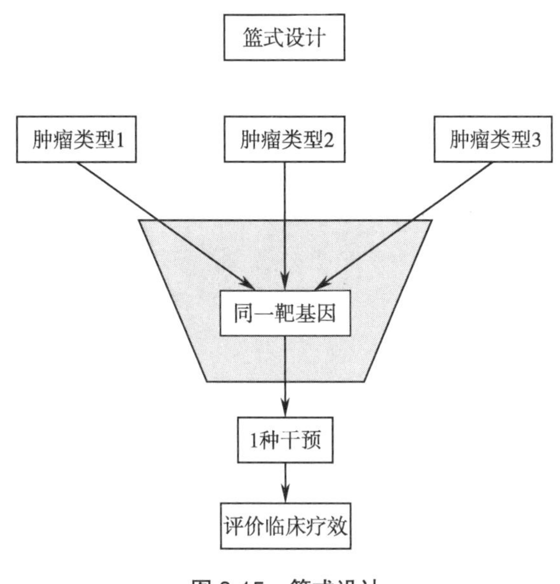

图 8-15　篮式设计

3. 证候类中药新药临床研究可有多种模式　如单纯中医证候研究模式、中医病证结合研究模式或中医证统西医病的研究模式，无论何种研究模式，证候类中药新药研究均应对所研究证候的动态变化规律及相关西医疾病所处特定阶段要有明确的界定。①单纯中医证候研究选择符合某个中医证候诊断标准的适应人群进行研究，观察药物对该中医证候所涉及的症状、体征以及相关指标的改善情况。②中医病证研究在符合某一中医疾病诊断标准的基础上，选取该病的某一证候进行研究，观察药物对该证候所涉及的症状、体征以及相关指标的改善情况。③证病结合研究是在中医"异病同治""以证统病"诊治思维模式的指导下，基于不同疾病发生发展过程中的某个阶段出现有相同病机特点、相似证候要素的，可以在同一证候下选择至少 3 个不同西医疾病来进行研究。

以中医证统现代医学疾病的研究，主要针对具有相同证候的不同疾病，采用相同证候治疗药物，评价不同疾病的相同证候疗效和安全性，即以同证异病同治思想为指导的证候研究。其核心是以证为出发点，对不同疾病的同一证候进行深入研究。指导原则中亦指出，以证统病研究应突出以证候为中心的设计理念，观察药物对中医证候疗效及西医疾病的疗效。

综上所述，中医以证统病研究（同证异病同治研究）与篮式设计过程类似，根据各自研究的特点，把篮式设计理念与中医证候类新药研究相融合，将篮式设计引入中医同证异病同治研究中。将证候看作靶基因，相同证候对应的不同疾病看作瘤种，针对中医以证统病的情况，采用篮式设计研究方法，可以较快速度地进行探索性研究，具体研究步骤可参见图 8-16。

（三）篮式设计在同证异病研究中的运用

在中医证候研究中，篮式设计临床研究可以适用于以证统病的研究。即：①同类且相同性质的研究证候（视为生物标志物），对应伴有同类且相同性质证候的多个适应证疾病；②同样的主要证候疗效标准；③对于伴随相同性质的研究证候所对应多个适应证疾病，入选标准中的研究证候为同类证候且相同性质要求除外，其他入选标准可以根据不同疾病情况设置，只是不能相互冲突；④同一个证候研究药物，原则上要求剂型相同，不同疾病尽可能

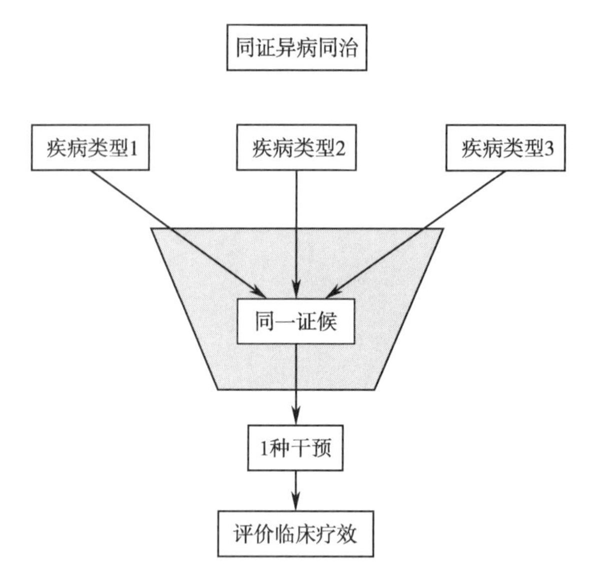

图 8-16　同证异病同治研究

剂量相同；如果预试验结果表明评估同一个主要证候的评价指标和评估多个适应证的主要有效性指标是非异质的，则对于探索性研究可以把多个适应证的样本合起来进行统计分析，并且探索证候疗效与疾病疗效的关联性，可以加快研究速度；但对于注册上市的Ⅲ期临床试验，需要综合考虑法规、证候疗效的异质性、疾病疗效的异质性和证候疗效与疾病疗效的关联性问题，科学合理地处理以证统病的关系。

（四）同证异病篮式设计的研究方案

对于同证异病篮式设计的临床研究方案具体内容如何确定，以探索性研究为例描述如下。

1. 确定以证统病的研究证候和对应的多个疾病。

2. 各个疾病的纳入和排除标准，对应疾病中符合研究证候的诊断。

3. 每个疾病所采用的治疗措施（相同的试验药和对照药，不同疾病可以用药剂量不一定相同，疗程也可以有所不同）。

4. 按每个疾病进行分层随机的分组方法。

5. 评价指标：①主要评价指标，主要证候疗效评价指标；②关键次要评价指标，主要证候疗效指标与疾病疗效的关联性指标；③其他次要评价指标，评价几组疾病疗效的差异以及其他有效性评价指标；④安全性评价指标。

6. 制订随访计划。

7. 制订研究所禁止使用的合并用药，且收集所有合并用药情况，包括合并用药的药名、使用原因、使用剂量、用药时间等。

8. 采集有效性和安全性评价指标（包括不良事件）。

9. 基于研究问题和前期研究工作信息，确定样本量。

10. 研究方案中简述数据管理计划。

11. 定义数据集。

12. 研究方案中的统计分析计划：①评估每个疾病的证候疗效，疾病疗效；②评估主要证候疗效指标的组间差异（试验药与对照药的疗效差异）在各个疾病之间的异质性（要求

异质性检验的 $P>0.10$, $I^2<50\%$),满足非异质的情况下,考虑把各个疾病的样本合起来,进行证候疗效的综合统计分析;③评估主要疾病疗效指标的组间差异(试验药与对照药的疗效差异)在各个疾病之间的异质性(要求异质性检验的 $P>0.10$, $I^2<50\%$),满足非异质的情况下,考虑把各个疾病的样本合起来,进行疾病疗效的综合统计分析;④评估证候疗效与疾病疗效之间的关联性。

四、风咳证异病同证同治临床研究思路

中医“异病同证”的研究已积累了大量经验,为证病结合研究奠定了良好的实践基础。随着医疗技术的进步,无论是中医还是西医都更加重视精准诊疗,“异病同治”正是中医精准医疗的雏形,其核心是根据不同患者的特征,针对性地制订出个体化治疗方案。“异病同治”主要运用在中医证候的探索上,即不同疾病出现相同的证候,临床治疗时可以使用相同的基本方。以风咳证同证异病同治临床研究思路为例。

(一)风咳证不同病种的选择

风咳证是因感受风邪所引起的,以咳嗽阵作,咽痒即咳为主要临床表现,多干咳无痰或少痰,或为难以抑制的刺激性、痉挛性咳嗽,或鼻痒、喷嚏、鼻塞流涕,舌淡,苔薄白,脉弦等症,多遇到异味、冷空气、油烟等过敏因素易于诱发。因其临床表现无明显寒热征象,而多具有风邪致病的特点,反映了风性善行数变,无风不作痒、风盛则动的发病特点。风咳的发病原因较为复杂,目前学术界多认为风是风咳证发生的主要致病因素,且与肺、脾、肾三脏功能失调密切相关。现代病因学研究发现,风咳证多与气道慢性炎症、气道咳嗽敏感性增高相关。气道炎症细胞释放炎性介质,咳嗽阈值下降,支气管平滑肌敏感性增加,收缩增强,从而出现咳嗽频作,甚至表现为难以抑制的刺激性、痉挛性咳嗽。另气道炎症使得炎症细胞聚集,释放炎性介质,导致血液黏度增加,产生微循环障碍,使本病病程较长。持续存在的气道炎症,使得气道上皮细胞受到持续损害,导致咳嗽感受器过多暴露,更容易受到物理或化学因素的刺激,其中冷空气、异味、油烟等环境致敏因素接触易诱发气道敏感性增高,同时气道浸润的炎性细胞释放的炎性介质可以直接或间接刺激咳嗽感受器。

风咳证多见于西医学的慢性咳嗽,通过收集 2014 年 4 月—8 月间符合风咳证诊断的 448 例患者,对其病因进行频次统计发现,风咳证的西医学病因分别为慢性支气管炎(50%)、咳嗽变异性哮喘(26.8%)、慢性咽炎(22.3%)、嗜酸性粒细胞性炎症(9.6%)、未明确诊断(7.3%)、过敏性鼻炎(3.6%)、感染后咳嗽(3.6%)、上气道综合征(1.8%)、胃食管反流病(0.9%)。现举风咳证常见的咳嗽变异性哮喘、感染后咳嗽及嗜酸粒细胞性支气管炎三种西医疾病的临床研究设计思路为例。

1. 咳嗽变异性哮喘(cough variant asthma, CVA) 咳嗽变异性哮喘是慢性咳嗽的主要病因,以咳嗽为其唯一或主要的临床症状,不伴有呼吸困难或喘息。CVA 若不及时就诊将发展为典型性哮喘,严重影响患者的生活。CVA 是特殊类型的哮喘,目前认为气道高反应是其发病的主要机制,与气道炎症、环境因素、神经源性炎症密切相关。在治疗上与哮喘相同,多用吸入性激素及支气管舒张剂,疗程一般较长,易出现病情反复。

2. 感染后咳嗽(postinfectious cough, PIC) 感染后咳嗽是指呼吸道感染的急性期症状消失后,咳嗽仍迁延不愈的疾病。目前认为 PIC 的发病机制有气道炎症、气道的上皮细胞损伤、气道高反应性、气道敏感性增高、气道神经炎症等。感染后咳嗽多以对症治疗为主,常

用中枢性镇咳药，虽有一定的治疗效果，但无法缓解患者咽痒症状，也易出现停药后复发，病情反复的情况。

3. 嗜酸粒细胞性支气管炎（eosinophilic bronchitis，EB） 嗜酸粒细胞性支气管炎是慢性咳嗽的常见病因之一，临床表现为慢性刺激性干咳或咳少许白色黏液痰，多为白天咳嗽，少数伴有夜间咳嗽。目前认为 EB 存在与哮喘相似的发病机制，即以嗜酸性粒细胞浸润为主、多种炎症细胞参与的气道炎症和气道重塑，但程度均较哮喘低，且无气道高反应性。尚有研究表明，EB 发病与咳嗽敏感性亢进有关，接触职业性过敏原或普通吸入性过敏原可发病。EB 的临床治疗以吸入性糖皮质激素为主，有一定的治疗效果，但治疗时间较长。

综上所述，三种疾病的主要发病机制都与气道炎症、气道咳嗽敏感性增高相关，中医的核心病机多与风邪相关。

（二）风咳证设计思路和方法

采用篮式设计方法，对优化的孟河医派经验方参叶止咳方治疗风咳证咳嗽变异性哮喘、感染后咳嗽和嗜酸粒细胞性支气管炎同证异病的临床疗效及安全性进行观察研究，为风咳证异病同治提供理论和临床依据，为研发证候类中药新药的临床试验设计提供新的思路和方法。

1. 随机双盲双模拟阳性对照 治疗方法为试验组服用参叶止咳颗粒 + 苏黄止咳胶囊模拟剂，对照组服用苏黄止咳胶囊 + 参叶止咳颗粒安慰剂。疗程为 2 周。观察指标为风咳证症状积分量表（分为主症量表和次症量表）、每日咳嗽 VAS 评分、客观性指标、安全性指标，疗效评价指标为风咳证临床控制率，止咳起效时间及疾病复发的频率，最终采用相同的主要疗效评价指标，如总生存期进行临床评价。试验设计见图 8-17。

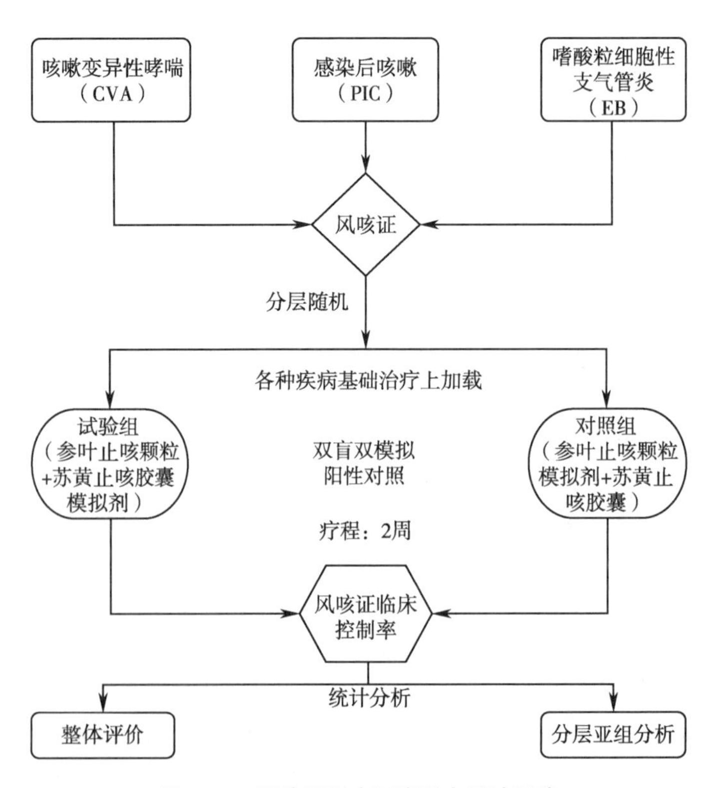

图 8-17　风咳证异病同治研究设计思路

2. 样本估算　依据非劣效性试验设计。根据文献报道，用西医常规方法治疗风咳证的咳嗽变异性哮喘、感染后咳嗽及嗜酸粒细胞性支气管炎的愈显率在35%左右，现打算应用有效方将风咳证的愈显率提高至55%，假设检验效能是80%，单侧检验 α=0.025，预计非劣界值为20%，可信区间（10%~30%），计算公式为：

$$n=\frac{2(U_\alpha+U_\beta)P(1-P)}{\delta^2}\left[\alpha=0.025,\beta=0.20,P=0.35,\delta(\text{检验界值})=-0.2\right]$$

试验组和对照组为1∶1，计算得到样本量180例，考虑10%脱落率，最后样本量198例，其中治疗组99例，对照组99例。

3. 统计分析　通过组内对照及组间对照，采用SPSS进行统计分析，三个西医疾病的中医证候异质性较小，则可以采用CMH卡方校正西医疾病的影响下评估试验药的有效性，反之如果异质性较大，则需要采用随机效应模型探索试验药的有效性。

同证异病同治的研究设计，可以采用篮式设计方法。与普通的随机对照试验内容基本相同，不同点有以下几点：①要求符合同一证候的不同西医疾病，证候疗效预估相差不大；②采用相同的证候疗效评价指标；③按不同的西医疾病分层随机分组。

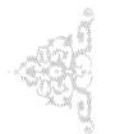

第十节　病证型结合在临床诊疗活动中的应用

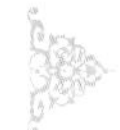

病证型结合的临床诊疗模式是对病证结合模式的深化，是中西医两种医学有机结合的表现形式；在临床实践中既重视疾病的诊断，以疾病为研究对象从整体上全面把握疾病的病因、发展、预后；又重视疾病核心病机（基础证）和不同特异分型的诊断，以证候为研究对象对疾病过程中表现出的病因、病位、病性、邪正盛衰做出阶段性的判断与评估，因此可以从疾病及基础证候和不同分型多个层面综合全面把握疾病的所有特征。这样，可以抓住疾病这一主要矛盾，针对疾病的关键病理环节（核心病机）处方用药，同时根据中医辨证分型的诊断结果，辅以针对特异型的治疗药物，实现临床精准治疗。

病证型结合诊疗新模式中的“病”是指具有诊断“金标准”的西医疾病。所以临床上具体应用时，首先应在详细收集患者四诊信息及体征、实验室指标后根据诊断标准确定相应的西医疾病，然后寻找研究病种的中医证型的共有信息群，确定基础证。再分析与疾病相关的其他特征性指标信息，确定疾病所处特异型，即在基础证的基础上产生的动态变化和目前所处状态。最后根据方证相应的原则，动态用方。在此背景下，把这种诊疗模式运用于临床实践中，使中医病历书写时疾病诊断明确，证和型的“八字”表述路径清晰，据此处方用药有的放矢。现将教学查房的部分典型病例进行分析与解读以供临床医生借鉴和参考。所举病案均来源于南京中医药大学附属常州市中医医院病房HIS系统中肺病科的病历。

根据病证型结合的临床诊疗模式，将教学查房分为四部分进行，第一部分为中西融会，采集病史；第二部分为四诊合参，定证辨型；第三部分为方证相应，动态用方；第四部分为酌古参今，解析方药。章次公先生认为中医以四诊八纲辨证论治为主，治病从整体着眼，这是中医长处，但是如果兼能运用现代科学的诊断，弄清疾病的原因及病灶所在，就更为完善，临床疗效也能得到进一步的提高。所以在疾病诊治中应该中西医融合借鉴，印证沟通。通过中医望、闻、问、切和现代医学检查两种方法，全面收集患者病史信息；然后综合分析取得的四诊信息，明确疾病西医诊断，确定疾病基础证，辨析目前所处的特异型。治疗上则应根据疾病的基础证和特异型，采用相应的治法治则，进行君方（小复方、角药、药对）的动态使用。疾病的急性发作期，急则治其标，以治疗特异型为主；稳定期，缓则治其本，以治疗基础证为主。最后结合证型的主要证候要素、药物功用主治及现代药理研究对处方用药进行君臣佐使的配伍使用。同时，对整个病案病证型结合的诊疗效果进行总体评估。

一、慢性支气管炎

（一）慢性支气管炎（肺虚痰郁证风邪引动型）

1. 中西融会采集病史　朱某，女，61岁，因"咳嗽咳痰伴气喘2个月"于2018年9月4日收入院。患者有慢性咳嗽史5年，反复发作，每次迁延3个月以上，常于外感后加剧。2个月前因受凉后咳嗽、咳痰再作，于外院用"左氧氟沙星、头孢类、甲强龙"等抗感染治疗，症情未见明显好转，为进一步诊治收入我院。刻诊：咳嗽剧烈，咽喉瘙痒，咳痰量多，色白质黏，胸闷气喘，喉间痰鸣，时有呃逆、嗳气，纳食欠佳，舌淡红，苔薄白微腻，脉细滑。查体：两肺呼吸音略低，左下肺可闻及少许湿啰音。辅助检查：胸部CT示两肺纹增加，右肺中叶及左下肺陈旧性病灶。

2. 四诊合参定证辨型　根据患者病史、症状体征及辅助检查，西医诊断为慢性支气管炎急性发作。按照病证型的诊断模式，患者基本信息为咳嗽、咳痰、气喘，且病程较长，素体虚弱，肺气不足，气血津液失于输布，凝聚成痰，痰湿郁肺，肺失宣降，发为本病。清代刘吉人在《伏邪新书》中提出："有已发治愈，而未能尽除病根，遗邪内伏，后又复发，亦谓之曰伏邪"。慢支的基本病理因素均为伏痰，而肺虚为其发病之本，故基础证为肺虚痰郁证。本次急性发病乃因外邪犯肺，引动伏痰，故咳痰量多，色白质黏；"伤于风者，上先受之"，"风胜则痒"，又现咽喉瘙痒、喉痒欲咳等表现，所以可归属风邪引动型。"脾为生痰之源，肺为贮痰之器"，病程日久，子病犯母，肺病及脾，脾失健运，水湿不化，聚湿生痰，痰为阴邪，其性重浊黏腻，导致病程缠绵，咳痰量多；加之病久肺气虚损，卫外不固，外邪易袭，经常外感加重病情。综上所述，患者为慢性支气管炎急性发作，肺虚痰郁证，风邪引动型，病位在肺，病性要素为虚、痰、风。

3. 方证相应循证用药　治疗上，患者目前为风邪引动特异型，根据方证相应的原则，急则治其标，先予以疏风镇咳，化痰平喘，方选三拗汤合止嗽散加减，具体药物如下：

炙麻黄 10g	苦杏仁 10g	姜半夏 10g	姜厚朴 10g
紫苏子 10g	莱菔子 10g	葶苈子 10g	炒黄芩 10g
浙贝母 15g	枇杷叶 15g	荆芥 10g	细辛 6g
炙紫菀 20g	前胡 20g	白前 20g	矮地茶 10g

7剂，每日1剂，水煎服。

4. 酌古参今解析方药　处方中炙麻黄、苦杏仁药对，取三拗汤之义，"麻黄乃肺经专药"，既辛散可宣畅肺气，又苦降能复肺清肃之常。现代药理学研究表明，麻黄碱具有良好的平喘作用和一定的镇咳祛痰作用，并且能抑制过敏介质的释放，具有抗过敏作用，能祛风止痒，对于风邪引起的咳喘的治疗临床获效颇佳。苦杏仁归肺、大肠经，功能宣降肺气，有良好的止咳平喘功效，而且杏仁质润，能润肠通便，"肺与大肠相表里"，腑气通畅，肺热得泻，能减轻此患者的肺部感染。麻黄和苦杏仁共为君药对，一宣一降，散中有收，以恢复肺之宣发肃降之常。半夏、厚朴此药对源于《金匮要略》中的半夏厚朴汤，可燥湿化痰，降气，主治痰多咳喘；紫苏子、莱菔子、葶苈子是自拟四子汤去掉酸敛之五味子，功能降气消痰，止咳平喘，主治痰壅气道，咳嗽气喘；半夏、厚朴药对与角药紫苏子、莱菔子、葶苈子共为两组臣药，既能加强麻、杏降气止咳平喘之效，又能燥湿豁痰，治疗患者咳痰量多的病症。浙贝母、枇杷叶、黄芩清热化痰止咳；荆芥长于发表散风，细辛疏风宣肺，温肺化饮；浙贝母、枇杷叶、黄芩、荆芥、细辛为一组佐使药，寒温并用，助君臣药疏风宣肺、止咳化痰。紫菀、白前、前胡为另一组佐使药，润肺降气，消痰止咳，适用于肺气壅实，咳嗽痰多，胸满喘急等症；矮地茶化痰止咳，化瘀平喘。全方诸药配伍精妙，寒温并用，宣降相应，疏风肃肺，镇咳化痰，主要针对风邪引动特异型，又时时兼顾“伏痰”。

二诊：患者药后咳嗽明显改善，咳痰量减少，色白质黏，喘急较前好转，偶有胸闷不适，又感咽痛，口干欲饮，双目发胀有分泌物，纳食可，夜寐安，二便调，舌红，苔少，脉细滑。

方药：前方去细辛、厚朴、白前、矮地茶，加南沙参 30g，板蓝根 15g，胖大海 10g，蝉蜕 10g。

复诊时因患者咳嗽喘急有好转，咳痰减少，又因病程日久，风邪入里化热，热灼津液，加之使用抗生素等西药，致使患者阴液亏损，不能上承，咽喉失于润养，出现咽痛、口干欲饮等症，故前方去较为温燥伤阴的细辛、厚朴、白前、矮地茶，加南沙参、板蓝根、胖大海、蝉蜕，南沙参能养阴生津，润肺止咳，板蓝根、胖大海、蝉蜕为角药，起佐助作用，清热利咽，蝉蜕又能加强疏风镇咳、明目退翳之效。

按语：综观全案，审因辨证分型准确，此患者属慢性支气管炎急性发作，基础证为肺虚痰郁证，本次特异型为风邪引动型。《素问·标本病传论》中强调“知标本者，万举万当，不知标本，是谓妄行”，在临证诊病时应分清标本缓急，然后确定相应治则用药。《金匮要略》中又云：“夫病痼疾加以卒病，当先治其卒病，后乃治其痼疾也。”在标的症状较重时先治其标，当症情控制后可兼顾治本，或标本同治，或治本为主，故本案先针对特异型予以疏风肃肺，镇咳化痰，待风祛咳止后，可根据基础证予以补肺化痰。

（二）慢性支气管炎（肺虚痰郁证痰热蕴肺型）

1. 中西融会采集病史 张某，男，62岁，因“咳嗽咳痰1周”于2018年12月20日收入院。患者平素吸烟量大，每日大于20支，有慢性咳嗽史数年，平时易感咳嗽，冬季尤甚，每次发作迁延数月难愈，胸闷气短逐渐加剧。本次因咳喘加剧1周入院，已用抗感染止咳化痰药静滴和口服7天，症情缓解未痊愈。刻诊：轻咳，少痰，色黄白相间，质黏，咯吐畅，胸闷气短，动则尤甚，咽喉不利，声音嘶哑，心烦急躁，纳食可，二便调，夜寐一般，唇紫暗，舌红赤，苔黄腻，脉弦滑。查体：两肺叩诊清音，两肺呼吸音低，两肺闻及明显湿啰音，双下肢无水肿。辅助检查：胸部CT示两肺慢性支气管炎、肺气肿改变。

2. 四诊合参定证辨型 根据患者病史、症状体征及辅助检查，西医诊断为慢性支气管炎急性发作。按照病证型的诊断模式，患者基本信息为胸闷气短、咳嗽、咳痰。患者长期吸烟，肺气亏虚，气不布津，津聚成痰，痰湿壅肺，肺之气机升降失调，故基础证为肺虚痰郁证。“肺为气之主”“肾为气之根”，病程日久，母病及子，肺虚及肾，肺肾两虚，肾不纳气，故胸闷气喘逐渐加重。本次发作，外邪犯肺，入里化热，灼津为痰，阻塞气道，肺失清肃，故咽喉不利，声音嘶哑；《仁斋直指方论·病机赋》中云：“痰因火动，有因火而生痰，有因痰而生火。”痰蕴于肺，久而化热，痰热壅滞，故咳痰色黄白相间、质黏、心烦急躁，所以可归属痰热蕴肺型。综上所述，患者为慢性支气管炎急性发作，肺虚痰郁证，痰热蕴肺型。病位在肺、肾，病性要素为虚、痰、热。

3. 方证相应循证用药 根据方证相应的原则，患者是肺虚痰郁证，痰热蕴肺型，标本兼顾，治以清肺化痰，纳气平喘，用清金化痰汤合自拟四子汤加减。具体方药如下：

炙麻黄 10g	苦杏仁 10g	桑白皮 15g	炒黄芩 10g
陈皮 10g	姜半夏 10g	姜厚朴 10g	浙贝母 10g
前胡 20g	地龙 10g	淫羊藿 10g	银杏叶 20g
紫苏子 10g	五味子 10g	莱菔子 10g	葶苈子 10g
紫苏叶 10g			

7剂，每日1剂，水煎服。

4. 酌古参今解析方药 处方中炙麻黄疏风宣肺、止咳平喘，杏仁降气止咳平喘，两者共为君药对一。一宣一降，调和肺气，倍增止咳平喘之力，无论外感、内伤，凡邪壅肺气，肺气不降之咳喘均可用之。桑白皮泻肺平喘，又善清热止咳；黄芩性寒味苦，功能清热泻火解毒，现代药理研究也表明黄芩对肺炎双球菌等多种细菌有很较好的抑制作用。黄芩、桑白皮两者相须配伍，清肺止咳，直接治疗痰热病因，共为君药对二。角药陈皮、厚朴、半夏为一组臣药，功能燥湿化痰，降气止咳。陈皮与半夏药对取自二陈汤，理气化痰的同时健脾燥湿，以杜生痰之源。厚朴与半夏此药对源于《金匮要略》中的半夏厚朴汤，半夏化痰降逆，厚朴下气除满。浙贝母、前胡、地龙为另一组臣药，协助君药加强全方疏风达邪，清肺化痰之力。以上君药、臣药合用，清肺化痰，镇咳平喘，主要治疗痰热蕴肺这一特异型。淫羊藿功能温肾助阳，肾为先天之本，临床可妙用淫羊藿补肾纳气，治肾虚之本以止咳平喘。银杏叶性平，味甘、苦、涩，归心肺经，既能敛肺平喘，又能活血化瘀。五味子味甘酸，既能敛肺滋肾止咳喘，又能生阴津润肺燥。银杏叶、淫羊藿、五味子相配，理瘀与补肾并重。紫苏子、五味子、莱菔子、葶苈子是临床经验小复方，化裁于《韩氏医通》中的三子养亲汤，降气平喘化痰力较强。淫羊藿、银杏叶、四子汤合用共为佐使药，敛肺纳气，化痰平喘，兼顾本病基础证。另加紫苏叶疏风解表，与陈皮相配，又能行气和胃，以防清肺化痰诸药苦寒败胃。

二诊：患者药后症情明显改善，咳嗽止，声音嘶哑除，咳痰量减少，胸闷气短未除，午后为甚，口不渴，纳食可，二便调，唇紫，舌红，苔厚腻微黄，脉弦滑。

方药：前方去地龙、陈皮、紫苏子、莱菔子、五味子、葶苈子、紫苏叶，加川芎10g，丹参15g，姜竹茹10g，鱼腥草15g，矮地茶10g，枇杷叶15g。10剂。

复诊时患者诸症缓解，但因痰热未清，病程日久，耗伤肺肾，正气愈虚，运血无力，血流滞缓，由虚致瘀，虚、瘀、痰、热相互夹杂，在痰热蕴肺型上动态演变出肾虚血瘀型。故前方去地龙、紫苏子、莱菔子、五味子、葶苈子等药，加入川芎、丹参、矮地茶、竹茹、鱼腥草、枇杷叶。角药川芎、丹参、矮地茶增强银杏叶活血化瘀之力，去瘀生新而不伤正，行而不破，且川芎与淫羊藿合用，补肾与化瘀并重，通补并行，固本平喘。另一组角药竹茹、鱼腥草、枇杷叶增强君药清肺化痰之力，泻肺中余热。

按语：本案患者经过前期西医治疗后急性期症状有所缓解，目前处于“本虚标实”状态，“治实必顾虚，治虚必顾实”，当以扶正祛邪为主，一方面补其虚，另一方面祛其邪，故全方标本兼顾，在针对特异型清肺化痰的同时，不忘兼顾基础证以纳气平喘。复诊时患者诸症皆有改善，但仍痰热未清，肾虚血瘀，虚实夹杂。王孟英说："感后余热，阻气机之肃化，搏津液以为痰，此关不通，一切滋补无从着手。"故在前方的基础上进一步清化痰热，同时补肾化瘀，固本平喘。病证型诊疗模式中的"型"是疾病基础证上产生的动态变化，在临床诊病过程中一定要根据四诊信息状态，辨清特异型，按标本主次，动态用药。

二、慢性阻塞性肺疾病

（一）慢性阻塞性肺疾病（痰瘀阻肺证脾肾两虚型）

1. 中西融会采集病史　梁某，女，77岁，因"咳嗽气喘反复10余年，加重10天"于2018年10月22日收入院。患者10余年前开始出现咳嗽、咳痰、气喘，外院诊为慢性阻塞性肺疾病，曾用中西药调治，症情反复发作，时轻时重。本次因受凉后咳痰喘再发，症情严重，收入院。入院后经过抗感染、止咳化痰平喘等治疗，患者症情稍有缓解。刻诊：胸闷气喘较重，动则喘甚，难以平卧，轻咳，少痰，痰色白，时黏，时泡沫状，纳呆食少，大便干结难解，夜寐欠安，面色黧黑，形体肥胖，双下肢凹陷性水肿，舌暗红有瘀斑，有裂纹，苔白微腻，脉弦滑。查体：桶状胸，两肺呼吸音低，两下肺散在湿啰音，未及明显干啰音，双下肢凹陷型水肿。辅助检查：胸部CT示两肺纹理增多紊乱，右肺中叶纤维灶。患者既往有"糖尿病""高血压病""冠心病""重度肥胖症"史。

2. 四诊合参定证辨型　2019版《GOLD慢性阻塞性肺疾病全球倡议》中指出：出现呼吸困难、慢性咳嗽或咳痰，并有慢性阻塞性肺疾病危险因素暴露史的患者均应考虑为慢性阻塞性肺疾病。肺功能检查是确诊慢性阻塞性肺疾病的必备条件，应用支气管舒张剂后，$FEV_1/FVC<0.70$表明患者存在持续性气流阻塞，即可诊断慢性阻塞性肺疾病。临床上，慢性支气管炎和肺气肿是导致慢性阻塞性肺疾病的最常见的疾病，也是尚未发展为慢阻肺的早期阶段。结合此患者病史与体征，可诊为慢性阻塞性肺疾病。按照病证型的诊断模式，其基本信息为胸闷气喘、咳嗽、咳痰。《丹溪心法》中指出："肺胀而嗽，或左或右不得眠，此痰挟瘀血碍气而病。"患者年高体弱，咳喘日久，肺气虚损，气不布津，津聚为痰，加之形体肥胖，肥人多痰湿，痰浊潴留，久病生瘀，痰瘀互结，闭阻于肺。故本病的核心病机为肺虚痰郁，痰瘀互结，闭阻于肺，其基础证总结为痰瘀阻肺证。《内经》云："诸湿肿满，皆属于脾。"病程日久，子病犯母，肺虚及脾，脾失健运，气不化水，水湿泛滥，故见双下肢水肿、纳呆食少。"肾为气之根"，母病及子，肺虚及肾，肾不纳气，肾水上泛，则胸闷气喘加重，难以平卧，面色黧黑。综上所述属脾肾两虚型，病位在肺、脾、肾三脏。肺与大肠相表里，肺脾气虚，大肠传导无力，则大便干结难解。故四诊合参，患者为慢性阻塞性肺疾病，痰瘀阻肺证、脾肾两虚型。病位在肺、脾、肾，病性要素为痰、瘀、虚。

3. 方证相应循证用药　根据方证相应的原则，患者是痰瘀阻肺证，脾肾两虚型，标本兼顾，治以理肺化瘀，健脾化湿，补肾纳气，用自拟四子汤合四君子汤加减。

五味子 10g	紫苏子 10g	莱菔子 10g	葶苈子 10g
丹参 15g	银杏叶 20g	浙贝母 15g	枇杷叶 15g
炒党参 10g	生白术 30g	茯苓 20g	冬瓜皮 30g
葫芦壳 30g	淫羊藿 10g	紫苏叶 10g	炙鸡内金 20g

7剂，每日1剂，水煎服。

4. 酌古参今解析方药　方中小复方四子汤：五味子、紫苏子、莱菔子、葶苈子化裁于三子养亲汤，功能止咳化痰，降气平喘，可作为以咳、痰、喘为基础症的慢性支气管炎、慢性阻塞性肺疾病的基础方药，方中五味子味甘酸，既能敛肺气、补肾气，又能生阴津；紫苏子降气化痰，止咳平喘，善治疗痰壅气逆，咳嗽气喘；莱菔子消食导滞，气行则痰化；葶苈子既能泻肺平喘，又可行气消肿，减轻下肢水肿；此四药组成君方，各药综其所长，可使痰消气顺，咳喘自平。丹参活血祛瘀，兼能凉血，除烦安神，去瘀生新而不伤正，行而不破；银杏叶活血化瘀，敛肺平喘。现代药理研究也表明，活血化瘀法可改善肺血流、降低肺循环阻力，从而改善肺通气功能。丹参、银杏叶为一对臣药，增强理肺化瘀之效；枇杷叶、浙贝母为一对臣药，清降肺气，止咳化痰。上述 8 味药主要针对本病痰瘀阻肺的基础证，共奏理肺化瘀、化痰平喘之功，痰瘀得化，咳喘能平。党参、白术、茯苓为第三组臣药，取四君子汤之义，一方面"脾为生痰之源"，党参、白术、茯苓健脾益肺，培土生金，以使脾运得健，痰湿得化，另一方面健脾利水，以消下肢水肿和形体肥胖；冬瓜皮与和葫芦壳为佐使药，加强利水渗湿消肿之功；紫苏叶、炙鸡内金也为佐使药，功能健脾益气，和胃消食；淫羊藿补肾纳气平喘；上药共奏健脾运湿，补肾纳气之功，治疗本病脾肾两虚之特异型。

二诊：患者药后症情明显改善，咳嗽减，喘急平稳。咳痰仍量多，色白质黏，咯吐不畅，口干欲饮，纳呆食少，夜寐不安，大便闭而不爽，舌红，苔黄腻，脉滑。下肢浮肿减而未除，仍按之可凹。

方药：前方去茯苓，党参加至 20g，再加制大黄 10g，炒枳壳 10g。7 剂，每日 1 剂，水煎服。

复诊时患者症情缓解，下肢水肿明显减轻，故前方去茯苓，增加党参用量以加强健脾益肺之力；但因患者大便仍闭而难行，故加制大黄、炒枳壳以行气导滞。

按语：本案患者西医诊断为慢性阻塞性肺疾病，在中医学中属于"肺胀"范畴，慢性阻塞性肺疾病病机总属"本虚标实"，久病本虚是发病基础。初期为主要为肺虚，随着病情反复发作，"母病及子""子病犯母"，终致肺、脾、肾三脏俱虚，而痰瘀交阻贯穿于疾病始终。所以，在临床治疗上，应抓住"痰""瘀""虚"三个方面，根据病邪性质与轻重，分别予以补虚、化痰、祛瘀等治法。

（二）慢性阻塞性肺疾病（痰瘀阻肺证痰热蕴肺型）

1. 中西融会采集病史 郭某，男，84 岁，因"反复咳嗽气喘 40 余年，加重 1 周"于 2018 年 9 月 20 日收入院。患者年轻时有哮喘发作史，40 余年前起开始出现咳嗽、咳痰，未予特别重视。此后每于季节变化或受凉感冒后出现上述症状，反复发作，经抗感染、止咳化痰等治疗症状可缓解。后逐步出现胸闷气短，动则加剧，休息后可暂缓解，被确诊为慢性阻塞性肺疾病。1 周前因受凉后咳痰喘再发，症情严重，收入院。入院后曾胸闷气喘突发，喉间高调哮鸣声，神识欠清，呼吸困难，血氧饱和度低至 60%，经抢救后，症情缓解。刻诊：咳轻，咳痰量多，色黄质黏脓，咯吐不畅，胸闷气喘，动则喘甚，发作时有喉间痰鸣，口干欲饮，纳寐一般，大便溏软，日行一次，唇紫，舌红赤有裂纹，苔微黄腻，脉洪滑。辅助检查：血常规示中性粒细胞升高；胸部 CT 示右肺上叶陈旧灶，右肺下叶肺气囊，双侧胸腔积液。

2. 四诊合参定证辨型 根据患者病史、症状体征及辅助检查诊断为慢性阻塞性肺疾病急性加重合并支气管哮喘。按照病证型的诊断模式，患者基本信息为胸闷气喘、咳嗽、咳痰，且患者年事已高，疾病复杂日久，逐渐加重，肺气亏虚，"子盗母气""母病及子"，渐致肺、脾、肾三脏俱虚。脏腑运化功能失调，无力推动津液的运行输布，则津液停聚，聚而成痰。痰湿壅阻于肺，肺之气机失调，“久病必瘀”，终致痰瘀闭阻于肺。故基础证为痰瘀阻肺。本次发作，外邪犯肺，入里化热，邪热蕴肺，灼津为痰。加之痰瘀郁久易化热，使得痰与热结，痰热壅滞，肺失清肃，综上所述属痰热蕴肺型。痰热煎灼津液，阴液亏损，故见口干欲饮，舌红赤有裂纹。四诊合参，患者为慢性阻塞性肺疾病急性加重合并支气管哮喘，痰瘀阻肺证，痰热蕴肺型。病位在肺，涉及脾、肾，病性要素为痰、瘀、热、虚。

3. 方证相应循证用药　根据方证相应的原则，患者是痰瘀阻肺证，痰热蕴肺型，急则治其标，治以清肺化痰，纳气平喘，佐以健脾助运，用自拟龙丹理肺汤合四子汤加减。

地龙 10g	丹参 20g	炙麻黄 10g	苦杏仁 10g
紫苏子 10g	葶苈子 10g	五味子 10g	浙贝母 15g
桑白皮 15g	炒黄芩 10g	蒲公英 15g	鱼腥草 15g
紫苏叶 10g	陈皮 10g	南沙参 15g	炙甘草 6g

7 剂，每日 1 剂，水煎服。

4. 酌古参今解析方药　方中地龙性寒降泄，寒可胜热，长于泻肺中伏火，清肺平喘。同时兼入血分，其性走窜，具有通络止痛之功效。丹参活血祛瘀，兼能清热凉血，祛瘀生新而不伤正，行而不破。两药相合，共为君药，清肺平喘，活血通络。麻黄、苦杏仁为臣药对，“宣肺止咳平喘”之麻黄与“降气止咳平喘”的杏仁配伍，一升一降，通调肺气，配合地龙、丹参，加强止咳平喘之功。紫苏子、葶苈子、五味子是第二组臣药，功能降气平喘，燥湿化痰。黄芩、浙贝母、桑白皮与蒲公英、鱼腥草为第三组臣药，黄芩“清肺泄热，除郁肺之热”，浙贝母、桑白皮清化热痰，蒲公英、鱼腥草清热解毒消痈。此五药合地龙清肺泄热、化痰平喘，主要治疗痰热蕴肺特异型。此外甘草、陈皮、紫苏叶、南沙参为佐使药，甘草益气和中，调和诸药，紫苏叶、陈皮理气健脾，燥湿化痰，既有培土生金之意，又防前药苦寒败胃。病久热邪易伤阴耗液，再加南沙参养阴润肺。

按语：本案患者西医诊断为慢性阻塞性肺疾病急性加重合并支气管哮喘，病情复杂，病程较长，肺、脾、肾三脏俱虚，痰瘀互结闭肺为核心病机，是本病发病之本。痰瘀郁久化热，加之外感入里化热，痰热蕴肺为本次发作之标。本病痰、瘀、热三者相互兼夹，互为因果，治疗上不能忽视其一，故治以清肺化痰，化瘀平喘，待痰热得清，标象得缓后，方可加入补益肺脾肾之药，以免过早收敛造成“闭门留寇”之弊。

（三）慢性阻塞性肺疾病（痰瘀阻肺证水饮射肺型）

1. 中西融会采集病史　张某，男，79 岁，因“反复咳嗽咳痰 10 余年，加重伴气急 1 小时”于 2018 年 9 月 20 日收入院。患者 10 余年前开始出现咳嗽、咳痰，晨起明显，未予特别重视。此后每于冬春季节变化或受凉感冒后上述症状反复发作，经抗感染、止咳化痰治疗症情可改善。5 年前登高或急走后即感胸闷气急明显，休息后可暂缓解，于当地医院诊为“慢性阻塞性肺疾病”，予抗感染、解痉平喘等治疗后症情好转。患者本次因胸闷气促急性加重收入院。入院后予抗感染、止咳化痰平喘治疗，症情稍有减轻。刻诊：轻咳，咳痰色白泡沫状，胸闷气喘，动则喘甚，难以平卧，面色萎黄无华，形体消瘦，两下肢肿胀，按之可凹，纳呆食少，夜寐欠安，二便尚调。唇紫，舌暗淡，苔水滑厚腻腐，脉沉细小滑。查体：桶状胸，双侧呼吸音低，双肺可闻及湿啰音，少许干啰音。心率每分钟 62 次，偶及早搏，心音低钝，剑突下搏动显。辅助检查：胸部 CT 示双肺慢支、肺气肿并感染，间质性肺改变，右肺肺大疱，左肺片状致密影，考虑肺不张，左侧胸膜下团块影，考虑占位可能，左侧胸腔积液。既往有“高血压病”病史 20 余年。

2. 四诊合参定证辨型　根据患者病史、症状、体征及辅助检查，可诊断为慢性阻塞性肺疾病急性加重合并胸腔积液。按照病证型的诊断模式，患者基本信息为咳嗽、咳痰、气喘。患者病程日久，肺、脾、肾三脏俱虚，水湿运化输布功能失常，津液失于输布而凝结成痰，痰湿停聚于肺而成饮，肺朝百脉主治节，肺脏功能失常，血液运行受阻而凝滞成瘀，痰饮与瘀血胶结壅滞，闭阻于肺，则咳嗽、咳痰、气喘。故基础证为痰瘀阻肺证。本次发病较急，因胸腔积液所致，此为水饮停聚，上冲射肺。《金匮要略·痰饮咳嗽病脉证并治》言“咳逆倚息，短气不得卧，其形为肿，谓之支饮”。水饮射肺，肺失宣发肃降，肺气壅滞，故咳嗽、咳痰加重，甚至喘急难以平卧，综上所述属水饮射肺型。又因病程较长，脾肾阳虚，水湿停聚于下肢，故下肢水肿呈凹陷状。四诊合参，患者为慢性阻塞性肺疾病急性加重合并胸腔积液，痰瘀阻肺证，水饮射肺型。病位在肺，涉及脾、肾，病性要素为痰、水饮、瘀、虚。

3. 方证相应循证用药　根据方证相应的原则，患者为痰瘀阻肺证，水饮射肺型。目前为急性加重期，急则治其标，治从泻肺降气，利水平喘，佐治其本，兼以化痰和瘀之法，方用葶苈大枣泻肺汤合五苓散加减。

葶苈子 20g	桑白皮 15g	紫苏子 10g	莱菔子 10g
茯苓 20g	泽泻 10g	桂枝 5g	冬瓜皮 30g
五加皮 10g	葫芦壳 30g	姜半夏 10g	姜厚朴 10g
丹参 15g	矮地茶 10g	银杏叶 20g	半枝莲 15g

7 剂，每日 1 剂，水煎服。

4. 酌古参今解析方药　方中葶苈子、桑白皮为君药对，泻肺降气，利水平喘。葶苈子对喘急难以平卧之症有良效，再加第一组臣药紫苏子、莱菔子下气定喘化痰，取三子养亲汤之义，临床上常用其治疗痰多喘急之症；茯苓、泽泻、桂枝为第二组臣药，出自《伤寒论》中的五苓散，茯苓、泽泻淡渗利湿；桂枝解表化气，因“病痰饮者，当以温药和之”，以桂枝性温助化痰饮；第三组臣药是冬瓜皮、五加皮、葫芦壳，《本草再新》言冬瓜皮“走皮肤，去湿追风”，《江苏植药志》言其可“治足跗浮肿”，配合葫芦壳利水消肿，以治下肢浮肿；五加皮祛风湿，尚可补益肝肾。急则治其标，上药相配，使气行水化，治蓄水、痰饮所致的咳嗽、气喘、下肢浮肿者，主要针对本案急性加重期之水饮射肺特异型。治标不忘本，方中半夏、厚朴燥湿化痰，丹参、矮地茶、银杏叶化瘀宽胸平喘，五药合用共奏化痰泄浊、化瘀理肺之功效，兼顾本案痰瘀阻肺之基础证。另加用半枝莲化瘀解毒，患者胸部 CT 提示胸膜下占位可能，现代药理学研究发现半枝莲具有抗肿瘤作用。

按语：本病案患者有慢性阻塞性肺疾病多年，痰、瘀、虚为其根本发病要素，但此次发病合并胸腔积液，病情复杂。此患者的病性要素应概括为痰、水饮、瘀、虚。目前以水饮射肺特异型为急，急则治其标，先予以泻肺利水、降气平喘为主，但痰浊、水饮、瘀血各病理要素之间相互影响、互相转化，所以也需适当佐以理肺化瘀之品，兼顾本病之本。

（四）慢性阻塞性肺疾病（痰瘀阻肺证气阴两虚型）

1. 中西融会采集病史　徐某，男，69 岁，因“咳嗽咳痰气喘 10 余年，加重 2 小时”于 2018 年 11 月 8 日收入院。患者 10 余年前起开始出现咳嗽、咳痰，未予特别重视及治疗。此后每于冬春季节变化或受凉感冒后出现上述症状，反复发作，经抗感染、止咳治疗症状可缓解。此次因咳嗽、气喘加重，以“慢性阻塞性肺疾病、慢性肺源性心脏病”收入院。入院经抗感染、止咳平喘等治疗后，病情好转未痊愈。刻诊：间歇性咳嗽，咳痰量中等，色黄质浓黏，咯吐欠畅，仍胸闷气喘，喉间痰鸣，偶有饮水呛咳，神疲乏力，口干欲饮，面色萎黄无华，神情倦怠，大便偏干，夜寐一般，唇紫，舌红苔少，脉细滑。查体：桶状胸，双侧呼吸音低，双肺可闻及湿啰音，心率每分钟 85 次，偶及早搏。辅助检查：胸部 + 头颅 CT 示右侧基底节区出血破入脑室系统，右枕叶梗死，老年脑。两肺慢支、肺气肿伴感染，左侧胸腔、叶间积液。右肺上叶小结节。既往有“高血压病”“冠心病”“脑出血”病史，正用药治疗。

2. 四诊合参定证辨型　根据患者病史、症状体征及辅助检查诊断为慢性阻塞性肺疾病急性加重合并慢性肺源性心脏病。按照病证型的诊断模式，患者基本信息为胸闷气喘、咳嗽、咳痰，因患者年事已高，咳喘日久，肺气亏虚，气不布津，津聚成痰，痰湿壅阻于肺，肺之气机失调。“肾为气之根”，病程日久，母病及子，肺虚及肾，肾不纳气，故咳嗽气喘难平；另清代叶天士指出：“初气结在经，久则血伤入络”，认为“久病则虚、虚可致瘀”，虚则气血运行不畅，瘀滞即生，瘀则机体生新不顺，虚弱乃成，虚瘀相兼。故基础证为肺（肾）虚痰瘀阻肺证。肺以气阴为主，阴阳互根，肺气虚耗日久而致阴伤，阴液亏损，无以滋润濡养，则见口干欲饮，大便偏干，舌红苔少，目前属气阴两伤型。痰蕴于肺，久而化热，痰热壅滞，见咳痰色黄质浓黏。四诊合参，患者为慢性阻塞性肺疾病急性加重合并慢性肺源性心脏病，痰瘀阻肺证，气阴两伤型。病位在肺、肾，病性要素为痰、瘀、虚。

3. 方证相应循证用药　根据方证相应的原则，患者是肺肾亏虚的痰瘀阻肺证，气阴两伤型，标本兼顾，治以补肺益肾，益气养阴，化痰祛瘀。用自拟四子汤合生脉散加减。

紫苏子 10g　　莱菔子 10g　　葶苈子 10g　　五味子 10g
太子参 10g　　麦冬 10g　　炙黄芪 10g　　炒当归 20g
桑白皮 20g　　瓜蒌皮 20g　　浙贝母 15g　　枇杷叶 15g
三七 15g　　丹参 15g　　银杏叶 20g　　红景天 10g
菟丝子 10g　　淫羊藿 10g

7 剂，每日 1 剂，水煎服。

4. 酌古参今解析方药　四子汤为君方，理气降逆化痰，以消为补，痰消气顺，咳喘自平。太子参、麦冬、黄芪、当归为一组臣药，太子参、麦冬、五味子出自生脉散，功能补肺益气，养阴生津，主要治疗气阴两伤的特异型。正如费伯雄在《医方论》中言：“肺主气，心主血，生脉散养心肺之阴，使气血得以荣养一身，而又以酸敛之品以收耗散之气，止汗定咳。虚人无外感者，暑月宜之。”本方中取性味平和之太子参易甘温大补之人参，既增强了养阴生津之力，又防滋补药碍胃伤津，体现了孟河医派用药轻灵平和的思想。黄芪与当归合用为当归补血汤之义，功能补气生血，扶正御邪。因“痰瘀”既是本病痰瘀阻肺证的中心病理环节，又是其病理产物。桑白皮、瓜蒌皮、浙贝母、枇杷叶为另一组臣药，清泻肺热，化痰平喘，佐以三七、丹参、银杏叶、红景天活血化瘀。慢性咳嗽病人久咳后常致肾虚，“肾乃先天之本，主纳气”，肾虚不纳则咳喘无力，酌加菟丝子、淫羊藿补肾纳气，则不离其根本，急则治其标亦需考虑固本之要。

按语：此案患者此次患病主因慢性阻塞性肺疾病急性加重，但又兼有慢性肺源性心脏病、冠心病、脑出血等多种疾病。病程较长，素体较弱，故基础证为肺（肾）虚痰瘀阻肺证，目前以气阴两伤型为主。治疗上，方证相应，标本兼治，全方诸药共用，益气养阴，补肾纳气，理肺化瘀，既有补益肺肾、止咳平喘之效，又无闭门留寇之虑。

（五）慢性阻塞性肺疾病（痰瘀阻肺证痰气交阻型）

1. 中西融会采集病史 曹某，男，84岁，因“反复咳嗽、气喘3年，加重半月”于2018年12月15日收入院。患者有吸烟史，3年前无明显诱因下出现咳嗽咳痰等症状，胸闷气喘逐渐加重，被诊为“慢性阻塞性肺疾病”，但未予重视及特殊治疗。本次因气喘明显，动则加重半月收入院。入院后用抗感染、止咳化痰药调治，症情缓解。3天前突感咽喉部似有痰阻，刻诊：轻咳，晨起咳痰，色白质黏，喉间痰鸣，胸闷气喘，动则喘甚，口干欲饮，纳可，二便调，唇淡紫，舌暗红赤，苔黄微腻，脉弦滑。查体：桶状胸，双肺呼吸音低，两下肺湿啰音，可闻及散在干啰音。既往有“高血压病”“脑梗死”病史，正用西药调治。

2. 四诊合参定证辨型 结合患者病史与体征，可诊为慢性阻塞性肺疾病。按照病证型的诊断模式，其基本信息为胸闷气喘、咳痰、咽喉部似有痰阻。清代叶天士指出“初气结在经，久则血伤入络”，认为“久病则虚，虚可致瘀”。患者年高体弱，气喘日久，肺气虚损，气不布津，津聚为痰，痰浊潴留，久病生瘀，痰瘀互结，交阻于肺。故基础证为痰瘀阻肺。另“肾为气之根”，病程日久，母病及子，肺虚及肾，肾不纳气，气机上逆，则胸闷气喘加重，动则喘甚。此次发病因肺之气机不利，痰气瘀胶结于咽喉，咽喉部似有痰塞，吞吐不利。故特异型为痰气交阻型。四诊合参，患者为慢性阻塞性肺疾病，痰瘀阻肺证、痰气交阻型。病位在肺、肾、咽喉，病性要素为痰、瘀、气滞、虚。

3. 方证相应循证用药 根据方证相应的原则，患者是痰瘀阻肺证，痰气交阻型，标本兼顾，治以补肾化瘀，理气化痰，用自拟四子汤合半夏厚朴汤加减。

紫苏子 10g	莱菔子 10g	五味子 10g	葶苈子 10g
三七 15g	银杏叶 20g	紫石英（先煎）10g	淫羊藿 10g
姜半夏 10g	姜厚朴 10g	柴胡 10g	广郁金 10g
紫苏叶 10g	陈皮 10g	浙贝母 15g	矮地茶 10g

7剂，每日1剂，水煎服。

4. 酌古参今解析方药 君方自拟四子汤化裁于《韩氏医通》中的三子养亲汤，但临床上常见慢性痰喘病人，多因夹有火热之邪而使痰喘加重（即西医所说的“肺部感染”），而三子养亲汤中三味药偏温，白芥子温热燥烈之性更强，故去白芥子加葶苈子，使该方由温变平凉，用治痰喘而兼有火热证候，药病相当，力专效宏。久咳而喘为虚，慢性阻塞性肺疾病多由于肺肾俱虚，气机升降失调，故又于宣散诸药中加入敛肺之五味子，使肺气下归于肾，肃肺气纳肾气，则咳喘自平。四子汤既能纳气平喘治疗基础证，又能降气化痰兼顾特异型。三七、银杏叶、紫石英、淫羊藿为一组臣药，三七、银杏叶药对活血化瘀，调畅肺部血液循环；紫石英、淫羊藿药对可补肾纳气，治肾虚之本以止咳喘。三七、银杏叶与紫石英、淫羊藿配伍，化瘀与补肾并重，助君方理肺化瘀，补肾纳气，以治本案痰瘀阻肺之基础证。方中半夏、厚朴为另一组臣药，半夏苦辛温燥，化痰散结，降逆和胃；厚朴辛苦而温，行气开郁，下气除满，助半夏以散结降逆；两药为伍，一行气滞，一化痰结。方中其余诸药为佐使药，柴胡、广郁金行气解郁，紫苏叶芳香疏散，宣肺疏肝，陈皮理气健脾燥湿，均助半夏、厚朴行气化痰，宣通郁结之气，治疗痰气交阻的特异型。浙贝母、矮地茶镇咳化痰。广郁金、矮地茶又助三七、银杏叶活血化瘀，增加全方化瘀平喘之力。

二诊：患者药后症情改善，咳嗽基本平稳，咳痰不爽缓解，仍喉间痰鸣时作，胸闷气短偶发，口干欲饮，纳食可，大便时溏，唇淡紫，舌红，苔薄白微腻，脉弦滑。

方药：自拟四子汤合喘证稳定期方加减。

紫苏子 10g	莱菔子 10g	五味子 10g	葶苈子 10g
淫羊藿 10g	川芎 10g	丹参 15g	银杏叶 20g
炙麻黄 10g	苦杏仁 10g	桑白皮 10g	姜半夏 10g
前胡 20g	矮地茶 10g	地龙 10g	佛耳草 10g
海浮石 10g			

7 剂，每日 1 剂，水煎服。

复诊时患者咳嗽、咳痰不爽等症状改善，痰气交阻之特异型消失。仍有痰鸣及胸闷气短，为痰瘀闭阻，肾不纳气所致。“缓则治其本”，治以理肺化瘀，纳气平喘，用自拟四子汤合喘证稳定期方加减。方中四子汤降逆消痰平喘；淫羊藿、川芎、丹参、银杏叶等有补肾活血化瘀之功，又有止咳平喘之效，无闭门留寇之虑。加麻黄宣肺，宣敛结合，又加苦杏仁、桑白皮、前胡等润肺下气，宣降并用；海浮石深挖老痰，全方配伍精妙，效果甚佳。

按语：本案患者为慢性阻塞性肺疾病，基础证为痰瘀阻肺，在此基础上又演变出痰气交阻型。但痰、气、瘀互为因果，气不行则郁难开，痰不化则结难散，而且痰瘀可加重气滞，气滞又可促进痰瘀互结的加重，治宜三者兼顾，法当行气解郁，化痰散结。缓则治其本，复诊时痰气瘀结有化，诸症缓解，但痰、瘀、虚的病理因素仍未除，胸闷气短及痰鸣仍作，故以治本（基础证）为主，再用理肺化瘀，纳气平喘之法。

（六）慢性阻塞性肺疾病（痰瘀阻肺证风邪引动型）

1. 中西融会采集病史 刘某，男，81 岁，因“反复咳嗽咳痰气喘 6 年，加重 1 个月余”于 2019 年 7 月 17 日收入院。患者有吸烟史，每天大于 20 支，有慢性咳嗽史 10 余年，反复发作，每于冬季加剧。6 年前开始出现咳嗽、咳痰伴气喘，咳剧时气喘甚，常因受凉感冒后加重，经抗感染、止咳化痰等治疗症状可缓解。后气喘逐渐加重，确诊为“慢性阻塞性肺疾病”，长期吸入舒利迭。1 个月前患者受凉后咳嗽咳痰气喘再次加重，自用“舒利迭、阿斯美、兰苏”等药物，病情持续无缓解，为求进一步诊治收入院。刻诊：精神委顿，咳嗽频作，咳痰量多，色白质黏，时泡沫状，喉间痰鸣，胸闷气喘，动则尤甚，口不渴，乏力，形体消瘦，纳寐一般，二便尚可，舌淡红，苔微腻，脉弦滑。查体：桶状胸，双肺语音传导减弱，双肺叩诊过清音，双肺呼吸音偏低，两下肺散在湿啰音，无胸膜摩擦音。辅助检查：胸部 CT 示两侧慢支、肺气肿，两侧肺大疱。右肺中叶及左肺下叶支气管扩张伴感染，病灶较前片有缩小。右肺下叶小结节影。

2. 四诊合参定证辨型 结合患者病史与体征，可诊为慢性阻塞性肺疾病急性加重。按照病证型的诊断模式，其基本信息为气喘、咳嗽、咳痰。患者年高体弱，咳喘日久，肺气虚损，气不布津，津聚为痰，痰浊潴留，久病生瘀，痰瘀互结，闭阻于肺，故基础证为痰瘀阻肺证。病程日久，肺虚及肾，肾不纳气，则胸闷气喘逐渐加重。本次发病乃因风邪犯肺，引动伏痰，肺气上逆，故咳嗽频作，咳痰量多，色白泡沫状。痰浊壅盛，聚于喉间，气为痰阻，则见喉间痰鸣。综上所述属风邪引动型。四诊合参，患者为慢性阻塞性肺疾病急性加重，痰瘀阻肺证，风邪引动型。病位在肺、肾，病性要素为痰、瘀、风。

3. 方证相应循证用药 根据方证相应的原则，患者是痰瘀阻肺证，风邪引动型，标本兼顾，治以疏风肃肺，化痰平喘，辅以补肾化瘀，用自拟风邪方合理肺化瘀方加减。

炙麻黄 10g	苦杏仁 10g	细辛 6g	前胡 20g

炙紫菀 20g	款冬花 20g	紫苏子 10g	莱菔子 10g
葶苈子 10g	炒黄芩 10g	姜竹茹 10g	浙贝母 15g
桑白皮 10g	银杏叶 20g	地龙 10g	淫羊藿 10g
炙甘草 3g			

7 剂，每日 1 剂，水煎服。

4. 酌古参今解析方药　病为风邪引动，急则治其标，方中麻黄、苦杏仁与甘草组成君方三拗汤，散中有收，疏风宣肺，止咳平喘。细辛疏风宣肺、温肺化饮；镇咳三药紫菀、款冬花、前胡共奏降气止咳之效；紫苏子、莱菔子、葶苈子是经验方四子汤去掉酸敛之五味子，功能降气消痰平喘。细辛、前胡、紫菀、款冬花、紫苏子、莱菔子、葶苈子共为臣药，增强君方疏风止咳、化痰平喘之力，治疗本病风邪引动伏痰的特异型。银杏叶入肺经，可化瘀平喘；地龙性寒降泄，寒可胜热，长于泻肺中伏火，清肺平喘，同时兼入血分，通络止痛；药对银杏叶与地龙合用活血通络、化瘀平喘；痰瘀郁久易化热，黄芩、竹茹、浙贝母、桑白皮共奏清肺化痰之效；淫羊藿能补肾壮阳，现代药理研究表明该药具有镇咳、祛痰、平喘、类性激素以及多种抑菌作用，临床治疗肾虚咳喘时常用淫羊藿补肾纳气以固其本。以上诸药均为佐使药，理肺化瘀，纳气平喘，进一步增强君、臣药止咳化痰平喘之力，同时又兼顾基础证。

二诊：患者药后咳痰喘明显改善，仍咯吐少量白色泡沫样痰，喘急较前平稳，口微渴，纳食较前增进，精神转佳，二便尚调，舌红，苔微黄腻，脉弦滑。治从前法出入。

方药：前方去竹茹、款冬花、炙甘草，加矮地茶 10g，枇杷叶 15g。7 剂。

复诊时患者咳痰喘均改善，疗效颇佳，唯时咯吐少量白色泡沫痰，故继续温肺化痰、补肾纳气。前方去清肺下气之竹茹、款冬花，加矮地茶、枇杷叶加强化肺中伏痰之力。

按语：本案患者按照病证型的诊断模式，属于慢性阻塞性肺疾病急性加重，基础证为痰瘀阻肺，此次急性加重为感受风邪，久恋不去，引动伏痰所致，故特异型为风邪引动型。《素问·标本病传论》中说"谨察间甚，以意调之，间者并行，甚者独行"。患者本有慢性咳喘旧疾，因外邪侵袭，咳痰喘急性加重，风、痰、瘀、虚互相夹杂。旧疾与新病互相影响，故遣方用药时需要标本兼顾，既针对特异型予以疏风祛邪，又兼顾肺肾不足、痰瘀阻肺之本，予以理肺化瘀、补肾纳气，风邪得祛，痰瘀得化，内外皆安，咳喘自平。

（七）慢性阻塞性肺疾病合并肺癌（瘀毒阻肺证痰热蕴肺型）

1. 中西融会采集病史　蔡某，男，82 岁，因"痰中带血 1 年，加重伴发热、气喘 1 周"于 2018 年 11 月 20 日收入院。患者老年男性，有长期大量吸烟史，15 年前开始出现咳嗽、咳痰、胸闷气喘，反复发作，迁延不愈，曾被诊为"慢性阻塞性肺疾病"。1 年前因痰中带血于市一院就诊。查胸部 CT 平扫示左肺下叶占位、纵隔及左肺门淋巴结肿大，两肺慢支、肺气肿改变。于上海某医院行左肺肿块活检，病理示"非小细胞肺癌"，无明显颅脑、骨转移。后进行化疗 5 周，但因患者耐受差，未行下一周期化疗。本次因受凉后出现咳嗽加剧，咳痰增多，伴发热（38.4℃）、气喘，收入院。入院后经过抗感染等治疗体温渐退，刻诊：咳嗽，咳痰量多，色白质黏，时泡沫状，痰中夹血，咯吐畅，胸闷气喘，动则尤甚，神疲乏力，纳呆食少，夜寐差，大便干溏不一，面色萎黄无华，唇紫，舌暗红，苔厚腻垢，脉弦滑数。查体：桶状胸，两肺叩诊过清音，两肺呼吸音低，两下肺散在湿啰音，未及明显干啰音，双下肢凹陷型水肿。复查血常规：中性粒细胞稍增高，淋巴细胞降低。

2. 四诊合参定证辨型　结合患者病史与症状、体征，可诊为慢性阻塞性肺疾病合并肺癌。按照病证型的诊断模式，其基本信息为咳嗽、咳痰、胸闷气喘、痰中夹血。患者病程较长，加之年高体弱，肺气虚损，气不布津，津聚为痰，痰浊潴留，久病必瘀。患者长期吸烟，烟毒之气羁留肺窍，肺气郁滞不宣，血行不畅，日久形成瘤块，痰瘀毒邪闭阻于肺，故基础证为痰瘀（毒）阻肺。本次发作，痰瘀（毒）蕴久化热，灼伤肺络，故痰中夹血；痰与热结，痰热壅滞，肺失清肃，故咳嗽、咳痰质黏。综上所述属痰热蕴肺型。患者病程日久，逐渐加重，肺气亏虚，"子盗母气""母病及子"，渐致脾、肾俱虚，出现纳呆食少、胸闷气喘、面色萎黄无华、大便干溏不一。四诊合参，患者为慢性阻塞性肺疾病合并肺癌，瘀（毒）阻肺证，痰热蕴肺型。病位在肺，涉及脾、肾，病性要素为痰、瘀、热。

3. 方证相应循证用药　根据方证相应的原则，此患者为慢性阻塞性肺疾病合并肺癌，瘀毒阻肺证，痰热蕴肺型，急则治其标，先予以清热化痰，佐以理肺解毒，方用自拟龙丹理肺汤加减。

地龙 10g	丹参 15g	炙麻黄 10g	苦杏仁 10g
生石膏 10g	炒黄芩 10g	海浮石 10g	枇杷叶 15g
佛耳草 10g	前胡 20g	陈皮 10g	仙鹤草 30g
淫羊藿 10g	壁虎 9g	紫苏叶 10g	紫苏梗 10g

7 剂，每日 1 剂，水煎服。

4. 酌古参今解析方药　方中地龙性寒，有清热定惊、散肺中伏火、利尿作用，兼能解痉平喘、祛风通络；丹参活血祛瘀，除烦安神，行而不破；两药共为君药，共奏清肺泄热、活血通络之功。角药麻黄、杏仁、石膏为一组臣药，取麻杏石甘汤之义，三者互为犄角，有宣肺止咳平喘之效，用麻黄宣肺而泄邪热，有"火郁发之"之意；但其性温，配伍辛甘大寒之石膏，使宣肺而不助热，清肺而不留邪，肺气肃降有权，喘急可平，是相制为用；杏仁降肺气，润肺止咳，助麻黄、石膏清肺平喘。黄芩、海浮石、枇杷叶、佛耳草、前胡为另一组臣药，黄芩、枇杷叶、海浮石清泻肺热，助地龙、丹参清肺热止咳平喘；前胡降气清热化痰；佛耳草止咳化痰平喘，此五药清热之时更增化痰之力。仙鹤草性味苦涩收敛，入血分，长于收敛止血，所以适用于全身各部位出血的症状，而且因为它的药性比较平和，大凡出血之症无论寒热虚实都可以用仙鹤草配伍其他药来使用。"脾为生痰之源，肺为储痰之器"，陈皮理气健脾，燥湿化痰，紫苏叶、紫苏梗理气宽中，既有培土生金之意，又防前药苦寒败胃，共为佐使药。淫羊藿温肾以助补肾纳气；壁虎散结解毒，现代药理学研究表明其具有抗肿瘤作用。以上诸药痰热瘀毒同治，标本兼顾，攻补兼施，共奏清热化痰，理肺解毒的作用。

二诊：患者药后精神好转，咳嗽减，咳痰量减少，痰中夹血减而未除，纳食较前增进，下肢时浮肿，口咽干燥，口舌碎痛，气短好转，唇紫，舌暗红胖，苔少，脉细滑。治从前法出入。

方药：前方去丹参、淫羊藿，加白及 10g，南沙参 30g，大蓟 30g，小蓟 30g。

7 剂。

复诊时患者症情较前明显好转，但肺中痰热未净，热灼肺络，而致络损血溢，痰中夹血。治疗上应继用清肺化痰之法，加以凉血止血。故去丹参、淫羊藿等温燥之品，加用白及、大蓟、小蓟凉血止血，白及尚可敛疮生肌以治口舌碎痛；痰热蕴肺日久，加之前方淫羊藿具温热之性，津液恐耗，出现口咽干燥，故去此药，加南沙参养阴润肺。

按语：本案患者诊断为慢性阻塞性肺疾病合并肺癌，诊疗时以痰热蕴肺型为主，故治以清热化痰，旨在扫除肺中之痰热。但患者年高，耐受较差，用药时应防清肺热之品寒凉伤其阳气，故加用淫羊藿顾其阳气。全方寒温并用，又不忘顾护脾胃。本病又以瘀毒阻肺为核心病机，兼用丹参、壁虎等祛瘀解毒之品，治标不忘顾本。

三、肺癌

（一）肺癌合并慢性阻塞性肺疾病（毒伤气阴证痰热蕴肺型）

1. 中西融会采集病史　朱某，女，83岁，因“咳嗽咳痰反复发作5年，加重伴胸闷气急1月”于2018年11月23日收入院。患者有慢性阻塞性肺疾病5年，经常咳嗽、咳痰，1年前右下肺穿刺病理提示黏液性腺癌，未行正规治疗。此次因受凉后咳嗽、咳痰加重，咳剧时胸闷气急，症情持续无缓解入院。入院后用抗感染止血药静滴、口服，症情稍缓解。刻诊：胸闷气短，口干欲饮，咳嗽频作，咳痰量多，色白质黏夹血丝，咯吐畅，动则喘甚，纳食尚可，大便干结，数日一行，舌红，苔薄白微腻，脉细滑小数。查体：双肺叩诊过清音，闻及散在湿啰音，少量干啰音。辅助检查：胸部CT示考虑右肺下叶恶性肿瘤伴两肺多发转移可能，两肺感染，双侧胸腔积液。既往有“高血压病”病史，已用药控制。

2. 四诊合参定证辨型　根据患者病史、症状、体征及辅助检查，可诊为肺癌合并慢性阻塞性肺疾病急性加重期。辨病与辨证相结合，按照病证型的诊断模式，其基本信息为胸闷气短、口干、咳嗽。《医宗必读》中说：“积之成者，正气不足，而后邪气踞之。”《金匮要略心典》中又说：“毒者，邪气蕴蓄不解之谓。”肺主治节，通调水道，为水之上源，患者咳嗽日久，年老体衰，正气虚弱，邪毒乘虚入里，癌毒犯肺则肺气壅滞，肺失治节，津聚成痰，痰热癌毒胶结成块，深藏肺中，日久癌毒耗气伤阴，故基础证为毒伤气阴证。本次发作，外邪犯肺，入里化热，邪热蕴肺，灼津为痰，加之癌毒郁久易化热，灼伤肺络，故痰中夹血，痰热蕴肺，肺失清肃，则咳嗽频作，咳痰质黏。肺与大肠相表里，肺热耗伤津液，肠燥津伤，则大便干结。综上所述属痰热蕴肺型。四诊合参，患者为肺癌合并慢性阻塞性肺疾病急性加重期，毒伤气阴证，痰热蕴肺型。病位在肺，病性要素为虚、毒、痰、热。

3. 方证相应循证用药　根据急则治其标不忘治其本的原则，本病虽为痰热蕴肺之特异型，但此次发病已有1个月，加之西药抗感染时间较久，治疗时应兼顾基础证毒伤气阴，故组方用药在清热化痰的基础上，佐以益气养阴、抗癌解毒，用清金化痰汤合生脉散加减。

桑白皮 15g　瓜蒌皮 10g　浙贝母 15g　枇杷叶 15g
炒黄芩 10g　苦杏仁 10g　鱼腥草 15g　蒲公英 15g
白茅根 30g　仙鹤草 30g　太子参 10g　麦冬 15g
五味子 10g　半枝莲 15g　壁虎 9g　制大黄 10g
紫苏叶 10g

7剂，每日1剂，水煎服。

4. 酌古参今解析方药　方中桑白皮清热泻肺平喘，《本草纲目》言“肺中有水气及肺火有余者宜之”。瓜蒌皮清热化痰、利气宽胸，二者合用为君药对，取其清肺化痰之功。浙贝母、枇杷叶清热涤痰止咳；鱼腥草清热解毒，尚可消痈排脓，治疗多痰症状，蒲公英清解肺热、解毒散结，现代药理研究认为两者均有抗菌及抗病毒的作用，对肺部感染有较好的疗效，上四药共为臣药，旨在加强君药清肺化痰止咳之效。黄芩清泻肺火，苦杏仁降气润肺，止咳平喘，二者为一组佐药，加强止咳作用；白茅根、仙鹤草均入肺经，为另一组佐药，前者清热凉血止血，后者止血兼有补虚固脱之功，两者合用共治痰血之症；太子参补气生津，麦冬养阴生津、清心除烦，五味子敛肺宁心、止汗生津，三者共为角药，取生脉散之义，为又一组佐药，有益气养阴生津之功。半枝莲清热解毒、活血祛瘀；壁虎解毒散结，现代药理学研究表明两者均具有抗肿瘤的作用，临床常用此两者解毒祛瘀以抗瘤。另加用制大黄泻热导滞通腑以治大便干结。紫苏叶辛散，行气宽中，“扩胸腹而消胀满”(《长沙药解》)，以此为使药顾护脾胃之气，以防余药苦寒败胃。全方配伍标本兼顾，共奏清肺化痰、止咳平喘、益气养阴、凉血解毒之功。

按语：本案患者诊断为肺癌合并慢性阻塞性肺疾病急性加重期，因病程日久，未行手术治疗，已双肺转移，癌毒犯肺，渐至出现气阴两伤的表现，故总属本虚标实之证，其基础证为毒伤气阴，特异型为痰热蕴肺，呈虚实夹杂之象。“治实当顾虚，补虚勿忘实”。在除标实的同时，应顾及本虚，故以清热化痰止血之法治疗其特异型，再佐以益气养阴解毒之法顾及基础证。

（二）肺癌（毒伤气阴证痰瘀伤肺型）

1. 中西融会采集病史 吴某，男，79岁，因“右下肺癌术后9年余”于2019年8月27日入院。患者9年前在外院行右下肺癌切除术，术后病理示（右下肺）细支气管肺泡癌，黏液性亚型为主。5年前复查胸部CT示肺癌术后，两肺复发转移。遂开始化疗至今，现两肺仍有转移灶，胸腔少量积液。近来患者咳嗽、咳痰加重，活动后气喘，为求进一步治疗收入院。入院后予以抗感染、止咳化痰、抗肿瘤等治疗，症情好转。刻诊：神疲乏力，形体消瘦，汗出量大，咳嗽时作，咳痰量多，色黄质黏，咯吐畅，痰中夹有血丝，纳食尚可，夜寐安，二便调，唇紫，舌紫暗红，有裂纹，无苔，脉细滑数。查体：双侧呼吸运动减弱，右下肺呼吸音明显减弱，两肺干湿啰音。辅助检查：胸部CT+增强示右肺下叶软组织影，伴条索状致密影，考虑术后改变。两肺多发结节灶，考虑转移。两肺多发模糊影，左肺下空洞伴感染。右侧少许胸腔积液。既往有“糖尿病”病史4年余。

2. 四诊合参定证辨型 根据患者病史与体征，明确诊断为肺癌。辨病与辨证相结合，按照病证型的诊断模式，其基本信息为神疲乏力、形体消瘦、咳嗽气喘、痰血。患者年老体弱，素体亏虚，邪气乘虚入里，诱生癌毒，癌毒蕴肺，阻碍经络气机运行，津液输布不畅为痰，血液运行不通为瘀，痰瘀交阻，凝成积块，发为肺癌，可见咳嗽、气喘、咳痰等症。癌毒残存，伏于体内，耗气伤津，出现神疲乏力，形体日渐消瘦。故本病基础证为毒伤气阴证。肺癌手术及化疗亦损伤正气，气阴愈伤，气虚不固，阴津亏损，阴不制阳，则汗液外泄，汗出量大。又因癌毒郁久化热，灼伤肺络，血溢脉外，出现痰中夹血；痰与热结，痰热壅滞，肺失清肃，故咳嗽、咳痰量多色黄质黏。综上所述属痰瘀伤肺型。唇紫，舌紫暗红，有裂纹、无苔均为痰热瘀阻、气阴两伤之象。四诊合参，患者为肺癌（右下肺腺癌术后），毒伤气阴证，痰瘀伤肺型。病位在肺，与全身脏腑关系密切，病性要素为痰、瘀、毒、虚。

3. 方证相应循证用药 患者入院经治疗后咳嗽症状有所好转，但神疲乏力，汗出量大且咳痰色黄质黏夹血丝，从缓则治其本考虑，组方以治疗毒伤气阴的基础证为主，予益气养阴，少佐清热化痰，祛瘀止血。用自拟气阴双调方加减。

太子参10g　白参须10g　南沙参30g　北沙参15g
石斛30g　百合30g　黄精15g　玉竹10g
灵芝10g　桑白皮15g　苦杏仁10g　炒黄芩10g
浙贝母15g　陈皮10g　鱼腥草15g　枇杷叶15g

三七 15g

7 剂，每日 1 剂，水煎服。

4. 酌古参今解析方药　处方中太子参、白参须补气生津，合为君药，扶正以助祛余邪；南北沙参养阴润肺、祛痰止咳，玉竹养阴润燥，三者来源于《温病条辨》中的沙参麦冬汤，功能清养肺胃、生津润燥，合为一组臣药。而石斛、百合、黄精、灵芝为另一组臣药，四者合用更增补气生津、润肺止咳之力。《药品化义》中尚言石斛："气味轻清，合肺之性，性凉而清，得肺之宜，肺为娇脏，独此最为相配。"此外，现代研究表明石斛、黄精、灵芝均具有抗肿瘤的药理作用。故君臣诸药益气养阴、生津止咳、抗肿瘤，主要治疗毒伤气阴之基础证。苦杏仁、桑白皮、黄芩、浙贝母、鱼腥草、枇杷叶、陈皮为清金化痰汤加减，苦杏仁宣降同调，肃降兼宣发肺气而止咳平喘，黄芩、桑白皮、鱼腥草清泻肺热，浙贝母、枇杷叶清肺化痰、止咳平喘。另患者病程日久，久病必瘀，已现唇舌紫暗之象，故加三七活血化瘀以通肺络。上药合为佐药，佐治痰瘀伤肺之特异型。此外，陈皮亦作使药，可健脾和胃，既防药物苦寒败胃，又能培土生金、燥湿化痰。

按语：本案患者为肺癌术后转移状态，癌毒犯肺，本易损伤气阴，加之手术之后，癌肿虽去，正气愈虚，虽癌毒复犯，仍不可贸然用攻伐之品。应先调治毒伤气阴基础证，以扶正祛邪，少佐清肺化痰之药治疗痰瘀伤肺特异型，全方养阴又不恋邪，祛邪而不伤正。

（三）癌性胸腔积液（痰瘀闭阻证水饮射肺型）

1. 中西融会采集病史　潘某，女，89 岁，因"咳嗽咳痰 10 余年，加重伴胸闷气喘 1 周"于 2019 年 8 月 15 日收入院。患者有"慢性支气管炎"病史，10 余年前起反复出现咳嗽咯痰咳痰，多于冬春及受凉感冒后发作。发现乳腺癌 5 个月，因高龄拒绝放化疗，采用保守治疗。1 周前患者无明显诱因咳嗽加重，伴见胸闷气喘，夜间不能平卧。查胸部 CT 提示双肺转移癌，纵隔淋巴结转移，左侧胸腔积液，左肺下叶膨胀不全，为进一步诊治收入院。入院后予抗感染、解痉平喘、抗凝等治疗，行左侧胸腔穿刺术，引流出淡红色液体，症状缓解不显。刻诊：胸闷气喘剧烈，难以平卧，咳嗽频作，咳引尿遗，咯吐少量稀痰，恶心欲吐，口干欲饮，大便干结，精神欠佳，面色少华，形体消瘦，唇紫，舌暗红赤有裂纹，苔黄腻而干，脉沉细。查体：左肺呼吸音低，可闻及少许痰鸣音。

2. 四诊合参定证辨型　根据患者病史、症状、体征及辅助检查，可诊为癌性胸腔积液。辨病与辨证相结合，按照病证型的诊断模式，其基本信息为胸闷、气喘、咳嗽。患者年高体弱，有慢支病史，病程日久，肺脾肾功能失常，加之癌毒犯肺，肺宣肃功能失调，津液失于输布而凝结成痰，血液运行受阻而凝滞成瘀，痰瘀闭阻于肺，故基础证为痰瘀闭阻。本次发病因为饮停胸胁，水邪迫肺而致，肺通调水液，脾运输水谷精微，肾蒸化水液，三脏功能失调，导致水液停积为饮，水饮上犯射肺，出现胸闷、气喘、难以平卧、咳嗽等肺失肃降之症。肺与大肠相表里，肺气不利则肠腑不通，故见大便干结。四诊合参，患者为癌性胸腔积液，痰瘀闭阻证，水饮射肺型。病位在肺，病性要素为痰、瘀、水饮。

3. 方证相应循证用药　根据方证相应的原则，患者为痰瘀闭阻证，水饮射肺型。急则治其标，治以化饮肃肺，镇咳平喘为主，佐以理肺化瘀，方用三拗汤合葶苈大枣泻肺汤加减。

炙麻黄 10g	苦杏仁 10g	茯苓 20g	桂枝 5g
生白术 20g	葶苈子 15g	冬瓜皮 30g	葫芦壳 30g

桑白皮 15g	枇杷叶 15g	丹参 10g	炒当归 20g
姜半夏 10g	姜厚朴 10g	紫苏叶 10g	橘络 10g

5 剂，每日 1 剂，水煎服。

4. 酌古参今解析方药 方中麻黄、杏仁，取三拗汤之意，宣降肺气，镇咳平喘，为小君方。生白术健脾燥湿，葶苈子泻肺平喘，两者共为君药对，一补一泻，健脾泻肺。茯苓、桂枝为一组臣药对，二者和白术三药源自《金匮要略》苓桂术甘汤，原文曰："心下有痰饮，胸胁支满，目眩，苓桂术甘汤主之"。此方重用甘淡之茯苓，健脾利水，渗湿化饮，既能消除已聚之痰饮，又善平饮邪之上逆；桂枝温阳化气，平冲降逆，助茯苓化痰利水；苓、术相须，健脾祛湿之功倍增，在此体现了治生痰之源以治本之意。冬瓜皮、葫芦壳为另一组臣药对，助君药葶苈子泻肺利水平喘。桑白皮、枇杷叶为佐药，清肺化痰止咳。上药共奏化饮肃肺，镇咳平喘之功，治疗水饮射肺特异型。丹参、当归活血化瘀平喘，半夏、厚朴燥湿化痰，四药合用为佐药，具有理肺化瘀平喘之效，佐治痰瘀闭阻之基础证。紫苏叶、橘络为使药，理气化痰，兼顾护脾胃，《本草崇原》又言橘络："能行胸中之饮，而行于皮肤也"，其对饮停胸胁之症亦有良效。全方补泻兼施，以化饮肃肺平喘为主，佐以理肺化瘀。

二诊：患者药后咳嗽改善，胸闷气短缓而未除，但能平卧，胃脘部痞闷不舒，纳呆食少，咳痰量少，口干欲饮，唇紫，舌暗红赤，苔黄腻而干，脉滑数。治以健脾助运，化痰祛瘀，肃肺平喘。

方药：自拟健脾助运方加减。

紫苏叶 10g	紫苏梗 10g	姜半夏 10g	姜厚朴 10g
陈皮 10g	炙鸡内金 20g	茯苓 10g	泽泻 10g
桂枝 5g	葶苈子 10g	猫人参 15g	橘络 10g
桑白皮 15g	五加皮 10g	葫芦壳 30g	丹参 10g
半枝莲 15g			

5 剂，每日 1 剂，水煎服。

复诊时患者咳喘改善，但因脾胃受损，运化失常，痰湿中阻，胃脘部痞闷不舒、纳呆食少。故此次复诊用药在前方化饮肃肺的基础上加用健脾理气助运之品。方中紫苏梗、陈皮、炙鸡内金与前方中紫苏叶、半夏、厚朴合用，有燥湿健脾、理气助运之效。另加用猫人参、半枝莲清热解毒抗癌。

按语：本案患者原有慢性支气管炎病史，病程较长，肺脾肾三脏俱虚，加之有乳腺癌病史及双肺转移，基础证为痰瘀闭阻，但此次因癌性胸腔积液急性发作来就诊，急则治其标，应以治疗水饮射肺之特异型为主，治从化饮肃肺、止咳平喘，少佐化痰和瘀之品以兼顾痰瘀闭阻基础证。临证组方以药对组合相须为用，加强中药疗效。孟河医派费氏立论和缓醇正，临床重视脾胃功能，脾胃运化失常则气血生化不足，无以抵御外邪。本案患者二诊时症情改善，但脾胃功能受损，故在治疗原发疾病的基础上，应重视脾胃功能的恢复，加用健脾助运和胃之品以提高临床疗效。

四、肺炎

（一）肺炎（痰热蕴肺证饮停胸胁型）

1. 中西融会采集病史 姚某，男，27 岁，因"咳嗽胸痛 2 天"于 2018 年 12 月 6 日收入院。患者因起居不慎出现咳嗽咳痰，伴左侧胸部隐痛难忍，自服止痛药物，症状稍有缓解，但仍咳嗽时作，咳痰色黄白相间，质黏，咳甚则感左侧胸背部疼痛难忍，为求进一步诊治收住入院。入院后予抗感染、解痉平喘等治疗一周，刻诊：咳嗽咳痰，胸闷痛时作，气短，乏力，口微渴，舌暗红，苔白厚腻，脉弦滑。辅助检查：血常规中白细胞和中性粒细胞升高，淋巴细胞降低；C反应蛋白升高；胸部CT示左下肺炎症，左侧少量胸腔积液。既往有"胸膜炎"病史3年，每年秋冬季节发作，发作时胸闷气短，动则喘甚，心悸不适。

2. 四诊合参定证辨型　通过患者病史、症状、体征及辅助检查的分析，可诊为肺炎合并胸腔积液、胸膜炎。辨病与辨证相结合，按照病证型的诊断模式，其基本信息为胸痛、咳嗽、咳黄白黏痰。患者起居不慎，感受外邪，邪热入里犯肺，蒸液为痰，痰热胶结，内蕴于肺，肺气郁滞，肺失清肃，则出现胸痛、咳嗽、咳痰色黄白相间质黏，故基础证为痰热蕴肺证。患者原有胸膜炎，病程已久，肺气虚耗，肺以气阴为主，阴阳互根，肺气亏虚日久而致阴伤，阴液亏损，加之住院用抗感染消炎药静滴，耗伤阴液。肺脾气虚日久，脏腑功能衰退，故神疲乏力；阴液不足，失于滋养，出现口微渴。肺气虚损，气不布津，津聚为痰，加之肺虚及脾，脾失健运，气不化水，水湿泛滥，痰湿交阻，郁闭于肺，肺气失宣，则胸部闷痛、气短。故特异型为饮停胸胁型。四诊合参，患者为肺炎合并胸腔积液、胸膜炎，痰热蕴肺证，饮停胸胁型。病位在肺，病性要素为痰、热、水饮、虚。

3. 方证相应循证用药　根据方证相应的原则，患者为痰热蕴肺证，饮停胸胁型，标本兼顾，治以清肺化痰，泻肺利水。方用清金化痰汤合自拟悬饮宁加减。

桑白皮 15g	黄芩 10g	杏仁 10g	浙贝母 15g
橘络 10g	葶苈子 15g	葫芦壳 30g	丹参 10g
炒当归 20g	枇杷叶 15g	南沙参 30g	百合 30g
生白术 20g	党参 10g	太子参 10g	白参须 10g

5剂，每日1剂，水煎服。

4. 酌古参今解析方药　清金化痰汤主治咳嗽，咳痰黄稠腥臭，或带血丝，面赤，鼻出热气，咽喉干痛，舌苔黄腻，脉象濡数者。现多用于上呼吸道感染，急慢性支气管炎属痰热证者。桑白皮、杏仁、黄芩清肺热，贝母、橘络可宣肺化痰、止咳和络。患者肺炎未愈，尚有痰热未清，故加用浙贝母、枇杷叶清肺化痰，亦为佐药，以助痰热蕴肺之基础证。《名医别录》曰：生白术"消痰水，逐皮间风水结肿"，故重用生白术健脾利水，加用葶苈子泻肺利水，两药攻补兼施，健脾泻肺，使水行气化；桑白皮又能泻肺平喘；茯苓、葫芦壳渗湿利水；均为佐药，具有健脾化湿，泻肺利水之效，治疗胸腔积液之症。同有丹参、当归，养血活血，化瘀不伤正。橘络又为使药，《本草求原》言其"通经络，舒气，化痰，燥胃去秽，和血脉"，具有通络化痰之功效，《本草崇原》又言"橘瓤上筋膜……以其能行胸中之饮，而行于皮肤也"，携诸药通达肺络。方中太子参、党参、白参须，补气生津润肺；南沙参、百合、黄精养阴润肺，合用以增补肺气养肺阴之力。

按语：本案患者入院诊断为肺炎合并胸腔积液、胸膜炎，经住院治疗后肺炎症情虽有缓解，却仍呈虚实夹杂之象，以饮停胸胁的特异型为主，因病程日久伤及气阴，加之住院用抗感染药耗伤气阴，患者又有少量胸腔积液，气虚而致痰湿内蕴之象亦显，故治疗时以化痰利水药为主，加用益气养阴之品。根据标本兼顾的原则，治疗时又加用清肺化痰药物以兼顾本案痰热蕴肺的基础证。

（二）肺炎（痰热蕴肺证气阴两伤型）

1. 中西融会采集病史　庞某，女，29岁，因“咳嗽咳痰伴发热5天”于2019年9月2日收入院。患者5天前不慎受凉后出现咳嗽咳痰，伴有发热，最高体温39.0℃，经抗感染治疗后体温稍降，但仍有咳嗽，咳痰色白，遂至我院就诊，查胸部CT示两侧肺炎。为求进一步诊治收住入院。入院查体：体温37.5℃，咽红，扁桃体Ⅱ度肿大，双肺可闻及散在湿啰音。辅助检查：C反应蛋白升高；血常规中性粒细胞绝对值升高，淋巴细胞百分比下降；红细胞沉降率升高。入院后予抗感染、抗病毒、止咳化痰治疗，症情缓解未痊愈。刻诊：咳嗽频作，咳痰色白质黏，口微渴，虚汗自出，神疲乏力，唇干裂，大便偏干，舌红赤，苔厚腻，脉弦滑小数。

2. 四诊合参定证辨型　根据患者病史与症状、体征、辅助检查，可诊为肺炎。辨病与辨证相结合，按照病证型的诊断模式，其基本信息为发热、咳嗽、咳痰。患者起居不慎，感受外邪，风热之邪侵袭卫表，正邪交争，故见发热、稍恶寒；邪热入里，内郁于肺，蒸液为痰，痰热蕴结，肺失清肃，出现咳嗽、咳痰质黏；故基础证为痰热蕴肺证。“肺与大肠相表里”，痰热蕴肺，肠燥津伤，见大便偏干；痰热煎灼津液，阴液亏损，不能上承，则见口渴、唇干裂、舌红赤；发热日久，耗伤人体正气与阴液，气阴两伤，卫表不固，则神疲乏力、虚汗自出。综上所述，目前特异型为气阴两伤型。四诊合参，患者为肺炎，痰热蕴肺证，气阴两伤型。病位在肺，病性要素为痰、热、虚。

3. 方证相应循证用药　遵循方证相应的原则，因患者是痰热蕴肺证，气阴两伤型，故治以清肺镇咳化痰、益气养阴，用清金化痰汤合生脉散加减。

桑白皮 15g	瓜蒌皮 20g	苦杏仁 10g	炒黄芩 10g
浙贝母 15g	陈皮 10g	姜半夏 10g	姜厚朴 10g
鱼腥草 15g	枇杷叶 15g	太子参 10g	麦冬 15g
五味子 10g	南沙参 30g	百合 30g	紫苏叶 10g

7剂，每日1剂，水煎服。

4. 酌古参今解析方药　方中桑白皮清泻肺火，瓜蒌皮清热涤痰、宽胸散结，二者合用为君药对；浙贝母、鱼腥草、枇杷叶助桑、蒌皮清热化痰镇咳，共为臣药。陈皮、厚朴、半夏燥湿化痰，降气止咳，又能健脾和胃以杜生痰之源，为一组佐药；杏仁降气止咳，又能和瓜蒌皮共同润肠通便；黄芩性寒味苦，功能清热泻火解毒，现代药理研究也表明黄芩对肺炎双球菌等有较好的抑制作用，和上药合用，可泻热通腑，腑气通畅，肺热得泻；太子参、麦冬、五味子组成了生脉散，功能补肺益气，养阴生津。南沙参、百合助生脉散养阴润肺生津，以上均为佐药。紫苏叶为使药，疏解表邪，行气和胃，防苦寒药物败胃伤津。全方清热化痰、养阴生津，不忘固护脾胃。

按语：本案患者急性起病，根据中西结合方法采集的病史信息，可以诊断为肺炎，其基础证为痰热蕴肺证。经入院治疗后症情有所缓解，临床表现也逐渐向特异型气阴两伤转化，目前表现为气阴两伤型。但痰热未清，舌脉仍一派热象，故治疗时标本同治，全方用药以清热化痰为主兼顾养阴润肺。

五、支气管扩张症

支气管扩张症（痰热蕴肺证风邪犯肺型）

1. 中西融会采集病史　王某，女，68岁，因“咳嗽、咳痰发作3个月余”于2019年7月

19日收入院。患者3个月余前因外感后始出现咳嗽，咳痰，痰色黄白相间，质黏难咯。2个月前行胸部CT示两肺散在少许支气管扩张，右肺下叶小结节灶，两肺下叶条索灶，予抗感染、止咳治疗，症状缓解不明显，自觉胸闷不适，偶有胸痛，时有鼻塞脓涕，为求进一步诊治收入院。入院后予“青霉素”静滴2天，症情缓解不显。刻诊：咳嗽，咳痰，色黄白相间，质黏，喉痒欲咳，口干苦，鼻声重浊，胸闷气喘时发，舌红，苔黄腻而干，脉细滑小数。查体：咽红赤，双侧呼吸音低，双肺可闻及少许湿啰音及痰鸣声。患者既往有“鼻窦炎”“高血压病”病史。

2. 四诊合参定证辨型　通过分析病史、症状、体征及辅助检查，可诊为支气管扩张症。支气管扩张症最重要的诊断依据为胸部CT可见支气管扩张的影像表现，临床常表现为反复咳嗽、咯吐脓痰，甚至咯血。患者虽没有咯血，但胸部CT表现已可明确诊断。辨病与辨证相结合，按照病证型的诊断模式，其基本信息为咳嗽、咳痰、痰黄质黏、口干。患者素体虚弱，肺气亏虚，气不布津，聚津为痰，痰浊潴留，郁久化热。加之感受外邪日久，邪气入里化热，痰热胶结，壅滞于肺，肺失宣降，则咳嗽、咳痰色黄质黏，故基础证为痰热蕴肺证。痰热壅盛，气机上逆，可见胸闷喘急；热甚伤津，濡润失职，则口干苦。本次发病因风邪犯肺，引动痰热，肺气上逆，出现咳嗽频作；“伤于风者，上先受之”，风邪侵犯肺卫，肺气失宣，鼻窍不利，故喉痒咳嗽、鼻声重浊。综上所述属风邪犯肺型。四诊合参，患者为支气管扩张症，痰热蕴肺证，风邪犯肺型。病位在肺，病性要素为痰、热、风。

3. 方证相应循证用药　患者因外感风邪起病，目前表现为风邪犯肺型，急则治其标，治疗当以疏风解表为主，佐以清肺化痰治其痰热蕴肺之基础证，方用正柴胡饮合清金化痰汤加减。

柴胡 10g	炒黄芩 10g	金银花 10g	连翘 10g
炙麻黄 10g	苦杏仁 10g	荆芥 10g	蝉蜕 10g
炙紫菀 20g	紫苏叶 10g	桑白皮 15g	浙贝母 10g
姜半夏 10g	天竺黄 10g	鱼腥草 15g	蒲公英 15g

7剂，每日1剂，水煎服。

4. 酌古参今解析方药　方中柴胡一药，轻清升散，兼能疏泄，和解表里，加之黄芩降泄，二者配伍，一升一降，透邪清泄，助邪散，共为君药对。金银花、连翘来源于《温病条辨》之银翘散，合用辛凉轻宣，透泄散邪，清热解毒；炙麻黄、苦杏仁取三拗汤之义，宣降肺气，止咳平喘；上四药共为臣药，助柴胡、黄芩疏散表邪，止咳平喘。荆芥、蝉蜕疏风透邪止咽痒，蝉蜕甘寒，尚有散风除热之效，对风热外感疗效更佳；紫菀降气润肺镇咳；紫苏叶解表散邪；此四药为一组佐药，助君臣药解表散邪止咳，治疗本案风邪犯肺之特异型。桑白皮、浙贝母、半夏、天竺黄清泄肺热、化痰止咳；鱼腥草，《滇南本草》中曰其“治肺痈咳嗽带脓血，痰有腥臭”，支气管扩张症患者素有痰热，鱼腥草有助清热化痰，加之蒲公英清热解毒，二者合用疗效更佳；上药共为佐药，共奏清肺化痰止咳之功。此外，现代研究表明上述中药多具有不同程度的抑菌作用，对本病痰热蕴肺之基础证具有较好的疗效。紫苏叶尚为使药，可理气护胃，以防诸药伤胃。

按语：支气管扩张症患者素有痰热蕴肺之病机（基础证），临床上表现为咳痰量多色黄。本案患者此次发病因外感引起，经治疗后仍有“咽痒、鼻声重浊”等表证的临床表现，表证兼里时，治疗当应先疏风解表以防表邪入里而加重里证，故本案治疗时以疏风解表为主，再兼以清肺化痰之品。全方疏风镇咳，清肺化痰，标本兼治，以治标为主。

六、支气管哮喘

支气管哮喘(痰饮伏肺证痰瘀阻肺型)

1. 中西融会采集病史　陈某,男,57岁,因“发作性胸闷气喘8年,再发20天”于2019年8月13日收入院。患者有支气管哮喘病史8年,经常胸闷气喘,有憋气感,夜间及凌晨较显,咳嗽,喉痒,咳痰量多,色黄质黏,夜间出现喉间痰鸣音,冬季反复发作。长期氧疗,曾用“万瑞舒、信必可、舒利迭”等治疗,症情时作时止。20天前因受凉后哮喘发作,出现咽痛、咳嗽、气喘加重,予抗感染后咳嗽稍好转,仍胸闷憋气,为进一步治疗收入院。入院后予抗感染、解痉平喘、抑酸护胃、止咳化痰等治疗,症情缓解不显。刻诊:胸闷如窒,夜来憋气,难以入睡,动则气喘,喉间痰鸣,咳嗽时作,咳痰量多,色白泡沫状,咯吐不畅,口干欲饮,畏风怕冷,唇淡紫,舌暗红,苔厚腻,脉弦滑。查体:口唇稍发绀,咽红,两肺呼吸音粗,双肺可闻及少许干啰音。患者既往有“高血压病”病史,正用药治疗。

2. 四诊合参定证辨型　根据患者病史、症状、体征及辅助检查,可诊断为支气管哮喘。辨病与辨证相结合,按照病证型的诊断模式,其基本信息为胸闷如窒、气喘、喉间痰鸣、咳嗽,病位在肺。患者素体气虚,加之喘咳日久,肺气虚损,气不布津,津聚为痰,痰浊潴留,内伏于肺,肺气郁闭失宣,则胸闷如窒;肺气上逆,则咳嗽、气喘。故基础证为痰饮伏肺。本次加重因患者喘咳日久,肺气虚损,肺贯心脉而朝百脉,肺气虚衰,鼓动无力,心脉不畅,瘀血内留;而瘀血内停,阻滞气机,又加重痰浊潴留。痰瘀互结,闭阻于肺,肺气郁滞,升降失调,故见胸闷憋气、喉间痰鸣;唇淡紫,舌暗红,苔厚腻亦为痰瘀互结之舌脉。故特异型为痰瘀阻肺。肺合皮毛,患者咳喘日久,肺气亏虚,卫外不固,腠理疏松,故畏风怕冷。四诊合参,患者为支气管哮喘,痰饮伏肺证,痰瘀阻肺型。

3. 方证相应循证用药　患者目前处于发作期,表现为痰瘀阻肺特异型,急则治其标,根据方证相应的原则,治以降气消痰,化瘀平喘,方用瓜蒌薤白半夏汤、枳实薤白桂枝汤合自拟四子汤加减。

瓜蒌皮 10g	瓜蒌子 10g	薤白 10g	姜半夏 10g
桂枝 5g	炒枳壳 10g	广郁金 10g	石菖蒲 10g
丹参 15g	川芎 10g	银杏叶 20g	仙灵脾 10g
五味子 10g	苏子 10g	莱菔子 10g	葶苈子 10g

7剂,每日1剂,水煎服。

4. 酌古参今解析方药　方中瓜蒌皮、瓜蒌子为君药,取宽胸涤痰之用,薤白豁痰通阳下气,加之半夏燥湿化痰,降逆散结,二者为臣药对,与君药合用为瓜蒌薤白半夏汤。其出自《金匮要略》,原文曰:“胸痹不得卧,心痛彻背者,栝楼薤白半夏汤主之”,用于胸痹痰浊壅盛者,具有豁痰通阳,理气宽胸之功效,可治本病痰浊所致胸闷如窒之症。丹参、银杏叶为另一组臣药对,活血行气、化瘀平喘,与上药共用治痰瘀阻肺之特异型。桂枝、枳壳为一组佐药对,痰为阴邪,“病痰饮者,当以温药和之”,故用桂枝助臣药薤白通阳散寒、降逆平冲,以涤痰散结,再加枳壳理气宽中,有枳实薤白桂枝汤之义,可通阳散结,祛痰下气,枳壳易枳实是因前者性缓不致伤胃。广郁金、川芎为另一组佐药对,助臣药丹参、银杏叶活血化瘀;小复方五味子、苏子、莱菔子、葶苈子亦为一组佐药,降气消痰,止咳平喘;再加用石菖蒲化痰开窍,仙灵脾温补肾阳,纳气平喘。全方化痰消瘀、通阳宣痹、降气平喘,共治本病痰瘀阻肺之特异型。

按语：支气管哮喘基础证为痰饮伏肺，本案中患者目前为发作期，病程较长，痰瘀并重，特异型表现为痰瘀阻肺之象，治以化痰消瘀为主。气既被痰阻，必影响其帅血之能，血不行为之瘀滞，致成痰瘀夹杂，故治疗时加用枳壳、郁金、川芎等行气之药有利于痰化瘀消，且郁金、川芎本身亦有活血化瘀之效。患者病程长、病情较重，出现“胸闷如窒、憋气”之表现，唇舌瘀象，有发展为肺心病的趋势，用瓜蒌薤白半夏汤和枳实薤白桂枝汤豁痰通阳，理气宽胸，亦有防病恶化之意。

七、慢性肺源性心脏病

慢性肺源性心脏病（肺肾两虚证痰热壅肺型）

1. 中西融会采集病史　鞠某，男，62岁，因“反复咳嗽咳痰气喘11年，加重2天”2019年9月26日入院。患者有“慢性阻塞性肺疾病”病史，11年前起开始出现咳嗽咳痰，痰色黄白质黏，偶有带血，曾多次住院。查心电图：异常Q波，顺钟向转位，右心室肥大可能，右心房负荷过重。因咳嗽气喘加重2天来院就诊，查胸部CT示两侧慢支、肺气肿，双侧肺大疱，右肺上叶纤维灶，右侧胸腔积液，为进一步诊治收入院。入院后予抗感染、解痉平喘等治疗，症情减而未除。刻诊：咳嗽时作，咳痰量中等，色黄质黏，咯吐不畅，胸闷气急，动则喘甚，口咽干燥，纳食欠香，夜寐不安，大便干结，唇紫，舌暗红有紫气，苔薄黄微腻，脉滑。查体：颈静脉怒张，桶状胸，两肺叩诊过清音，两肺呼吸音低，散在干湿啰音，心率116次/min，心律齐，各瓣膜听诊区未闻及明显杂音及心包摩擦音，双下肢轻度水肿。

2. 四诊合参定证辨型　根据患者病史、症状、体征及辅助检查，可诊为慢性肺源性心脏病。辨病与辨证相结合，按照病证型的诊断模式，其基本信息为咳嗽、咳痰、胸闷气喘。肺司呼吸，为气之标，肾主纳气，为气之根。患者年高体弱，咳嗽气喘日久，肺气不足，母病及子，肾不纳气，故基础证为肺肾两虚。气虚日久，无以化生津液，渐至气阴两虚，故出现动则喘甚之气虚表现，又有口咽干燥、大便干结等阴液亏耗之象。此患者肺肾功能失调，水液输化失常，聚为痰饮。本次发作乃因外邪犯肺，入里化热，痰热互结，壅滞于肺，肺失清肃，出现咳嗽、咳痰色黄质黏、咯吐欠畅等症，故特异型为痰热壅肺。苔薄黄微腻、脉滑为痰热内蕴之舌脉。四诊合参，患者为慢性肺源性心脏病，肺肾两虚证，痰热壅肺型。病位在肺、肾、心，病性要素为虚、痰、热。

3. 方证相应循证用药　病人为急性发作期，经西药治疗后症情有所改善，但仍以痰热壅肺型为重，故治疗以清肺化痰为主，少佐益气养阴之品治疗其基础证，方用清金化痰汤合生脉散加减。

桑白皮 15g	瓜蒌皮 20g	浙贝母 15g	马兜铃 10g
苦杏仁 10g	炒黄芩 10g	鱼腥草 15g	枇杷叶 15g
紫苏子 10g	莱菔子 10g	葶苈子 10g	姜半夏 10g
太子参 20g	麦冬 15g	五味子 10g	紫苏叶 10g

7剂，每日1剂，水煎服。

4. 酌古参今解析方药　方中桑白皮、瓜蒌皮合为君药对，降痰于下焦，熄火于上部，清热泻肺、化痰平喘。角药浙贝母、鱼腥草、枇杷叶清热化痰解毒，为一组臣药，助君药清肺化痰，瓜蒌皮、浙贝母尚有宽胸开结之功，改善胸闷之症；马兜铃清肺降气，化痰，平喘，用于肺热喘咳可配桑白皮。《药性论》中言:"主肺气上急,坐息不得,咳逆连连不可。"在治疗咳喘患者伴有心脏疾患时用马兜铃替代炙麻黄,因麻黄中含麻黄碱有兴奋神经作用,心脏病患者服用后可能导致心慌。黄芩清解肺热,杏仁润肺降气止咳,合用有理肺止咳平喘之效。苏子、莱菔子、葶苈子与半夏为一组佐药,三子降气消痰平喘,半夏燥湿化痰,助君臣药化痰平喘。上药共奏清肺化痰、止咳平喘之功,治疗痰热壅肺之特异型。太子参补肺气、生津液,其性微温,益气但不升提,生津而不助湿,扶正却不恋邪,补虚又不峻猛,因患者有痰热之象,用太子参轻补即可;麦冬养阴清肺而生津;五味子敛肺止咳止渴;三者合用为生脉散,具有补肺益气,养阴生津之功,主要治疗本病肺肾两虚之基础证。另加苏叶为使药,可理气护胃。

按语:本案患者为肺心病急性发作期,特异型表现为痰热壅肺之象,治疗予清肺化痰以治其标,但因病情迁延较重,体质虚弱,有肺肾两虚、气阴两伤症状,故在清肺化痰的基础上佐以益气养阴之品,以轻补气阴帮助祛邪。全方标本兼治,以治标为主,共奏清肺化痰,镇咳平喘之效,佐以补肺纳气,养阴生津。

八、多形性红斑

多形性红斑(气阴两虚证邪热壅肺型)

1. 中西融会采集病史　陈某,男,55岁,因"咳嗽伴发热半月"于2019年10月12日收入院。患者半月前无明显诱因出现咳嗽伴发热,最高体温达39.6℃,发热时伴全身多发皮疹,瘙痒严重。曾于外院诊断为"肺部感染",予抗感染治疗后仍咳嗽发热,症状无缓解,为进一步诊治收入院。入院后予抗感染、抗病毒、解痉消炎治疗,症情好转未痊愈。刻诊:热退,咳嗽频作,咳痰量少,色白质黏,口干欲饮,面色红赤,唇干裂,皮肤红斑布满,瘙痒,舌红赤有裂纹,苔薄黄微腻,脉弦滑小数。查体:全身多发红色皮疹,全身浅表淋巴结无肿大,咽充血,扁桃体无肿大,两肺呼吸音略低,右肺可闻及少许湿啰音。辅助检查:胸部CT示左肺上叶及右肺下叶炎症,肺气肿。患者既往有"嗜酸性粒细胞增多症""多形性红斑"病史,长期口服"格列卫""强的松"。

2. 四诊合参定证辨型　根据患者病史与症状、体征,可诊为多形性红斑合并肺炎。辨病与辨证相结合,按照病证型的诊断模式,其基本信息为发热、咳嗽、皮肤红斑。患者有多形性红斑病史多年,斑多由温热病邪炽于阳明,灼伤血络,血从肌肉外溢而致。温热郁久,化火耗伤阴津气血,导致肌肤失于濡养,化燥生风,病情缠绵难愈,故基础证为气阴两虚证。本次发病乃因患者素体亏虚,外邪侵袭,正邪交争,肺卫不和,故出现发热等症;邪热入里,内郁于肺,蒸液为痰,痰热内蕴,肺失清肃,则咳嗽、咳痰质黏;"肺主皮毛",肺热内盛,外透肌肤,故面色红赤,皮肤红斑加重,布满周身。综上所述,目前特异型为邪热壅肺型。痰热煎灼津液,加之抗生素、激素等药物的使用,导致津液愈加亏损,不能上承,故见口干、唇干裂、舌红赤有裂纹等。四诊合参,患者为多形性红斑合并肺炎,气阴两虚证,邪热壅肺型。病位在肌表、肺,病性要素为虚、痰、热。

3. 方证相应循证用药　根据方证相应的原则,患者是气阴两虚证,邪热壅肺型,急则治其标,先予清肺化痰,佐以益气养阴,用麻杏石甘汤合生脉散加减。

炙麻黄10g　苦杏仁10g　生石膏10g　桑白皮30g
炒黄芩10g　浙贝母15g　天竺黄10g　鱼腥草15g
前胡20g　姜半夏10g　陈皮10g　太子参10g

麦冬 15g	五味子 10g	南沙参 30g	紫苏叶 10g
甘草 3g			

7 剂，每日 1 剂，水煎服。

4. 酌古参今解析方药 麻杏石甘汤，四药合用，解表与清肺并用，以清为主；宣肺与降气结合，以宣为主。麻黄开宣肺气以平喘、开腠解表以散邪，石膏清泄肺热以生津、辛散解肌以透邪。二药一辛温、一辛寒；一以宣肺为主，一以清肺为主，且都能透邪于外，合用相反之中寓有相辅之意。方中桑白皮清泻肺火，《药品化义》中言："桑皮，散热，主治喘满咳嗽，热痰唾血，皆由实邪郁遏，肺窍不得通畅，借此渗之散之，以利肺气，诸证自愈，故云泻肺之有余，非桑皮不可。以此治皮里膜外水气浮肿及肌肤邪热，浮风燥痒，悉能去之"。黄芩性寒味苦，功能清热泻火解毒。现代药理研究也表明黄芩对肺炎双球菌等很较好的抑制作用。浙贝母、鱼腥草、天竺黄为臣药，助桑白皮清热化痰镇咳。前胡疏风清热，降气止咳；陈皮、半夏理气化痰、健脾燥湿，以杜生痰之源，三者共为一组佐药，助君臣药化痰镇咳。以上诸药主要治疗目前邪热壅肺这一特异型。太子参、麦冬、五味子取生脉散之义，再配伍南沙参，共奏养阴润肺，益气生津之效，为另一组佐药，主要治疗气阴两虚的基础证。苏叶为使药，既能疏风散邪，又能行气和胃，与陈皮配伍，以防寒凉药败胃伤津。

二诊：患者药后症情明显改善，咳嗽基本控制，口唇干裂好转，皮肤红斑仍作，偶有瘙痒，口干欲饮，唇紫，舌暗红，有裂纹，苔微腻，脉弦滑。治以清肺化痰，理瘀和络。

方药：清金化痰汤合犀角地黄汤加减。

炙麻黄 10g	桑白皮 15g	瓜蒌皮 20g	苦杏仁 10g
炒黄芩 10g	浙贝母 15g	鱼腥草 15g	蝉蜕 10g
陈皮 10g	姜半夏 10g	三七 15g	矮地茶 10g
水牛角 30g	生地黄 10g	赤芍 10g	丹皮 10g

7 剂，每日 1 剂，水煎服。

复诊时患者咳嗽、咳痰控制，但肺热未清，热入血分，耗伤血中津液，血行不畅，热瘀蕴结肌肤，故皮肤红斑仍作。治疗上在清肺化痰巩固疗效的同时，加犀角地黄汤滋阴清热，凉血散瘀。方中蝉蜕可疏散久恋肌表之风热，止痒效果颇佳。

按语：患者苦于多形性红斑疾病日久，正气虚弱，邪气留恋，病情缠绵难愈。本次病情加剧，乃因外邪侵袭，在多形性红斑基础上诱发肺部感染，故本病标实本虚，虚实夹杂，其在本为气阴不足，在标为邪热壅肺。纵观全方用药，标本兼顾，又以治标为主，养阴不恋邪，祛邪而又不伤正。复诊时患者肺部感染症状缓解，但热邪未净，深入血分，蕴结肌肤，皮肤红斑仍作，出现血热津伤之特异型，故在原方基础上凉血散瘀，巩固疗效。

第九章

病证结合中医辨证诊断研究辅助平台

继承、发展、传播和创新是中医药发展道路上始终离不开的核心问题,传统的继承方法包括口传心授、研读经典、查阅文献等。随着时代的发展,有学者开始采用卫生统计学方法对各类临床经验进行数据分析,以获得中医药的特色诊疗经验,这对中医药融入现代化的进程都提供了很大的帮助。目前科技工作人员正致力于如何让中医药临床研究方法扩大应用、推而广之。"病证结合中医辨证诊断研究辅助平台"正是针对以上问题,运用现代互联网软件技术,结合中医诊断研究成果设计实现了一套具备中医自身特点的自助式分析应用软件。该软件为中医药辨证诊断研究方法提供切实有效的辅助分析平台,主要包括临床信息采集模块、数据分析模块、个体辅助诊疗模块、资料管理模块等专业特色模块,同时通过一套统一的管理与权限框架,为软件平台推广应用提供基础。

第一节　平台概述

病证型结合诊疗方法是从诊断疾病开始,到提取基础证,再到分辨特异型,最后确立治疗方药的过程,有着清晰的思路与步骤。在电子信息技术飞速发展的今天,可以利用强大的信息技术实现这一诊治过程,不仅能大大提升临床医生的诊治效率,更能最大限度地为中医药科研提供客观化平台。该平台将信息资料录入、保存、提取、统计、分析等功能融为一体,一方面为临床经验总结、医案整理和分析、疾病用药防治规律分析、新药研发、处方筛选等提供便利有效的工具,另-·方面平台还集成了四诊信息量化、文本挖掘等信息客观化方法,如结构方程模型、潜在类别分析、关联规则等多种中医科研常用的分析方法,为中医病证型诊断分类的不同研究提供相对集中的方法平台,具有广阔的应用前景和实用价值。

一、研发背景

当前,人工智能、大数据、云计算等信息技术得到了迅速发展并得到诸多行业的应用。各类中医诊疗过程中产生的电子病历、诊疗数据、处方数据、医学影像数据等是中医学发展的重要基础,采用大数据技术构建中医大数据服务资源库,可以更好地促进中医资源的共享共用;通过对中医标准化和数据化,采用人工智能技术,辨证论治,对系统推荐的诊断、用药进行调整,可以有效地进行临床各类辅助诊疗。目前在中医信息化、智能化发展中仍然存在诸多问题,如缺乏统一的软件资源平台,中医相关基础信息往往是由某些名老中医自行整理,存在资源无法共享问题;同时临床诊疗过程中病例信息的采集缺乏统一的标准,存在症状指标量化不统一、不规范等问题。

本书中篇介绍了高血压、脑梗死、支气管哮喘等疾病的病证型结合中医辨证诊疗模式的研究方法，并经临床实践证明该模式有较好的临床运用价值，其方法对继续研究病证型分类的临床科研工作具有较大的帮助。根据实际研究工作中对数据具体分析时存在的问题，如在数据运算过程中需要使用的统计学软件较多，对于没有一定科研基础的临床医生，如何综合使用不同的统计软件进行数据分析还比较困难；尤其是研究需建立在较大样本的临床流行病学调查基础上，随之而来的就是工作量大、计算复杂等情况。为了让更多的研究者在病证型结合证候分类研究中能更加快速准确地得到科学合理的研究结果，中国中医科学院中医临床基础医学研究所、江苏中医证的应用基础研究团队和金陵科技学院展开合作，结合现代信息技术，利用计算机辅助技术，以简化操作程序、优化操作流程、集成各种统计学方法为目的，联合研发了“病证结合中医辨证诊断辅助研究平台”软件系统，以给国内从事同类研究的中医、中西医结合工作者对研究数据进行科学合理的处理和分析提供支持。

二、总体研究框架

“病证结合中医辨证诊断研究辅助平台”软件系统的研发就是将本书第六章病证型分类研究技术流程计算机化，其总体框架主要包括三部分，即：数据模块、分析模块、应用模块。数据模块对应第六章的前三节，主要功能是实现研究资料的录入；分析模块对应第六章的后三节，这个模块集成了目前病证型研究领域最常用的统计分析方法和等级分类指标的综合评价；应用模块即研究结果的展示。

书中对病证型分类研究的总体内容进行了梳理如图 9-1 所示：

（一）数据模块

数据模块主要是实现研究资料的录入。在确定了研究病种后可选择通过填写临床流行病学调查表的方式录入数据，或通过四诊信息数据化采集方式录入数据，若有现成的研究数据还可以采用直接导入方式录入系统。

（二）分析模块

分析模块集成了目前病证型研究领域常用的统计分析方法，主要实现证候分类研究的分析统计建模功能。主要步骤包括：

1. 描述性统计分析　对需要分析的数据进行描述性统计分析，以便了解数据的均值、方差、频率、频度等常用的统计性特征。所述数据主要包括：人口学基本信息、生命体征与既往史、中西医诊疗信息及四诊信息。

2. 建模方法选择　根据研究的需要选用适当的建模方法完成数据的建模分析，可选用的建模方法主要包括：聚类分析、结构方程模型、项目反应理论、潜在类别分析、关联规则分析、网络分析等。

3. 分析结果医学解释　根据医学知识对分析结果进行证候分类、证候要素提取，确定基础证和各证候要素中包含的四诊信息，并在中医专家指导下完成证候要素及证候的命名。

4. 关联分析确定方药　通过对诊疗分析结果的总结，确定病证型与方药之间的关系，并在上述关系的基础上，确定应选择什么样的方药进行治疗。

5. 专家咨询验证结果　通过对分析结果的总结，采用证候分型的专家咨询表（Delphi 法调查）方法进行模型效果验证，要求专家数不少于 30 名。

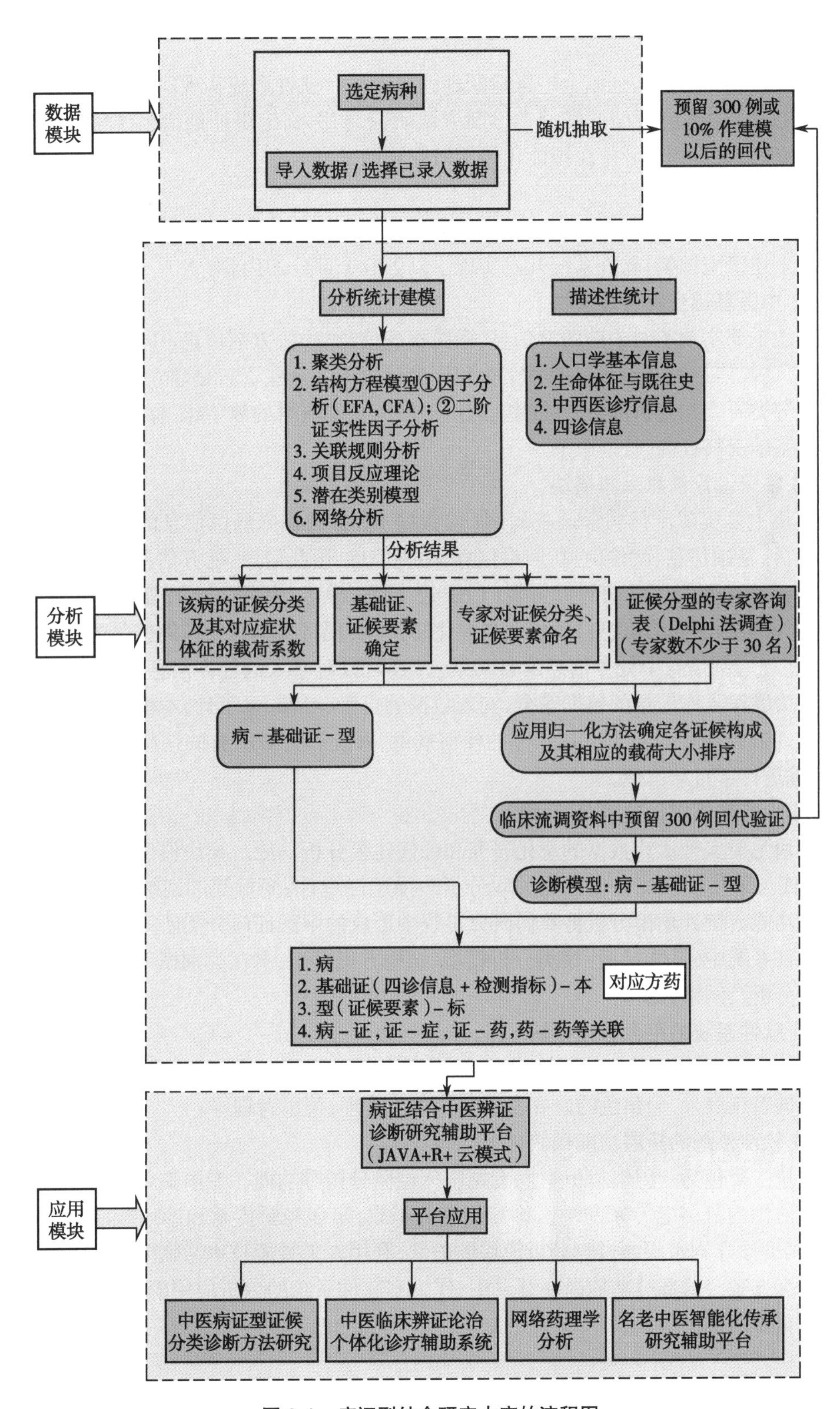

图 9-1　病证型结合研究内容的流程图

（三）应用模块

应用模块主要通过病证结合中医诊断辅助研究平台软件系统实现广泛的应用。应用的主要内容包括：中医病证型证候分类诊断方法研究、中医临床辨证论治个体化诊疗辅助系统、网络药理学分析和名老中医智能化传承研究辅助平台。

三、系统功能概述

基于上述研究框架，软件系统开发实现了以下五个部分的内容：

（一）中医基础资料管理模块

该模块主要实现了对中医四诊信息、西医疾病信息、中医方剂信息、中药信息、中医疾病信息、中医证候信息等基础资料的数字化和标准化管理。这些资料是建立中医数据集、实现中医证候分类研究与分析的必要前提。通过对中医基础资料的数字化、标准化管理，为研究人员提供基础资料查询、管理服务。

（二）临床诊疗信息采集模块

该模块主要实现流行病学调查病例（或数据）信息及临床病例信息的采集功能。采集的信息包括：基础信息、就诊信息、四诊信息、检查信息、诊断信息、处方信息共六类。系统可以将采集到的病例信息以病例报告表（CRF 表）形式导出；利用人工智能中的语义识别技术，实现对采集到的四诊信息自动提取与量化转换；实现将采集到的病例按西医疾病类型分类管理；实现病例信息中处方信息的自动录入；还可以对录入的处方信息进行君、臣、佐、使的修改。为确保入库信息的数据安全，实现数据的可管、可控、可审计，本模块还设置了入库信息的自动监控功能。对于正式入库的任何病例，系统后台对所有的这些病例相关字段的修改、删除进行了自动留痕。

（三）诊疗数据统计建模分析模块

该模块主要实现诊疗数据的量化研究和证候建模分析功能。模块提供了中医病例信息的导入（或与采集模块的自动数据关联分析）、描述性统计、变量筛选到统计建模分析的全过程管理功能。统计建模分析将我们研究过程中形成的中医证候分类研究成果以模型形式嵌入到软件系统中，具体包括：聚类分析模型、结构方程模型、潜在类别模型、项目反应理论、关联规则分析及网络分析。

（四）软件系统的平台管理模块

该模块可以实现对平台的整体管理功能，实现平台的统一管理与权限控制功能。具体包括统一的单点登录，分角色的研究者、部门、角色管理，菜单管理等。

（五）软件系统的拓展功能模块

该模块主要包括：个体辅助诊疗、专家临床经验分析等功能。专家临床经验分析主要是希望通过对国内外名老专家的中医诊疗信息的积累，实现经验传承和诊疗特点的个性化分析；个体辅助诊疗则希望通过与分析模块的关联，利用人工智能技术为临床医师提供患者的个性化诊疗方案。这部分功能尚在开发中，作为本软件系统的分析应用模块，将在后续的应用中发挥重要的作用。

第二节　技术方案

作为一套面向从事中医、中西医结合研究的科研人员和临床医师的一套数据分析系统，系统的设计以简单、方便、实用为根本出发点。整个软件设计遵循软件工程的基本方法，结合 SOA（Service Oriented Architecture，面向服务的架构）软件架构进行系统设计与功能实现。

一、设计思路

软件系统采用了互联网信息系统软件常用的 B/S（浏览器 / 服务器）模式，设计过程中遵循灵活性、可靠性、可理解性、可维护性、可移植性、互操作性等软件设计原则。同时，基于互联网软件的安全性考虑，软件系统设计了有效的分层权限管理与分配体系、安全验证机制，确保软件系统的安全性、稳定性。

二、技术路线

为更好地适应当前“互联网 +”的信息时代，软件系统采用前后端分离的开发技术，该技术具有良好的可拓展性，且同步支持手机端的应用浏览；采用“云服务 + 人工智能模型嵌入”的模式，支持当前主流浏览器的在线浏览，支持 R 语言、Python 语言等分析型语言生成的人工智能模型的嵌入开发；数据库开发选用 MySQL 开源数据库技术；开放数据接口，可以实现定制开发，支持与其他中医系统对接的定制化开发。

三、系统总体架构

从系统总体架构来看，“病证结合中医辨证诊断辅助研究平台”软件系统包括两个支撑体系和五个功能层，分别是：信息化标准体系、安全管理体系以及交互展示层、应用系统层、应用支撑层、信息资源层和基础设施层。

（一）交互展示层

交互展示层是整个软件系统向用户提供的使用界面，主要包括两个部分，一是互联网 PC 门户，作为中医科研工作者和中医临床医师登录系统的门户，也可以作为系统管理者登录后台管理的门户；二是移动终端，作为软件系统的对外移动门户，为移动互联网提供服务支持。

（二）应用系统层

应用系统层主要包括五大功能模块：临床信息采集，数据分析（聚类分析、结构方程模型、潜在类别分析、项目反应理论、关联规则等），个体辅助诊疗，专家临床经验分析，平台管理。

（三）应用支撑层

应用支撑层主要指各类 JAVA 中间件及 R 程序的接口调用支持。使用中间件可以通过动态扩展形成一个整体集成的应用支撑平台体系，为上层的业务系统提供中间层服务。根据平台应用需要，系统集成了统一身份认证管理、通信标准接口管理、云应用服务、R 程序服务等需要的基础中间件。

（四）信息资源层

信息资源层是系统的数据中心。数据中心主要包括三类数据库：中医基础资料数据库，主要用来存放各类标准化的中医基础信息；采集或导入各类用于分析的病例信息数据库，此数据库为系统的业务数据库；各类模型分析完成后形成的分析数据库。

（五）基础建设层

基础建设层为整个系统的硬件支撑平台。主要为软件系统提供软件的硬件环境。一般选择的是医院内部的信息中心或云计算中心，必须包括完整的网络环境和安全环境（图 9-2）。

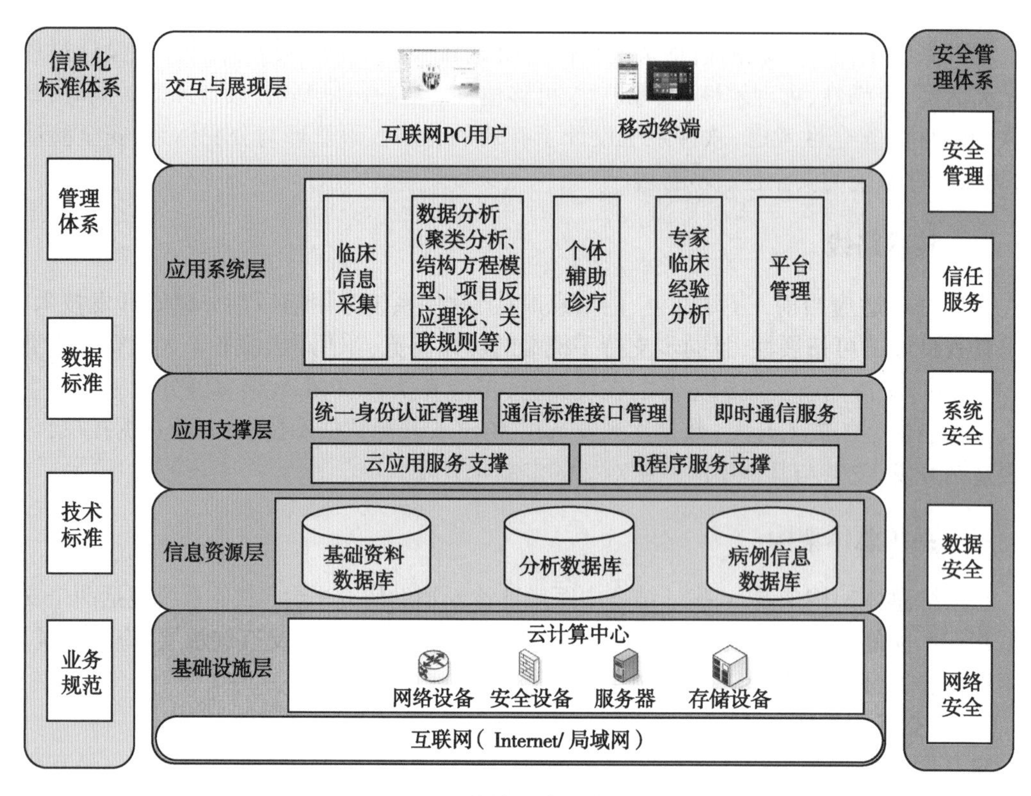

图 9-2　软件系统总体架构

（六）信息化标准体系

标准规范是指导整个软件系统建设的基础，对系统建设具有指导和规范作用。从系统不同的层面实施管理与维护，为各种应用功能模块提供统一标准规范。

（七）安全管理体系

信息安全保障体系贯穿系统建设各个层次。安全体系建设包括物理安全、网络及系统安全、应用及数据安全和安全管理几个方面，通过建设从物理层到应用层的整体安全防御体系，保障系统稳定、可靠、安全地运行。

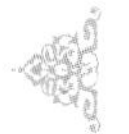

第三节　系统登录说明

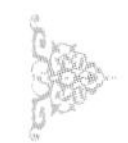

“病证结合中医辨证诊断研究辅助平台”的数据模块、分析模块已开发完成，目前该软件可通过指定研究者名、密码、网页登录的形式进行试用操作，并已经基本能够完成病证型诊断分类的研究，其他功能仍在进一步完善过程中。

一、运行环境

软件系统采用云服务模式开发，登录系统只需要一台可以上网的电脑（或移动端）即可。为了更好的体验效果，系统不再支持内核版本低于IE8.0的浏览器。推荐采用以下浏览器进行系统登录：①360浏览器（极速模式）；②搜狗浏览器（极速模式）；③Google浏览器；④火狐浏览器；⑤IE9及以上浏览器。在使用过程中有任何浏览器问题，可以通过系统内提供的帮助文件及时获取最新的帮助文档。

二、系统登录

平台不提供在线注册功能，所有需要使用的研究者，账户由管理员统一分配。本书提供软件系统的测试网址：http://bzjh.czzyy.com。

在您的浏览器地址栏输入以上网址，即可进入系统的登录界面（图9-3）：

如果您想登录系统，您可以通过与本书作者的电子邮件联系获取您需要的账号。在页面上填入您获取的用户名和密码，即可登录系统，进入软件系统主页（图9-4）：

您可以通过点击页面右上角的“退出登录”按钮退出系统，保证您离开电脑后系统不被其他研究者盗用。同时，系统也提供闲时自动退出功能，但由于本平台系统以分析为目的，设置的闲时自动退出系统时间响应为半小时以上，建议您在不用时点击退出按钮。

病证结合中医辨证诊疗辅助平台
1995年张华强、陈启光、申春悌教授为核心的研究团队在王永炎院士的指导下，江苏省科技厅中医临床辨证现代化》立项对病证结合证候诊断分类方法学研究，简称"9521工程"，研究得到国家中医药管理局、国家自然基金委、国家重点基础研究发展计划（973计划）的项目支持。
Zhong Yi
中醫
【病证结合中医辨证诊疗辅助平台】
用户名:
密码:
登录

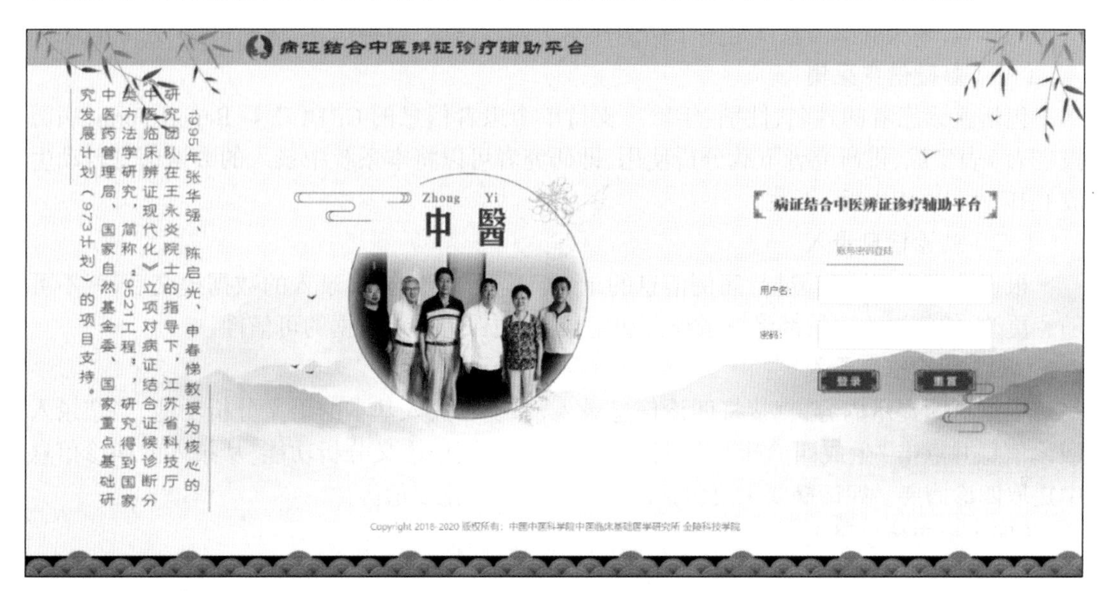

图9-3　登录界面

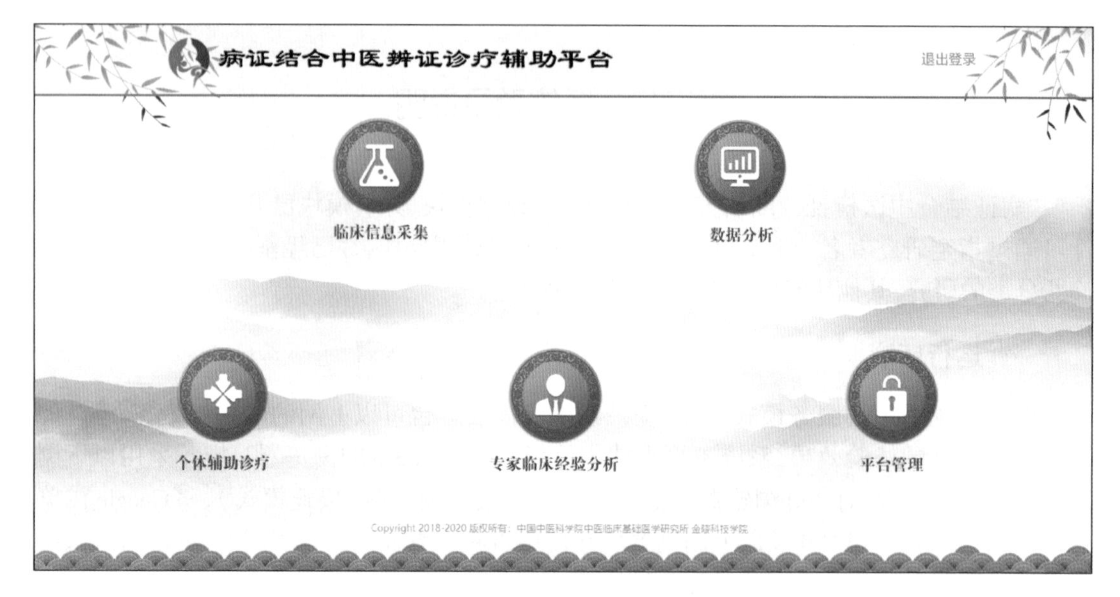

图 9-4　系统主页

以下功能描述根据不同的研究者角色，分模块进行使用说明。

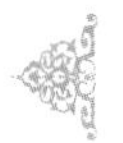

第四节　临床信息采集系统

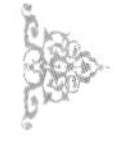

一、功能说明

临床信息采集系统主要实现病例信息的采集，是整个系统中诊疗数据的重要来源。采集的信息包括病例的基础信息、就诊信息（可以包括多次就诊信息，但每条就诊信息作为一个病例样本，多次就诊信息就是多个病例样本）、四诊信息、检查信息、诊断信息、处方信息。

（一）基础信息采集

包括就诊患者的姓名、性别、年龄。支持单个患者信息的 CRF（Case Report Form，病历报告表）表生成，供研究者下载分析使用，即研究者可以将本系统中录入的数据信息自动生成 CRF 表（WORD 版）下载。

（二）就诊信息录入

根据页面提示内容，进行病例信息的录入。需要注意的是，录入的数据提交后，就不可随意更改，任何更改记录都将被系统自动记录，以便保持系统数据的可信性。

（三）四诊信息录入

根据页面提示内容，直接将四诊信息录入，系统已嵌入基本的语义分析功能，当您录入四诊信息并点击“生成四诊摘要”按钮，系统会自动调用语义分析功能，从录入的四诊信息中提取四诊摘要。四诊摘要主要包括四诊变量及其量化取值。

（四）检查信息录入

将对应的体格信息、血常规、心电图、尿常规、CT、大便常规、MRI、血生化、超声、X 光、其他检查信息录入系统。

（五）诊断信息录入

将患者对应的病机分析、治则治法及诊断摘要信息录入系统。

（六）处方信息录入

包括中医处方信息录入，可以将录入处方信息自动进行关键字提取，把文本处方信息转换成量化后的处方明细，并提供君、臣、佐、使的操作步骤；可以录入中成药处方信息；可以录入西医处方；可以录入其他治疗信息。

二、操作流程

系统操作流程如图9-5所示：

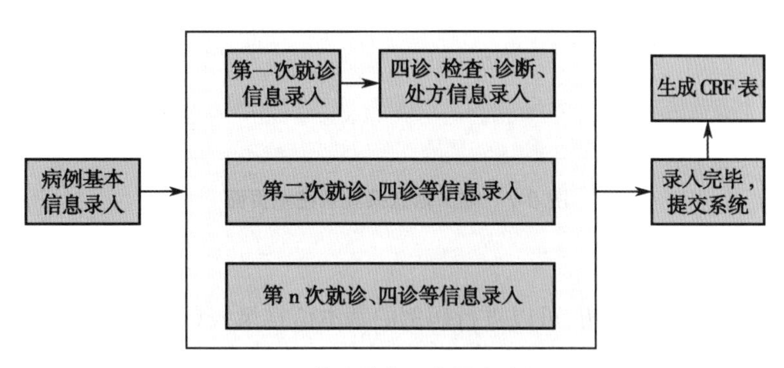

图9-5　临床信息采集操作流程图

三、病例基本信息录入

（一）基本信息录入主页面

平台登录系统后，选择“临床信息采集”（图9-6），点击进入临床信息采集系统主页面（图9-7）。

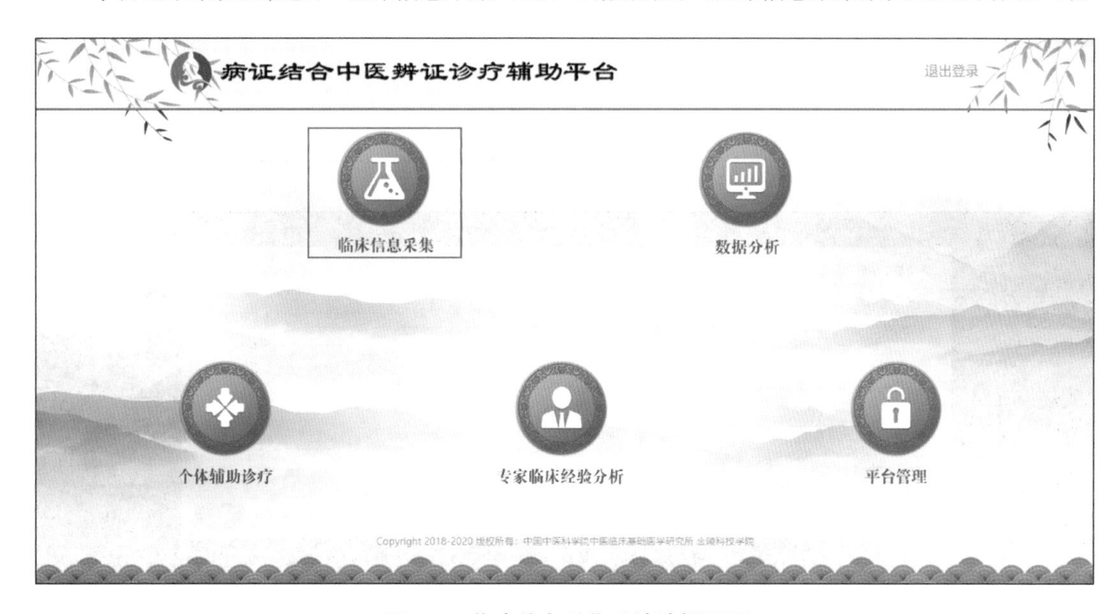

图9-6　临床信息采集系统选择页面

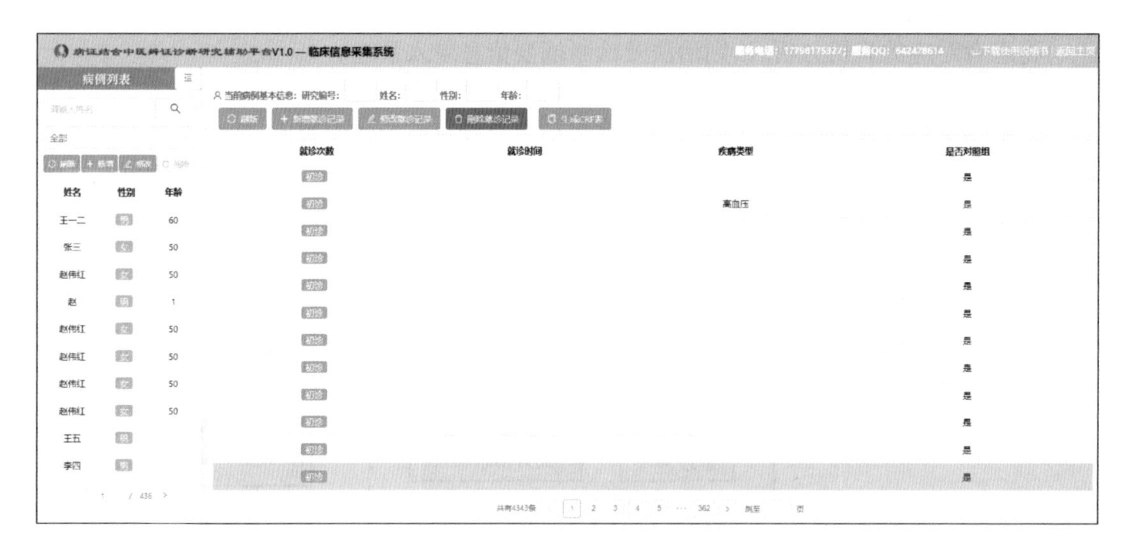

图 9-7　临床信息采集系统主页面

（二）新增病例基本信息

点击列表中的 + 新增 按钮，可以进行病例的基本信息录入（图 9-8）。

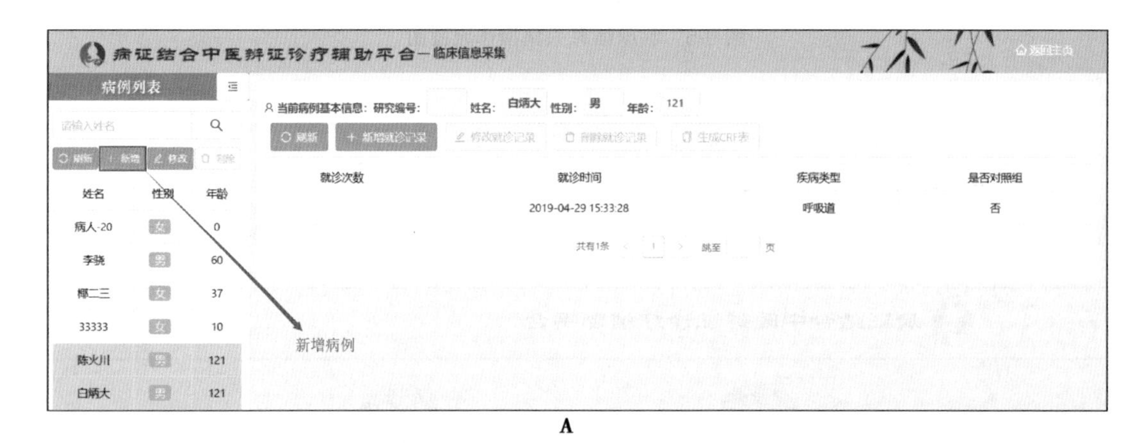

A

新增基本信息

研究编号：请输入研究编号　姓名：请输入姓名　性别：请选择性别

年龄：请输入年龄　身份证号：请输入身份证号　民族：请选择民族

单位编号：请输入单位编号　调查时间：请选择调查时间

关闭　确定

B

图 9-8　新增病例基本信息

新增病例基本信息的内容包括：研究编号、姓名、性别等。其中 ＊ 表示此项信息为必填信息。各字段说明如下：

（1）研究编号：病例编号标识，可随意填写，但需要唯一。如若重复系统会给提醒 研究编号已存在 。为更方便病例研究，建议按照代表一定规则的格式填写。

（2）姓名、性别、年龄：文本框填写，必填项。

（3）身份证号：文本框填写，18 位。

（4）民族：下拉框选择。

（5）单位编号：可以输入所在单位编号。

（6）调查时间：病例创建时间。可选择日期。

新增成功的信息会在病例列表第一行显示，并有红色新字标识（图 9-9）。

病例列表
请输入姓名
刷新　新增　修改　删除

姓名	性别	年龄
张三新	男	52
病人-20	女	0
李骁	男	60
椰二三	女	37

图 9-9　病例列表界面

（三）查询病例基本信息

病例基本信息录入完成后，通过左边区域方框中输入病例姓名，可筛选查询病人病例和就诊记录信息（图 9-10）。

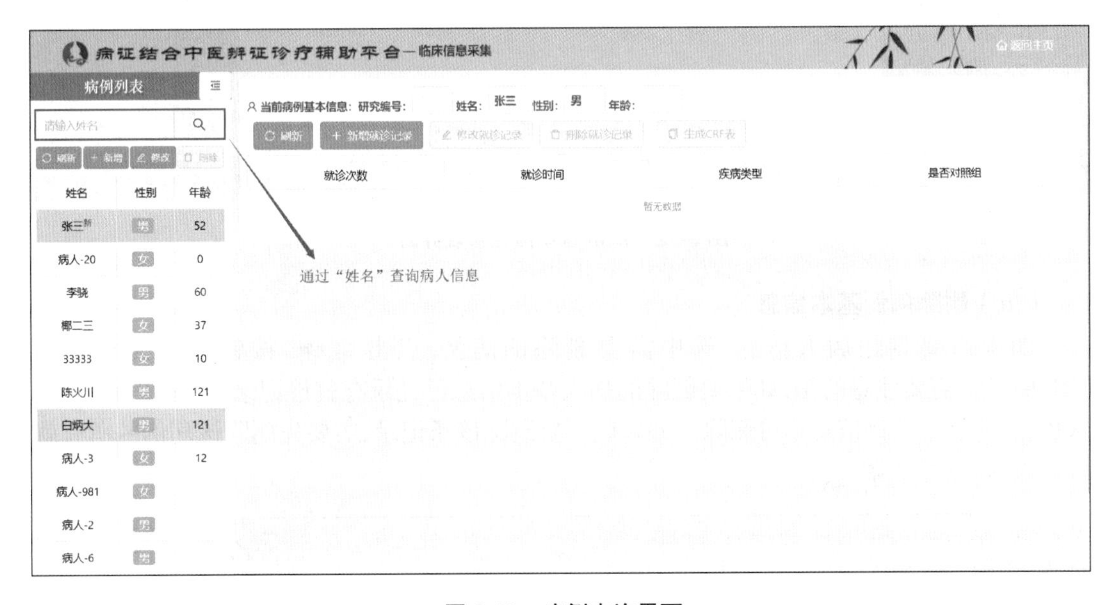

图 9-10　病例查询界面

姓名查询支持模糊查询。如输入“李”点击查询 🔍 后，显示所有姓名中含“李”的病例列表（图 9-11）。

当姓名查询框中文字为空时，点击查询按钮 🔍 后，或者直接点击 刷新，显示所有病例列表。

（四）修改病例基本信息

如果需要修改病人信息，在主页中选中需要修改的病人信息，点击 修改。修改成功后，页面中“当前病例基本信息”中数据会同步更新（图 9-12）。

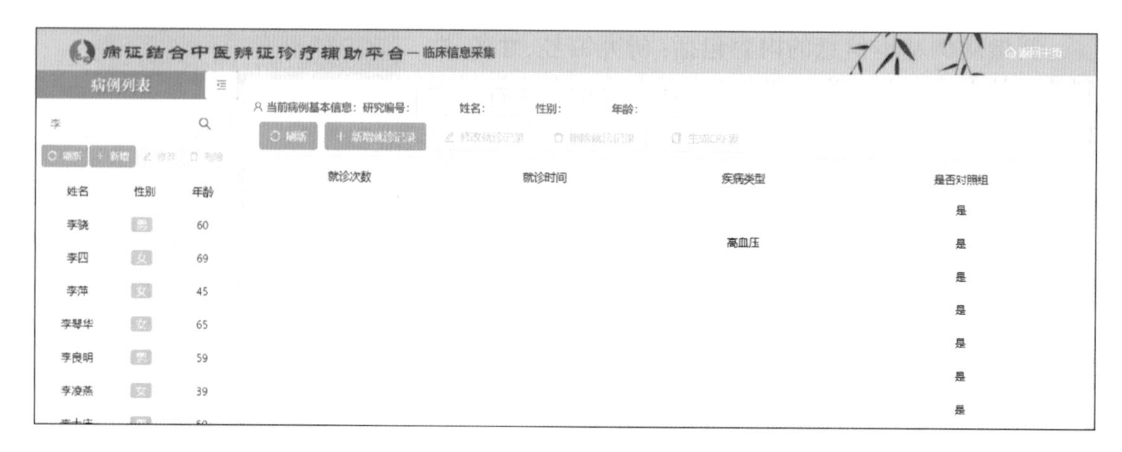

图 9-11　病例查询结果界面

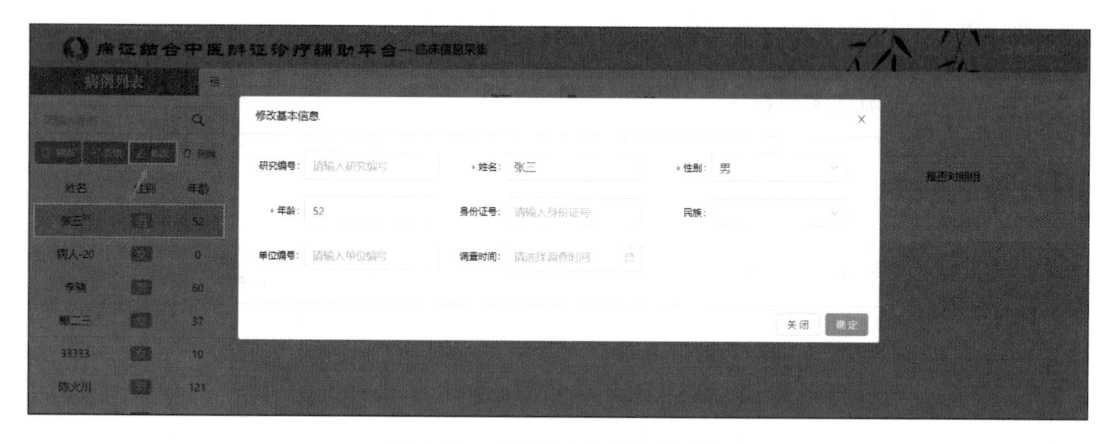

图 9-12　病例基本信息修改界面

（五）删除病例基本信息

如果需要删除病人信息，选中需要删除的病例，点击 删除 按钮即可完成删除（图 9-13）。需要注意的是，如果要删除的病人基本信息已经录有就诊记录时，按钮 删除 呈灰色，表明该条病例信息不可删除。如果确实要删除该条记录，需要先删除该病例的所有就诊记录后，方可删除。

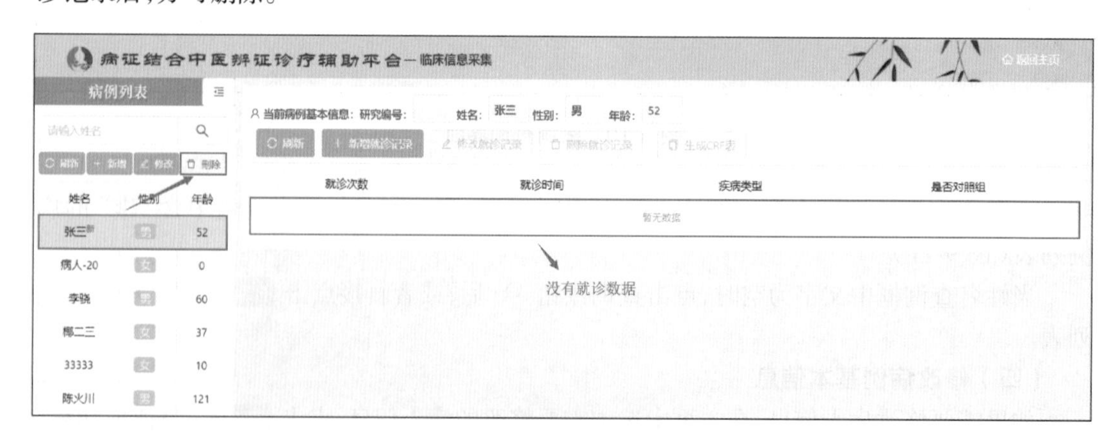

图 9-13　病例基本信息删除界面

四、就诊信息录入

（一）新增就诊记录

选中需要新增“就诊记录”的病人，选中后，此病例行背景色变为深色，点击 + 新增就诊记录，可以增加新的就诊记录（图 9-14）。

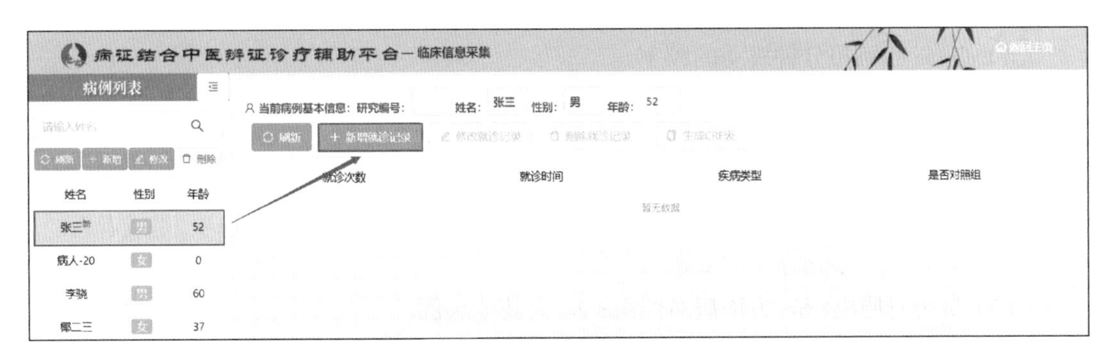

图 9-14　就诊信息新增界面

就诊信息包含：“一般信息”“四诊信息”“检查信息”“诊断信息”“处方信息”五个部分。

1. 一般信息填写　一般信息主要记录病人“体重”“身高”“联系方式”“是否过敏史”等详细基本信息（图 9-15）。点击“确定”按钮后，即可完成一般信息的录入。

就诊信息　四诊信息　检查信息　诊断信息　处方信息

姓名：张三	性别：男	年龄：52
身份证号：请输入身份证号	民族：	单位编号：
腰围(cm)：请输入腰围	体重(kg)：请输入体重	身高(m)：请输入身高
婚姻状况：请选择婚姻状况	文化程度：请选择文化程度	职业：请选择职业
就诊日期：2020-07-08	发病节气：请输入发病节气	联系电话：请输入联系电话
心率：请输入心率	收缩压：请输入收缩压	舒张压：请输入舒张压
体重指数：请输入体重指数	是否吸烟：⊙否　○是	是否饮酒：⊙否　○是
是否过敏史 ⊙否　○是	是否个人史 ⊙否　○是	是否婚育史 ⊙否　○是
家庭住址：请输入家庭住址		邮编：请输入邮编
是否对照组 ⊙否　○是		

关闭　确定

图 9-15　一般信息填写界面

（1）姓名、性别、年龄、身份证号、民族、单位编号：该页面中只能查看不可修改。如需修改可在病例修改页面操作。

（2）腰围、体重、身高、联系电话：文本框填写，阿拉伯数字。

（3）婚姻状况、文化程度、职业：下拉框选择。

（4）就诊日期：填写就诊当天日期即可。

（5）发病节气：文本框填写，如：立夏、冬至等节气。

（6）心率：心脏每分钟跳动的频率。

（7）收缩压：文本框填写。

（8）舒张压：文本框填写。

（9）体重指数：文本框填写。

（10）是否吸烟、是否饮酒、是否过敏史、是否个人史、是否婚育史：单选项，是或者否。

（11）家庭住址、邮编：文本框填写。

（12）是否对照组：是，为该病对照组；否，为其他病例。

2. 四诊信息填写 四诊信息主要记录病人"主诉""现病史""既往史"和"家族史"。填写完毕后点击 生成四诊摘要 按钮，系统会根据"现病史"栏填写的内容，自动生成四诊摘要（图 9-16）。

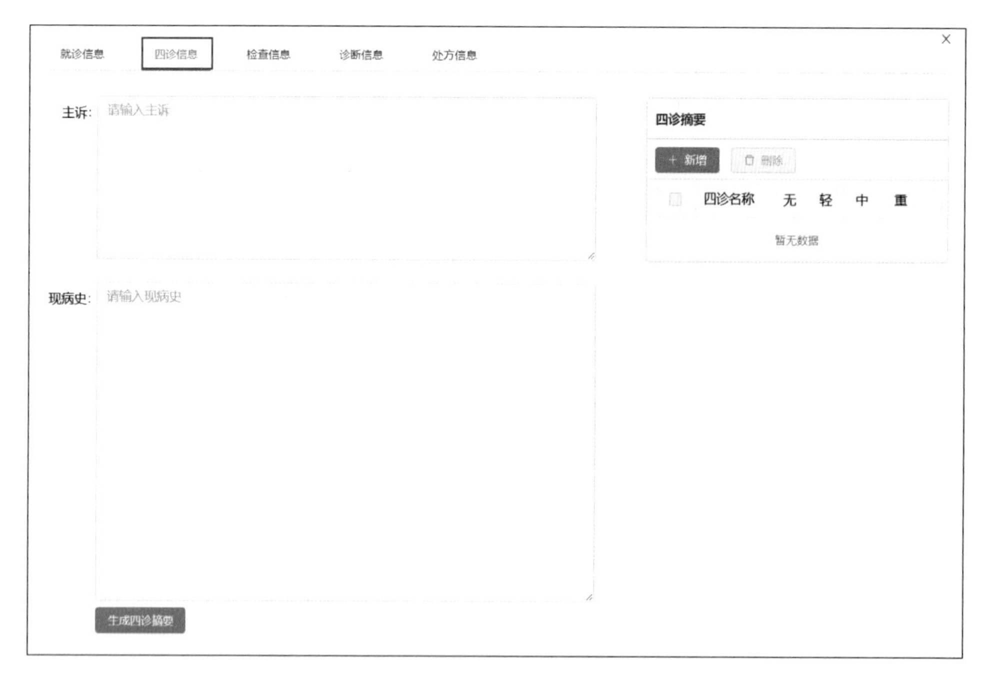

图 9-16 四诊信息填写界面

（1）主诉：病人自我口述的病情。

（2）现病史：病人目前已确诊的病情。

（3）既往史：病人以往病情。

（4）家族史：是否存在家族遗传病史。

3. 检查信息填写 检查信息包括：体格信息、血常规、心电图、尿常规、CT、大便常规、

MRI、血生化、超声、X 光、其他检查共 11 项。默认可填写的是“体格信息、血常规”两项，如果需要填写其他选项，点选对应的选择按钮即可展开文本框（图 9-17）。

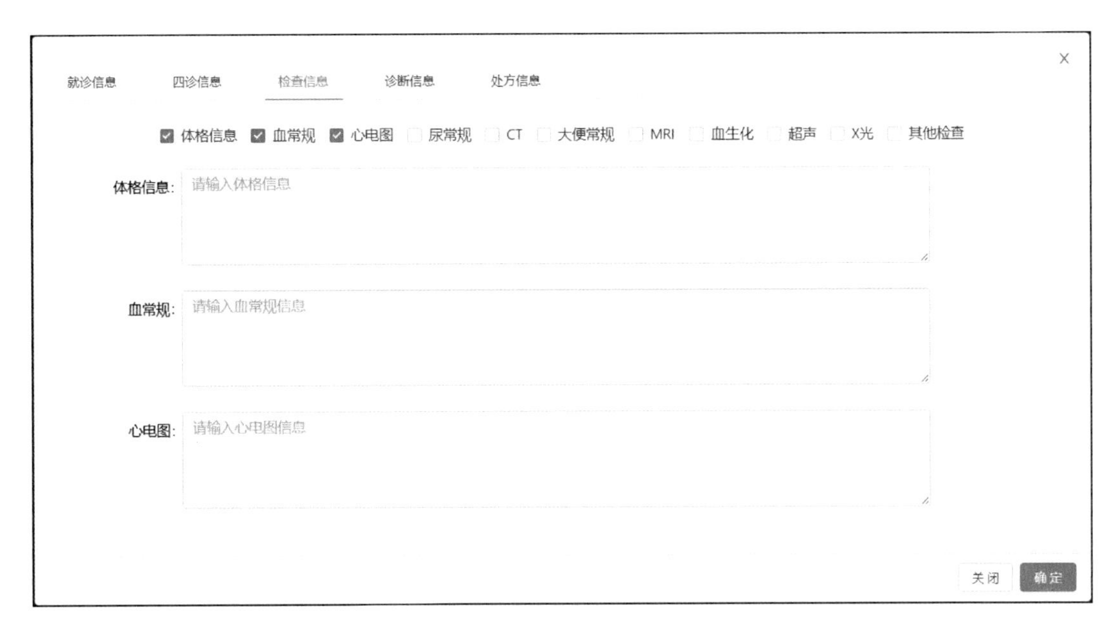

图 9-17 检查信息填写界面

4. 诊断信息填写 诊断信息填写主界面如图 9-18 所示，共包括五个部分：病机分析、中医治则治法、中医病名、中医证候及西医诊断。

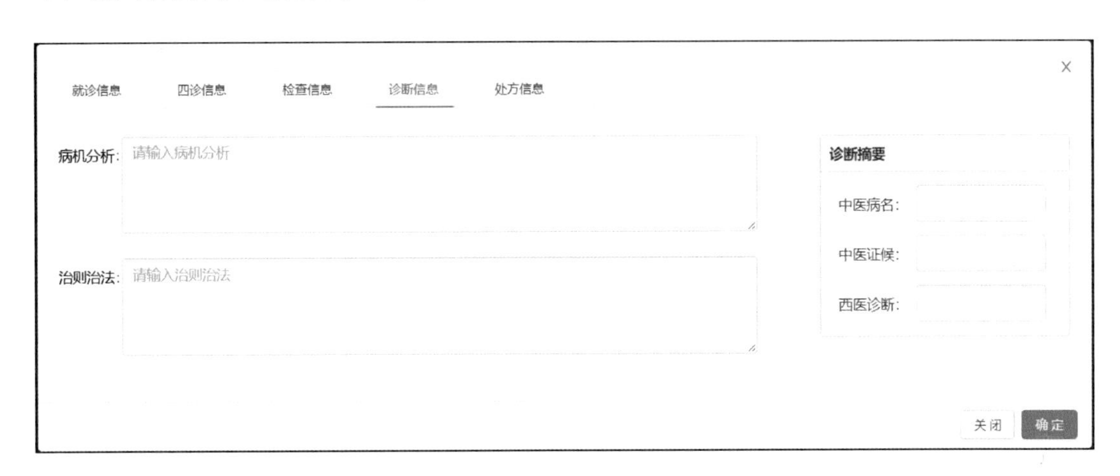

图 9-18 诊断信息填写界面

（1）病机分析：文本框填写，如：风热恋肺，表卫不和。

（2）治则治法：文本框填写，如：予疏风清热。

（3）中医病名：下拉选择。

（4）中医证候：下拉选择。

（5）西医诊断：下拉选择。【说明】此处选择的西医疾病类型为分析系统对应的疾病类型。

5. 处方信息填写　处方信息填写主界面如图 9-19 所示，共包括四个部分：中医处方、中成药处方、西医处方及其他治疗。

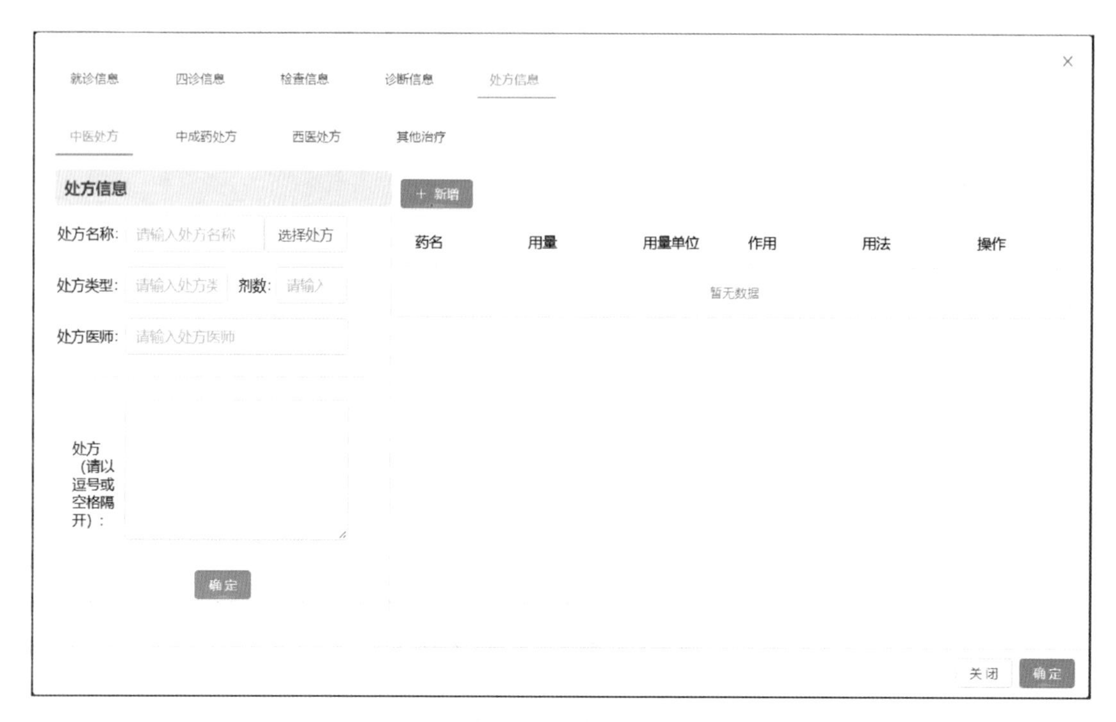

图 9-19　处方信息填写主界面

（1）中医处方信息录入：在页面顺序录入处方名称（也可点击“选择处方”按钮进行系统存储的处方信息录入），处方类型，剂数，处方医师，并将处方详细内容录入处方文本框（图 9-20）。

图 9-20　处方基本信息录入界面

（2）中成药处方信息录入：在页面点击“新增”按钮，录入药名、数量、单位、方法，点击“保存”按钮，完成录入；点击“取消”按钮，取消录入（图 9-21）。

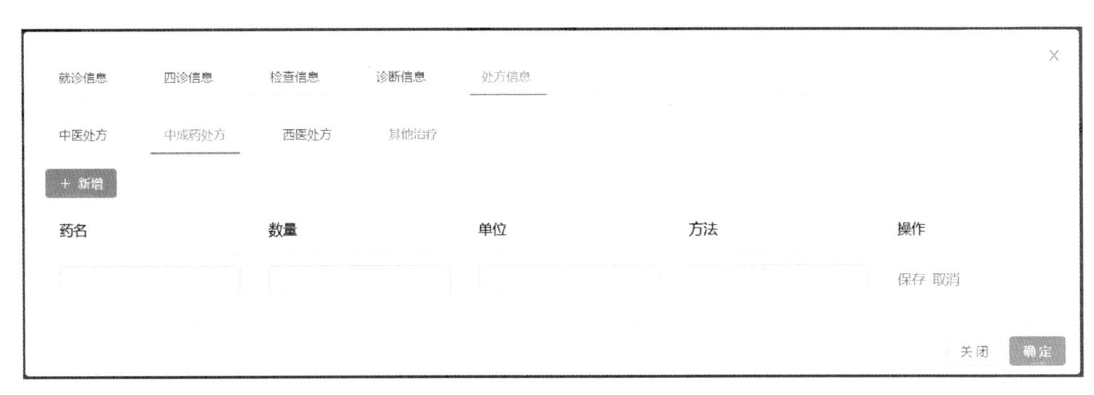

图 9-21　中成药处方信息录入界面

（3）西医处方信息录入：在页面中顺序录入西医处方、处方解析内容到对应的文本框（图 9-22），点击“确定”按钮完成录入。

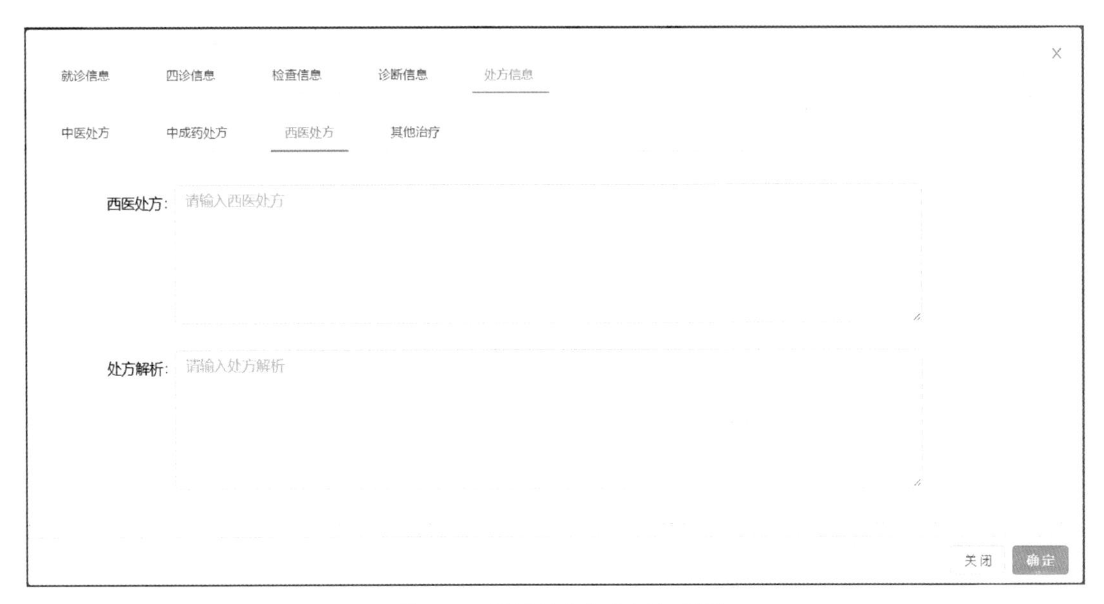

图 9-22　西医处方信息录入界面

（4）其他治疗信息录入：在页面中顺序录入针灸治疗、其他治疗内容到对应的文本框（图 9-23），点击“确定”按钮完成录入。

（二）就诊信息修改

如需修改病人就诊信息，选中需要修改的病人病例后，在右边区域中选中需要修改的就诊信息，然后点击 修改就诊记录 进行修改（图 9-24）。

（三）就诊信息删除

如需删除病人就诊记录，和修改记录一样，选中病例和就诊记录后，点击 删除就诊记录 进行删除（图 9-25）。

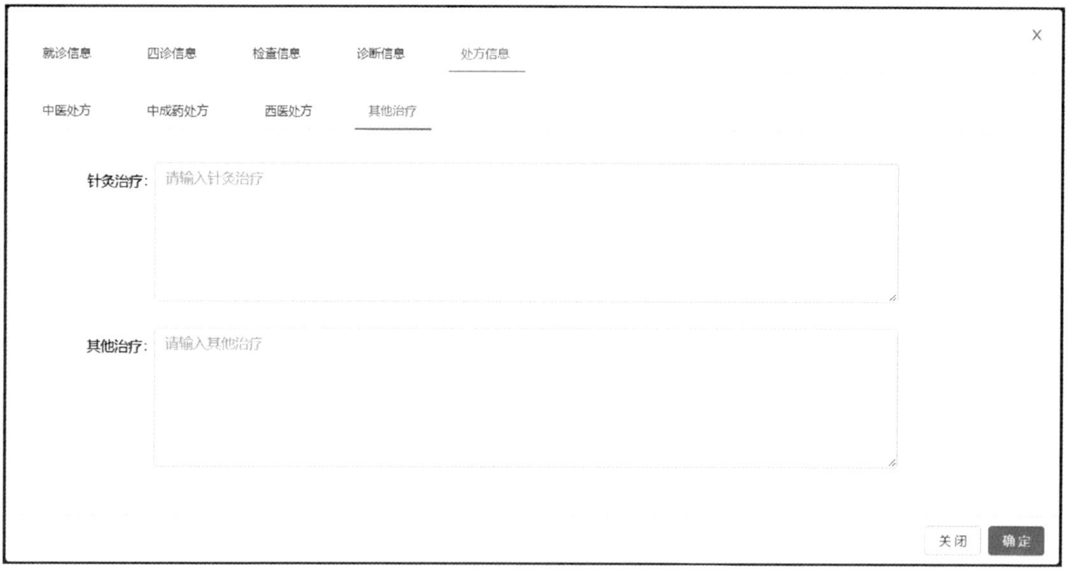

就诊信息　四诊信息　检查信息　诊断信息　处方信息

中医处方　中成药处方　西医处方　其他治疗

针灸治疗：请输入针灸治疗

其他治疗：请输入其他治疗

关闭　确定

图 9-23　其他治疗信息录入界面

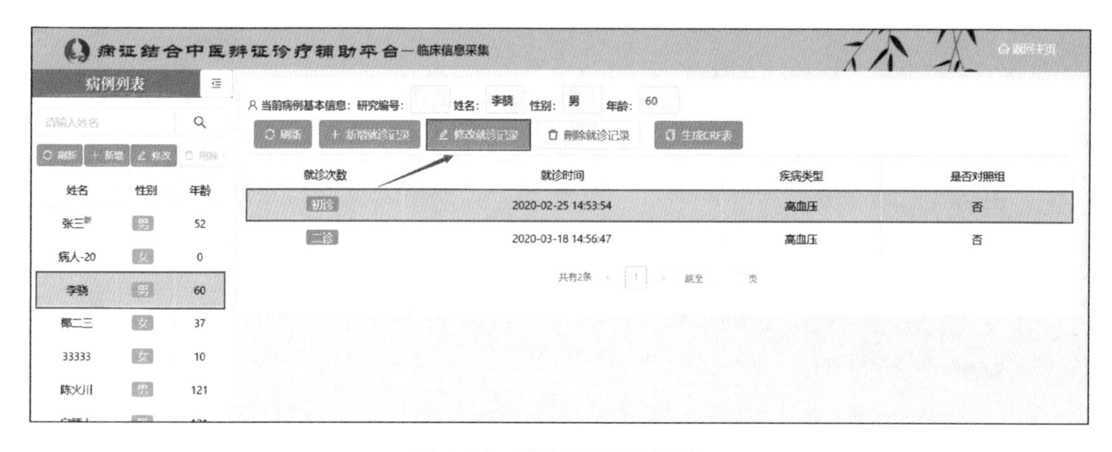

图 9-24　就诊信息修改界面

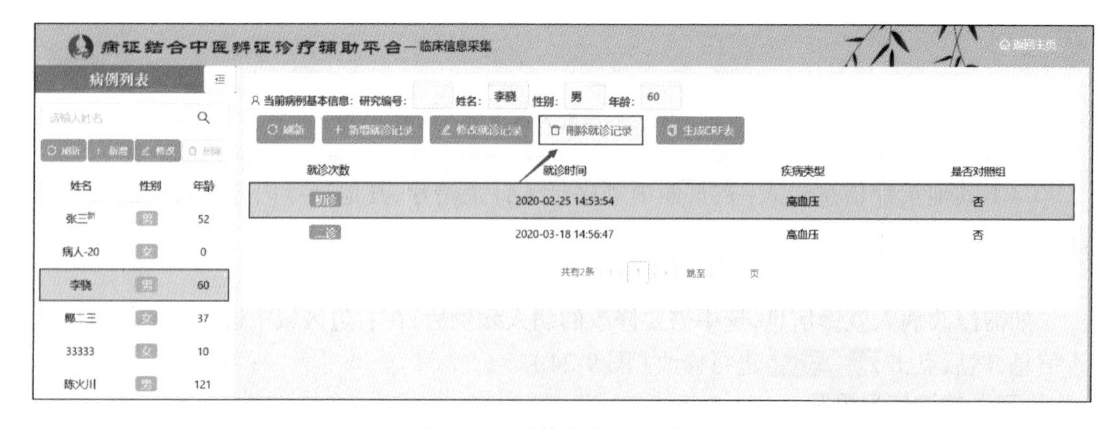

图 9-25　就诊信息删除界面

五、四诊摘要信息生成

（一）自动生成四诊摘要

四诊摘要的自动生成是通过智能语义识别，先将现病史中的文字进行分词处理，再进行语义识别并与标准库中的四诊信息进行匹配，推荐匹配后得四诊摘要。

如自动生成的四诊摘要信息中有需要人工修改的，可以在摘要处直接增加或者删除。如需要删除某个四诊摘要，勾选该摘要所在行的 ☐ ，然后点击 删除 。若需要手动添加四诊摘要信息可点击图 9-26 所示的 + 新增 按钮。

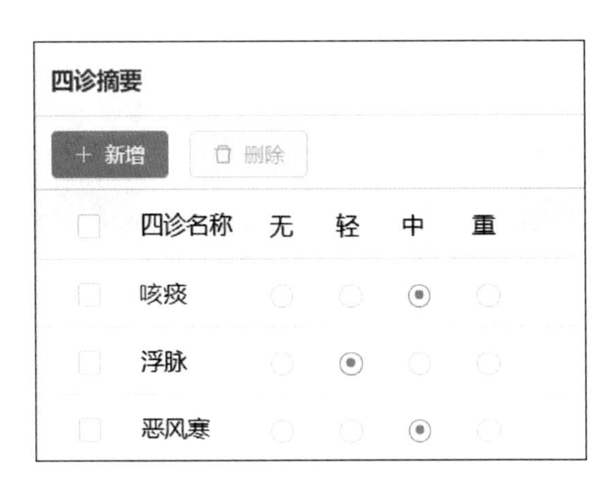

图 9-26　四诊摘要信息列表界面

点击新增后进入选择四诊信息界面（图 9-27）。在四诊名称中可以输入关键字，支持模糊查询。最后点击确定即可将该四诊信息加入摘要中。

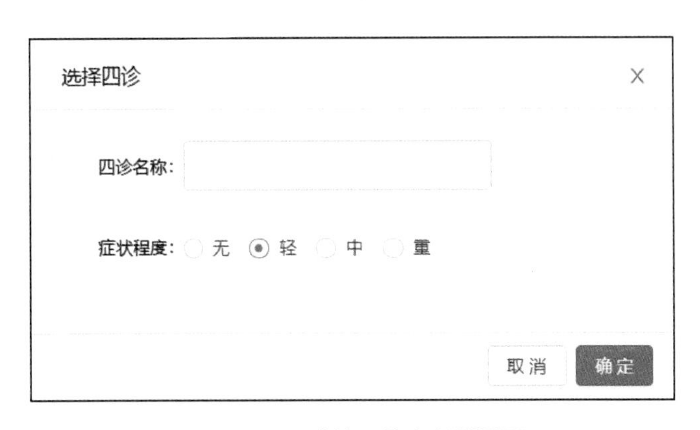

图 9-27　四诊摘要信息新增界面

（1）四诊名称：输入关键字选择。例如：输入“红”，则系统自动提示所有与“红”有关的四诊标准名称及编码。可以通过下拉右侧滑动条查看更多信息，也可以在四诊名称中继续输入更多关键字用于联想筛查（图 9-28）。

如果无法找到需要的四诊信息，说明系统中尚未定义该四诊信息，可以联系管理员，请其向系统的基础信息库中添加该四诊信息。

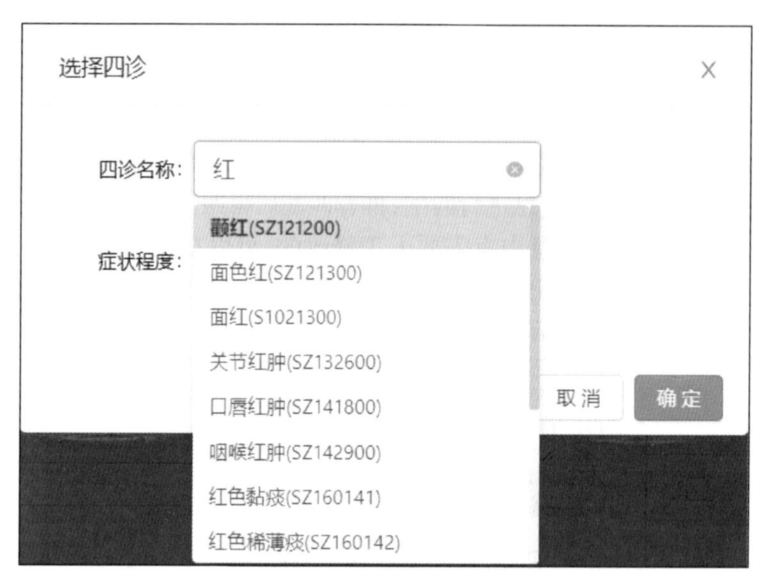

图 9-28　四诊摘要信息选择界面

（2）症状程度：单选项，包括无、轻、中、重四个选项。

（二）四诊摘要生成案例

【案例 1】

现病史描述为："秋燥之季，风热之邪流行，恶风发热汗出不畅，延今半月不退，伴喉痛作咳，咳痰不爽，舌偏赤，苔薄黄，脉浮数带滑。曾经输液及抗病毒治疗。"

点击生成四诊摘要后，自动生成"咳痰、浮脉、滑脉、恶风寒、有汗、咽喉肿痛、舌红、黄苔"的四诊摘要列表。对于默认生成的无、轻、中、重四个级别，如需修改，可以直接点击级别对应的单选框按钮 ○，选择后显示为 ⦿ 即可（图 9-29）。

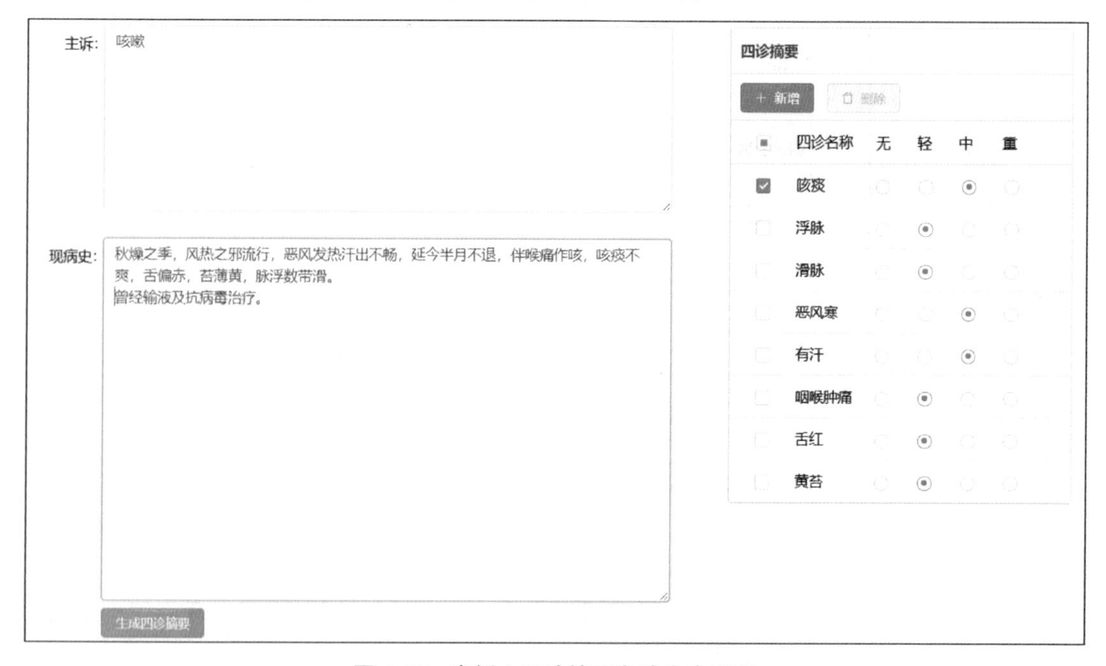

图 9-29　案例 1 四诊摘要自动生成界面

【案例 2】

现病史描述为:“投疏风肃肺,化痰平喘之剂,喘息大减,痰咳极易,精神食欲好转,脉象趋和缓。”

点击生成四诊摘要后,自动生成“咳痰”,对应“轻”。(图 9-30)

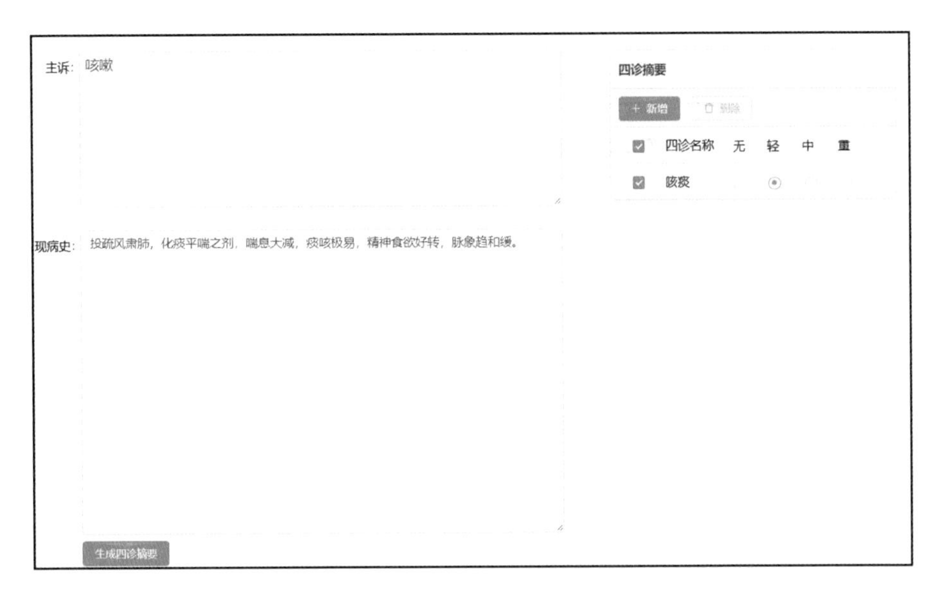

图 9-30　案例 2 四诊摘要自动生成界面

此时认为应当还有“气喘”的四诊信息,对应为症状程度为“轻”。点击四诊摘要的新增按钮,如图 9-31,输入“喘”,然后点选“气喘(SZ210900)”对应程度选择为“轻”,最后点击确定。

回到主界面图 9-32 中,可以看到在四诊摘要中,已经生成“气喘”及对应程度。

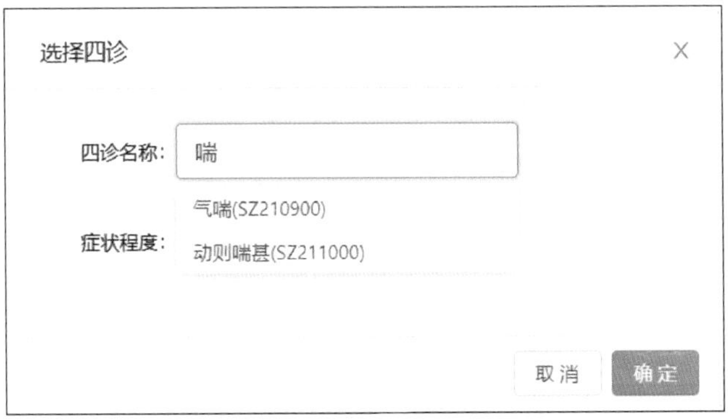

选择四诊　X

四诊名称: 喘

气喘(SZ210900)

症状程度:

动则喘甚(SZ211000)

取消　确定

图 9-31　案例 2 选择四诊界面

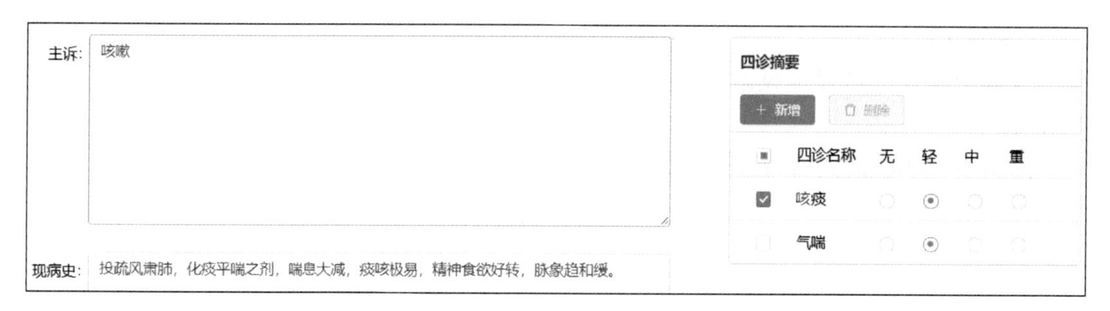

图 9-32　案例 2 四诊摘要调整后界面

六、处方信息自动识别

（一）自动识别处方信息

将处方文本信息直接录入到处方文本框中，点击“确定”按钮，系统自动将处方信息进行识别，识别内容包括：药名、用量、单位、作用、用法（图 9-33）。研究者可以针对每一个药名进行“君、臣、佐、使”的操作，点击“保存”按钮完成编辑，系统自动刷新页面，并按新的用法类别自动进行排序。

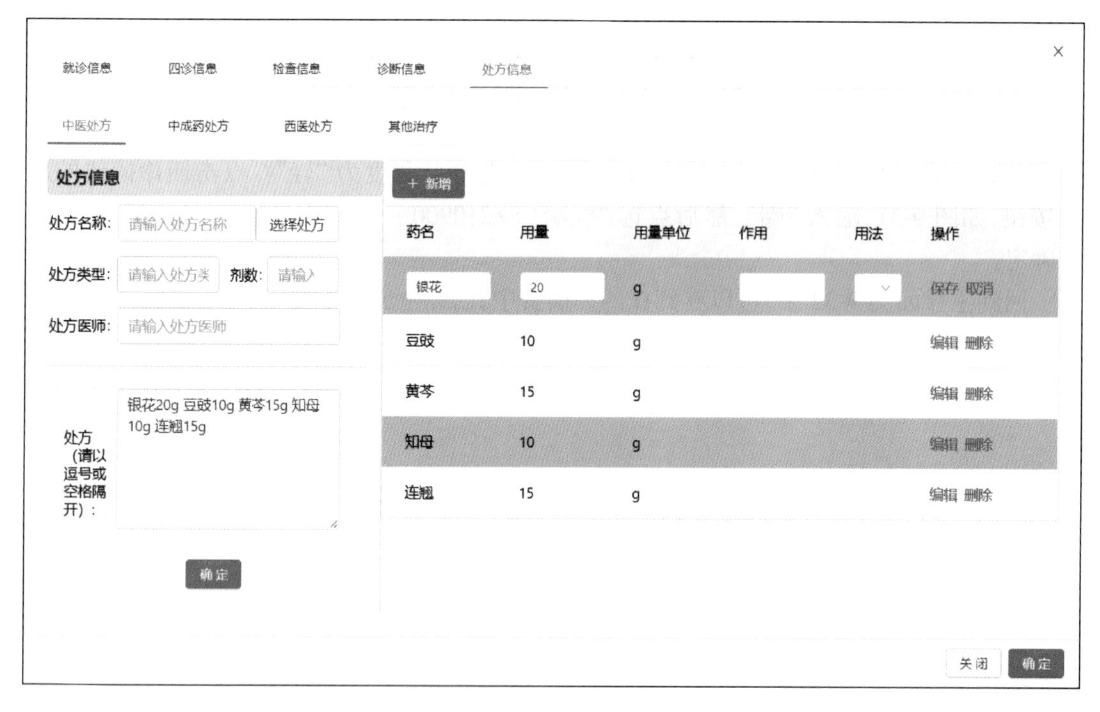

图 9-33　处方自动识别界面

（二）处方自动识别案例

【案例 3】

例如：中药处方为银翘散加减；金银花 20g　豆豉 10g　黄芩 15g　知母 10g　连翘 15g　柴前胡（各）20g　桔梗 10g　荆防风（各）10g　牛蒡子 15g　大贝 15g　生甘草 8g　枇杷

叶 15g　薄荷 8g（后下）3 剂。

录入系统后，系统自动分类识别结果如图 9-34 所示。

药名	用量	用量单位	作用	用法	操作
银翘散加减银花	20	g			编辑 删除
豆豉	10	g			编辑 删除
黄芩	15	g			编辑 删除
知母	10	g			编辑 删除
连翘	15	g			编辑 删除
柴前胡（各）	20	g			编辑 删除
桔梗	10	g			编辑 删除
荆防风（各）	10	g			编辑 删除
牛蒡子	15	g			编辑 删除
大贝	15	g			编辑 删除
生甘草	8	g			编辑 删除
枇杷叶	15	g			编辑 删除
薄荷（后下）	8	g			编辑 删除

图 9-34　处方自动识别结果界面

七、CRF 表生成

如果需要将病例中的信息导出为 CRF 表，选择需要导出的病例后，点击“生成 CRF 表”按钮，系统即可以将该病例数据按系统预先设置好的 WORD 格式自动生成 WORD 文档供研究者下载（图 9-35），使用者可根据研究病种的需要自行修改后再上传至系统使用。

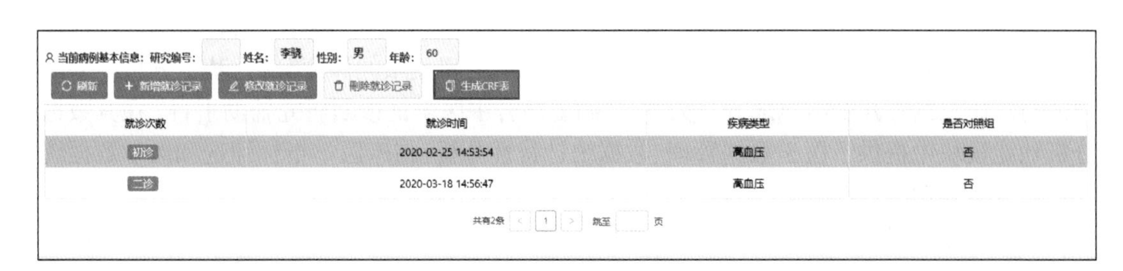

图 9-35　CRF 表自动生成界面

系统内置的 WORD 文档模板如图 9-36。

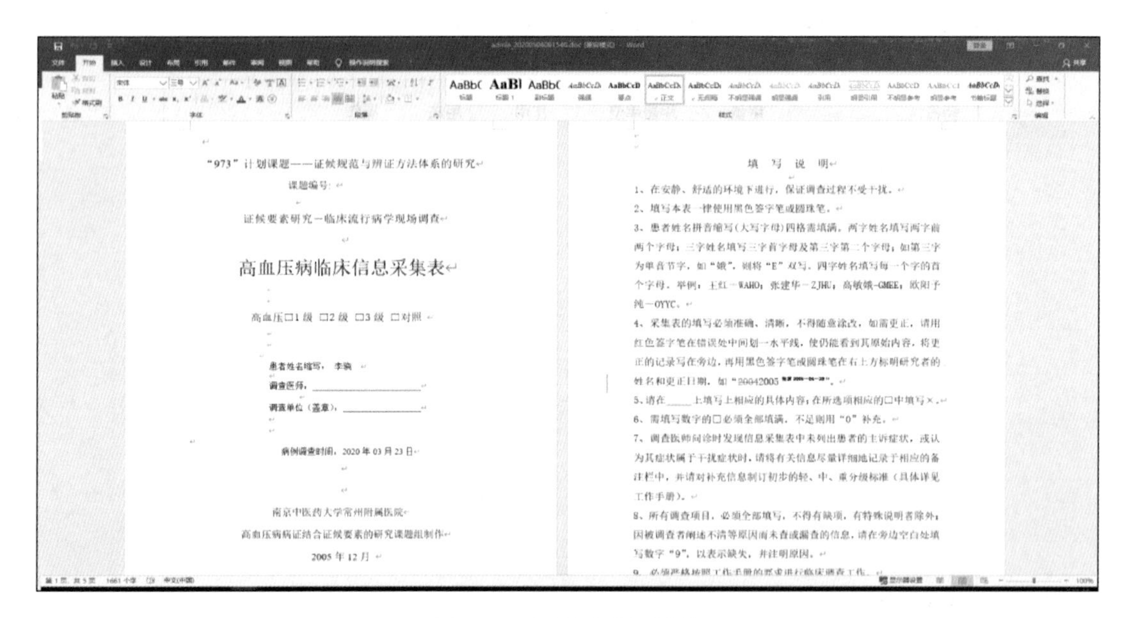

"973"计划课题——证候规范与辨证方法体系的研究

课题编号：

证候要素研究－临床流行病学现场调查

高血压病临床信息采集表

高血压□1 级　□2 级　□3 级　□对照

患者姓名缩写：　李娥

调查医师：________________

调查单位（盖章）：________________

病例调查时间：2020 年 03 月 23 日

南京中医药大学常州附属医院

高血压病病证结合证候要素的研究课题组制作

2005 年 12 月

填　写　说　明

1、在安静、舒适的环境下进行，保证调查过程不受干扰。

2、填写本表一律使用黑色签字笔或圆珠笔。

3、患者姓名拼音缩写(大写字母)四格需填满，两字姓名填写两字前两个字母；三字姓名填写三字首字母及第三字第二个字母；如第三字为单音节字，如"娥"，则将"E"双写。四字姓名填写每一个字的首个字母。举例：王红－WAHO；张建华－ZJHU；高敏娥-GMEE；欧阳予纯－OYYC。

4、采集表的填写必须准确、清晰，不得随意涂改，如需更正，请用红色签字笔在错误处中间划一水平线，使仍能看到其原始内容，将更正的记录写在旁边，再用黑色签字笔或圆珠笔在右上方标明研究者的姓名和更正日期，如"20042005"。

5、请在______上填写上相应的具体内容；在所选项相应的□中填写×。

6、需填写数字的□必须全部填满，不足则用"0"补充。

7、调查医师问诊时发现信息采集表中未列出患者的主诉症状，或认为其症状属于干扰症状时，请将有关信息尽量详细地记录于相应的备注栏中，并请对补充信息制订初步的轻、中、重分级标准（具体详见工作手册）。

8、所有调查项目，必须全部填写，不得有缺项，有特殊说明者除外；因被调查者阐述不清等原因而未查或漏查的信息，请在旁边空白处填写数字"9"，以表示缺失，并注明原因。

9、必须严格按照工作手册的要求进行临床调查工作。

图 9-36　CRF 表模板样例

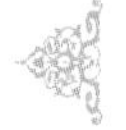

第五节　数据分析系统

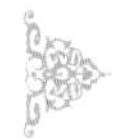

"病证结合中医辨证诊断研究辅助平台"是以"病 - 证 - 型 - 方 - 药"的中医客观化分析为目的，在临床流行病学调查及门诊临床诊疗数据的基础上，通过医学统计学方法和机器学习方法对中医证候进行量化研究。其基本的思路如下：先是选择需要分析的一批样本数据；再通过医学统计分析形成对样本数据统计特性的基本了解，并根据医学统计特性完成数据清洗（即取出不完整数据或干扰数据）和临床指标（本文中也称为临床变量）筛选；然后借助统计建模方法和机器学习手段完成样本数据分析；获取分析结果后，专家再结合自己的医学专业知识和中医临床经验对结果进行医学解释，完成中医证型的提取或病 - 证 - 型 - 方 - 药的规律总结，以此辅助完成中医病 - 证 - 型结合的临床诊疗方法研究。

一、功能说明

基于临床数据的中医辨证诊断研究过程，通常涉及临床统计数据的准备、数据的统计性分析与临床指标的筛选、临床指标之间或证 - 方 - 药之间关系的深度分析、基于分析结果的辨证与规律总结等几个组成部分。为此，"病证结合中医辨证诊断研究辅助平台"在其数据分析功能模块中提供了医学数据管理、数据统计特性分析、临床医学指标筛选和医学数据统计建模分析等功能，现简单介绍如下。

1. 样本数据管理　此功能主要实现样本数据的获取和选择。临床医学研究中的样本数据来源主要包括：医院信息系统（hospital information system，HIS）存储的病人就医时产生的诊疗数据、流行病学调查资料整理得到的数据（简称"流调数据"）以及临床试验研究数据。为此辅助研究平台提供如下两种分析样本数据的选择模式。

（1）临床采集系统关联模式：通过该模式，可以将临床信息采集系统采集的数据（也可以通过开放接口，连接医院 HIS 系统获取数据），将某个病种（比如高血压）的临床数据导入数据分析系统进行病证型结合的中医证候分析或“证 - 方 - 药”分析。为了验证分析效果，还可以预留某些具有临床诊断结论样本数据作为验证数据。通过对比这些样本的预测结果和临床诊断结论来评估分析效果。

（2）数据批量导入模式：针对系统中不存在的流调数据或医学研究 / 试验数据，研究平台提供了样本统计数据的批量导入模式。通过事先将流调数据或研究数据整理成符合本系统格式要求的（具体格式要求，参见系统说明书）数据文件，以文件模式导入系统进行证候分析或“证 - 方 - 药”分析。目前，该模式下的数据文件主要包括 excel 文件和 csv 文件。

2. 样本数据统计性分析　为了确保样本数据及其临床指标（或称为临床变量）在给定的问题域（比如：某个疾病在特定地域、特定时间段或特定人群中的证候分布）具有代表性（即医学统计意义），在深度分析之前，可以预先对它们进行统计性分析。通过分析，研究者可以对所选样本中变量取值的范围、集中趋势、离散程度、频率 / 频数等分布特性有所了解。

无论是医学的流调数据还是中医的临床诊断数据，样本中通常包含病人的人口学基本信息（比如：性别、年龄、婚姻状况等）、中医四诊信息（比如：头痛、咳嗽、目赤等）、生命体征信息（比如：心率、脉搏、血压等）、既往史（比如：曾患疾病、健康状态、饮食习惯等）和医学检查数据（比如：X 光检查、CT 检查结果等）。为此，系统内置了上述信息的统计性分析功能，并针对其中的性别、婚姻状态等定性指标或名义变量（比如民族、文化程度等）提供了频率、频度等统计性分析方法，针对定量数据（比如：年龄、身高、体重等）或等级多分类数据（比如，用无、轻、中、重等描述症状严重程度的四诊信息等）则提供了最大最小值、平均值、方差等表征变量分布情况的统计性分析。

为了统计变量在不同群体之间的分布差异，系统在统计分析中还提供了针对病例组和对照组的联合统计分析功能。

3. 样本中变量筛选　在我们的辅助研究平台中，数据分析系统主要是通过对病例样本中的临床变量之间或证候与方药之间的内在结构分析，实现特定病种的证候分型分析或证 - 方 - 药关联研究。为了提高后续分析的效率，有必要事先从样本中剔除与其他变量无关的或不重要的指标变量。为此，系统内置了阳性率统计和卡方（χ^2）检验两种分析手段，供研究者作变量筛选时参考。

阳性率代表了患者中出现某个症状的百分比，在临床诊断中具有较强的指导意义。在临床研究中，研究人员通常会选择阳性率大于一定阈值（比如 10%）的变量作后续的深度分析。χ^2 检验是一种用途很广的计数资料的假设检验方法。属于非参数检验，主要是比较两个及两个以上样本率（构成比）以及两个分类变量的关联性分析。它主要是通过比较列联表（contingency table, CT）中单元格的理论频数和实际频数的吻合程度（或显著性差异水平 P 值）来度量变量之间的关联性。χ^2 值越大（或 P 值越小），吻合度越低，关联性越强。在变量筛选时，通常会剔除那些阳性率低于一定阈值或 χ^2 检验的 P 值大于指定显著水平（比如 0.05）的指标变量。

医学样本数据分析中，在完成样本统计特性了解和变量筛选之后，就需要根据样本的数据特点和分析目的，选择合适的统计建模方法对数据进行深度分析。

4. 样本数据的统计建模分析　在我们的辅助研究平台中，采用统计建模方法对样本数据进行深度分析的目的，主要是协助中医研究人员在病证相结合的思想的指导下，完成特定病 - 证 - 型的分类指标和用药规律研究。

在中医的证型分类研究中，主要用到样本数据中的四诊信息。在这些样本数据的深度建模分析中，通过将内在关联性较强（受相同内在因素影响、外在表现类似，比如证候要素的病性、病位等）的四诊信息分别聚集成不同的类别，或者将临床四诊信息相似的病例聚在一起实现基本证候和证候分型的分类研究。为此，系统内置了聚类分析、结构方程和潜在类别分析。前两种方法主要适用于四诊变量是等级多分类（比如：无、轻、中、重等）变量的情景，而第三种方法适用于四诊变量是二分类（比如：有、无）变量的情景。

为了进一步评价等级多分类变量的等级划分是否合理，系统还提供了项目反应理论分析方法。

中医的证 - 方 - 药研究的目的，主要是通过分析样本数据中病人的用药情况，归纳特定病种下不同证候分型的用药规律。当然，从另一个角度来看，通过样本数据中的方药分析，结合药理学知识也可以反映病人在就诊时的证候类型。为此，系统提供了关联规则分析和网络分析两种统计分析手段，用于“证 - 方 - 药”分析。在 1.0 版本中，暂不提供网络分析。

二、操作流程

（一）分析系统总流程

如前所述，临床数据的分析主要包括：病例样本数据的选择、样本数据的统计性分析、样本变量筛选和样本数据的统计建模分析四个步骤，其总体流程如图 9-37 所示。

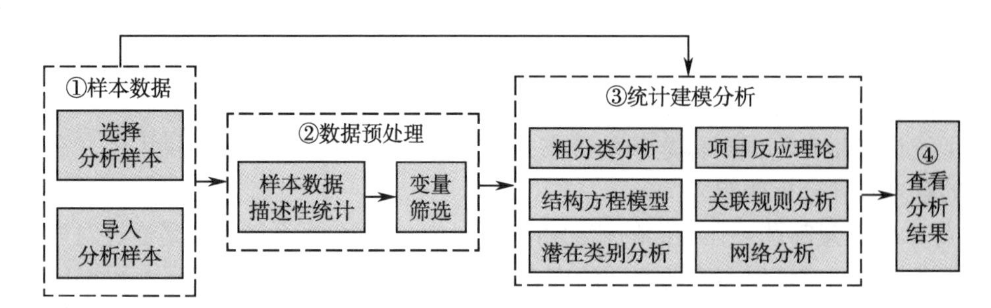

图 9-37　分析系统总流程图

1. 指定病种的病例样本选择　中医体系中存在同病多证和多病同证的问题，为了简化其复杂度，本系统将证候研究限定在单一病种的场景。为此，病例样本选择时需要指定特定病种。

为了方便研究者使用，系统提供了两种选择待样本病例的手段：①从本地 HIS 系统选择病例样本；②以文件格式导入其他途径获得的样本数据。

2. 数据统计特性分析和变量筛选　在进行样本数据的深度分析前，部分研究人员希望对样本数据的统计分布情况（比如：均值、离散程度、分布形态等）作些了解，以便采取合适的分析手段进行后续的深度分析。还有部分研究人员希望从样本数据中选择自己感兴趣的统计变量或剔除某些干扰变量后进行后续分析。为此，系统提供了图 9-37 中②所示的样本数据统计性分析和变量筛选两个备选分析手段。

如果要待研究的样本数据事先已做过预处理或研究人员不需要了解样本数据的统计分布情况和变量筛选，可以绕过②直接进入③，即统计建模分析。

3. 样本数据的统计建模分析　在样本数据的统计建模阶段,系统为证候分型研究提供了聚类分析、结构方程模型和潜在类别模型等分析手段。前两种主要用于等级多分类变量的分析,第三种用于二分类变量。

为了评价等级多分类变量的分类情况是否合理,系统提供了项目反应理论这一技术分析手段。比如,临床诊断中,把头痛、神疲乏力等四诊症状分为无、轻、中、重等四个级,借助这一技术手段,研究人员可以对样本数据中某些变量的等级划分合理性展开评估和优化。

借助关联规则分析和网络分析两种技术分析手段,研究人员可以进行样本数据中隐含的证 - 方 - 药关系提取,总结组方规律和用药特点。

根据中医证候分类研究思路及第三章第三节“证型分类研究的常用多元统计方法”相关内容,对病证型数据分析的相关方法聚类分析、结构方程模型和潜在类别分析做概要性的描述,以期对这些分析方法的操作流程建立初步的印象,为后续进行证候分类数据研究奠定基础。

(二)聚类分析操作流程

在探寻样本数据中隐含的变量间内在关系时,如何才能根据变量的相似度快速地进行粗略分类,形成内在关系的初步概括呢?比如,在利用特定病种的样本数据进行证候分析时,怎样才能快速地形成四诊变量的概要分类,形成对该病种证型分类的初步了解?聚类分析可以实现这一目标。聚类分析是一种按照相似性对变量进行分类的多元统计方法。它不关心变量间的因果关系,无法根据它们的内在关系自主确定分几类,因此分类结果较为粗糙。

在分析样本中变量间的内在关系时,不一定对全部的变量感兴趣。比如,在利用临床诊疗数据进行证候分类时,研究人员暂不关心数据中哪些表征方面的变量。因此,聚类分析时,首先需要选择感兴趣的变量,其次指定期望的分类数,系统就会把选定的变量分为指定数量的类别。分析结束后,研究人员可以查看分类结果。

聚类分析的步骤如图 9-38 所示,主要包括四个过程,分别是:变量选择、确定分类数、聚类分析和结果查看。当研究人员不知道应该分为几类时,可以先查看谱系图(②中的“查看谱系图”)。谱系图是一种以树状结构展示变量间关系的可视化图形,有助于研究人员确定分类数目。

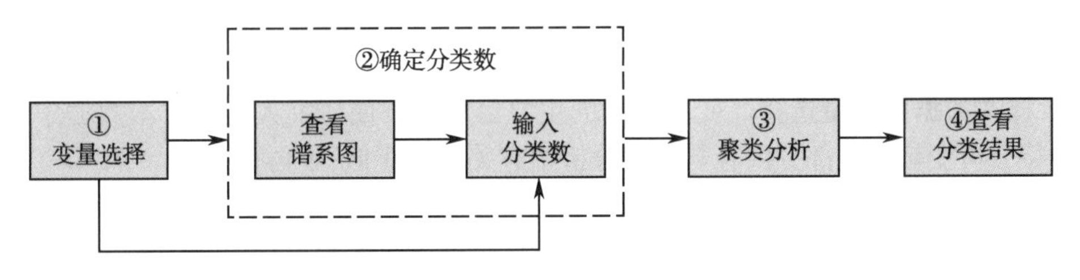

图 9-38　聚类分析操作流程图

聚类分析不要求预先分类,减少了预先分类的主观性对结果的不良影响。但是其局限性也较为明显:①结果具有不确定性,无法根据数据内部特点自主地确定分为几类;②聚类结果的好坏没有评价的客观标准;③存在聚类的单分配问题,变量一旦被聚到某一类时就不能再被聚到其他类,而中医认为一个症状可以由许多病因引起,会见于不同的证候分类中。

因此聚类分析通常用于对数据集中变量分类的大致了解。为了能够对变量的分类状况进行复杂而深入的处理,系统还提供了更为细致的分类方法,即基于模型的结构方程、潜在类别模型等分析手段。

（三）结构方程模型操作流程

辨证论治是中医临床医学的灵魂，是在长期临床实践中发展起来的诊疗体系，它既是对中医理论法则的高度概括，又是理、法、方、药在临床上的具体应用，是中医临床治疗学的特色，在临床上是一个根据病人的主要外在症状推测内在病因病机的过程，是中医临床诊疗的思维方法。正如第一章所述，病证型的辨证模式是中医辨证论证的实践与发展，主要是通过规范化的手段研究症状、基础证和证型之间的关系。

基础证是病的核心病机，是关键症状的内在反应；随着时间的推移和病程的发展，基础证会分化成不同的证候分型，其外在表现为一组有特征价值的症状；证候分型之间还会进一步相互转化，导致不同分型之间发生变化。

如何才能借助计算机手段，通过分析特定病种的样本数据解决与之相关的下列问题：①基础证主要与哪些外在症状相关？②基础证会随着疾病的变化分化为哪几个证型？③证候分型之间有什么关系？④每个证型主要与哪些外在症状相关，以及证型对其相关的每个症状的影响程度如何？针对等级多分类样本数据，采用结构方程模型的统计分析方法可以解决这些问题。

结构方程是一种主要用来研究外显变量与内潜变量、内潜变量与内潜变量之间关系的统计建模分析方法。在应用于中医的证候分析时，四诊信息为外显变量，基础证和证型为内潜变量。有关结构方程的相关理论及其在中医证候分析中的应用介绍，感兴趣的读者参阅第三章第三节中相关内容，此处不再赘述。

从操作流程来看，基于结构方程的中医"病证型"分析主要包括图 9-39 所示的 4 个主要步骤：

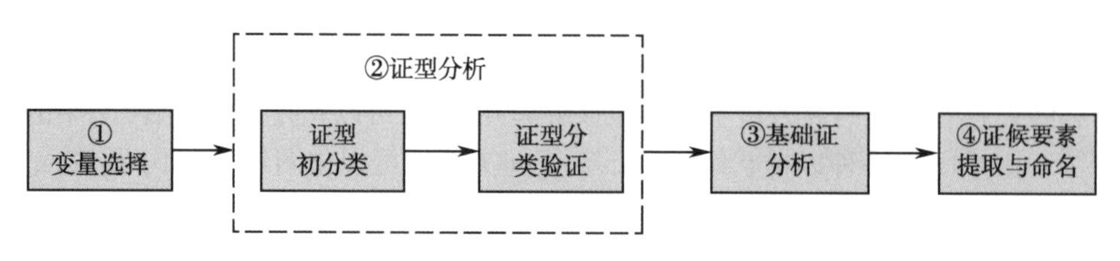

图 9-39 结构方程模型主要操作流程图

1. 样本数据中变量选择 变量选择的主要目的是方便研究人员从样本数据中选择感兴趣的待分析变量。这部分内容与聚类分析中有关内容相似，不再赘述。

2. 证型分析 主要由两部分组成，即确定证型数目和证型 - 症状关系分析。前者对应于测试模型中的探索性因子分析，后者对应于测试模型中的验证性因子分析。探索性因子分析和验证性因子分析的相关知识，请参考第三章第三节中的相关内容，此处不再赘述。

3. 基础证分析 基于证型分析结果，确定表征基础证的主要症状，并分析基础证与各证型以及各证型之间的内在关系。

4. 证候要素提取与命名 基于证型和基础证分析结果，对各自包含的主要外在症状进行分析，分别得到描述各证型及基础证的病位、病性及病机要素，完成证型及基础证的中医命名。

（四）潜在类别分析操作流程

如前所述，在中医证候分析中，结构方程模型可以较好地实现等级多分类（比如：无、轻、中、重四分类）资料的分析，但是临床实际诊疗过程中更为常见的是二分类（比如：有、无）资料。

该如何利用二分类资料进行中医证候分类研究呢？基于概率推理的潜在类别模型为此提供了一个解决方法。通过将症状相似的病例划分到相同的类别实现病例分组，然后根据组别内的症状概率提取各组别的主要症状，并通过症状分析归纳组别的病因病机，实现证候分类研究。

基于潜在类别分析的证候分型操作流程如图 9-40 所示，主要分为变量选择、确定潜在类别数、潜在类别模型分析和证候命名四个步骤。

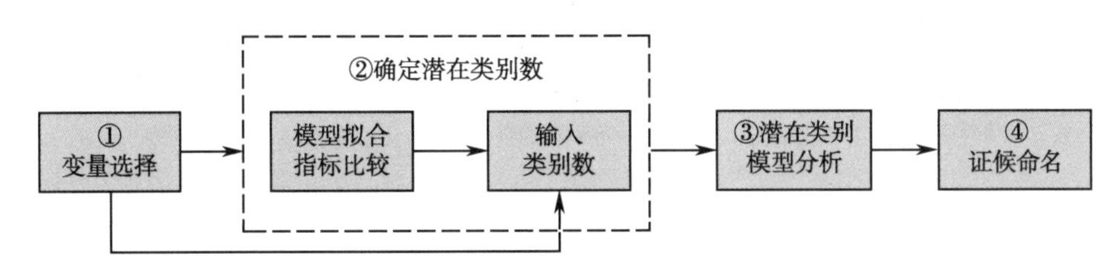

图 9-40　潜在类别分析操作流程图

第一步是变量选择，与聚类分析和结构方程中的变量选择相似，不再赘述。

第二步是确定潜在类别数，主要是通过分析不同潜在类别模型（分别具有不同的类别数）对数据拟合的优劣程度，选择最佳的潜在类别数目。

第三步是运行具有最佳类别数的潜在类别模型，实现对病例的分组和组别内症状出现的概率估计值。

最后根据每个组别内各症状的概率值，提取主要症状，并通过病因病机归纳得到各类别的证候，实现证候分析与命名。

三、样本数据选择

在平台主页中，选择“数据分析”链接，进入数据分析系统的样本数据选择页面（图 9-41）。

系统提供了两种样本选择方式：即从本系统数据库中选择样本和以文件方式导入其他途径获得的样本数据。

（一）方式一：选择特定病种的样本

从本系统数据库中选择研究病种的样本。包括四个步骤：

1. 首先　需要选择此次分析的疾病类别。疾病类别是以西医疾病命名。每次仅可以选择一种疾病的样本进行分析。

2. 其次　录入此次分析的样本数。当研究者选择了此次分析疾病类别后，系统自动显示该疾病类别下面的所有样本总数供选择。可以全选，也可以选择部分样本。填写样本数后，系统会从数据库中选择相应数量的样本作为研究对象，试用版每次抽取 10 倍于症状数的病例以供分析。

3. 再次　如果研究人员希望验证分析模型的预测效果，可以录入预留回代数，预留部分样本数据，用于后续模型的验证。系统默认为 0，最大不超过 300。

4. 最后　点击“确认选择”按钮，完成样本的选取，结果如图 9-42 所示。

在该示例中，疾病类别为“测试病”，样本数为 1 280，对照组 197 例，回代样本数为 0。

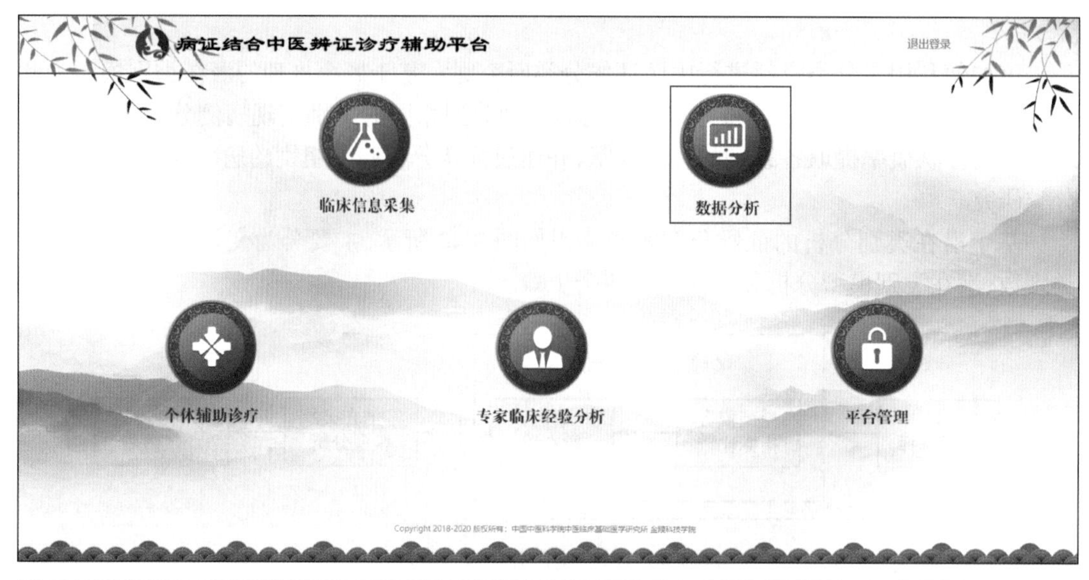

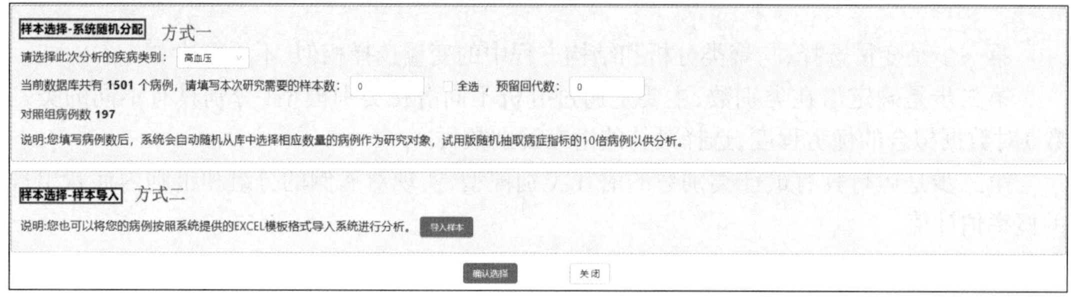

图 9-41　样本数据选择页面

当前实验疾病类别：**测试病**　样本数：**1280**　对照样本数：**197**　回代样本数：**0**

图 9-42　样本数据显示界面

（二）方式二

以文件方式导入其他途径获取的样本。按照系统提供的模板格式整理样本数据，并保存成符合系统要求的 Excel 文件，上传文件实现样本数据导入。模板文件下载和数据文件上传的操作界面如图 9-43 所示。

导入样本
×
1、导入说明：
导入文件为Excel格式，请先下载模板进行必要信息填写，模板下载请点击这里!
2、选择Excel文件并上传
选择文件
取消
确定

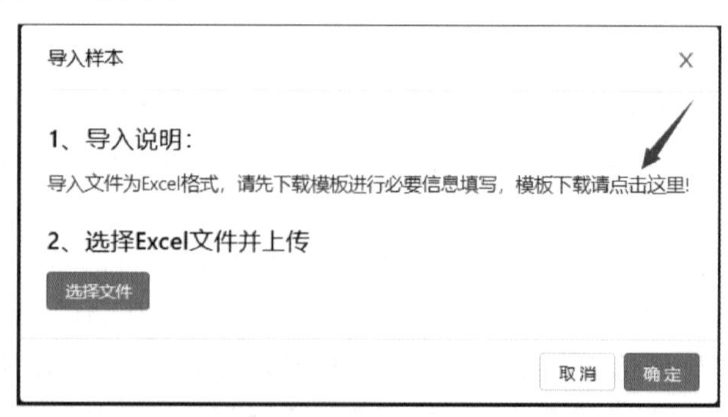

图 9-43　样本数据模板下载上传界面

四、描述性统计

描述性统计方法主要实现对已选择样本数据分布情况的汇总统计，为研究者分析数据提供参考。

（一）背景知识概述

除常见的频率、频数外，本系统涉及的描述性统计指标还包括以下几个方面。

1. 四分位数 包括上四分位数和下四分位数。将所有数值由小到大进行排列并分成四等份，上四分位数是指处在75%位置上的数值，下四分位数是处在25%位置上的数值。

2. 中位数 与四分位数计算方法一样，将所有数值由小到大进行排列并分成四等份，中位数就是指处在中间位置上的数值。

3. 均数 亦称为平均数，是指在一组数据中所有数据之和与数据的个数之商。是反映数据集中趋势的一项统计指标。

4. 标准差 也叫均方差，是方差的算术平方根，通常反映一个数据集的离散程度。均数相同的两组数据，标准差未必相同。

（二）操作说明

根据定性和定量统计的需要，系统将样本中的变量分成了如下四组，分别进行统计汇总。

1. 人口学基本信息 主要包括：性别、婚姻状况、文化程度。分析步骤如下。

（1）变量选择：在图9-44所示的界面中，通过勾选“待选变量框”和“列变量”框中的变量，并点击两个框之间的 > 和 < 按钮，实现变量的选择和删除。

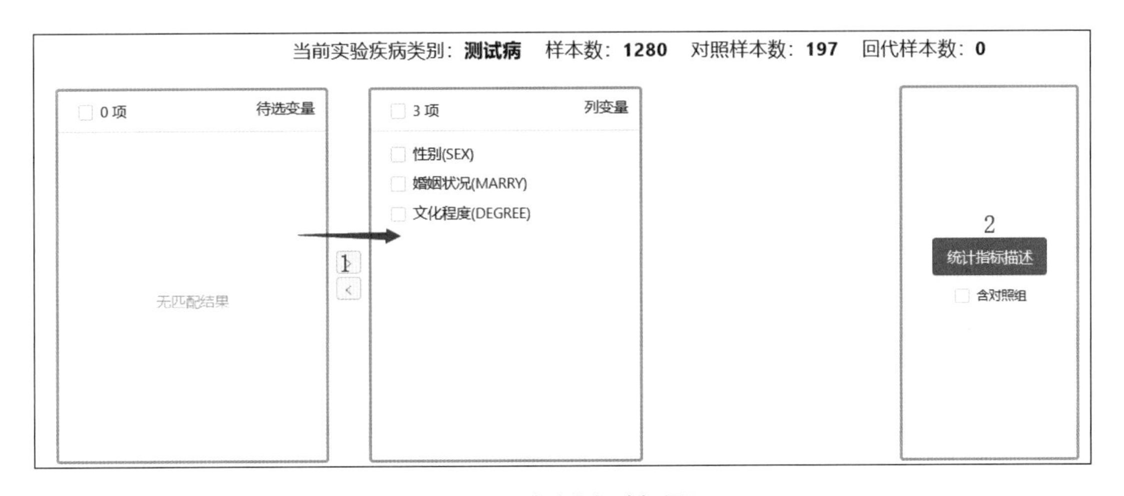

图9-44 统计指标选择界面

（2）统计性分析：点击“统计指标描述”按钮进行统计分析，分析结果见图9-45。如需了解对照组的数据情况，可勾选对照组选项。

（3）统计结果查看：点击图9-45中变量右侧“图表分析”或“表格分析”，查看该变量的统计结果。图表分析结果如图9-46所示，表格分析结果见图9-47。

2. 生命体征和既往史 主要包括6个变量：过敏史、吸烟、是否饮酒、体重、身高、体重指数，前三个为定性指标，后三个为定量指标。在描述性统计分析中，系统会对它们分别进行定性分析或定量分析。

统计指标描述

序号	组别	变量	操作
1	病例组	性别(SEX)	图表分析 表格分析
2	对照组	性别(SEX)	图表分析 表格分析
3	病例组	婚姻状况(MARRY)	图表分析 表格分析
4	对照组	婚姻状况(MARRY)	图表分析 表格分析
5	病例组	文化程度(DEGREE)	图表分析 表格分析
6	对照组	文化程度(DEGREE)	图表分析 表格分析

关闭　确定

图 9-45　人口学基本信息分析结果(含对照组)

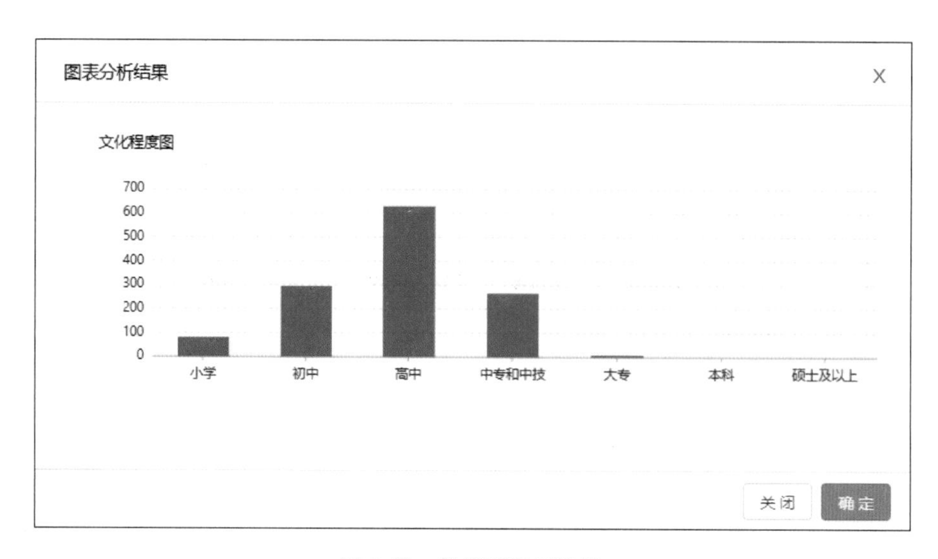

图 9-46　柱状图显示结果

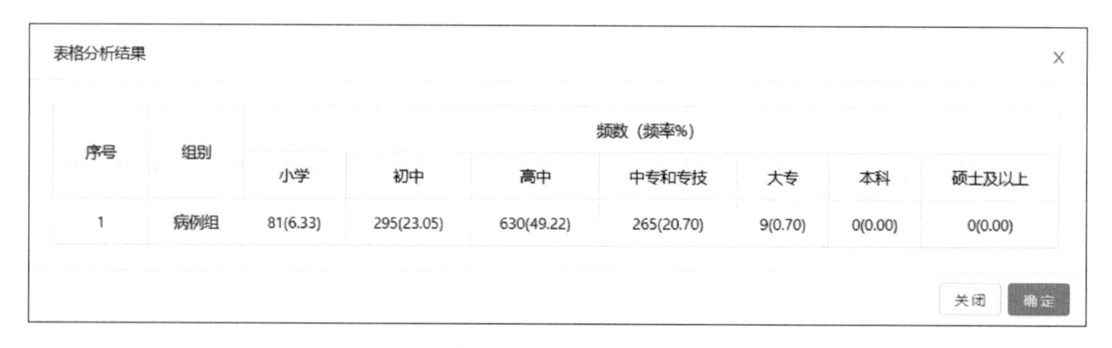
表格分析结果

序号	组别	频数(频率%)						
		小学	初中	高中	中专和专技	大专	本科	硕士及以上
1	病例组	81(6.33)	295(23.05)	630(49.22)	265(20.70)	9(0.70)	0(0.00)	0(0.00)

关闭　确定

图 9-47　表格形式显示结果

3. 中西医诊断信息　与“生命体征与既往史”类似，分为定量指标和定性指标。定性统计描述结果如下图 9-48。

定性指标统计指标

序号	组别	变量	频数/频率	无(1)	轻(2)	中(3)	重(4)	合计
1	病例组	血脂异常(XXGB3)	频数	585	695	0	0	1280
			频率(%)	45.7	54.3	0	0	100
2	病例组	家族史(XXGB4)	频数	130	1150	0	0	1280
			频率(%)	10.16	89.84	0	0	100

关闭　确定

图 9-48　中西医诊断信息分析结果

4. 四诊信息　样本中的四诊信息具有重要的中医药研究价值。可对它们进行频率与频度的定性分析，了解每个变量在不同等级上的分布情况，比如病例数及其在样本中的占比情况。分析结果如图 9-49 所示。

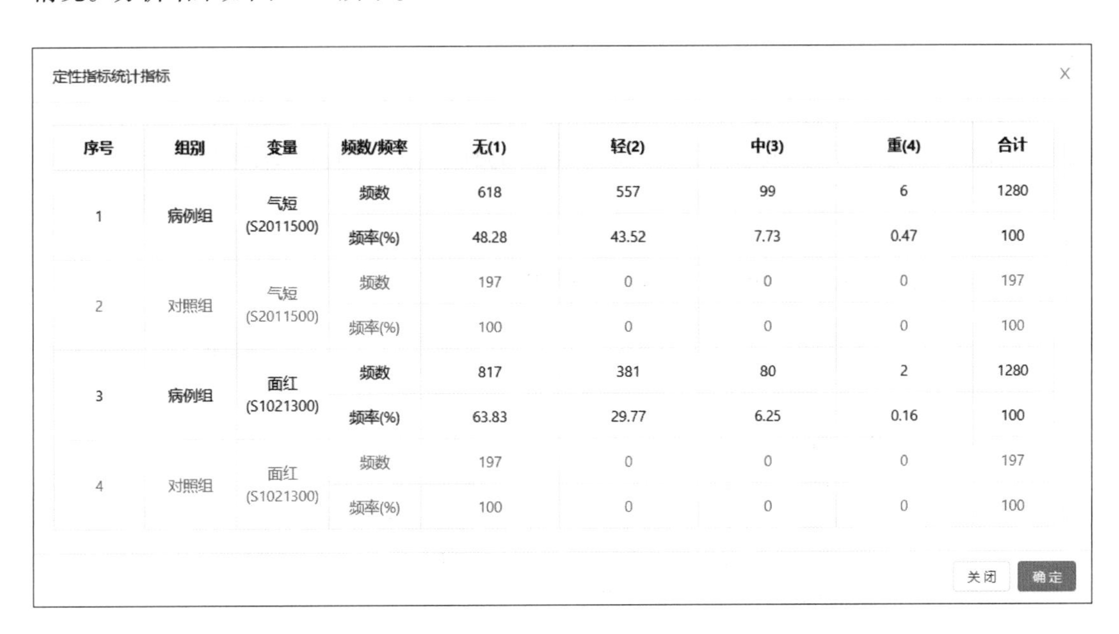

定性指标统计指标

序号	组别	变量	频数/频率	无(1)	轻(2)	中(3)	重(4)	合计
1	病例组	气短(S2011500)	频数	618	557	99	6	1280
			频率(%)	48.28	43.52	7.73	0.47	100
2	对照组	气短(S2011500)	频数	197	0	0	0	197
			频率(%)	100	0	0	0	100
3	病例组	面红(S1021300)	频数	817	381	80	2	1280
			频率(%)	63.83	29.77	6.25	0.16	100
4	对照组	面红(S1021300)	频数	197	0	0	0	197
			频率(%)	100	0	0	0	100

关闭　确定

图 9-49　四诊信息分析结果

五、变量筛选

（一）背景知识简介

主要实现对已选择的样本数据的预处理，帮助研究人员剔除不感兴趣或无医学统计意义的变量。涉及以下统计学的知识点：

1. 阳性率 医学检测中，出现某个症状的患者的百分率称为该症状的阳性率。阳性率越高，说明出现该症状的患者比例越高，其在疾病诊断中就越重要。

2. 表格自由度(df) 统计学中的概念，通常指的是计算某一统计量时，取值不受限制的变量个数。拥有K行、M列数据的列联表，自由度为$(K-1)\times(M-1)$，比如2×2的四格列联表的自由度为1。

3. 卡方(χ^2)检验 一种常用的假设性检验方法，可用于分类变量之间的相关性检验。通过把需要分析的变量组成列联表，就可以用单元格的实际观测值与理论推断值之间的偏离程度是否具有统计学意义来评价变量间是否具有相关性。除了用χ^2值与自由度的之比来衡量外，还常用P值来衡量，单侧P值小于0.05或双侧P值小于0.025就认为偏离度具有统计学意义，变量相关。

(二)变量筛选

其目的是从统计学和临床医学的角度检查研究者所选的变量是否具有临床研究价值，并剔除无研究价值的变量。检查方法主要包括阳性率检验和χ^2检验。下面以系统中存储的1 280例高血压测试数据(含82个四诊变量)为例，描述相关变量筛选过程。

1. 变量预选择 如图9-50所示，变量选择操作界面包括两个列表框，左侧为待选变量框，存储已选数据集中的变量；右侧为列变量框，存储已选变量，供后续变量筛选之用。勾选列表框中的变量，通过点击两框间的 > 或 < 按钮可以在两个列表框之间调整变量。完成预选后，点击“下一步”，生成所选变量的频率、频度表，如图9-51所示。

2. 阳性率定义 图9-51包含左右两张频度表，左侧为四分类频度表，右侧为两分类频度表。

左表上部提供了阳性率定义接口，通过点击“无”“轻”“中”“重”上部的按钮，可以将相应的等级加入或移出阳性率统计范畴。统计范畴的更改也会影响右表统计结果。

两表下部都提供了单选按钮供研究人员选择，点击后会进入图9-52所示的变量筛选界面。

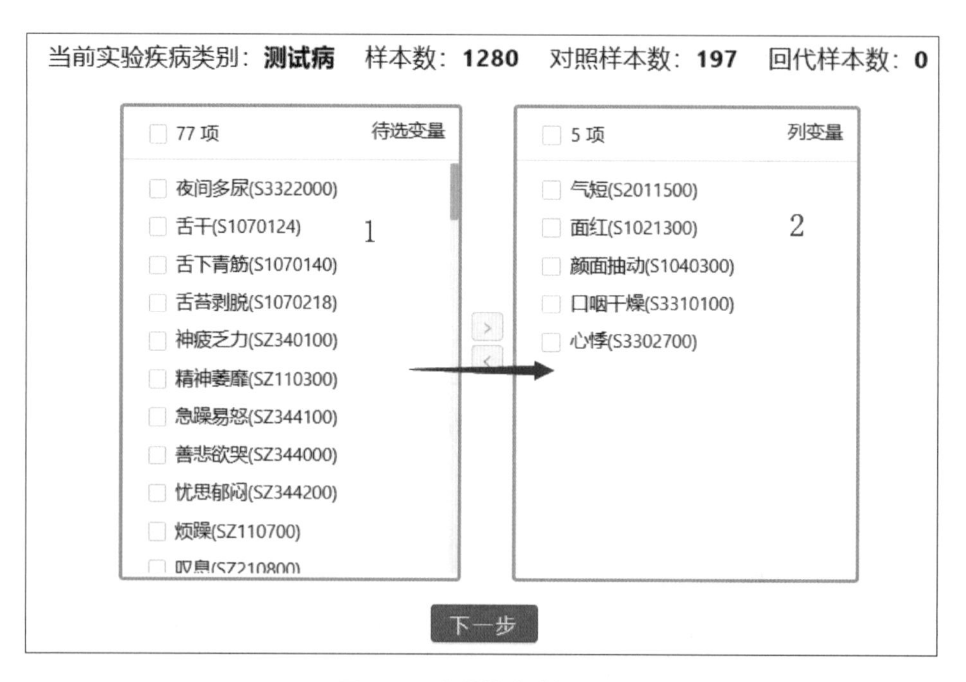

图9-50 变量筛选选择界面

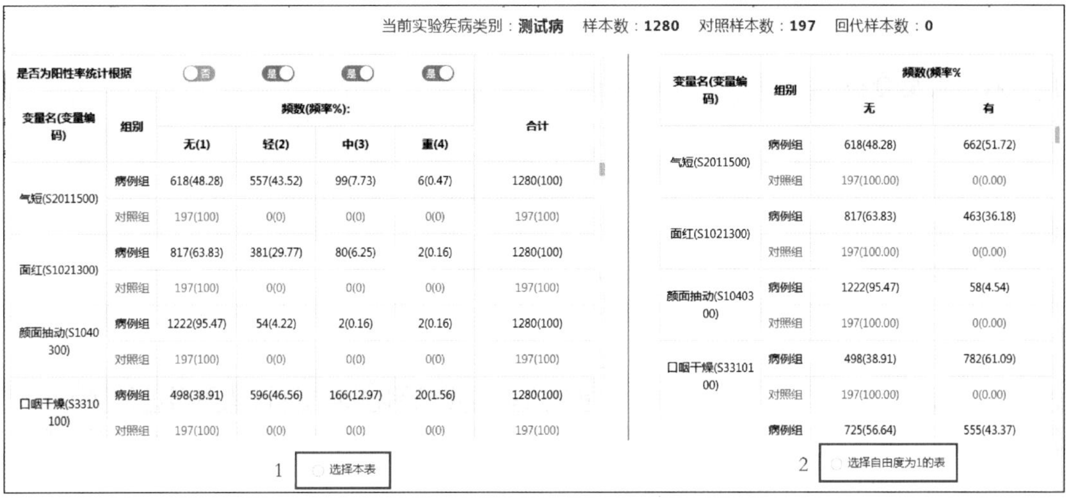

当前实验疾病类别：**测试病**　样本数：**1280**　对照样本数：**197**　回代样本数：**0**

是否为阳性率统计根据　否　是　是　是

变量名(变量编码)	组别	频数(频率%):				合计
		无(1)	轻(2)	中(3)	重(4)	
气短(S2011500)	病例组	618(48.28)	557(43.52)	99(7.73)	6(0.47)	1280(100)
	对照组	197(100)	0(0)	0(0)	0(0)	197(100)
面红(S1021300)	病例组	817(63.83)	381(29.77)	80(6.25)	2(0.16)	1280(100)
	对照组	197(100)	0(0)	0(0)	0(0)	197(100)
颜面抽动(S1040300)	病例组	1222(95.47)	54(4.22)	2(0.16)	2(0.16)	1280(100)
	对照组	197(100)	0(0)	0(0)	0(0)	197(100)
口咽干燥(S3310100)	病例组	498(38.91)	596(46.56)	166(12.97)	20(1.56)	1280(100)
	对照组	197(100)	0(0)	0(0)	0(0)	197(100)

1　选择本表

变量名(变量编码)	组别	频数(频率%	
		无	有
气短(S2011500)	病例组	618(48.28)	662(51.72)
	对照组	197(100.00)	0(0.00)
面红(S1021300)	病例组	817(63.83)	463(36.18)
	对照组	197(100.00)	0(0.00)
颜面抽动(S1040300)	病例组	1222(95.47)	58(4.54)
	对照组	197(100.00)	0(0.00)
口咽干燥(S3310100)	病例组	498(38.91)	782(61.09)
	对照组	197(100.00)	0(0.00)
	病例组	725(56.64)	555(43.37)

2　选择自由度为1的表

图 9-51　变量筛选自由度选择界面

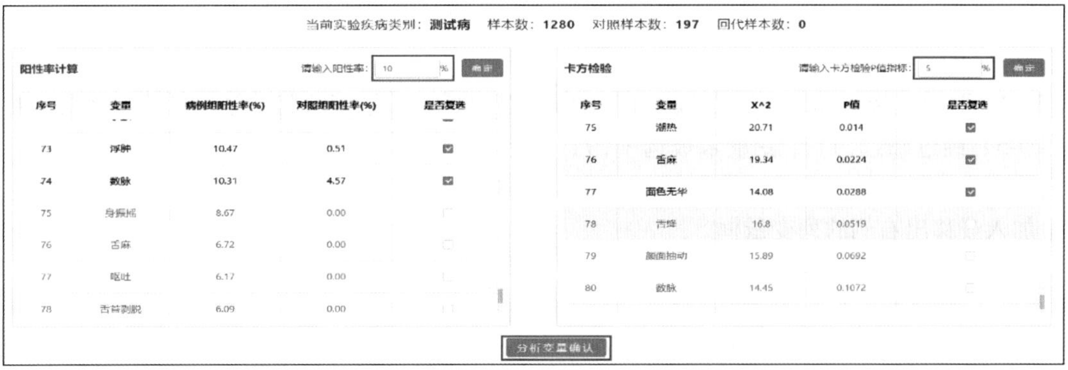

当前实验疾病类别：**测试病**　样本数：**1280**　对照样本数：**197**　回代样本数：**0**

阳性率计算　请输入阳性率：10 %　确定

序号	变量	病例组阳性率(%)	对照组阳性率(%)	是否复选
73	浮肿	10.47	0.51	☑
74	数脉	10.31	4.57	☑
75	身振摇	8.67	0.00	☐
76	舌麻	6.72	0.00	☐
77	呕吐	6.17	0.00	☐
78	舌苔剥脱	6.09	0.00	☐

卡方检验　请输入卡方检验P值指标：5 %　确定

序号	变量	X^2	P值	是否复选
75	潮热	20.71	0.014	☑
76	舌麻	19.34	0.0224	☑
77	面色无华	14.08	0.0288	☑
78	舌痿	16.8	0.0519	☐
79	颜面抽动	15.89	0.0692	☐
80	数脉	14.45	0.1072	☐

分析变量确认

图 9-52　变量筛选阳性率、卡方检验计算结果

3. 变量筛选　系统提供了基于阳性率和 χ^2 检验的变量筛选机制，分别参见图 9-52 中的左表和右表。录入阳性率和 χ^2 检验 P 值阈值 P_{sh}，点击“确定”按钮进行阳性率和 χ^2 检验。

阳性率大于指定阈值且 P 值小于 P_{sh} 的变量为筛选合格的变量，系统默认勾选这些变量。如有需要，研究人员还可以在两张表格中通过变量勾选调整筛选结果。点击页面下方的“分析变量确认”按钮，跳至图 9-53 所示的变量确认页面。

（三）结果保存

主要实现对变量筛选结果的确认与保存，查看筛选结果，确认无误后，点击表格下方的“保存变量”按钮，保存筛选结果将作为后续分析的数据源。

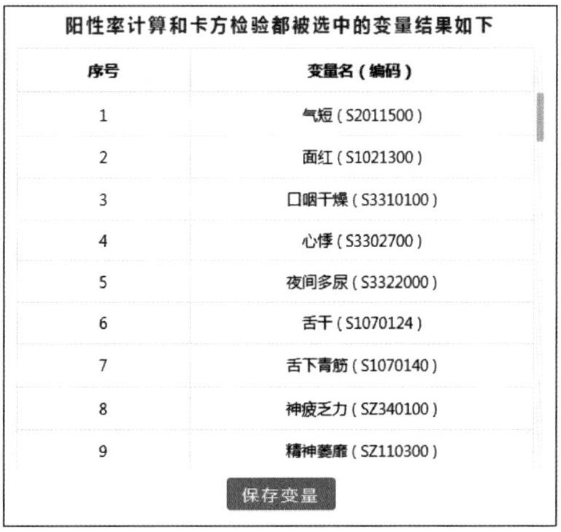

阳性率计算和卡方检验都被选中的变量结果如下

序号	变量名（编码）
1	气短（S2011500）
2	面红（S1021300）
3	口咽干燥（S3310100）
4	心悸（S3302700）
5	夜间多尿（S3322000）
6	舌干（S1070124）
7	舌下青筋（S1070140）
8	神疲乏力（SZ340100）
9	精神萎靡（SZ110300）

保存变量

图 9-53　变量筛选结果的确认

下面将以高血压测试病例为示例，描述有关本系统提供的病 - 证 - 型 - 方 - 药分析方法。

六、聚类分析

（一）方法背景介绍

聚类分析主要实现对已选定的样本变量进行快速分类，为研究者提供初步的决策参考。涉及背景知识如下：

1. 聚类分析　通过统计学的聚类方法，按照研究者指定的分类数对选定的变量作分类，把相似度（或关联度）大的变量放入一类，作为中医证候或方药分类分析的参考。

2. 谱系图　是对聚类结果的可视化直观表示，有时也称谱系结构图或谱系树。可以将无法用平面表达的多维空间中的变量间相互关系转化成倒挂的二维树状图形进行展示。树的底部的叶子节点为变量，同一个树枝（有时也称为子树）上的叶子节点之间的关联度强于两个树枝之间的叶子节点之间的关联度。

（二）操作说明

研究人员通过聚类分析，可以了解变量间的相关性，为后续分析决策提供参考。下面以系统中的高血压病测试样本为例，描述有关聚类分析的步骤。高血压病测试数据含有 1 280 个病例，82 个变量，筛选后剩余 71 个变量。

1. 变量选择　如果研究者做了前面所述的变量筛选，系统会将筛选结果带至此处（如图 9-54，经过筛选，11 个变量未被选中，71 个变量已被选为分析数据源），否则为样本集中已选变量。如果想调整筛选结果，勾选左框或右框中的变量并通过 > 或 < 按钮将所选变量加入或移出右侧的列变量框。

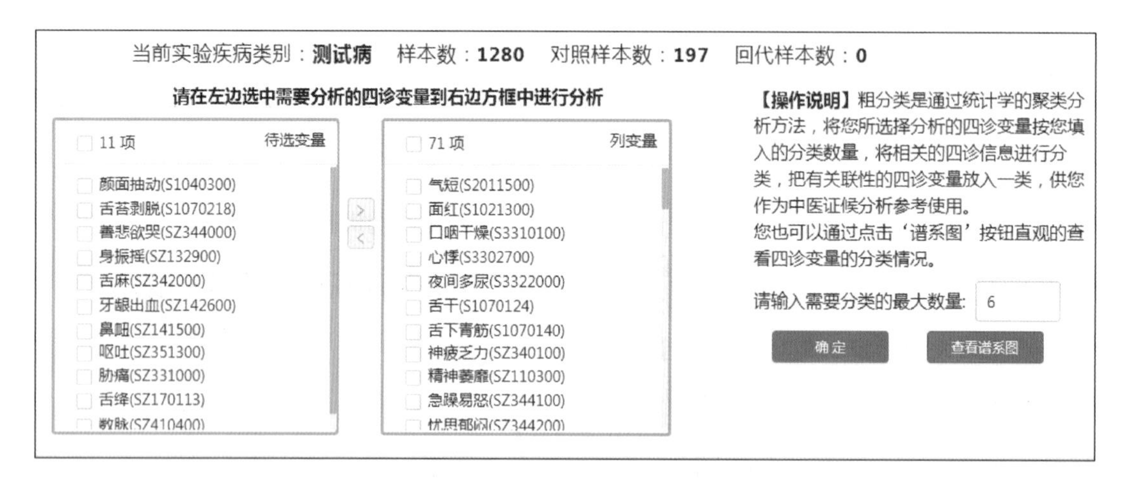

图 9-54　聚类分析变量选择界面

2. 查看谱系图　点击“查看谱系图”按钮，查看所选变量的聚集情况（图 9-55）。借助此图，研究人员可以形成变量的初步分类构想。比如图中高度为 1.5 的水平虚线将谱系树切割为 6 个子树。也可以略过此操作直接指定分类数。

3. 查看聚类分析概要　研究人员可以根据研究需要在文本框中录入最大分类探测数（默认为 3），示例中为 6。点击“确定”按钮，系统将展示聚类概要信息（图 9-56）。比如：分为 5 类时，各类别的变量数分别为：25、8、14、8 和 16。

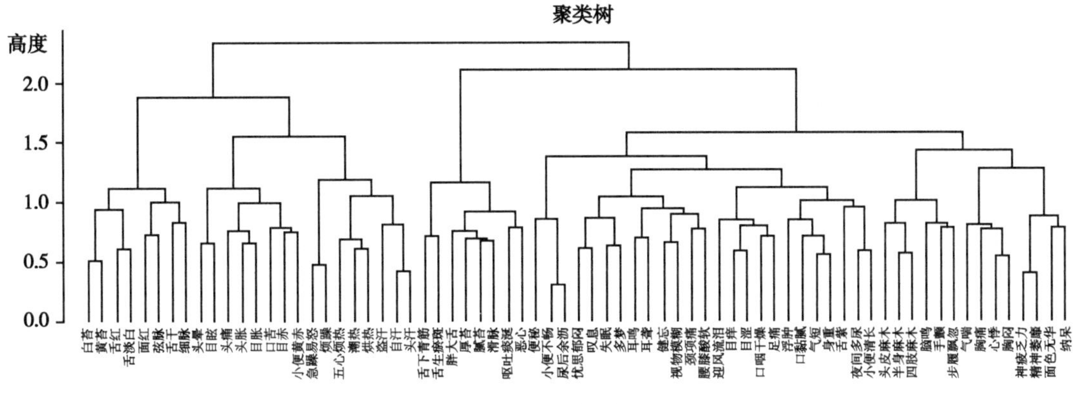

图 9-55　聚类分析谱系图

聚类分析

分类	指标个数	查看详情
1类	71	查看详情
2类	47、24	查看详情
3类	39、24、8	查看详情
4类	39、8、8、16	查看详情
5类	25、8、14、8、16	查看详情
6类	25、8、14、8、8、8	查看详情

关闭　确定

图 9-56　聚类分析结果

4. 查看分类详情　当研究者对某种分类方式感兴趣时，点击其右侧的“查看详情”，查看分类详情。图 9-57 展示了 71 个变量分为 5 类时的详情。比如：面红、舌干、舌红、白苔、黄苔、细脉、弦脉和舌淡白等变量聚为第 2 类。

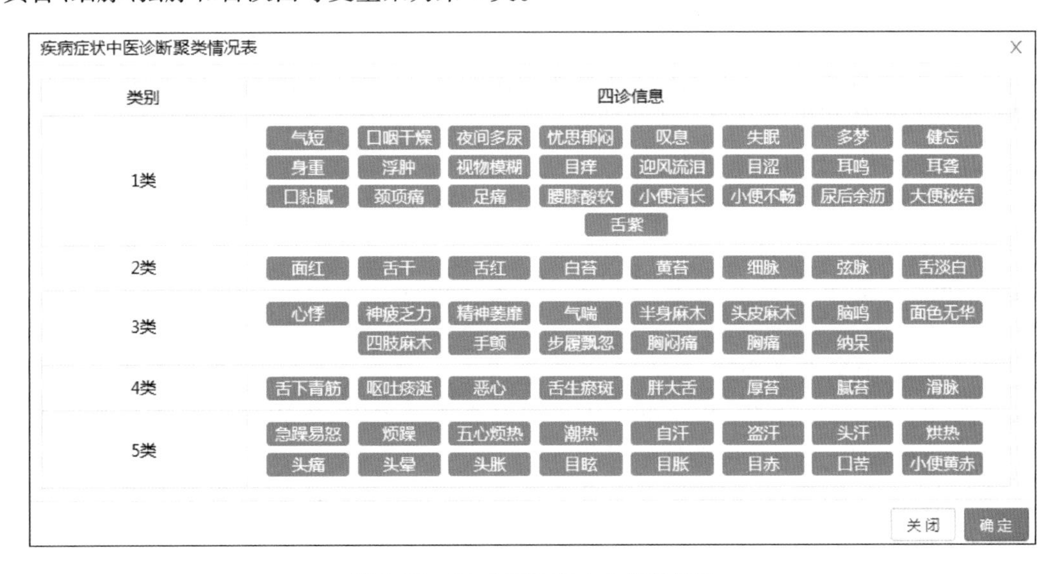

疾病症状中医诊断聚类情况表

类别	四诊信息
1类	气短　口咽干燥　夜间多尿　忧思郁闷　叹息　失眠　多梦　健忘　身重　浮肿　视物模糊　目痒　迎风流泪　目涩　耳鸣　耳聋　口黏腻　颈项痛　足痛　腰膝酸软　小便清长　小便不畅　尿后余沥　大便秘结　舌紫
2类	面红　舌干　舌红　白苔　黄苔　细脉　弦脉　舌淡白
3类	心悸　神疲乏力　精神萎靡　气喘　半身麻木　头皮麻木　脑鸣　面色无华　四肢麻木　手颤　步履飘忽　胸闷痛　胸痛　纳呆
4类	舌下青筋　呕吐痰涎　恶心　舌生瘀斑　胖大舌　厚苔　腻苔　滑脉
5类	急躁易怒　烦躁　五心烦热　潮热　自汗　盗汗　头汗　烘热　头痛　头晕　头胀　目眩　目胀　目赤　口苦　小便黄赤

关闭　确定

图 9-57　71 个变量聚为 5 类的结果

聚类分析虽然快捷，但也存在许多缺点：①结果具有不确定性，无法根据数据内部特点自主地确定分为几类；②聚类结果的好坏没有评价的客观标准；③存在聚类的单分配问题，变量一旦被聚到某一类时就不能再被聚到其他类别。

而中医存在某一症状会出现在多个不同证候分类中的情况。因此聚类分析的结果只能作为病证型或方药研究的初步参考，并不能作为最终的结论。要想获取更加规范、精细的证候分析结果，需对等级多分类资料进行结构方程模型研究。

七、结构方程模型

（一）设计思路

正如第三章第三节所述，结构方程模型因其具有同时研究可观测的显变量与不可观测的潜变量之间以及潜变量与潜变量之间关系的能力，在等级多分类样本数据的中医证候分类研究中得到了应用。在应用中，四诊信息为可观测变量，基础证和证型为潜变量。基于结构方程的中医证候分类研究过程主要包括：证型分类、基础证分析和证候要素提取与命名三个环节，其中：

1. 证型分类　由证型初分类和证型分类验证两部分组成。前者主要是利用探索性因子分析解决疾病包含几个主要证型的问题；后者则利用验证性因子分析重点研究证型 - 症状之间的结构关系，即每个证型主要包括哪些症状以及各症状在不同证型分类中体现的能力，并评价该结构对样本数据的归纳和拟合程度。

2. 基础证分析　可以细分为基础证的主要症状提取及其对它们的影响程度、基础证与各证型的关系分析两个环节。前者主要利用症状阳性率和探索性因子分析结果相结合的方法解决基础证包含哪些主要症状的问题，后者则利用结构方程模型重点分析基础证转归和各证型之间的关系。基础证分析会对证型与症状之间的关系带来局部调整与优化。

3. 证候要素提取与命名　包括证候要素提取和命名两个环节。前者主要是利用二阶因子分析分别对基础证、各证型包含的主要症状进行分类和证候要素提取，后者主要是研究者根据证候要素提取结果并结合中医理论完成对基础证和各证型的病因病机分析和证候要素命名。

同时，为了方便使用，系统还提供了样本数据的变量选择、因子分析可行性检验和确定证候分型数量的特征根碎石图等辅助功能。变量选择与聚类分析的相关内容类似，不再赘述，下面简要介绍一下后两项功能。

（1）因子分析可行性检验：为了得到切实可信分析结果，数据分析开始之前，还需要对样本数据做因子分析的可行性校验。主要是通过检验变量之间的相关性来确定样本数据是否适合于进一步的因子分析。通常用 KMO 系数和 Bartlett 卡方检验的 P 值来确定因子分析的可行性。

KMO 系数 >0.9，非常合适；0.8~0.9，很合适；0.7~0.8，合适；0.6~0.7，勉强合适；0.5~0.6，不太勉强；0.5 以下，不合适。Bartlett 卡方检验 P 值结果：$0.01<P\leqslant 0.05$ 被认为具有统计学意义；$0.001<P\leqslant 0.01$ 具有高度统计学意义。

（2）特征根碎石图：在利用探索性因子分析作证型初分类时，系统提供了图 9-58 的特征根碎石图，帮助研究人员确定证候的分型个数。其中，横坐标代表特征根编号，纵坐标代表特征根数值，横向虚线代表特征根值为 1 的分界线。

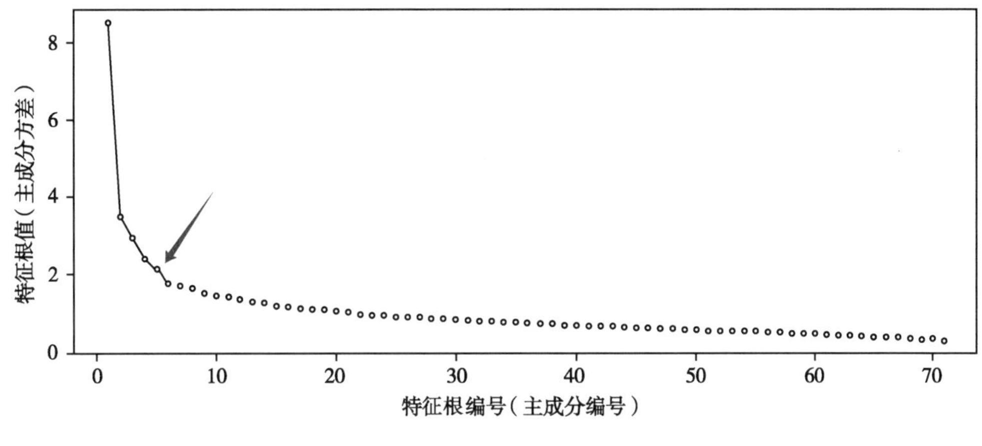

图 9-58　特征根碎石图

在利用碎石图确定证型个数时，通常把位于虚线以上且与后续特征根数值差值明显的前几个特征根作为证候初分类的值。比如：上图中第 5 个特征根与第 6 个特征根的数值差异明显，因此因子个数可以暂定为 5 或 6。

需要特别指出的是，证型的个数，除了参考特征根碎石图之外，还必须要以研究人员在所研究的问题领域的专业知识为基础才能最终确定。

（二）操作说明

以 1 280 例高血压病的证候分析为例，结合图 9-59 所示流程，描述一下如何利用系统提供结构方程模型进行中医证候分析研究。

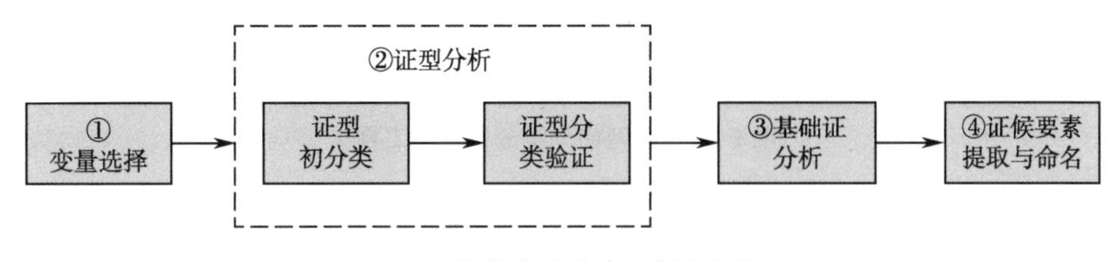

图 9-59　证候分析的主要操作流程图

1. 选择四诊变量　在前面的样本数据选择部分，我们已经选择了高血压病的测试病例样本，共 1 280 例，82 个变量，经过变量筛选后剩余 71 个变量。

选择“统计建模分析”菜单下面的子菜单“结构方程模型”（图 9-60 左侧红框 1 标记区域），系统会进入基于结构方程模型的证候分析初始界面。

图 9-60 中红框 2 标记的区域就是证候分析的四诊变量选择区域。勾选左框、右框中的变量，通过两框中间的 > 或 < 按钮，便可实现待分析变量的调整。默认情况下，右侧的列变量框中包含前面变量筛选后的全部变量。

2. 证型分析

（1）证型初分类：图 9-60 所示页面中的红框 2 右侧区域证型初分类的操作入口区，提供了三个操作区域，分别是上部的“如何确定分类数？”按钮，中间的“证型初分类数”文本输入框和底部的“查看证型初分类结果”按钮。

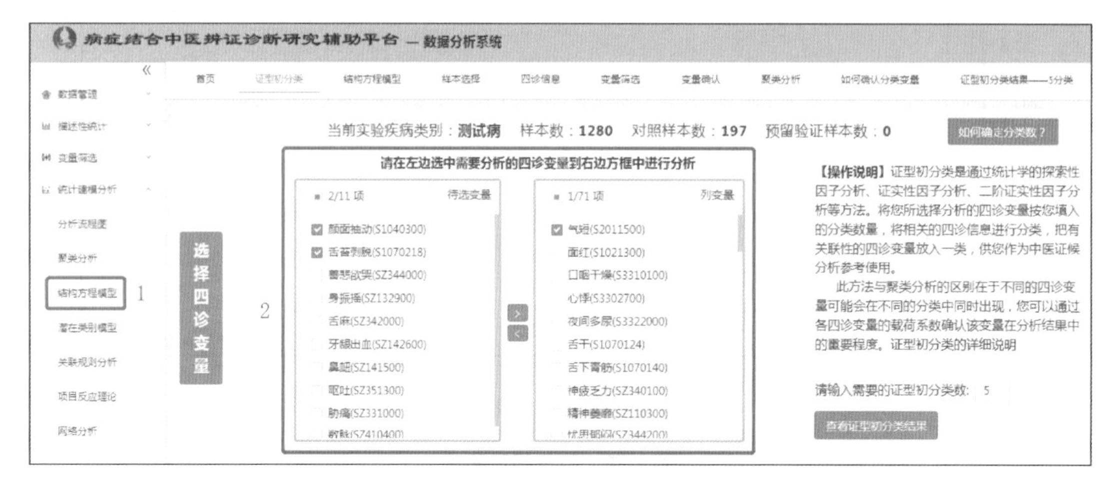

图 9-60　基于结构方程模型的证候分析初始界面

在不确定证型应该分几个类型的情况下，可以点击“如何确定分类数？”按钮，借助系统提供的证型分类数辅助工具完成证型初分类数的确定。系统提供了图 9-61 所示的四个辅助工具。

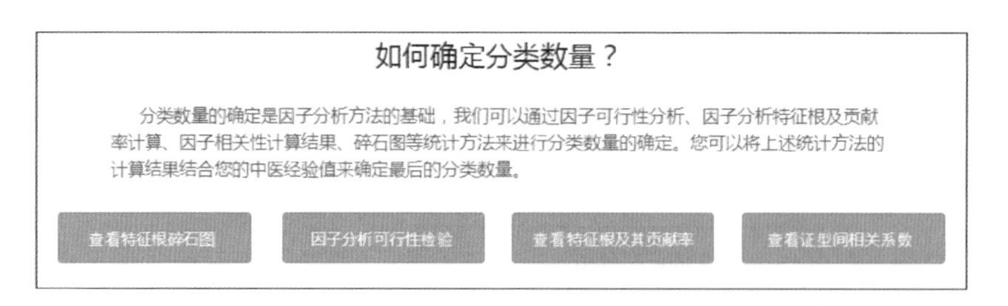

图 9-61　证型初分类分析辅助工具

点击“因子分析可行性检验”按钮，系统会弹出图 9-62 所示因子可行性分析的校验界面，点击其中的 KMO 系数计算按钮，系统会完成校验并输入校验结果。图中的校验结果表明，数据集中的变量及数据非常适合于进行因子分析。

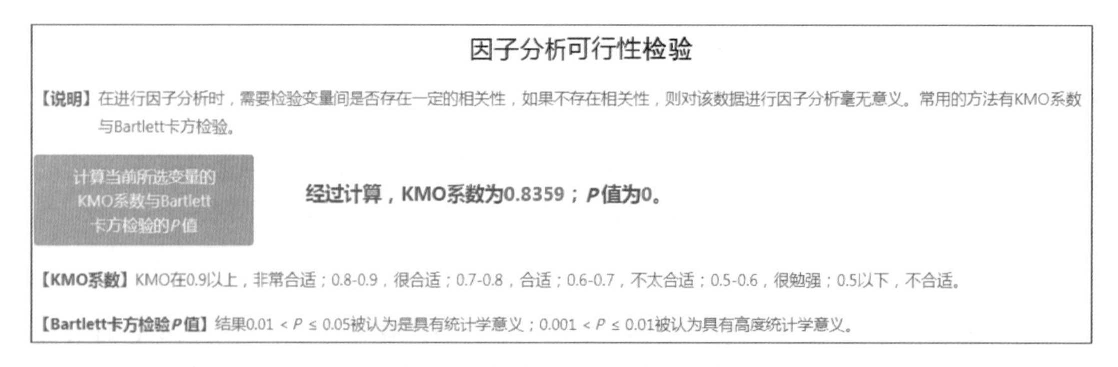

图 9-62　因子分析可行性检验界面

无论是“特征根碎石图”还是“特征根及其贡献率”辅助工具都可以作为研究人员确定证型初分类数的参考。其中,点击“查看特征根及其贡献率”按钮,输入分类数,可以得到如图 9-63 所示的分析结果。

特征根及贡献率

分类（因子）数目： 8　　结果转换方式： 斜交　　确定

特征根数	特征根值	特征根差值	贡献率	累计贡献率
1	7.8263	5.0449	0.1102	0.1102
2	2.7814	0.5875	0.0392	0.1494
3	2.1939	0.49	0.0309	0.1803
4	1.7039	0.2467	0.024	0.2043
5	1.4572	0.3344	0.0205	0.2248
6	1.1228	0.0787	0.0158	0.2406
7	1.0441	0.0761	0.0147	0.2553
8	0.968	0.176	0.0136	0.2689

图 9-63　特征根及贡献率分析结果

从分析结果来看,前 7 个特征根的值都大于 1.0,从第 5 个特征根开始,后面特征根的差值变化趋缓（小于 0.18）,明显低于前 6 个特征值之间的差异（大于 0.24）,因此从这个维度来看,证型个数取 5 和 6 较为合适。

证型分类数确定以后,在图 9-60 所示的“证型初分类数”文本框中键入分类数（示例中为 5）,点击“查看证型初分类结果”按钮,系统弹出分类的结果。从初分类结果页面返回后,在图 9-60 所示的“查看证型初分类结果”按钮右侧会出现一个标题为“下一步,验证初分类结果”的蓝色按钮,点击后就进入初分类结果验证阶段。

（2）证型分类验证:模型验证阶段会根据用户的要求对初分类模型进行修正和优化,所以在初分类验证阶段后,系统显示的第一个页面为图 9-64 所示的“生成验证模型”页面。

生成验证模型

生成验证模型

输入MI值: 10　生成模型　刷 新　MI值录入说明：MI(Modification Indices，修正指数)，MI值一般指取5到10之间。MI值越大，计算所需时间越长。

已生成验证模型列表

MI值	变量分类	开始生成时间	模型完成时间	模型状态			
8	5	2020-08-13 09:21:51	2020-08-13 21:39:38	已完成	下载模型	删除模型	查看模型拟合结果
10	3	2020-08-12 18:35:54	2020-08-12 23:47:20	已完成	下载模型	删除模型	查看模型拟合结果
10	5	2020-03-04 17:40:09	2020-03-05 03:20:50	已完成	下载模型	删除模型	查看模型拟合结果

图 9-64　证型初分类验证模型生成与选择界面

页面由两部分组成，上部为初分类模型的优化限定条件指定区，输入 MI 值，点击“生成模型”按钮后，系统会根据 MI 值对初始模型进行修正和优化。优化耗时与模型 MI 值和模型的复杂度、样本数据集的大小有关，MI 值小、模型越复杂、样本量越大，耗时越多，有时会达数小时之久。

页面下方为已生成的验证模型列表。点击已生产模型右端的“查看模型拟合结果”按钮，查看模型的优化效果，如图 9-65 所示。

验证模型拟合指数

方法	因子数	观测数	X^2	df	x^2/df	P值	CFI	RMSEA	Gfi	agfi
cor	88	1477	6207.4798	0	2996	2.0719	0.8888	0.00	0.0269	0.9058

查看验证模型结果

【关于表中指数意义的说明】

X^2值：

CFI值：取值在0-1之间，0表示拟合效果最差，1表示拟合效果最好。

RMSEA值：RMSEA=0，表示最完美的拟合；RMSEA < 0.05，表示很好的拟合；0.05 < RMSEA < 0.08，表示不错的拟合；0.08 < RMSEA < 0.10，表示一般的拟合；RMSEA > 0.10表示拟合不理想。

Gfi，agfi值：越大说明拟合度越好。

图 9-65　初分类验证模型拟合指数结果

在图 9-65 的示例中，从 CFI、Gfi、agfi 和 RMSEA 值来看，验证模型拟合数据的能力较好，可以继续后续的分析。

点击“查看验证模型结果”按钮，可以看到经过优化后模型中各证型与其主要症状之间的关系，如图 9-66 所示。比如，证型 2 含有 14 个症状，其中：小便黄赤、面红、黄苔、舌红、弦脉、大便秘结、头胀和目涩等 8 个指标为特异症状，剩下的目赤、目胀、舌干、口咽干燥、足痛和目眩为可现症状。

模型结果中，症状指标右侧括号内的数字是载荷系数，代表该症状反映其所属证型的能力，数值越大反映能力越强，在所属类型中就越重要。系统仅显示载荷系数大于 0.30 的症状指标，并且将系数大于 0.4 的症状加粗显示，以示提醒。

点击图 9-66 底部的“返回”按钮，系统会返回到图 9-64 所示的页面，页面的左上部会出现一个蓝色的按钮，进入下一步的“基础证分析”环节。

3. 基础证分析　点击图 9-64“下一步，基础证分析”蓝色按钮，系统跳转到图 9-67 所示的基础证分析页面。

该页面包括三部分，上面为“调整证型中变量”按钮，中间为基础证症状指标选择列表，下部为“运行结构方程，查看证候分析结果”的按钮。

中间列出了可供选择的症状以及它们的阳性率、证候中的载荷系数，参考这些数值，结合自己的专业知识，研究人员可以勾选基础证的症状指标。示例中勾选了头痛、头晕、颈椎痛和恶心等症状作为高血压病基础证的症状指标。

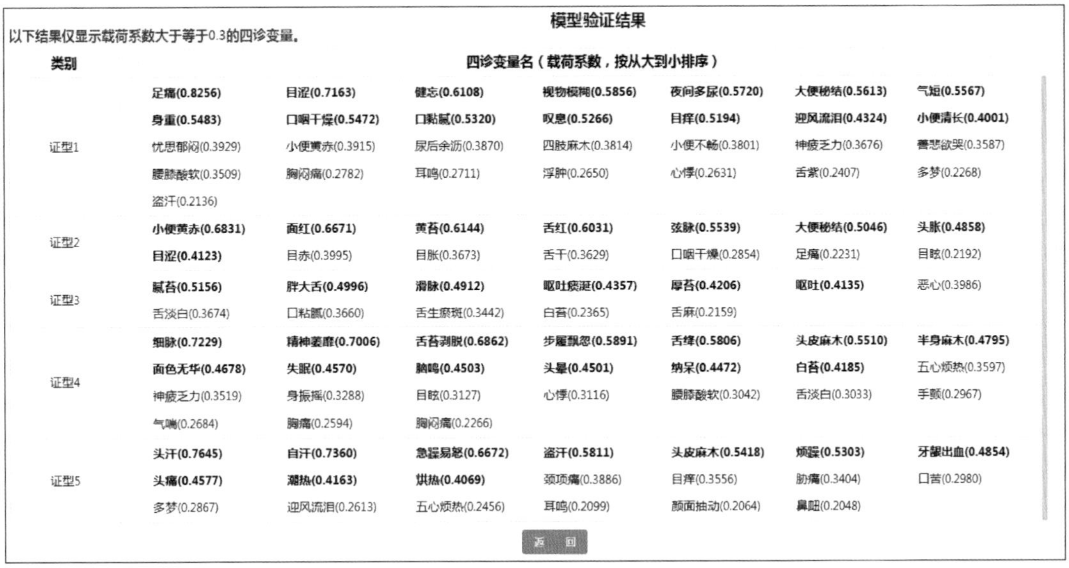

模型验证结果

以下结果仅显示载荷系数大于等于0.3的四诊变量。

类别	四诊变量名（载荷系数，按从大到小排序）						
证型1	**足痛(0.8256)**	**目涩(0.7163)**	**健忘(0.6108)**	**视物模糊(0.5856)**	**夜间多尿(0.5720)**	**大便秘结(0.5613)**	**气短(0.5567)**
	身重(0.5483)	**口咽干燥(0.5472)**	**口黏腻(0.5320)**	**叹息(0.5266)**	**目痒(0.5194)**	**迎风流泪(0.4324)**	**小便清长(0.4001)**
	忧思郁闷(0.3929)	小便黄赤(0.3915)	尿后余沥(0.3870)	四肢麻木(0.3814)	小便不畅(0.3801)	神疲乏力(0.3676)	善悲欲哭(0.3587)
	腰膝酸软(0.3509)	胸闷痛(0.2782)	耳鸣(0.2711)	浮肿(0.2650)	心悸(0.2631)	舌紫(0.2407)	多梦(0.2268)
	盗汗(0.2136)						
证型2	**小便黄赤(0.6831)**	**面红(0.6671)**	**黄苔(0.6144)**	**舌红(0.6031)**	**弦脉(0.5539)**	**大便秘结(0.5046)**	**头胀(0.4858)**
	目涩(0.4123)	目赤(0.3995)	目胀(0.3673)	舌干(0.3629)	口咽干燥(0.2854)	足痛(0.2231)	目眩(0.2192)
证型3	**腻苔(0.5156)**	**胖大舌(0.4996)**	**滑脉(0.4912)**	**呕吐痰涎(0.4357)**	**厚苔(0.4206)**	**呕吐(0.4135)**	恶心(0.3986)
	舌淡白(0.3674)	口粘腻(0.3660)	舌生瘀斑(0.3442)	白苔(0.2365)	舌麻(0.2159)		
证型4	**细脉(0.7229)**	**精神萎靡(0.7006)**	**舌苔剥脱(0.6862)**	**步履飘忽(0.5891)**	**舌绛(0.5806)**	**头皮麻木(0.5510)**	**半身麻木(0.4795)**
	面色无华(0.4678)	**失眠(0.4570)**	**脑鸣(0.4503)**	**头晕(0.4501)**	**纳呆(0.4472)**	**白苔(0.4185)**	五心烦热(0.3597)
	神疲乏力(0.3519)	身振摇(0.3288)	目眩(0.3127)	心悸(0.3116)	腰膝酸软(0.3042)	舌淡白(0.3033)	手颤(0.2967)
	气喘(0.2684)	胸痛(0.2594)	胸闷痛(0.2266)				
证型5	**头汗(0.7645)**	**自汗(0.7360)**	**急躁易怒(0.6672)**	**盗汗(0.5811)**	**头皮麻木(0.5418)**	**烦躁(0.5303)**	**牙龈出血(0.4854)**
	头痛(0.4577)	**潮热(0.4163)**	**烘热(0.4069)**	颈项痛(0.3886)	目痒(0.3556)	胁痛(0.3404)	口苦(0.2980)
	多梦(0.2867)	迎风流泪(0.2613)	五心烦热(0.2456)	耳鸣(0.2099)	颜面抽动(0.2064)	鼻衄(0.2048)	

返　回

图 9-66　证型初分类模型验证结果

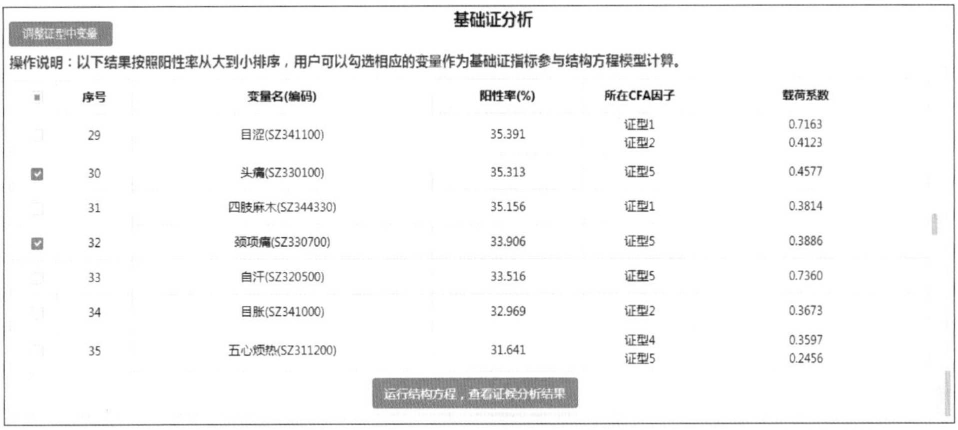

基础证分析

调整证型中变量

操作说明：以下结果按照阳性率从大到小排序，用户可以勾选相应的变量作为基础证指标参与结构方程模型计算。

■	序号	变量名(编码)	阳性率(%)	所在CFA因子	载荷系数
□	29	目涩(SZ341100)	35.391	证型1 证型2	0.7163 0.4123
☑	30	头痛(SZ330100)	35.313	证型5	0.4577
□	31	四肢麻木(SZ344330)	35.156	证型1	0.3814
☑	32	颈项痛(SZ330700)	33.906	证型5	0.3886
□	33	自汗(SZ320500)	33.516	证型5	0.7360
□	34	目胀(SZ341000)	32.969	证型2	0.3673
□	35	五心烦热(SZ311200)	31.641	证型4 证型5	0.3597 0.2456

运行结构方程，查看证候分析结果

图 9-67　基础证分析页面

基础证的症状指标确定后，可以直接点击页面底部的“运行结构方程，查看证候分析结果”按钮，运行证候分析，建立基础证与其症状指标、基础证与各证型以及各证型之间的关联关系。也可以点击页面上部的“调整证型中变量”按钮，在页面底部展开图 9-68 所示的证型指标变量调整页面，调整后部分证型的变量后再运行结果方程，进行证候分析。

在图 9-68 中，通过勾选证型中的四诊变量，可以将部分变量添加到相应证型中去，或从证型中移除，实现基础证分析前证型中指标变量的调整。调整后，点击页面底部的“运行结构方程，查看证候分析结果”按钮，显示如图 9-69 所示的结果。

该图由三部分组成，左侧的表格为各证型之间的相关系数，绝对值越大表示相关程度越高。正值表示正相关，即一个证型增强，另一个证型也增强；负值表示负相关，一个证型增强，另一个证型减弱。右侧表格展示了基础证与各证型之间的相关系数。中间则以图形的方式展示了基础证与各证型、各证型之间的相关性，横着放置的椭圆为基础证，竖着放置的椭圆为证型。

证型中指标变量调整

操作说明：以下为各证型中除被选择的基础证外其他的四诊变量，默认勾选的是载荷系数大于0.3的变量，您也可以勾选您需要的变量参与结构方程模型计算。

类别	四诊变量名（载荷系数，按从大到小排序）
证型1	足痛(0.8256)　目涩(0.7163)　健忘(0.6108)　视物模糊(0.5856)　夜间多尿(0.5719)　大便秘结(0.5613)　气短(0.5567)　身重(0.5483)　口咽干燥(0.5472)　口黏腻(0.5320)　叹息(0.5266)　目痒(0.5194)　迎风流泪(0.4324)　小便清长(0.4001)　忧思郁闷(0.3929)　小便黄赤(0.3915)　尿后余沥(0.3870)　四肢麻木(0.3814)　小便不畅(0.3801)　神疲乏力(0.3676)　善悲欲哭(0.3587)　腰膝酸软(0.3509)　胸闷痛(0.2782)　耳鸣(0.2711)　浮肿(0.2650)　心悸(0.2631)　舌紫(0.2407)　多梦(0.2268)　盗汗(0.2136)
证型2	小便黄赤(0.6831)　面红(0.6671)　黄苔(0.6144)　舌红(0.6031)　弦脉(0.5539)　大便秘结(0.5046)　头胀(0.4858)　目涩(0.4123)　目赤(0.3995)　目胀(0.3673)　舌干(0.3629)　口咽干燥(0.2854)　足痛(0.2231)　目眩(0.2192)
证型3	腻苔(0.5156)　胖大舌(0.4996)　滑脉(0.4911)　呕吐痰涎(0.4357)　厚苔(0.4206)　呕吐(0.4135)　恶心(0.3986)　舌淡白(0.3674)　口粘腻(0.3660)　舌生瘀斑(0.3442)　白苔(0.2365)　舌麻(0.2159)
证型4	细脉(0.7229)　精神萎靡(0.7006)　舌苔剥脱(0.6862)　步履飘忽(0.5891)　舌绛(0.5806)　头皮麻木(0.5510)　半身麻木(0.4795)　面色无华(0.4678)　失眠(0.4570)　脑鸣(0.4503)　头晕(0.4501)　呐呆(0.4472)　白苔(0.4185)　五心烦热(0.3597)　神疲乏力(0.3519)　身振摇(0.3288)　目眩(0.3127)　心悸(0.3116)　腰膝酸软(0.3042)　舌淡白(0.3032)　手颤(0.2967)　气喘(0.2684)　胸痛(0.2594)　胸闷痛(0.2266)

运行结构方程，查看证候分析结果

图 9-68　基础证分析前各证型中部分症状变量的调整界面

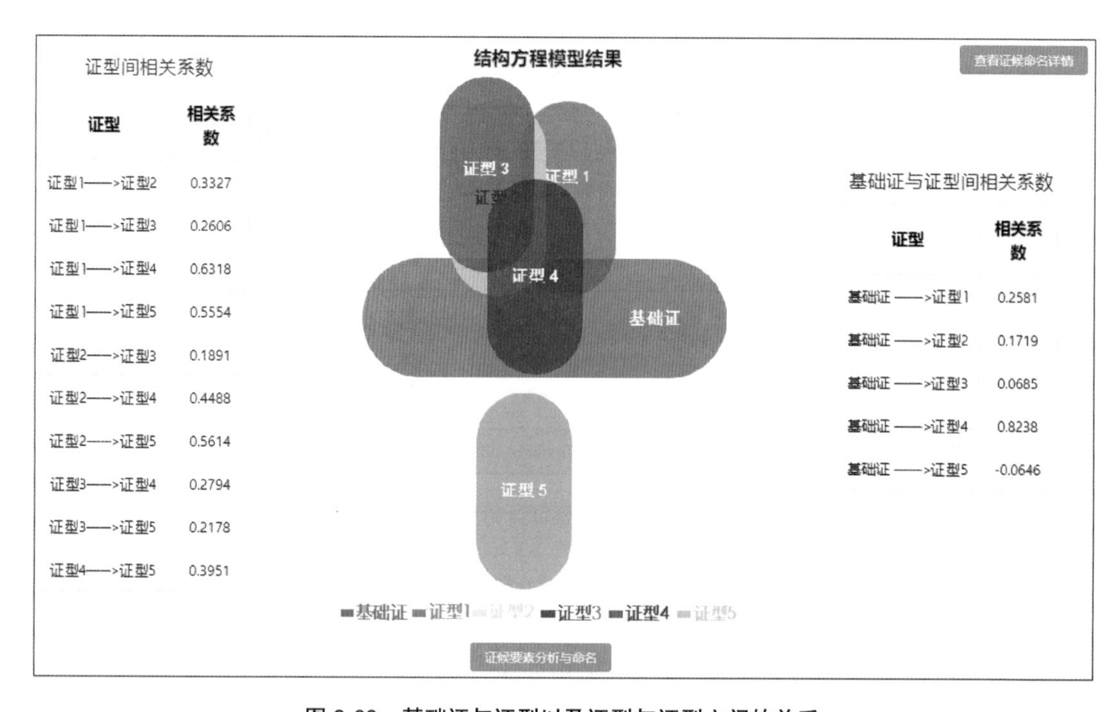

图 9-69　基础证与证型以及证型与证型之间的关系

4. 证候要素提取与命名　点击图 9-69 底部的“证候要素分析与命名”按钮，进入图 9-70 所示的证候要素分析页面。选择一个证型并点击其右侧的“证候要素分析”按钮（以证型 2 为例），系统分别按照两要素、三要素或四要素方式对其进行证候要素提取。

在证候要素提取过程中，系统会把所选证型的症状指标与基础证的指标合在一起进行证候要素提取，图 9-71 的上半部是证型 2 的二要素提取结果。其中，蓝色字体呈现的症状来自基础证，比如证候要素 1 中的头晕、头痛、头胀、颈项痛和恶心。

证候要素分析与命名

操作说明：点击“证候要素分析”，可以分别对各个证型进行证候要素分析

类别	四诊变量名（载荷系数，按从大到小排序）							
证型1	足痛(0.8256)	目涩(0.7163)	健忘(0.6108)	视物模糊(0.5856)	夜间多尿(0.5720)	大便秘结(0.5613)	气短(0.5567)	证候要素分析
	身重(0.5483)	口咽干燥(0.5472)	口黏腻(0.5320)	叹息(0.5266)	目痒(0.5194)	迎风流泪(0.4324)	小便清长(0.4001)	
	忧思郁闷(0.3929)	小便黄赤(0.3915)	尿后余沥(0.3870)	四肢麻木(0.3814)	小便不畅(0.3801)	神疲乏力(0.3676)	善悲欲哭(0.3587)	
	腰膝酸软(0.3509)	胸闷痛(0.2782)	耳鸣(0.2711)	浮肿(0.2650)	心悸(0.2631)	舌紫(0.2407)	多梦(0.2268)	
	盗汗(0.2136)							
证型2	小便黄赤(0.6831)	面红(0.6671)	黄苔(0.6144)	舌红(0.6031)	弦脉(0.5539)	大便秘结(0.5046)	目涩(0.4123)	证候要素分析
	目赤(0.3995)	目胀(0.3673)	舌干(0.3629)	口咽干燥(0.2854)	足痛(0.2231)	目眩(0.2192)		
证型3	腻苔(0.5156)	胖大舌(0.4996)	滑脉(0.4912)	呕吐痰涎(0.4357)	厚苔(0.4206)	呕吐(0.4135)	舌淡白(0.3674)	证候要素分析
	口黏腻(0.3660)	舌生瘀斑(0.3442)	白苔(0.2365)	舌麻(0.2159)				
证型4	细脉(0.7229)	精神萎靡(0.7006)	舌苔剥脱(0.6862)	步履飘忽(0.5891)	舌绛(0.5806)	头皮麻木(0.5510)	半身麻木(0.4795)	证候要素分析
	面色无华(0.4678)	失眠(0.4570)	脑鸣(0.4503)	纳呆(0.4472)	白苔(0.4185)	五心烦热(0.3597)	神疲乏力(0.3519)	
	身振摇(0.3288)	目眩(0.3127)	腰膝酸软(0.3042)	舌淡白(0.3033)	手颤(0.2967)	气喘(0.2684)	胸痛(0.2594)	
	胸闷痛(0.2266)							
证型5	头汗(0.7645)	自汗(0.7360)	急躁易怒(0.6672)	盗汗(0.5811)	头皮麻木(0.5418)	烦躁(0.5303)	牙龈出血(0.4854)	证候要素分析
	潮热(0.4163)	烘热(0.4069)	目痒(0.3556)	胁痛(0.3404)	口苦(0.2980)	多梦(0.2867)	迎风流泪(0.2613)	
	五心烦热(0.2456)	耳鸣(0.2099)	颜面抽动(0.2064)	鼻衄(0.2048)				

图 9-70　选择一个证型对其进行证候要素提取

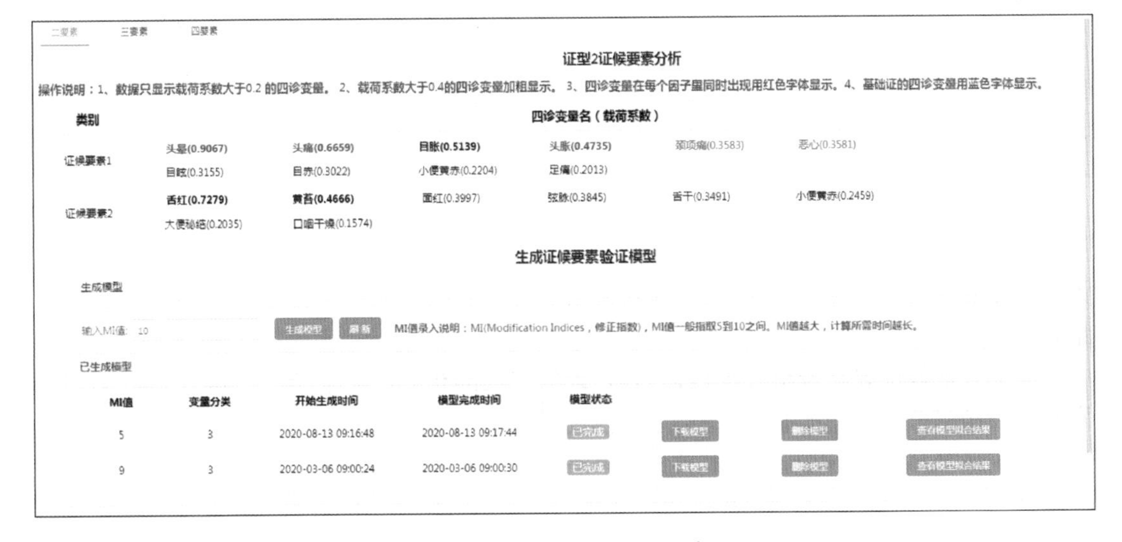

图 9-71　证候要素提取的二要素界面

页面的下半部为建立证候要素分析的验证模型提供了操作接口：生成新的验证模型或查看某个已有模型对样本数据的拟合能力。其操作方式与证型分析类似，此处不再赘述。其中，点击“查看模型拟合结果”按钮，系统会弹出页面，展示证型 2 的证候要素提取模型的数据拟合指标，如图 9-72 所示。

从图中 CFI、agfi 和 RMSEA 的值来看，模型拟合数据的能力较好，可以进行后续操作。点击页面中部的“下一步，证候要要素 / 证候命名”按钮，进入证型 2 的证候要素命名页面，如图 9-73 所示。

要素 1 中的头晕、头痛、头胀、目胀、目赤、目眩等症状表示病位在肝，“肝开窍于目”“头为诸阳之会”。要素 2 中的舌红、面红、黄苔、舌干、口咽干燥、小便黄赤、大便秘结等提示病性要素为火和热。因此，证候要素 1 定义为肝，要素 2 定义为火、热；两者结合把证型 2 定义

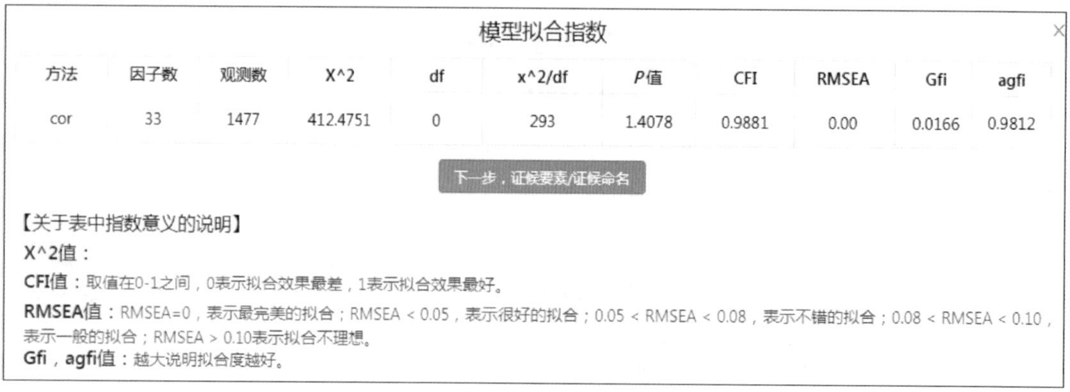

模型拟合指数

方法	因子数	观测数	X^2	df	x^2/df	P值	CFI	RMSEA	Gfi	agfi
cor	33	1477	412.4751	0	293	1.4078	0.9881	0.00	0.0166	0.9812

下一步，证候要素/证候命名

【关于表中指数意义的说明】

X^2值：

CFI值：取值在0-1之间，0表示拟合效果最差，1表示拟合效果最好。

RMSEA值：RMSEA=0，表示最完美的拟合；RMSEA < 0.05，表示很好的拟合；0.05 < RMSEA < 0.08，表示不错的拟合；0.08 < RMSEA < 0.10，表示一般的拟合；RMSEA > 0.10表示拟合不理想。

Gfi，agfi值：越大说明拟合度越好。

图 9-72　证候要素提取模型拟合指数 - 证型 2

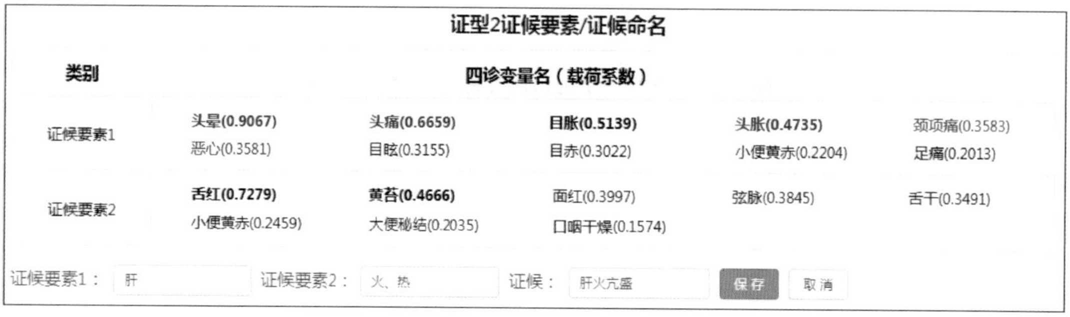

证型2证候要素/证候命名

类别	四诊变量名（载荷系数）				
证候要素1	**头晕(0.9067)** 恶心(0.3581)	**头痛(0.6659)** 目眩(0.3155)	**目胀(0.5139)** 目赤(0.3022)	**头胀(0.4735)** 小便黄赤(0.2204)	颈项痛(0.3583) 足痛(0.2013)
证候要素2	**舌红(0.7279)** 小便黄赤(0.2459)	**黄苔(0.4666)** 大便秘结(0.2035)	面红(0.3997) 口咽干燥(0.1574)	弦脉(0.3845)	舌干(0.3491)

证候要素1：肝　证候要素2：火、热　证候：肝火亢盛　保存　取消

图 9-73　证候要素命名与证候命名 - 证型 2

为“肝火亢盛证”。在相应文本框中输入命名后，点击保存，系统会提示返回结构方程模型结果展示界面，继续其他证型的要素提取与命名。

完成各证候的要素分析和证候命名后，证候之间的相关性关系如图 9-74 所示。图中分别以列表和图形方式展示了证候之间的相关系数。

证候命名后，各证型与其症状之间的关系如图 9-75 所示，左侧一列列出了命名后的各证型，中间部分为每一个证型所包含的主要症状，症状右侧括号内的数字为证型对该症状的载荷系数。载荷系数反应了证型对症状的影响程度，系数越大影响越强，症状在其所属证型内的重要性也就越强。

在症状列，粗体格式呈现的症状的载荷系数大于 0.4，在所属证型中较为重要，称为证型的特异症状；正常字体显示的症状的载荷协议小于 0.4 但大于 0.2，在一定程度上反映了证型，但是重要性不强，称为可现症状。比如：肝火亢盛证中，小便黄赤、面红、黄苔、舌红、弦脉、大便秘结和目涩为特异症状，而目赤、目胀、舌干、口咽干燥、足痛和目眩为可现症状。

通过前面的描述可以看出，对于临床症状采集结果以等级多分类方式存在的样本数据，可以采用结构方面模型进行证候分析。而对于症状指标以有、无等格式记录的病例样本数据，因其指标量不代表数值大小或等级强弱，仅代表症状指标的属性，无法用结构方面模型进行证候分析。对于这类临床上经常存在的二分类数据，该如何对其进行证候分析呢？下面介绍的潜在类别模型可以解决这个问题。

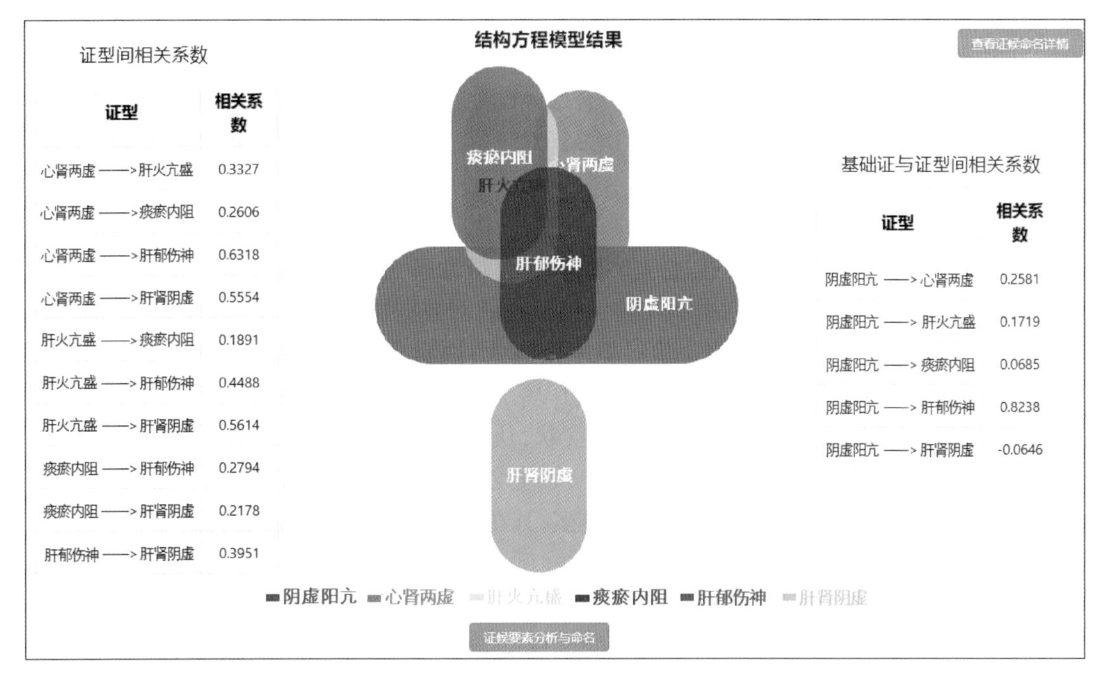

图 9-74　完成证候命名后证候之间相关性

证候要素分析与命名

操作说明：点击“证候要素分析”，可以分别对各个证型进行证候要素分析

类别	四诊变量名（载荷系数，按从大到小排序）							
心肾两虚证	足痛(0.8256)	目涩(0.7163)	健忘(0.6108)	视物模糊(0.5856)	夜间多尿(0.5720)	大便秘结(0.5613)	气短(0.5567)	
	身重(0.5483)	口咽干燥(0.5472)	口黏腻(0.5320)	叹息(0.5266)	目痒(0.5194)	迎风流泪(0.4324)	小便清长(0.4001)	
	忧思郁闷(0.3929)	小便黄赤(0.3915)	尿后余沥(0.3870)	四肢麻木(0.3814)	小便不畅(0.3801)	神疲乏力(0.3676)	善悲欲哭(0.3587)	证候要素分析
	腰膝酸软(0.3509)	胸闷痛(0.2782)	耳鸣(0.2711)	浮肿(0.2650)	心悸(0.2631)	舌紫(0.2407)	多梦(0.2268)	
	盗汗(0.2136)							
肝火亢盛证	小便黄赤(0.6831)	面红(0.6671)	黄苔(0.6144)	舌红(0.6031)	弦脉(0.5539)	大便秘结(0.5046)	目涩(0.4123)	证候要素分析
	目赤(0.3995)	目胀(0.3673)	舌干(0.3629)	口咽干燥(0.2854)	足痛(0.2231)	目眩(0.2192)		
痰瘀内阻证	腻苔(0.5156)	胖大舌(0.4996)	滑脉(0.4912)	呕吐痰涎(0.4357)	厚苔(0.4206)	呕吐(0.4135)	舌淡白(0.3674)	证候要素分析
	口粘腻(0.3660)	舌生瘀斑(0.3442)	白苔(0.2365)	舌麻(0.2159)				
肝郁伤神证	细脉(0.7229)	精神萎靡(0.7006)	舌苔剥脱(0.6862)	步履飘忽(0.5891)	舌绛(0.5806)	头皮麻木(0.5510)	半身麻木(0.4795)	
	面色无华(0.4678)	失眠(0.4570)	脑鸣(0.4503)	纳呆(0.4472)	白苔(0.4185)	五心烦热(0.3597)	神疲乏力(0.3519)	证候要素分析
	身振摇(0.3288)	目眩(0.3127)	腰膝酸软(0.3042)	舌淡白(0.3033)	手颤(0.2967)	气喘(0.2684)	胸痛(0.2594)	
	胸闷痛(0.2266)							
肝肾阴虚证	头汗(0.7645)	自汗(0.7360)	急躁易怒(0.6672)	盗汗(0.5811)	头皮麻木(0.5418)	烦躁(0.5303)	牙龈出血(0.4854)	
	潮热(0.4163)	烘热(0.4069)	目痒(0.3556)	胁痛(0.3404)	口苦(0.2980)	多梦(0.2867)	迎风流泪(0.2613)	证候要素分析
	五心烦热(0.2456)	耳鸣(0.2099)	颜面抽动(0.2064)	鼻衄(0.2048)				

图 9-75　已命名证型及其关联症状列表

八、潜在类别分析

（一）设计思路

与结构方程模型对症状指标分类不同，潜在类别模型是通过利用病人症状的相似性对病人进行分类，然后提取各类别的主要症状，再通过对这些症状病性和病位分析来归纳各类别的典型证型。病人的分类是以概率模型为基础的，根据病人外在症状的表现情况，通过概率推理，将症状表现类似的病人划分为一类，差异较大的病人划分到不同类别。潜在类别分

析的原理和相关概念，请参考本书的第三章第三节或相关的技术文献，此处不再赘述。

在利用潜在类别模型进行证候分析时，面临着如下几个问题：①包含几个主要证型，即病人群体应该划分为几个主要类别才较为合适？②每个类别的重要性是一样的吗？如何不一样的话，如何衡量各类别的重要性？③每个类别包括哪些典型症状？每个典型状态的重要性如何衡量？

为了解决问题一，在潜在类别模型的实现过程中，系统提供了评价不同潜在类数的模型对数据的拟合能力的评价指标，通过评价指标对比，帮助研究人员选择合适的证型数量。

针对第二个问题，系统在利用潜在类别模型对病例数据进行分析的过程中，会输出症状指标在每个类别中出现的条件概率值。概率值越大，说明在相应类别中出现某个症状的病人也就越多，症状也就越重要。在分析过程中，系统将根据研究人员指定的阈值，筛选出条件概率不低于阈值的症状，作为类别的典型症状，从而解决第三个问题。

在基于潜在类别模型的证候分析过程中，系统会输出每个类别中的病例数及其在样本中的占比情况（即类别概率）。类别中的病人越多，其在样本中的比重就越大，类别也越重要。

下面利用系统中的 1 280 例高血压测试病例（含 82 个四诊变量）为例，描述一下如何利用潜在类别模型进行疾病的证候分析。

考虑到系统中的高血压测试病例中的四诊变量为等级多分类数据，分为无、轻、中和重四个等级，不利于潜在类别分析。为此，我们对数据作了预处理：保留数据集中的等级“无”，将后三个等级合并为同一个等级“有”。然后将预处理后的数据导入系统，作为利用潜在类别分析进行高血压的证候分析的数据源。

（二）操作说明

基于潜在类别模型的中医证候分析主要包括图 9-76 所示的四个步骤，即变量选择、潜在类别数确定、病例分类与典型症状提取和证候命名。下面按照上述流程，结合高血压测试样本的证候分析，描述一下具体的操作过程。

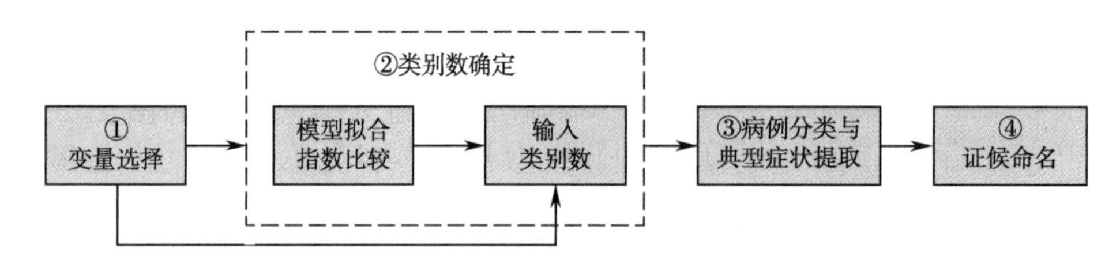

图 9-76 基于潜在类别模型的证候分析流程

通过选择统计建模分析菜单下的“潜在类别分析”菜单项，可以进入潜在类别分析界面，如图 9-77 所示。该页面有三部分组成：左侧为系统功能菜单，比如红框 1 标定的“潜在类别模型”菜单项；中间为四诊变量选择区（红框 2 所示区域），右侧为潜在类别数量探测区（红框 3 标识区域）。

1. 变量选择 图 9-77 中红框 2 区域包括两个列表框，右框存储已纳入后续分析的四诊变量（即列变量），左框存储数据集中尚未纳入后续分析的四诊变量（即待选变量框）。

如果前面做过变量筛选，通过筛选的变量会自动出现在右框中，比如高血压病测试病例中原有 82 个四诊变量，经过筛选后剩余 71 个变量，它们会自动出现在右框中。

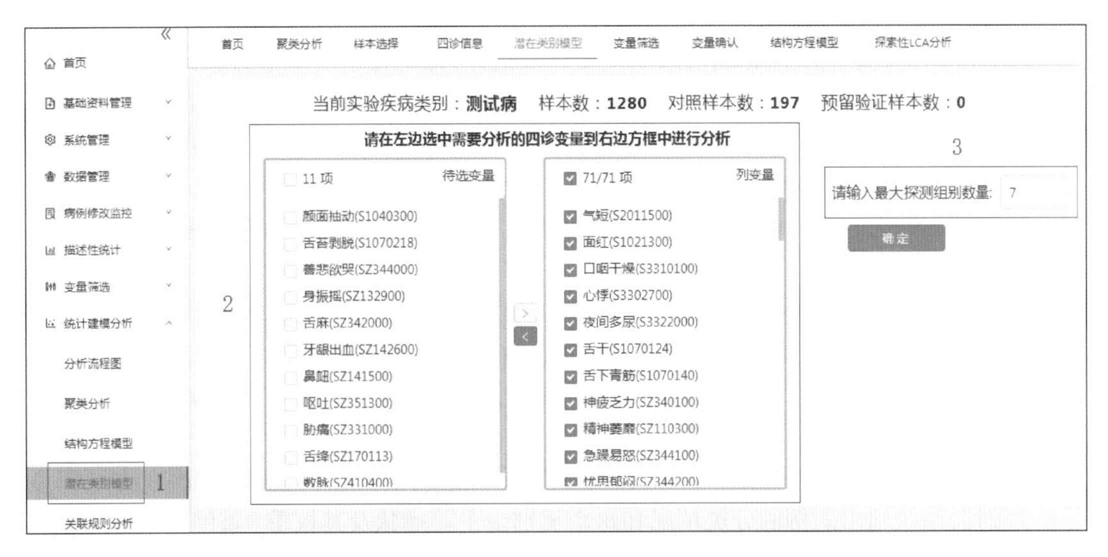

图 9-77　潜在类别分析中变量选择与最大探测组别数指定页面

勾选左框或右框中的变量，然后通过点击两框中间的 > 或 < 按钮，可以实现后续分类变量的增删。

完成变量选择后，可以进一步探索病例样本中的病例（包含所选四诊变量）分为几个组别才能更好地反映样本数据中隐含的证型信息。

2. 病人分类数确定　在图 9-77 的红框 3 中输入要探测的最大组别数 n（示例中为 7），点击确认后，系统输出病例样本分别分为 1、2、……、n 个类别（n 越大，系统耗时越长，其取值范围通常为 1–10）时，潜在类别模型对样本数据的拟合能力指标，如图 9-78 所示。

证型分类数探索

组别个数	AIC	BIC	Npar	Gsq	Chisq	df	Gsq.p	Chisq.p	操作
1个组别	103489.776	103855.156	71	133804.953	8.072e+26	1209	0	0	潜在类别模型分析
2个组别	98950.327	99687.385	143	80348.504	1.050e+22	1137	0	0	潜在类别模型分析
3个组别	97909.854	99018.590	215	79164.032	2.304e+22	1065	0	0	潜在类别模型分析
4个组别	97169.531	98648.944	287	78279.708	2.129e+22	993	0	0	潜在类别模型分析
5个组别	96480.395	98330.486	359	77446.572	9.875e+22	921	0	0	潜在类别模型分析
6个组别	95999.211	98221.325	431	76822.077	4.661e+21	849	0	0	潜在类别模型分析
7个组别	95443.549	98026.334	503	76111.463	9.575e+21	777	0	0	潜在类别模型分析

图 9-78　潜在类别分析模型探测结果

系统输出的模型拟合指数主要包括两个信息量指标 AIC 和 BIC、两个拟合检验指标，即 G^2 检验和 χ^2 检验（Gsq 列和 Chisq 列），以及两个检验的 P 值。

G^2 检验也称为对数似然比卡方统计量检验。当样本量足够大时，G^2 值服从卡方分布。在 G^2 或 χ^2 检验中，当模型自由度（模型中可以自由变动的参数的个数）为 df 时，如果卡方分布的 P 值小于 0.05，则说明引入潜变量后在每个类别中外显变量之间都具有较好的独立性，满足潜在类别模型的条件独立性假设，模型可用。

AIC 和 BIC 都是基于信息熵的模型优度评价指标，区别在于模型中的惩罚项定义不同。AIC 中的惩罚项没有考虑训练样本容量，而 BIC 予以了考虑，因此对于大容量样本分析时，BIC 能有效地防止模型精度过高造成的模型复杂度过高问题。对于 AIC 和 BIC 而言，理论上其值越小，模型优度越好，但对于容量较大、变量较多的样本，小的 AIC 或 BIC 值并不一定意味着模型更优。此时可以通过考查相邻模型之间的 AIC 或 BIC 值差值来衡量，差值出现拐点的地方通常最优。

从图 9-78 所示的数据来看，7 个模型的 G^2、χ^2 检验 P 值均小于 0.05，表明 7 个模型均满足潜在类别分析的理论假设。相邻 AIC 差值在 6 个组别时达到最小值 444.338，BIC 差值在 5 个组别时达到最小值 109.161，因此 5 个与 6 个组别均较优。但综合考虑样本特点后，此处选择 5 个组别进行后续分析。

3. 病例分类与典型症状提取 点击图 9-78 中 5 个组别所在行右侧的“潜在类别模型分析”按钮，系统输出病例的分类情况和每个类别中主要症状及其权重（条件概率）。其中，病例分类情况如图 9-79 所示。

潜在类别模型分析结果				
潜变量组别	各组别内包含病例数及占比		模型估计例数和估计概率	
	病例数	百分比(%)	估计次数	估计概率(%)
组别 1	547	42.73	552.57	43.17
组别 2	258	20.16	257.11	20.09
组别 3	178	13.91	175.65	13.72
组别 4	205	16.02	205.83	16.08
组别 5	92	7.19	88.84	6.94

图 9-79 归属于各潜在类别的病例数及其类别占比表

从图中数据可知，1 280 个病例被分成了 5 个组别，各组别的病例数分别为 547、258、178、205 和 92。其中，组别 1 的病例占比最高，为 42.73%，说明该组别中的病例最多，其证候分析在整个高血压中最重要。表格右侧的两列分别为按照 5 类别模型推测出的各组的理论病例数及其占比。

图 9-80 为 5 类别模型中各类别所包含的主要症状及其权重（变量右侧括号内的数值）。默认情况下，系统会输出条件概率（即权重）值大于 0.30 的症状指标，该权重值可调整。在图中红框区的文本框中输入权重值（示例中为 0.40），点击“确定”按钮，系统会重新筛选各类别包含的主要症状，其中权重值比设定值大 0.2（含）的症状为类别的特异症状，并以加粗字体显示。

比如，在权重阈值为 0.4 的条件下，组别 1 包括 23 个主要症状，其中特异症状有 9 个，分别为：白苔（0.930 4）、腻苔（0.832 3）、弦脉（0.748 9）、多梦（0.748 6）、目眩（0.666 3）、头晕（0.658 5）、失眠（0.654 9）、细脉（0.608 8）和胸闷痛（0.601 7），在该组别的证候分析时具有较为重要的参考意义。

只显示条件概率大于 0.40 的值 确定　证候命名

各组别内的四诊变量及其条件概率

归属组别	四诊变量及其条件概率							
组别 1	**白苔(0.9304)**	**腻苔(0.8323)**	**弦脉(0.7489)**	**多梦(0.7486)**	**目眩(0.6663)**	**头晕(0.6585)**	**失眠(0.6549)**	**细脉(0.6088)**
	胸闷痛(0.6017)	滑脉(0.563)	面色无华(0.5369)	胖大舌(0.5347)	身重(0.5249)	视物模糊(0.5207)	心悸(0.5137)	神疲乏力(0.5096)
	健忘(0.4986)	气短(0.4688)	纳呆(0.4662)	精神萎靡(0.4601)	舌淡白(0.4222)	腰膝酸软(0.4214)	头胀(0.4182)	
组别 2	**细脉(0.9192)**	**腰膝酸软(0.8915)**	**多梦(0.8874)**	**口咽干燥(0.8773)**	**面红(0.8294)**	**健忘(0.8017)**	**精神萎靡(0.7367)**	**头晕(0.724)**
	神疲乏力(0.7218)	**气短(0.7057)**	**心悸(0.6966)**	**耳鸣(0.6641)**	**目眩(0.6407)**	**胸闷痛(0.6379)**	**颈项痛(0.6214)**	**目涩(0.6209)**
	口苦(0.5826)	烦躁(0.5442)	头胀(0.5418)	目胀(0.5381)	黄苔(0.5353)	五心烦热(0.5212)	失眠(0.5132)	弦脉(0.5069)
	急躁易怒(0.4623)	舌红(0.4561)	视物模糊(0.4299)	舌干(0.4145)				
组别 3	**白苔(0.9666)**	**失眠(0.9451)**	**面色无华(0.9304)**	**舌紫(0.927)**	**胸闷痛(0.9262)**	**口咽干燥(0.8998)**	**目涩(0.8618)**	**头晕(0.8366)**
	口黏腻(0.8103)	**健忘(0.7883)**	**大便秘结(0.7831)**	**心悸(0.7083)**	**精神萎靡(0.7052)**	**四肢麻木(0.6301)**	**忧思郁闷(0.604)**	烦躁(0.585)
	神疲乏力(0.5776)	腰膝酸软(0.5746)	足痛(0.5739)	夜间多尿(0.5711)	视物模糊(0.5603)	身重(0.5586)	叹息(0.5533)	耳鸣(0.4498)
	细脉(0.4449)	小便清长(0.4298)	多梦(0.428)	气短(0.4106)				
组别 4	**口咽干燥(0.7556)**	**腰膝酸软(0.7)**	黄苔(0.5077)	舌红(0.5058)	头胀(0.5056)	视物模糊(0.4942)	急躁易怒(0.4841)	健忘(0.4676)
	头晕(0.4417)	神疲乏力(0.4306)	弦脉(0.4192)					
组别 5	**白苔(0.9161)**	**面红(0.8563)**	**四肢麻木(0.8247)**	**健忘(0.8187)**	**头胀(0.8172)**	**舌红(0.8138)**	**五心烦热(0.7943)**	**急躁易怒(0.7544)**
	耳鸣(0.75)	**口苦(0.7475)**	**目涩(0.7394)**	**细脉(0.7291)**	**烦躁(0.7051)**	**口咽干燥(0.6883)**	**失眠(0.6845)**	**大便秘结(0.6788)**
	盗汗(0.6634)	**黄苔(0.657)**	**视物模糊(0.6469)**	**口黏腻(0.6387)**	**自汗(0.6339)**	**头痛(0.6183)**	**腻苔(0.6084)**	**精神萎靡(0.6065)**
	叹息(0.6039)	弦脉(0.5947)	烘热(0.594)	头晕(0.5844)	气短(0.5767)	多梦(0.556)	身重(0.5202)	小便黄赤(0.5143)
	目眩(0.5039)	目胀(0.5007)	颈项痛(0.4942)	胸闷痛(0.4888)	忧思郁闷(0.4538)	头汗(0.4515)	目痒(0.4424)	夜间多尿(0.4261)
	腰膝酸软(0.4198)	神疲乏力(0.4144)	心悸(0.404)	迎风流泪(0.4005)				

图 9-80　各类别中的四诊变量及其组内条件概率

4. 证候分析与命名　如图 9-81 所示，点击页面上方的“证候命名”按钮（即红框 1 标定区域），系统会在四诊变量及其条件概率表下面展开证候命名接口，如红框 2 所示区域。在每个组别的证候命名文本框中输入证候名称后，点击“保存”按钮，完成组别的证候命名。

比如，组别 1 除了出现白苔、腻苔、头晕、头胀、心悸、胸闷痛外，还出现舌质肥大、纳呆等症状。中医认为脾为生痰之源，肺为储痰之器。痰湿内阻，既会影响脾胃的运化功能，也会影响肺的宣发肃降，出现脘腹胀满、舌质肥大、不思饮食、咳嗽气短、胸闷脘痞等症状。另外，脾有升清的功能，痰浊中阻、清阳不升、清窍失养也可以表现出头晕胀闷、头重如裹、耳鸣耳聋的症状。因此，可以把组别 1 定义为“痰瘀内阻证”。

根据各组别的症状表现，高血压的五个组别分别命名为：痰瘀内阻、肝郁伤神、心肾两虚、肝火亢盛和肝肾阴虚，如图 9-81 中的红框 3 所示。

与四分类的高血压测试样本相比，二分类样本所含信息有所丢失。因此，基于潜在类别模型的分析结果与基于结构方程模型的高血压证候分析结果相比稍显不足。但潜在类别模型对临床数据的要求低于结构方程模型，更加方便、应用更广。

在临床信息采集中，四诊变量是以多分类的方式采集还是以二分类方式采集好？哪些四诊变量适合于以多分类方式采集，哪些变量适合于二分类采集？以及多分类采集中，是以三分类、四分类还是其他分类方式采集好呢？针对上述问题，项目反应理论提供了一种评价四诊变量多分类采集方式合适与否的技术手段。

只显示条件概率大于 0.40 的值 确定 证候命名 1

各组别内的四诊变量及其条件概率

归属组别	四诊变量及其条件概率
痰瘀内阻	白苔(0.9304) 腻苔(0.8323) 弦脉(0.7489) 多梦(0.7486) 目眩(0.6663) 头晕(0.6585) 失眠(0.6549) 细脉(0.6088) 胸闷痛(0.6017) 滑脉(0.563) 面色无华(0.5369) 胖大舌(0.5347) 身重(0.5249) 视物模糊(0.5207) 心悸(0.5137) 神疲乏力(0.5096) 健忘(0.4986) 气短(0.4688) 纳呆(0.4662) 精神萎靡(0.4601) 舌淡白(0.4222) 腰膝酸软(0.4214) 头胀(0.4182)
肝郁伤神	细脉(0.9192) 腰膝酸软(0.8915) 多梦(0.8874) 口咽干燥(0.8773) 面红(0.8294) 健忘(0.8017) 精神萎靡(0.7367) 头晕(0.724) 神疲乏力(0.7218) 气短(0.7057) 心悸(0.6966) 耳鸣(0.6641) 目眩(0.6407) 胸闷痛(0.6379) 颈项痛(0.6214) 目涩(0.6209) 口苦(0.5826) 烦躁(0.5442) 头胀(0.5418) 目胀(0.5381) 黄苔(0.5353) 五心烦热(0.5212) 失眠(0.5132) 弦脉(0.5069) 急躁易怒(0.4623) 舌红(0.4561) 视物模糊(0.4299) 舌干(0.4145)
心肾两虚	白苔(0.9666) 失眠(0.9451) 面色无华(0.9304) 舌紫(0.927) 胸闷痛(0.9262) 口咽干燥(0.8998) 目涩(0.8618) 头晕(0.8366) 口黏腻(0.8103) 健忘(0.7883) 大便秘结(0.7831) 心悸(0.7083) 精神萎靡(0.7052) 四肢麻木(0.6301) 忧思郁闷(0.604) 烦躁(0.585) 神疲乏力(0.5776) 腰膝酸软(0.5746) 足痛(0.5739) 夜间多尿(0.5711) 视物模糊(0.5603) 身重(0.5586) 叹息(0.5533) 耳鸣(0.4498) 细脉(0.4449) 小便清长(0.4298) 多梦(0.428) 气短(0.4106)
肝火亢盛	口咽干燥(0.7556) 腰膝酸软(0.7) 黄苔(0.5077) 舌红(0.5058) 头胀(0.5056) 视物模糊(0.4942) 急躁易怒(0.4841) 健忘(0.4676) 头晕(0.4417) 神疲乏力(0.4306) 弦脉(0.4192)
肝肾阴虚	白苔(0.9161) 面红(0.8563) 四肢麻木(0.8247) 健忘(0.8187) 头胀(0.8172) 舌红(0.8138) 五心烦热(0.7943) 急躁易怒(0.7544) 耳鸣(0.75) 口苦(0.7475) 目涩(0.7394) 细脉(0.7291) 烦躁(0.7051) 口咽干燥(0.6883) 失眠(0.6845) 大便秘结(0.6788) 盗汗(0.6634) 黄苔(0.657) 视物模糊(0.6469) 口黏腻(0.6387) 自汗(0.6339) 头痛(0.6183) 腻苔(0.6084) 精神萎靡(0.6065) 叹息(0.6039) 弦脉(0.5947) 烘热(0.594) 头晕(0.5844) 气短(0.5767) 多梦(0.556) 身重(0.5202) 小便黄赤(0.5143) 目眩(0.5039) 目胀(0.5007) 颈项痛(0.4942) 胸闷痛(0.4888) 忧思郁闷(0.4538) 头汗(0.4515) 目痒(0.4424) 夜间多尿(0.4261) 腰膝酸软(0.4198) 神疲乏力(0.4144) 心悸(0.404) 迎风流泪(0.4005)

3　2

组别1-症候命名：痰瘀内阻　组别2-症候命名：肝郁伤神　组别3-症候命名：心肾两虚　组别4-症候命名：肝火亢盛　组别5-症候命名：肝肾阴虚　保存

图 9-81　组别的证候命名及其结果

九、项目反应理论

（一）设计思路

项目反应理论（item response theory，IRT）是一种通过受试者在一组测试项目的反应来衡量他们在某个方面的能力差别的统计分析方法。受试者在测试项目上的反应正确与否除了与他们在被测领域的能力有关外，还与测试项目的区分度和难度系数密不可分。无论是项目的区分度太低或难度系数过高、过低，都无法很好地反映受试者的能力差别。

在中医证候分析中，测试项目就是临床医生设定的能够反映某个证候的一组症状指标，受测能力对应着证候的严重程度，区分度系数代表测试项目能够在多大程度上反映证候的严重性，难度系数则为症状指标出现的概率，即阳性率。

因此，能够以项目反应理论为基础，利用项目的区分度和难度系数来评价四诊变量等级分类的合理程度。有关项目理论的进一步介绍，可以参考本书第四章第五节相关内容，此处不再赘述。

根据基于项目反应理论的四诊变量等级分类合理评价过程，我们在软件设计时将其分为三个主要过程，分别是：变量选择、变量重要性评估和变量等级分类合理性评价，如图 9-82 所示。

下面结合图 9-82，介绍一下变量等级分类合理性评价的操作方法。

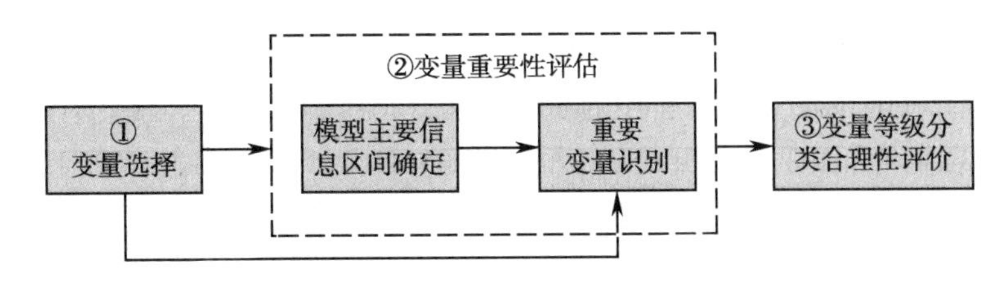

图 9-82　基于项目反应理论的变量等级评价主要流程

（二）操作说明

1. 变量选择　在图 9-83 中，点击左下角的统计建模分析菜单项的“项目反应理论”子项（即红框标定的区域），系统进入项目反应理论的变量选择界面。示例中，我们依然采用了系统中的高血压测试样本（含 1 280 个病例），变量未经过筛选，所以共有 82 个变量。

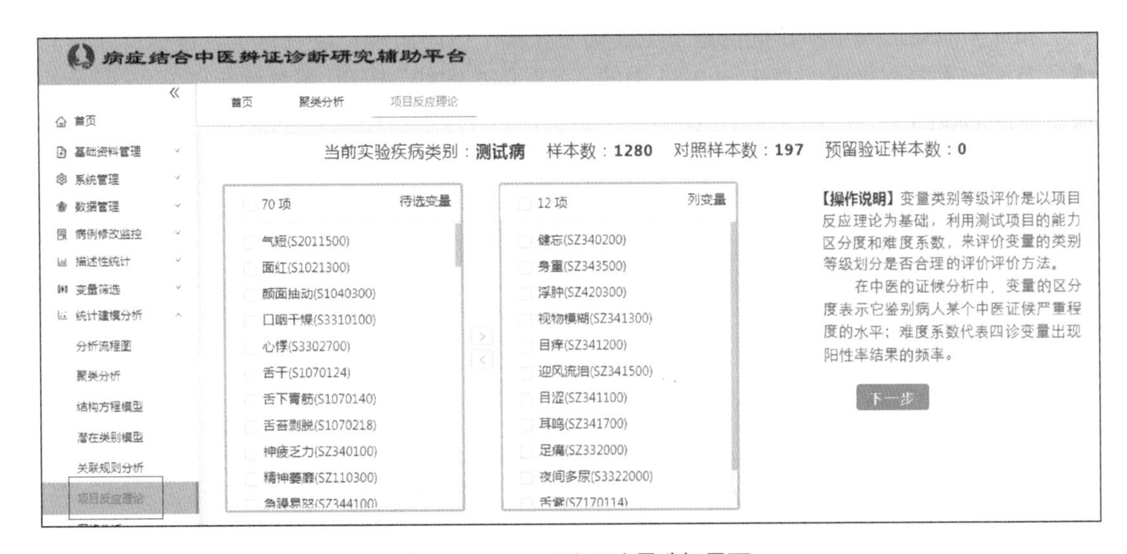

图 9-83　项目反应理论量选择界面

我们从中选择健忘、身重、浮肿、视物模糊、目痒、迎风流泪、目涩、耳鸣、足痛、夜间多尿、舌紫、数脉等 12 项指标。然后点击下一步，系统进入图 9-84 所示模型概要信息展示页面。

模型概要信息
积分方法
积分点个数
Log.Lik
AIC
BIC
Guass-Hermite
21
10140.98
2037.97
2063.93
查看信息曲线
查看信息量
变量反应曲线
变量评价指标
信息区间范围：-10~10；
查看区间下限：-2
查看区间上限：6
总体信息量：25.28；
区间信息量：21.95；
区间信息量占比：85.81%

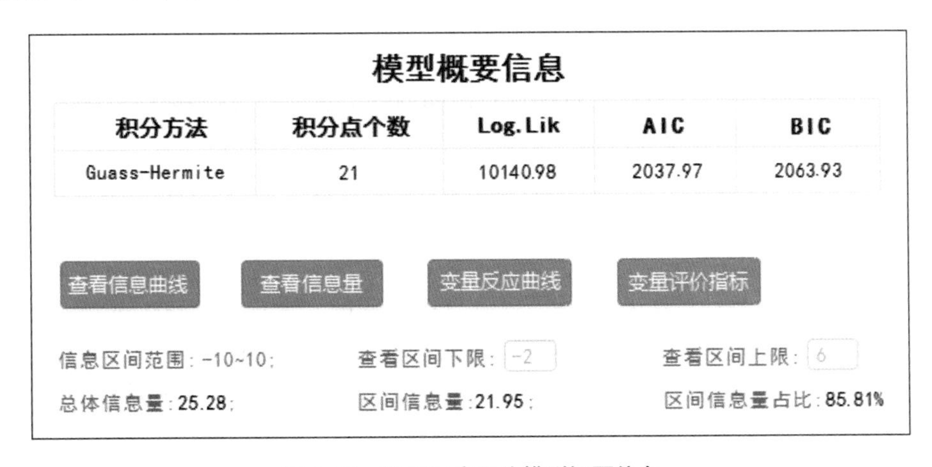

图 9-84　项目反应理论模型概要信息

2. 变量重要性评估　该页面的上部展示了上述 12 个临床指标的项目反应理论对模型拟合情况，包括计算变量的信息量时所用的积分方法、积分点的个数以及模型评价指标 AIC 和 BIC。变量的信息量是用其信息曲线下方的面积来衡量的，因此信息量的计算会用到面积积分。

页面的中部是四个按钮，通过按钮形式提供了区间信息量查看、信息函数查看、变量评价指标列表信息查看和变量的等级反应曲线查看等四项功能。

页面的底部为模型的信息区间概要信息，其中包括信息区间的范围、信息总量、某个信息区间内的信息量及其在总量中的占比。在计算项目（即待研究的四诊变量）的信息量时，积分区间通常为[-10, 10]。模型的总信息量是各项目的信息量之和。

系统默认显示区间[-4, 4]上的信息量及其在总量中的占比。通过调整信息区间上、下限的值，然后点击“查看信息量”按钮，可以查看其他区间的信息量及其在总量中的占比。示例中，项目的信息总量为 25.28，在区间[-2, 6]上的信息量为 21.95，占信息总量的 85.81%。

如何才能知道每个项目的信息量主要集中在哪个区间内呢？以及每个变量在反映受测能力方面的重要程度呢？点击图 9-84 中的“查看信息曲线”按钮，系统弹出图 9-85 所示的项目信息曲线图。

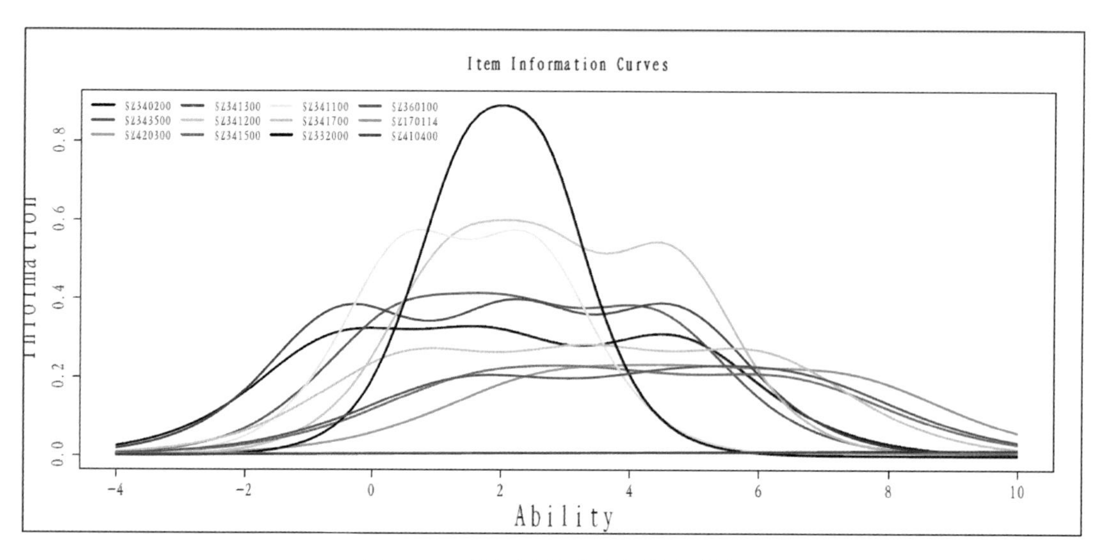

图 9-85　所选变量组的项目信息曲线

项目信息曲线图包含了每个变量在信息区间内的信息曲线，这些曲线反映了每个变量的主要信息集中区、曲线分布等信息。

从图 9-85 来看，健忘等 12 个变量包含的信息量主要集中在区间[-2, 6]，这对后续基于难度系数的变量的等级分类合理性评价具有重要的参考意义。此外，编号为 SZ332000（即足痛）的变量信息量集中度最好、峰值最高，包含的信息量也最大，是这 12 个症状指标中最重要评价指标，其等级划分的合理性对临床诊断影响要大于其他变量。除了 SZ332000 外，变量 SZ341100（即目涩）、SZ341200（即目痒）等变量的信息集中度也较好，在后续评价中也应予以关注。

在了解了变量的信息集中区和各变量的重要性以后，可以进一步评估变量的等级分类合理性。

3. 变量等级分类的合理性评价　在图 9-84 中，点击“变量反应曲线”按钮，查看每个变量的项目反应特征曲线，如图 9-86 所示。

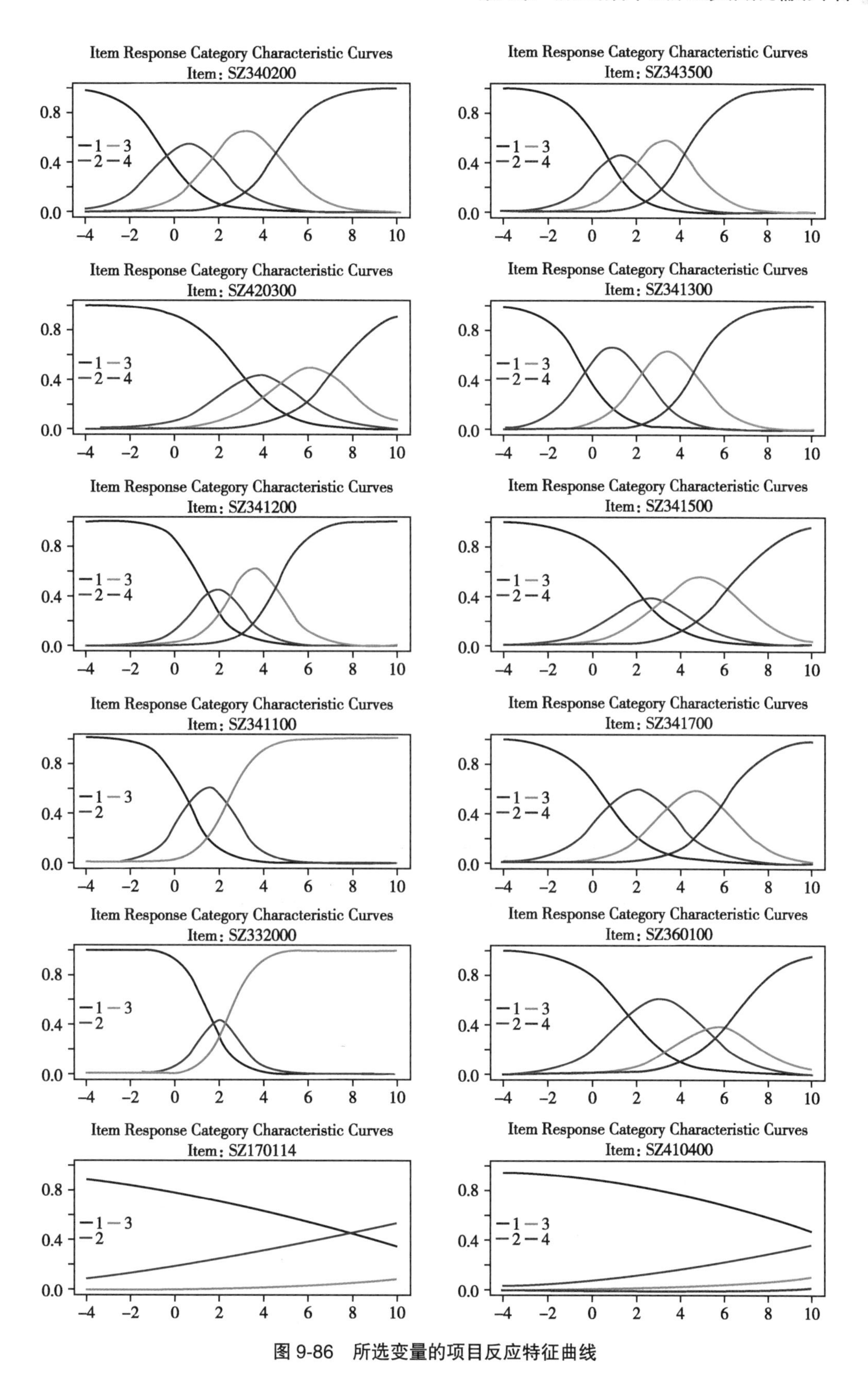

图 9-86　所选变量的项目反应特征曲线

在图中，每个变量的项目曲线图通常会包括 4 条曲线。分别代表了症状等级为无、轻、中、重时的概率变化趋势。邻接等级曲线的第一个交点（即左边的交点）是等级出现概率的转接点，即交点左边低等级出现概率大于其上一个等级出现的概率，交点右侧高等级的出现概率高于其下一级的概率。

比如，在变量 SZ340200（即健忘）的项目反应特征曲线中，等级 1（即无）与等级 2（即轻）的第一个交点的左侧，等级曲线 1 高于等级曲线 2，说明等级 1 出现的概率高于等级 2；而在该交点的右侧，等级 2 曲线高于等级 1 曲线，说明等级 2 出现的概率高于等级 1。等级 2、3 和等级 3、4 的曲线交点也存在类似特点。

通常情况下，当变量的相邻等级曲线之间存在左交点，且横向间隔明显地依次落在信息集中区时，就表明该变量的等级划分存在合理的可能性。在信息集中区间内部分相邻等级曲线左交点不存在或交点相聚太近或顺序不一致等情况，都表明变量的等级划分存在一定的不合理性，需要优化。

比如，SZ170114（舌紫）的级别 1 与级别 2 曲线之间的交点远离信息集中区[-2，6]，而 SZ410400（数脉）在信息区内没有交点，因此这两个变量的等级划分不合理，需要调整或优化。而都存在相邻等级曲线无交点的情况，SZ341500（迎风流泪）、SZ332000（足痛）和 SZ360100（夜间多尿）都存在部分相邻等级曲线的左交点相邻太近、不易区分的问题，因此这 3 个变量的等级划分的合理性还需要进一步确认。

对存在等级划分合理可能性或合理性需要值得商榷的变量，等级划分的合理如何确认呢？还需要借助变量的等级分类的 GRM 量化指标来进一步确认。

在图 9-84 中，点击“变量评价指标”按钮，该页面的信息区间概要信息区下方会展开变量的项目反应评价指标列表，如图 9-87 所示。

图 9-87 中列出了每个待分析变量的区分度系数和难度系数。难度系数 b_1、b_2 和 b_3 分别是变量的四个相邻等级特征曲线的左交点横坐标，a 为等级区分度系数。从表格中的数

变量等级分类GRM指标

变量信息		等级区分度	等级区分难度系数		
指标编号	变量名称	系数 a	b_1	b_2	b_3
SZ340200	健忘	1.090	-0.487	1.791	4.680
SZ343500	身重	1.194	0.447	2.118	4.329
SZ420300	浮肿	0.888	2.745	4.841	7.280
SZ341300	视物模糊	1.216	-0.433	2.214	4.689
SZ341200	目痒	1.435	1.251	2.594	4.613
SZ341500	迎风流泪	0.877	1.692	3.519	6.373
SZ341100	目涩	1.470	0.541	2.441	NA
SZ341700	耳鸣	1.011	0.620	3.330	5.979
SZ332000	足痛	1.749	1.499	2.541	NA
SZ360100	夜间多尿	0.880	1.518	4.710	6.561
SZ170114	舌紫	0.191	7.094	21.811	NA
SZ410400	数脉	0.223	9.811	18.294	27.313

图 9-87　所选变量的项目反应评价指标

据来看，除了舌紫（SZ170114）和数脉（SZ410400）之外，其余10个变量的区分度系数都大于0.4，说明其区分度是不错的，即可以用来鉴别这12个症状代表的证型的严重程度。

但从各变量的难度系数来看，舌紫（SZ170114）和数脉（SZ410400）的难度系数远离信息集中区[-2，6]，因此其等级划分不合理，分级诊断困难性太大，临床难以鉴别。浮肿（SZ420300）的第三个难度系数 b_3 为7.280，明显超出了信息集中区[-2.6]，说明浮肿等级为“重”的可能性较小。

对于SZ341500（迎风流泪）、SZ332000（足痛）和SZ360100（夜间多尿）这三个变量来说，邻接等级的难度系数的差值均大于1.0，等级划分还算合理。

项目反应理论仅从统计数据分析的角度对四诊变量的等级划分进行了评价，但临床上能否较好地按照等级分类采集数据，还与临床医生的临床经验和病人的感受和描述等诸多因素有关。因此，项目反应理论的评价结果只能提供临床参考，不能完全依赖。

前面以高血压测试样本为例，描述了证候分析和变量等级分类合理性评价的过程。下面我们借助关联规则分析继续描述一下“证-方-药”的分析过程。

十、关联规则分析

（一）设计思路

证-方-药分析主要实现如下两个目的：①利用临床诊疗数据了解某个证型的用药规律；②结合药性分析，利用用药规律推测病人的证型，检验证候分析的可靠性。基于上述两个研究目的，下面对关联规则分析的基本概念作些必要的简单回顾。

关联分析（Association Analysis）是一种研究隐藏在数据集中事物之间联系的数据挖掘方法。其涉及的主要概念包括：

1. 记录 样本数据集中每个病例及其所含信息就构成了一条记录。比如：在中医的证型-方药数据集中，病人的一次诊疗记录（诊断结论及其治疗使用的方药）就称为一条记录。

2. 项目与项集 在关联规则分析中，通常把样本中的变量称为项目（Item），项目的组合称为项集（Item Set）。包含K个项目的项集称为K-项集。在中医证-方-药分析中，样本病例中的每个证型、方剂中的每个药物都是项目，证型、药物或它们的组合就是项集。例如：{龙胆草，栀子，黄芩}就是一个3-项集。

3. 蕴含式 形如X→Y的关系式称为蕴含式，其中X和Y是两个不重叠的项目或项集。在X→Y中，X称为规则的先导项（Antecedent或Left-Hand-Side，LHS），Y称为后继项（Consequent或Right-Hand-Side，RHS）。

4. 支持度 在数据集中，可以用包含某个项集{X，Y}的记录数在数据集中的占比来衡量该项集出现的频率，称为项集的支持度（Support）。项集{X，Y}的支持度也称为关联规则X→Y的支持度，记为Support（X→Y）。

在关联规则分析中，通常把支持度大于给定阈值的项集称为频繁项集，是关联规则分析的起点。

5. 置信度 关联规则“X→Y”的先导项X出现的条件下，后继项Y出现的概率，称为关联规则X→Y的置信度（Confidence），记为Confidence（X→Y）。

由于X的概率P（X）≤1.0，因此Confidence（X→Y）≥Support（X→Y）。在关联规则

分析中，同时满足最小支持度和最小置信度的关联规则称为强关联规则，强关联规则是否有效取决于其提升度的大小。

6. 提升度　关联规则“X → Y”的先导项 X 出现的条件下，后续项 Y 出现的概率与不考虑 X 的条件下 Y 出现的概率之比，称为关联规则 X → Y 的提升度。

Lift（X → Y）≤1.0，关联规则 X → Y 无效，特别的 Lift（X → Y）=1.0，X 与 Y 相互独立；Lift（X → Y）>1.0，X → Y 有效。Lift（X → Y）越大，表示 X 的发生对 Y 发生的提升度越大，X 和 Y 的关联性也就越强。在数据挖掘中，通常认为提升度大于 3 的关联规则才有意义。

关联规则分析的主要任务就是找出隐藏数据集中的有效规则：首先，在数据集中找出频繁项集（支持度大于给定的阈值），然后从频繁项集内提取所有有效的高置信度规则（即提升度大于 1.0 且置信度大于给定阈值的规则）。

下面结合图 9-88 所示的关联规则分析主要操作步骤图，以高血压测试数据集的证 - 方 - 药关联分析为例，简要介绍一下该模块的操作方法。

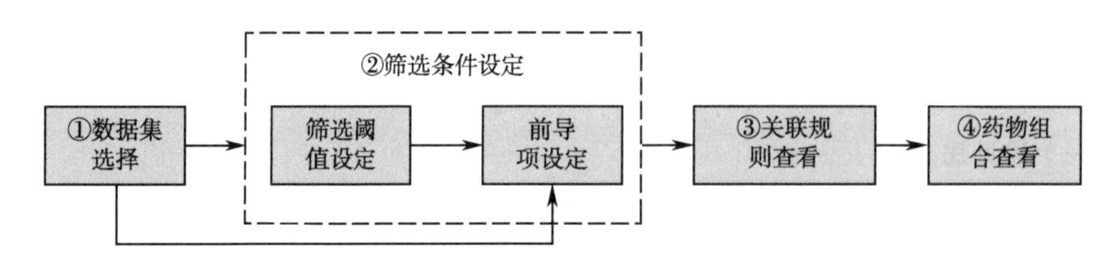

图 9-88　关联规则分析主要操作过程

（二）操作说明

1. 数据集选择　如图 9-89 所示，选择数据分析子系统左侧功能菜单中的“关联规则分析”菜单项，进入关联规则分析界面。该界面为用户提供了数据集选择、关联规则分析参数设置和前导项选择等操作接口。

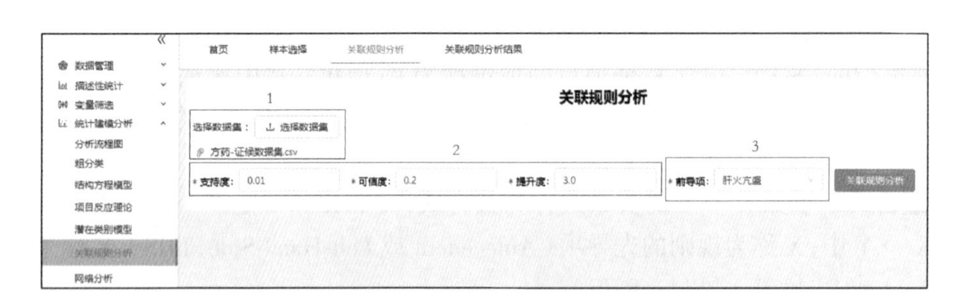

图 9-89　关联规则分析数据集选择与参数设定界面

点击“选择数据集”按钮（如红框 1 所示），通过弹出的文件选择框选择所需数据集。数据集中行向量为记录，列向量为记录中的各元素（即关联规则中的项目）。示例中选定的数据集文件为“方药 - 证候数据集 . csv”。

2. 筛选条件设定　在图 9-89 中红框 2 所示的区域中输入支持度、置信度和提升度等参数阈值作为关联规则分析的过滤条件。示例中，支持度为 0.01，可信度为 0.2，提升度为 3.0。各参数取值范围请参考“关联规则分析设计思路”中相关内容。

在图 9-89 中，点击“前导项”下拉框（红框 3），从中选择规则的先导项。在证型 - 方药分析，先导项为证型，比如“肝火亢盛”。系统会在分析中，从样本数据中筛选出先导项为“肝火亢盛”且满足过滤条件（即支持度≥0.01，可信度≥0.2 和提升度≥3.0）的规则。

点击红框 3 右侧的“关联规则分析”按钮，系统便在输入阈值和先导项的限制下对指定的数据集进行关联规则分析，分析结果以图 9-89 所示格式展示。

3. 关联规则查看　在图 9-90 所示的关联规则中，先导项为“肝火亢盛”，后继项为该证型诊治过程中常用的药物或药物组合。示例中，以“置信度”的递减顺序排列。

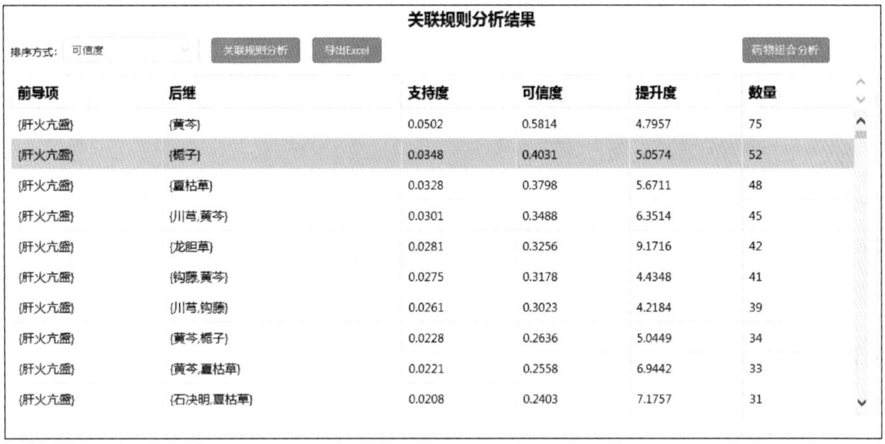

关联规则分析结果

排序方式：可信度　关联规则分析　导出Excel　药物组合分析

前导项	后继	支持度	可信度	提升度	数量
{肝火亢盛}	{黄芩}	0.0502	0.5814	4.7957	75
{肝火亢盛}	{栀子}	0.0348	0.4031	5.0574	52
{肝火亢盛}	{夏枯草}	0.0328	0.3798	5.6711	48
{肝火亢盛}	{川芎,黄芩}	0.0301	0.3488	6.3514	45
{肝火亢盛}	{龙胆草}	0.0281	0.3256	9.1716	42
{肝火亢盛}	{钩藤,黄芩}	0.0275	0.3178	4.4348	41
{肝火亢盛}	{川芎,钩藤}	0.0261	0.3023	4.2184	39
{肝火亢盛}	{黄芩,栀子}	0.0228	0.2636	5.0449	34
{肝火亢盛}	{黄芩,夏枯草}	0.0221	0.2558	6.9442	33
{肝火亢盛}	{石决明,夏枯草}	0.0208	0.2403	7.1757	31

图 9-90　关联规则分析结果展示

置信度表示在先导项出现的情况下，后继项出现的条件概率。示例中，置信度表示“肝火亢盛”证型患者中使用某味或某些药物的占比。图中数据显示，“肝火亢盛”患者的治疗方剂中，有 58.14% 用到了“黄芩”，40.31% 用到了“栀子”，37.98% 用到了“夏枯草”，34.88% 用到了“川芎”和“黄芩”的组合，等等。

从提升度的角度来看，关联规则“｛肝火亢盛｝→｛龙胆草｝”的提升度 9.171 6 高于“｛肝火亢盛｝→｛石决明，夏枯草｝”的提升度 7.175 7，表明在治疗高血压的临床方剂中，包含“龙胆草”的方剂与包含“石决明，夏枯草”的方剂相比，前者中用于“肝火亢盛”型高血压治疗的比例更高。

数量部分表示了在数据集中治疗“肝火亢盛”证候时，方药中包含了相关药物的病例数。比如：“｛肝火亢盛｝→｛黄芩｝”的数量为 75，表明有 75 个病例的药方中用到了“黄芩”。

4. 证候的药物组合分析　除了查看关联规则，了解某个证候的治疗中使用频率较高的药物外，还可以提取证候在治疗过程中的药物组合。

点击图 9-90 右上角的“药物组合分析”按钮，系统会弹出图 9-91 所示的操作界面。选择筛选条件、录入筛选阈值，点击确定后，系统会输出符合筛选要求的药物组合。示例中，在治疗肝火亢盛证的方剂中，有不低于 11% 的方剂都用到了钩藤、黄芩、川芎、栀子、天麻、石决明、夏枯草、牛膝、龙胆草、葛根、丹参、半边莲、重楼、菊花这 14 味药物组合。

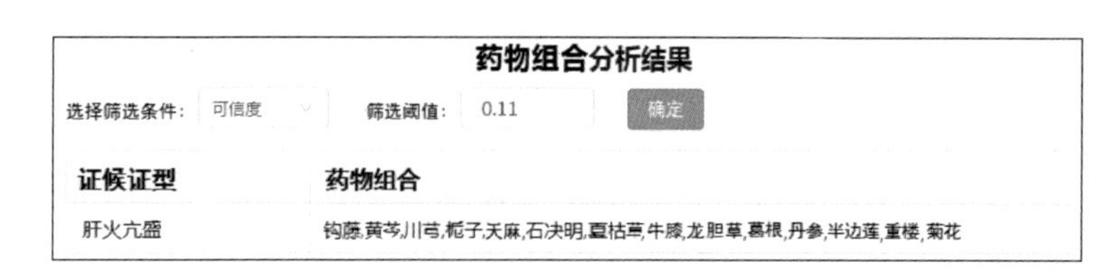

图 9-91　证候的药物组合分析结果展示

钩藤具有平肝潜阳息风、清热作用之功效；龙胆草苦寒，清热燥湿，可清肝胆实火，并利水祛湿；栀子泻三焦湿热；佐以牛膝引血热下行，黄芩清热泻火，地黄、白芍滋阴养血，顾护肝体，祛邪而不伤正；石决明平肝潜阳，清肝之外辅以平肝。诸药合用为龙胆泻肝汤加减，从药性来看，这些药物组合具有清肝泻火，平肝潜阳之功效，基本反映了病人所患证型为肝火亢盛型。

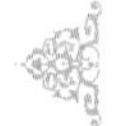

第六节　平台管理系统

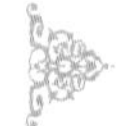

平台管理系统即主要实现基础资料管理、系统管理等功能。

一、基础资料管理

研究的基础资料包括四诊信息、中西医病名、证型名称、方剂、中药等，在基础资料管理中研究者可对其进行编码、增加、修改、删除、查询等操作。

（一）四诊信息

此功能对望闻问切四诊信息进行规范名称管理和维护。基本信息包括编码、名称、状态等。可以进行增加、修改、删除、查询等操作。参见图 9-92。

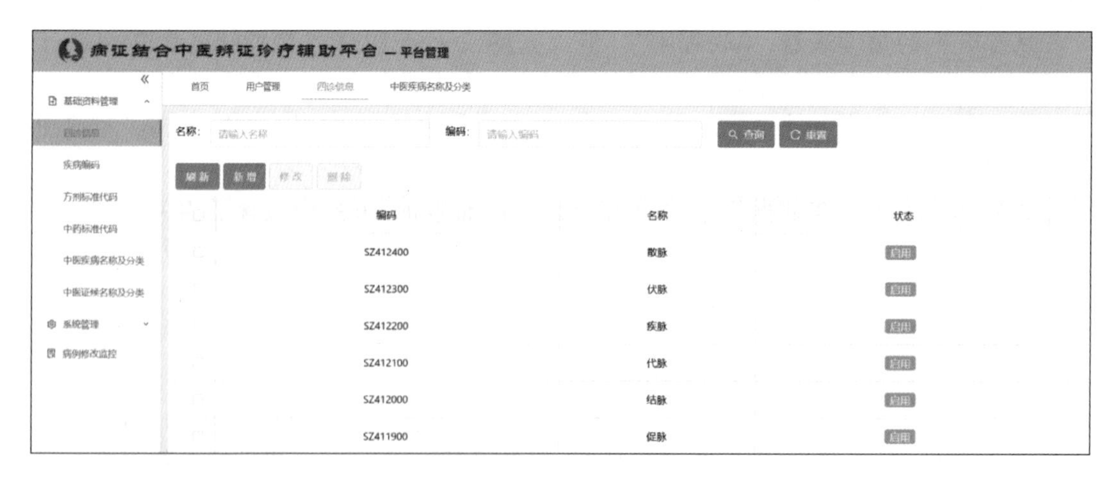

图 9-92　四诊信息管理界面

（二）疾病编码

疾病编码是对西医中疾病名称和编码进行统一规范的管理和维护。基本信息包括

ICD10 码、描述、拼音码、五笔码、ICD10 附码、统计码、类型、是否在用、国家中医药管理局编码、HQMS 编码等。可以进行增加、修改、删除、查询等操作。参见图 9-93。

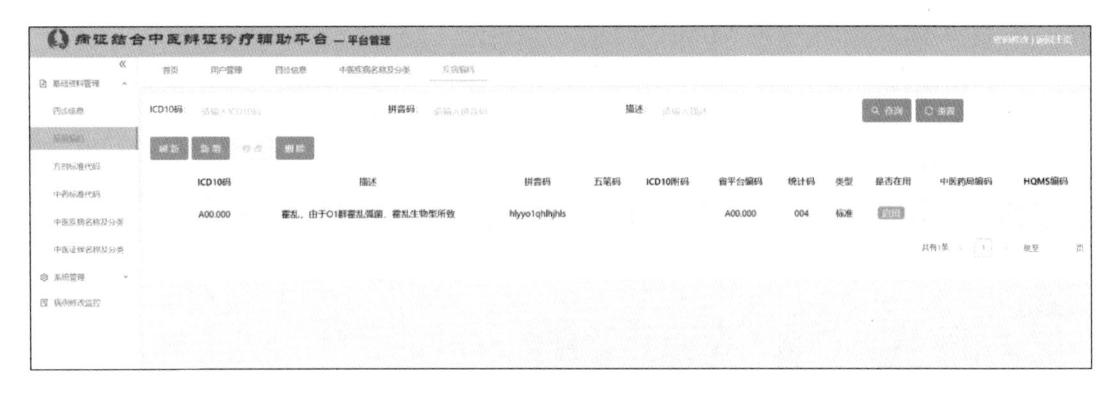

图 9-93　疾病编码管理界面

（三）方剂标准代码

方剂标准代码是对方剂信息进行统一规范的管理和维护。基本信息包括方剂、代码、备注等。可以进行增加、修改、删除、查询等操作。参见图 9-94。

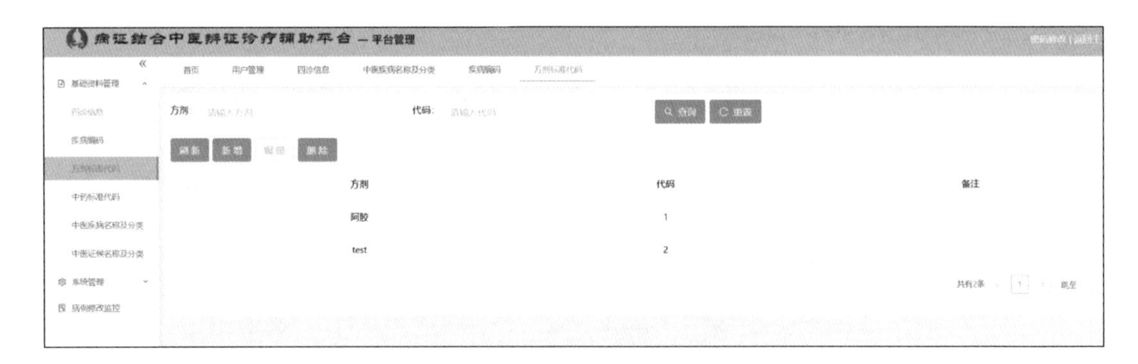

图 9-94　方剂标准代码管理界面

（四）中药标准代码

对中药信息进行统一规范管理和维护。基本信息包括品名、代码、药材名、别名、备注等。可以进行增加、修改、删除、查询等操作。参见图 9-95。

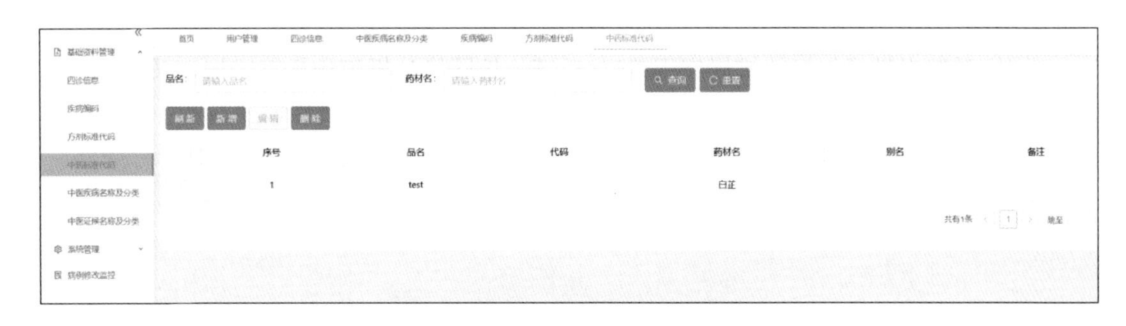

图 9-95　中药标准代码管理界面

（五）中医疾病名称及分类

对中医疾病名称进行统一规范管理和维护。基本信息包括代码、中医疾病名称、备注等。可以进行增加、修改、删除、查询等操作。参见图 9-96。

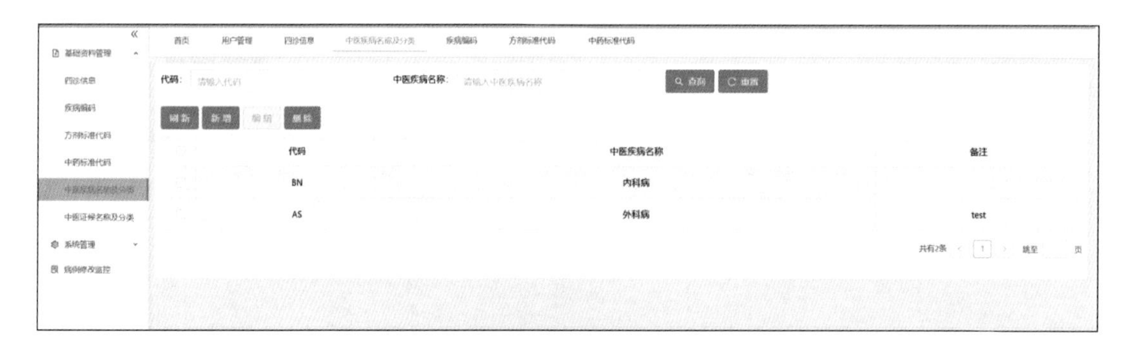

图 9-96　中医疾病名称及分类管理界面

（六）中医证候名称及分类

对中医证候名称进行统一规范管理和维护。基本信息包括代码、中医证候名称、备注等。可以进行增加、修改、删除、查询等操作。参见图 9-97。

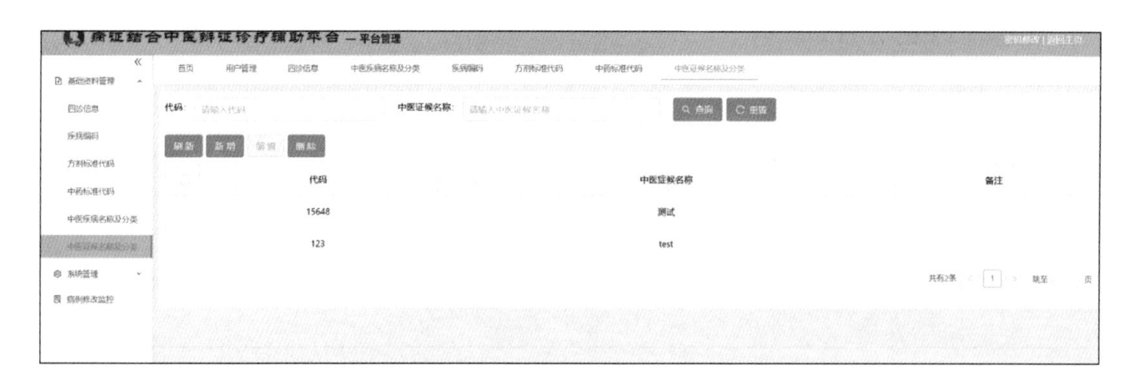

图 9-97　中医证候名称及分类管理界面

二、系统管理及待开发部分

平台提供了统一的、分权限、分角色的平台级系统管理，为平台的运行提供高效的、安全的运行管理体系。

此外，系统提供了很好的扩展应用接口，后续将把网络分析等分析算法加入系统中。系统的各类预留接口和模块化的开发方法使本系统具有良好的可扩展性。

参考文献

[1] 贾澜 . 辨证与辨病的关系探析[J]. 中医研究, 2012, 25(4): 9–11.

[2] 王琦 . 论现代中医临床诊疗体系的建立——走出轻辨病重辨证的误区[N]. 中国中医药报, 1997–10–13.

[3] 王炼, 王雪飞, 杨英, 等 . 浅谈中医辨病与辨证[J]. 中兽医医药杂志, 2012, 31(1): 76–80.

[4] 童舜华 . 辨病与辨证论治的历史沿革[J]. 上海中医药杂志, 2002, 36(6): 40–42.

[5] 朱文峰 . 中医诊断学[M]. 北京: 中国中医药出版社, 2007.

[6] 薛飞飞, 陈家旭 . 中医辨证论治体系的形成和发展[J]. 北京中医药大学学报, 2006(10): 658–661.

[7] 许伟明, 胡镜清, 厉将斌, 等 . 当代中医辨证方法的系统回顾与研究展望[J]. 中医杂志, 2016, 57(18): 1531–1539.

[8] 沈自尹 . 微观辨证和辨证微观化[J]. 中医杂志, 1986(2): 55–57.

[9] 林兰 . 糖尿病三型辩证临床应用及机理研究[C]// 中国中西医结合学会内分泌专业委员会 . 第九次全国中西医结合内分泌代谢病学术大会暨糖尿病高峰论坛专家演讲集 .2016: 8.

[10] 张华强, 申春悌, 陈启光 . 病证结合研究的思路和方法[N]. 中国中医药报, 2004–08–02.

[11] 王永炎 . 完善中医辨证方法体系的建议[J]. 中医杂志, 2004(10): 729–731.

[12] 朱文锋, 晏峻峰 . 证素辨证新体系的内容及科学意义[J]. 医学与哲学, 2005, 26(1): 69–70.

[13] 周仲瑛, 周学平 . 中医病机辨证学[M]. 北京: 中国中医药出版社, 2013: 1–12.

[14] 柯雪帆 . 中医辨证学[M]. 上海: 上海中医学院出版社, 1987: 39.

[15] 申春悌 . 论中医证的 "临界状态"[J]. 北京中医学院学报, 1985(2): 5.

[16] 王阶, 何庆勇 . 病证结合中医证候学[M]. 北京: 中国医药科技出版社, 2011: 2.

[17] 王永炎 . 完善中医辨证方法体系的建议[J]. 中医杂志, 2004, 45(10): 729–731.

[18] 郭蕾, 王永炎 . 论中医证候中的复杂现象及相应的研究思路[J]. 中国中医基础医学杂志, 2004, 10(2): 3–5.

[19] 郭蕾, 张俊龙, 王永炎 . 证候动态时空特征的复杂性及相应的研究思路[J]. 中医研究, 2006, 19(3): 1–3.

[20] 郭蕾, 张俊龙, 王永炎, 等 . 论高维高阶与证候的复杂性[J]. 中华中医药杂志, 2006, 21(2): 76–78.

[21] 郭蕾,王永炎,张志斌.论证候的内实外虚[J].中国医药学报,2004,19(11):645-647.

[22] 张志斌,王永炎,吕爱平,等.论证候要素与证候靶点应证组合辨证[J].中医杂志,2006,47(7):483-485.

[23] 王家良.临床流行病学临床科研设计、衡量与评价[M].上海:上海科学技术出版社,1990:1.

[24] 申春悌,陈启光,张华强.DME 的测量(M)方法在病证结合研究中的运用[J].北京中医药大学学报,2007,30(3):160-164.

[25] 申春悌.中风病先兆证的观察研究[J].江苏中医,1996(10):50-52.

[26] 申春悌,王彩华.中医中风病证候动态诊断的研究[J].陕西中医,1997(3):97-98.

[27] 杜如竹.中医药传统科研方法刍议[J].山西中医,1993(1):49-50.

[28] 管弦.循证医学与中医药的发展[J].光明中医,2009,24(1):9-11.

[29] 张泽.中医与循证医学:从理论到实践[J].中华中医药杂志,2015,30(10):3417-3419.

[30] 童延清,任继学.喻嘉言《寓意草》中的循证医学思想[J].上海中医药杂志,2005(6):39-40.

[31] 张俊华,李幼平,张伯礼.循证中医药学:理论与实践[J].中国中药杂志,2018,43(1):1-7.

[32] 田松.多元分析方法在辨证论治研究中的应用现状与思考[J].山西中医学院学报,2007,8(3):54.

[33] 田松.多元统计分析方法在辨证论治研究中的作用探析[J].中国中医药信息杂志,2007,14(7):5.

[34] 王雪华,夏春明.中医证候分类中常用多元统计分析方法及应用评析[J].世界科学技术:中医药现代化,2008,10(2):15-20.

[35] 王忠,张伯礼,申春悌,等.中医中风病证候的多元统计分析[J].中国中西医结合杂志,2003(2):106-109.

[36] 陈启光,申春悌,张华强,等.因子分析在中医证候规范标准研究中的应用[J].中国中医基础医学杂志,2004,10(8):53-56

[37] 史锁芳,刘秀芳,严志林.支气管哮喘患者中医四诊信息调查及验证性因子分析[J].中西医结合学报,2005,3(5):363-365.

[38] 申春悌,陆岩,陈炳为,等.高血压病中医证候要素提取和命名的方法学研究[J].南京中医药大学学报,2010,26(5):335-338.

[39] 王琪,胡良平,高颖,等.潜在类别分析在缺血性中风病患者证候数据中的应用[J].中国卫生统计,2013,30(5):638-640.

[40] 李丽霞,郜艳晖,陈小娜,等.潜在类别模型在围绝经期综合征中医证候研究中的应用[J].广东药科大学学报,2017,33(6):788-792.

[41] 薛芳静.中医证候分类个体化诊断的统计方法初探[D].南京:东南大学,2018.

[42] 申春悌,张华强,朱雄华,等.400 例更年期综合征临床证候辨证标准现场调查分

析[J]. 中国中西医结合杂志，2004，24(6)：517-520.

[43] 袁野，申春悌 .1105 例高血压病方证对应的临床数据挖掘研究[J]. 江苏中医药，2013，45(5)：12-13.

[44] 袁世宏，王天芳 . 多元统计方法在建立证候诊断模型研究中存在问题的思考[J]. 北京中医药大学学报，2004(27)：9-11.

[45] 徐蕾，贺佳，孟虹 . 基于信息熵的决策树在慢性胃炎中医辨证中的应用[J]. 第二军医大学学报，2004，25(9)：1009-1012.

[46] 瞿海斌，毛利锋，王阶，等 . 基于决策树的血瘀证诊断规则自动归纳方法[J]. 中国生物医学工程学报，2005(6)：709-711.

[47] 钟颖，胡雪蕾，陆建峰 . 基于关联规则和决策树的中医胃炎诊断分析[J]. 中国中医药信息杂志，2008，15(8)：9799.

[48] 陈潇雨，马利庄，胡义扬，等 . 基于决策树方法的慢性乙型肝炎中医证候分类[J]. 上海中医药大学学报，2013，27(1)：40-43.

[49] 杨小波，梁兆晖，罗云坚，等 . 支持向量机算法在中医证候信息分类中的应用[J]. 世界科学技术：中医药现代化，2007，9(1)：28-31.

[50] 王阶，吴荣，周雪忠，等 . 基于支持向量机的名老中医治疗冠心病证候要素研究[J]. 北京中医药大学学报，2008，31(8)：540-543.

[51] 孙继佳，苏式兵，陆奕宇，等 . 基于粗糙集与支持向量机的中医辨证数据挖掘方法研究[J]. 数理医药学杂志，2010，23(3)：261-265.

[52] 许朝霞，王忆勤，颜建军，等 . 基于支持向量机和人工神经网络的心血管疾病中医证候分类识别研究[J]. 北京中医药大学学报，2011，34(8)：539-543.

[53] 许明东，马晓聪，温宗良，等 . 支持向量机在高血压病中医证候诊断中的应用[J]. 中华中医药杂志，2017，32(6)：2497-2500.

[54] 洪芳，何建成，曹雪滨，等 . 人工神经网络在中医证候研究中的应用现状与趋势[J]. 辽宁中医杂志，2013，40(1)：13-15.

[55] 孙贵香，袁肇凯 . 人工神经网络在中医证候研究中的应用[J]. 中华中医药学刊，2007，25(7)：1450-1452.

[56] 林维鉴 . BP 网络用于中医痹证证候分类[J]. 福建中医学院学报，1997，7(4)：41-43.

[57] 樊晓平，彭展，杨胜跃，等 . 基于多层前馈型人工神经网络的抑郁症分类系统研究[J]. 计算机工程与应用，2004(13)：205-208.

[58] 胡随瑜，唐凤英，喻长远，等 . 前馈反向传播网络在抑郁症中医证型分类中的初步研究[J]. 中医杂志，2004，45(7)：532-533.

[59] 杜文斌 . 基于神经网络的冠心病证候诊断标准与药效评价模型研究[D]. 沈阳：辽宁中医学院，2004：4-5.

[60] 李建生，胡金亮，王永炎 . 基于 2 型糖尿病数据挖掘的中医证候诊断标准模型建立研究[J]. 中国中医基础医学杂志，2008，14(5)：367-370.

[61] 李亚，胡金亮，李素云，等 . 基于数据挖掘的弥漫性肺间质疾病中医证候诊断模型建立研究[J]. 辽宁中医杂志，2010，37(12)：2333-2335.

[62] 孙贵香,姚欣艳,袁肇凯,等.基于MATLAB的冠心病中医证候BP神经网络实现[J].中华中医药学刊,2011,29(8):1774-1776.

[63] 王学伟,瞿海斌,王阶.一种基于数据挖掘的中医定量诊断方法[J].北京中医药大学学报,2005,28(1):4-7.

[64] 孙亚男,宁士勇,鲁明羽,等.贝叶斯分类算法在冠心病中医临床证型诊断中的应用[J].计算机应用研究,2006,23(11):164-166.

[65] 唐启盛,曲淼,包祖晓,等.抑郁症中医证候的贝叶斯网络研究[J].中医杂志,2008,49(11):1013-1015.

[66] 吴荣,聂晓燕,王阶,等.基于贝叶斯网络的名老中医治疗冠心病辨证规律研究[J].中国中医药信息杂志,2010,17(5):98-99.

[67] 张霆,陈波,徐涛,等.基于贝叶斯网络的肺癌证候研究[J].中国中医药科技,2014,21(6):599-603.

[68] 陈启光,申春悌,张华强,等.结构方程模型在中医证候规范标准研究中的应用[J].中国卫生统计,2005,22(1):2-4.

[69] 郑建光,陈炳为,陈启光,等.证实性因子分析在脑梗死病人中医证候的应用[J].中国卫生统计,2011,28(5):504-506.

[70] 张晨,申春悌.结构方程模型在支气管哮喘中医证候分类中的应用[J].吉林中医药,2014,34(4):379-381.

[71] 张志斌,王永炎.证候名称及分类研究的回顾与假设的提出[J].北京中医药大学学报,2003,26(2):1-5.

[72] 黄建丹.项目反应理论简介[J].学理论,2011(17):271-272.

[73] 张慧敏,陈炳为,黄灏,等.等级反应模型在高血压病中医证候研究中的应用[J].中国卫生统计,2018,35(2):186-188.

[74] 吕爱平.疾病证候分类研究——以类风湿关节炎为例[J].中国中西医结合杂志,2019,39(2):136-139.

[75] ROBINSON P. Classification and coding of rare diseases: overview of where we stand, rationale, why it matters and what it can change[J]. Orphanet Journal of Rare Diseases, 2012, 7(2): A10.

[76] 张弛,张戈,陈可冀,等.从疾病中医证候分类到分子模块分类[J].中国中西医结合杂志,2016,36(7):781-785.

[77] COLLINS FS, VARMUS H.A new initiative on precision medicine[J]. N Engl J Med, 2015, 372(9): 793-795.

[78] National Research Council. Toward precision medicine: building a knowledge network for biomedical research and a new taxonomy of disease[M]. Washington: National Academies Press, 2012.

[79] 王丹.中国精准医学路在何方[N].健康报,2015-06-19(8).

[80] DUFFY D J. Problems, challenges and promises: perspectives on precision medicine[J]. Briefings in Bioinformatics, 2016, 17(3): 494-504.

[81] 卢绪香,张伟."精准医学"与中医辨证论治的相关性思考[J].中国中医药科技,

2017, 24(1): 53-55.

[82] 袁冰 . 传统中医学离精准医学目标更近[N]. 中国中医药报, 2015-09-16(003).

[83] 罗国安, 谢媛媛, 王义明, 等 . 精准医学与中医药现代化研究——五论创建新医药学[J]. 世界科学技术: 中医药现代化, 2017, 19(1): 19-29.

[84] LIU X, LUO X, JIANG C, et al. Difficulties and challenges in the development of precision medicine[J]. Clinical Genetics, 2019, 95(5): 569-574.

[85] BROWN S D M, LAD H V. The dark genome and pleiotropy: challenges for precision medicine[J]. Mammalian Genome, 2019, 30(3): 212-216.

[86] DE KONING A P J, GU W, CASTOE T A, et al. Repetitive elements may comprise over two-thirds of the human genome[J]. PLoS Genetics, 2011, 7(12): e1002384.

[87] XUE Y, LAMEIJER E W, YE K, et al. Precision Medicine: What Challenges Are We Facing? [J]. Genomics Proteomics and Bioinformatics, 2016, 14(5): 253-261.

[88] SHI L, CAMPBELL G, JONES W D, et al. The MicroArray Quality Control(MAQC)-Ⅱ study of common practices for the development and validation of microarray-based predictive models [J]. Nature Biotechnology, 2010, 28(8): 827-838.

[89] 梅甜, 张洋, 胡珊, 等 . 精准医学体系的构建及其面临的挑战[J]. 中国数字医学, 2016, 11(1): 44-48.

[90] 陈凯先 . 精准医学和中医药创新发展[J]. 世界科学技术: 中医药现代化, 2017, 19(1): 7-18.

[91] 沈自尹 . 中西医结合肾本质研究回顾[J]. 中国中西医结合杂志, 2012, 32(3): 304-306.

[92] 王阶, 熊兴江, 邢雁伟, 等 . 冠心病血瘀证标准规范、生物学基础及循证评价——基于病证结合的“证候”研究思路与方法[J]. 中国实验方剂学杂志, 2019(8): 1-6.

[93] 陈健, 陈启龙, 苏式兵 . 中医药精准医疗的思考与探索[J]. 世界科学技术: 中医药现代化, 2016, 18(4): 557-562.

[94] LI QY, GUO ZZ, LIANG J, et al. Interleukin-10 genotype correlated to deficiency syndrome in hepatitis B cirrhosis[J]. Evid Based Complement Alternat Med, 2012(2012): 298925.

[95] XIONG L, HU M, ZHANG X, et al. Association between Glu298Asp/677C-T single nucleotide polymorphism in the eNOS/MTHRF gene and blood stasis syndrome of ischemic stroke [J]. Gene, 2012, 511(2): 475-479.

[96] 孙丙银, 赵宝祥, 韦标方 . 激素性股骨头坏死中医证候与 CYP1A2 基因多态性的关联研究[J]. 南京中医药大学学报, 2015, 31(3): 210-213.

[97] 王阶, 杨保林, 姜燕 . 冠心病血瘀证相关基因研究[J]. 世界科学技术, 2005, 7(1): 16-19, 134-135.

[98] 李建军, 宋曙霞, 陈克芳, 等 . 冠心病血瘀证与血管紧张素转换酶基因多态性和内皮型一氧化氮合成酶基因 G894T 变异的关系[J]. 环球中医药, 2012, 5(3): 180-184.

[99] 胡志希, 胡思远, 李琳, 等 . 血管紧张素转换酶基因多态性对早发冠心病血瘀证的影响[J]. 中西医结合心脑血管病杂志, 2013, 11(5): 515-518.

［100］梁知，项志兵，顾仁樾．血管性血友病因子、血栓素 B_2 及 6- 酮 - 前列环素与冠心病中医证型相关性的临床研究［J］．上海中医药杂志，2006（6）：13–14.

［101］谭光波，毛以林，鲍达，等．vWF、Fg 基因多态性与冠心病血瘀证的相关性研究［J］．湖南中医杂志，2016，32（8）：1–5.

［102］郑景辉，宁桂兰，陈建军，等．白细胞介素 -8 基因多态性与冠心病血瘀证遗传易感性的研究［J］．中华中医药杂志，2015，30（9）：3286–3289.

［103］袁肇凯，黄献平，谭光波，等．冠心病血瘀证 ApoE 基因多态性的检测分析［J］．北京中医药大学学报，2008，31（12）：830–834.

［104］杨杰，王米渠，李炜弘，等．冠心病血瘀证与肌动蛋白相关基因异常表达的相关性［J］．中医杂志，2009，50（6）：538–540.

［105］黄献平，袁肇凯，毛以林，等．冠心病血瘀证凝血因子Ⅶ基因多态性的检测分析［J］．中西医结合心脑血管病杂志，2006（2）：97–99.

［106］吴依芬，周迎春，王刚，等．冠心病中医证型与 GNB3 基因 C825T 多态性的关联性分析［J］．四川中医，2006，24（4）：23–25.

［107］JACQUIER A. The complex eukaryotic transcriptome：unexpected pervasive transcription and novel small RNAs［J］. Nature Reviews Genetics，2009，10（12）：833–844.

［108］吕爱平，张弛，吕诚，等．疾病诊断和证候分类：整合及未来发展［J］．世界科学技术：中医药现代化，2016，18（10）：1626–1630.

［109］刘文琛，李国铭，何春华，等．急性缺血性中风阴阳类证的血清转录组学特征分析［J］．中国实验方剂学杂志，2019，25（15）：122–130.

［110］杨婵娟，刘宏伟，王丽春，等．慢性乙型肝炎肝郁脾虚证和脾胃湿热证患者的差异表达基因研究初探［J］．中国中西医结合杂志，2012，32（8）：1032–1037.

［111］ZHANG H，GUAN Y，LU Y Y，et al. Circulating miR-583 and miR-663 Refer to ZHENG Differentiation in Chronic Hepatitis B［J］. Evid Based Complement Alternat Med，2013（2013）：751341.

［112］LIU S，CHEN Y，XIE S，et al. Gene Expression Profiles of HIV/AIDS Patients with Qi-Yin Deficiency and Dampness-Heat Retention［J］. J Altern Complement Med，2016，22（11）：865–879.

［113］JIANG T T，WEI L L，SHI L Y，et al. Microarray expression profile analysis of mRNAs and long non-coding RNAs in pulmonary tuberculosis with different traditional Chinese medicine syndromes［J］. BMC Complement Altern Med，2016，16（1）：472.

［114］LIAO J，LIU Y，WANG J. Identification of more objective biomarkers for Blood-Stasis syndrome diagnosis［J］. BMC Complement Altern Med，2016，16（1）：371.

［115］王阶，滕菲，刘咏梅，等．血塞通对冠心病不稳定型心绞痛血瘀证患者 microRNA 的干预作用［J］．中国实验方剂学杂志，2017，23（19）：11–16.

［116］廖江铨，王阶，刘咏梅，等．高通量测序筛选冠心病血瘀证相关 lncRNA-miRNA-mRNA 调控网络［J］．中国实验方剂学杂志，2017，23（19）：28–33.

［117］WILKINS M R，SANCHEZ J C，GOOLEY A A，et al. Progress with proteome projects：why all proteins expressed by a genome should be identified and how to do it［J］. Biotechnol Genet

Eng Rev, 1996(13): 19-50.

[118] PANDEY A, MANN M. Proteomics to study genes and genomes[J]. Nature, 2000, 405(6788): 837-846.

[119] 宋明,陈家旭,刘玥芸,等.论蛋白质组学与中医证候研究[J]. 中华中医药杂志, 2017, 32(11): 4804-4807.

[120] 朱明丹,杜武勋,姜民,等.冠心病不同证候的蛋白质组学研究[J]. 辽宁中医杂志, 2013, 40(7): 1296-1301.

[121] 王刚,姜民,朱明丹,等.冠心病心血瘀阻证和心肾阴虚证的蛋白组学研究[J]. 辽宁中医杂志, 2011, 38(3): 405-407.

[122] 袁宏伟,杜武勋,朱明丹,等.冠心病心气虚弱证/心肾阴虚证血清蛋白质组学特征研究[J]. 时珍国医国药, 2012, 23(4): 1014-1016.

[123] 崔佩佩,朱明丹,姜民,等.痰浊内阻及心气虚弱型冠心病患者的比较蛋白质组学研究[J]. 中医杂志, 2011, 52(S1): 75-77.

[124] 赵慧辉,王伟,郭淑贞.冠心病不稳定型心绞痛血瘀证的蛋白质组学[J]. 中国动脉硬化杂志, 2008(7): 545-548.

[125] 姚笛,王忆勤,何立人,等.冠心病急性心肌梗死痰瘀证候的血清蛋白质组学分析[J]. 中华中医药杂志, 2016, 31(6): 2091-2096.

[126] 孟永梅,王伟.基于 iTRAQ 技术的慢性心力衰竭气虚血瘀证及气阴两虚证组差异蛋白质组学研究[J]. 世界中医药, 2018, 13(9): 2111-2116.

[127] 王端,贺莉,张婕,等.应用蛋白质组学技术筛选抽动障碍患儿不同中医证型血清相关蛋白[J]. 中国妇幼健康研究, 2018, 29(2): 149-153.

[128] 刘雄,曾平,秦刚,等.系统性红斑狼疮合并激素性股骨头坏死中医证型的血清差异蛋白质组学研究[J]. 中华中医药学刊, 2018, 36(11): 2662-2666.

[129] 陈文莉,罗鸣,陈小苹,等.慢性乙型肝炎同病异证发病的分子机制:蛋白质组学分析[J]. 南方医科大学学报, 2016, 36(3): 410-413.

[130] 黄金燕,文怡,魏绍斌.子宫内膜异位症血瘀证患者在位内膜差异蛋白质组学研究[J]. 南京中医药大学学报, 2014, 30(1): 22-26.

[131] NICHOLSON J K, CONNELLY J, LINDON J C, et al. Metabonomics: a platform for studying drug toxicity and gene function[J]. Nature Reviews Drug Discovery, 2002, 1(2): 153-161.

[132] 王斯婷,李晓娜,王皎,等.代谢组学及其分析技术[J]. 药物分析杂志, 2010, 30(9): 1792-1799.

[133] 王鹏军,孙明谦,苗阳,等.缺血性心力衰竭气虚血瘀证和阳虚水停证的代谢组学研究[J]. 世界中医药, 2013, 8(12): 1393-1396.

[134] 王佳婕,曹云,李中峰,等.基于核磁共振氢谱的慢性复发型溃疡性结肠炎中医虚、实证候血浆代谢组学研究[J]. 北京中医药大学学报, 2018, 41(9): 787-792.

[135] ZHAO L, WAN L, QIU X, et al. A Metabonomics profiling study on phlegm syndrome and blood-stasis syndrome in coronary heart disease patients using liquid chromatography/quadrupole time-of-flight mass spectrometry[J]. Evidence-based complementary and alternative

medicine, 2014(2014): 385102.

[136] 张少强，鞠静，朱明丹，等. 慢性心力衰竭不同证型的代谢组学研究[J]. 时珍国医国药, 2019, 30(2): 507-509.

[137] 施旭光，邹忠杰，吴美音，等. 慢性浅表性胃炎脾气虚与脾胃湿热证患者尿液 ^{1}H-NMR 的代谢组学研究[J]. 中国中西医结合杂志, 2015, 35(12): 1427-1432.

[138] 苏君梅，葛卫红. 2 型糖尿病气阴两虚证和血瘀脉络证尿液代谢组学研究[J]. 健康研究, 2015, 35(2): 145-147, 150.

[139] HOULE D, GOVINDARAJU D R, OMHOLT S. Phenomics: the next challenge[J]. Nature Reviews Genetics, 2010, 11(12): 855-866.

[140] YU Y N, LIU J, ZHANG L, et al. Clinical zheng-hou pharmacology: the missing link between pharmacogenomics and personalized medicine? [J]. Current Vascular Pharmacology, 2015, 13(4): 423-432.

[141] 王忠，高颖，王阶，等. 中风病痰热腑实证的表型组学研究思路[J]. 世界科学技术: 中医药现代化, 2015, 17(12): 29-35.

[142] WANG Z, LIU J, CHENG Y Y, et al. Fangjiomics: in search of effective and safe combination therapies[J]. Journal of Clinical Pharmacology, 2011, 51(8): 1132-1151.

[143] 申春悌，陆岩，陈启光，等. 中医证候要素研究中潜在变量模型的应用[J]. 北京中医药大学学报, 2010, 33(11): 725-731.

[144] 侯杰泰，温忠麟，成子娟. 结构方程模型及其应用[M]. 北京: 教育科学出版社, 2004: 21.

[145] 全国中医病名与证候规范研讨会议秘书组. 全国中医病名与证候规范研讨会述要[J]. 中国医药学报, 1990, 5(5): 3-6.

[146] 李远远，云俊. 多属性综合评价指标体系理论综述[J]. 武汉理工大学学报(信息与管理工程版), 2009, 31(2): 305-309.

[147] 王少娜，董瑞，谢晖，等. 德尔菲法及其构建指标体系的应用进展[J]. 蚌埠医学院学报, 2016, 41(5): 695-698.

[148] 朱文涛，张丽丽，张金鹏，等. 运用德尔菲法构建上市中药企业竞争力评价指标体系[J]. 中国中医药信息杂志, 2015, 22(8): 26-30.

[149] 申春悌，王忠，陈炳为，等. 多指标综合评价法在高血压病中医证候分类研究中的应用[J]. 南京中医药大学学报, 2017, 33(1): 4-7.

[150] 陈可冀. 病证结合治疗观与临床实践[J]. 中国中西医结合杂志, 2011, 31(8): 1016-1017.

[151] 李建生，余学庆，李素云. 病证结合诊疗模式下实现证候疗效评价价值的可行途径[J]. 中华中医药杂志, 2009, 24(3): 261-264.

[152] 商洪才，张伯礼，李幼平. 中医药临床疗效评价实践中的思路与方法[J]. 中国中西医结合杂志, 2008(3): 266-268.

[153] 申春悌. 临界辨证诊治法[M]. 北京: 中国中医药出版社, 2019: 102-104.

[154] 许卫华，梁伟雄，王奇，等. 以患者报告结局为疗效评价指标时需注意的问题[J]. 中国中西医结合杂志, 2011, 31(8): 1135-1137, 1145.

[155] 李冠儒,李迪.我国高血压病流行病学特点及治疗展望[J].黑龙江医药,2017,30(5):994-995.

[156] WANG Z, CHEN Z, LIN F, et al. Status of Hypertension in China: Results From the China Hypertension Survey, 2012-2015[J]. Circulation, 2018, 137(22): 2344-2356.

[157] MILLS K T, BUNDY J D, KELLY T N, et al. Global Disparities of Hypertension Prevalence and Control: A Systematic Analysis of PopulationBased Studies From 90 Countries[J]. Circulation, 2016, 134(6): 441-450.

[158] 中国高血压防治指南修订委员会,高血压联盟(中国),中华医学会心血管病学分会,等.中国高血压防治指南(2018年修订版)[J].中国心血管杂志,2019,24(1):24-56.

[159] UNGER T, BORGHI C, CHARCHAR F, et al. 2020 International Society of Hypertension global hypertension practice guidelines[J]. Journal of Hypertension, 2020, 38(6): 982-1004.

[160] 陈晓平,崔兆强,林金秀,等.《2020国际高血压学会全球高血压实践指南》解读[J].中国医学前沿杂志(电子版),2020,12(5):54-60.

[161] 张兰凤.高血压中医诊疗指南[J].中国中医药现代远程教育,2011,9(23):108-109.

[162] 中华中医药学会心血管病分会.高血压中医诊疗专家共识[J].中国实验方剂学杂志,2019,25(15):217-221.

[163] 袁野.高血压病不同证候人群中西药临床治疗数据挖掘研究[D].南京:南京中医药大学,2013.

[164] 龚一萍.肝阳上亢与高血压病关系的探讨[J].长春中医学院学报,2000,2(16):1-2.

[165] 胡盛寿,高润霖,刘力生,等.《中国心血管病报告2018》概要[J].中国循环杂志,2019,34(3):209-220.

[166] 中华医学会心血管病分会介入心脏病学组,中华医学会心血管病学会,中国医师协会心血管内科医师分会血栓防治专业委员会,等.稳定性冠心病诊断和治疗指南[J].中华心血管病杂志,2018,46(9):680-694.

[167] KNUUTI J, WIJINS W, SARASTE A, et al. 2019 ESC guidelines for the diagnosis and management of chronic coronary syndromes[J]. European Heart Journal, 2020, 41(3): 407-477.

[168] 国家卫生计生委合理用药专家委员会,中国药师协会.冠心病合理用药指南(第2版)[J].中国医学前沿杂志(电子版),2018,10(6):1-130.

[169] 中华中医药学会心血管病分会.冠心病稳定型心绞痛中医诊疗指南[J].中医杂志,2019,60(21):1880-1890.

[170] 中华中医药学会心血管病分会.冠心病心绞痛介入前后中医诊疗指南[J].中国实验方剂学杂志,2018,24(15):4-6.

[171] 国家技术监督局.中华人民共和国国家标准:中医临床诊疗术语[M].北京:中国标准出版社,1997.

[172] 郑筱萸.中药新药临床研究指导原则[M].北京:中国医药科技出版社,2002:54-56.

［173］高铸烨．基于数据挖掘对急性冠脉综合征辨证论治规律的探索性研究［D］．北京：中国中医科学院，2006．

［174］陆振钧，司晓晨．冠心病他汀类药物治疗与中医的相关性［J］．光明中医，2010，25（5）：838-839．

［175］GBD 2015 Mortality and Causes of Death Collaborators. Global, regional, and national life expectancy, all-cause mortality, and cause-specific mortality for 249 causes of death, 1980–2015: a systematic analysis for the Global Burden of Disease Study 2015［J］. The Lancet, 2016, 388（10053）: 1459-1544.

［176］陈竺．全国第三次死因回顾抽样调查报告［M］．北京：中国协和医科大学出版社，2008：10-17．

［177］孙海欣，王文志．中国 60 万人群脑血管病流行病学抽样调查报告［J］．中国现代神经疾病杂志，2018，18（2）：83-88．

［178］WANG Z, LI J, WANG C, et al. Gender differences in 1-year clinical characteristics and outcomes after stroke: results from the China National Stroke Registry［J］. PLoS One, 2013, 8（2）: e56459.

［179］中华医学会神经病学分会，中华医学会神经病学分会脑血管病学组．中国急性缺血性脑卒中诊治指南 2018［J］．中华神经科杂志，2018，51（9）：666-682．

［180］EDWARD C, JAUCH, JEFFREY L, et al. Guidelines for the early management of patients with acute ischemic stroke: a guideline for healthcare professionals from the American Heart Association/American Stroke Association［J］. Stroke: A Journal of Cerebral Circulation, 2013, 44（3）: 870-947.

［181］国家中医药管理局脑病急症科研组．中风病诊断与疗效评定标准（试行）［J］．北京中医药大学学报，1996，19（1）：55-56．

［182］中华中医药学会．中医内科常见病诊疗指南·西医疾病部分［M］．北京：中国中医药出版社，2008．

［183］高长玉，吴成翰，赵建国，等．中国脑梗死中西医结合诊治指南（2017）［J］．中国中西医结合杂志，2018，38（2）：136-144．

［184］王琪，胡良平，高颖，等．潜在类别分析在缺血性中风病患者证候数据中的应用［J］．中国卫生统计，2013，30（5）：638-640．

［185］严兴亚，吕鸿燕，李凤，等．脑梗死病人静脉溶栓治疗的中医证型差异及其影响因素分析［J］．中西医结合心脑血管病杂志，2017，15（8）：991-993．

［186］葛均波，徐永健，王辰．内科学［M］．9 版．北京：人民卫生出版社，2018．

［187］王鸣岐．关于慢性阻塞性肺病的近代概念［J］．四川医学，1989（2）：104-106．

［188］曾天星，洪旭初．慢性阻塞性肺疾病的表型及治疗［J］．中华肺部疾病杂志（电子版），2014，7（2）：216-219．

［189］刘先胜．慢性支气管炎、阻塞性肺气肿、哮喘和 COPD 概念的演变［J］．实用医学进修杂志，2008，36（1）：1-5．

［190］邹利光，张旭升，戚跃勇，等．HRCT 定量观察慢性阻塞性肺疾病患者支气管重构［J］．中国医学影像技术，2011，27（7）：1383-1387．

[191] 中华医学会 . 临床诊疗指南呼吸病学分册 [M]. 北京: 人民卫生出版社, 2009.

[192] 中华医学会呼吸病学分会哮喘学组 . 咳嗽的诊断与治疗指南(2015)[J]. 中华结核和呼吸杂志, 2016, 39(5): 332.

[193] 中华中医药学会内科分会肺系病专业委员会 . 咳嗽中医诊疗专家共识意见(2011 版)[J]. 中医杂志, 2011, 52(10): 896-899.

[194] 李建生, 李素云, 余学庆 . 慢性阻塞性肺疾病中医诊疗指南(2011 版)[J]. 中医杂志, 2012, 53(1): 80-84.

[195] 张悦 . 慢性阻塞性肺疾病合并肺炎的证候学分布及其病原相关性研究 [D]. 北京: 北京中医药大学, 2019.

[196] 郑宝凤, 邱春柳 . 抗生素对不同证型咳嗽的疗效观察 [J]. 中国中医药信息杂志, 2005(1): 20-21.

[197] 陈家卫, 蔡穗珍 . 两种抗生素对慢性阻塞性肺疾病急性发作期(AECOPD)中医证型分布影响的观察 [J]. 吉林医学, 2017, 38(11): 2091-2093.

[198] 中华医学会, 中华医学会杂志社, 中华医学会全科医学分会, 等 . 慢性肺源性心脏病基层诊疗指南(2018 年)[J]. 中华全科医师杂志, 2018, 17(12): 959-965.

[199] 李建生, 余学庆 . 慢性肺源性心脏病中医诊疗指南(2014 版)[J]. 中医杂志, 2014, 55(6): 526-531.

[200] HUANG K, YANG T, XU J, et al. Prevalence, risk factors, and management of asthma in China: a national cross-sectional study [J]. The Lancet, 2019, 394(10196): 407-418.

[201] 费凡, 吉宁飞, 黄茂 . 支气管哮喘发病机制的新认识 [J]. 国际呼吸杂志, 2018, 38(12): 955-960.

[202] 中华医学会呼吸病学分会哮喘学组 . 支气管哮喘防治指南(2016 年版)[J]. 中华结核和呼吸杂志, 2016, 39(9): 675-697.

[203] 中华医学会, 中华医学会杂志社, 中华医学会全科医学分会, 等 . 支气管哮喘基层诊疗指南(2018 年)[J]. 中华全科医师杂志, 2018, 17(10): 751-762.

[204] 中华医学会呼吸病学分会哮喘学组 . 支气管哮喘患者自我管理中国专家共识 [J]. 中华结核和呼吸杂志, 2018, 41(3): 171-178.

[205] Global Initiative for Asthm. Global Strategy for Asthma Management and Prevention [EB/OL]. [2020-04-06]. https://ginasthma.org/wp-content/uploads/2020/04/GINA-2020-full-report_-final-_wms.pdf

[206] 晁恩祥, 孙增涛, 刘恩顺 . 支气管哮喘中医诊疗专家共识(2012)[J]. 中医杂志, 2013, 54(7): 627-629.

[207] 李建生, 王至婉 . 支气管哮喘中医证候诊断标准(2016 版)[J]. 中医杂志, 2016, 57(22): 1978-1980.

[208] 谢志军, 温成平, 李海昌, 等 . 支气管哮喘糖皮质激素不同使用阶段证候特点的文献研究 [J]. 中医药学报, 2011, 39(1): 115-117.

[209] 付晓艳, 巩子汉, 姚楠, 等 . 糖皮质激素治疗支气管哮喘过程中的中医证型演变及中药防治进展 [J]. 甘肃中医药大学学报, 2018, 35(3): 83-86.

[210] 李蓉, 乔杰, 徐阳, 等 . 生殖内分泌疾病诊断与治疗 [M]. 北京: 北京大学医学出

版社，2013：188.

［211］KRAVITZ H M，AVERY E，SOWERS M，et al. Relationships between menopausal and mood symptoms and EEG sleep measures in a multi-ethnic sample of middle-aged women：The SWAN sleep study［J］. Sleep，2011，34（9）：1221-1232.

［212］BLUMEL J E，CHEDRAUI P，BARON G，et al. Menopausal symptoms appear before the menopause and persist 5 years beyond：a detailed analysis of a multinational study［J］. Climacteric，2012，15（6）：542-551.

［213］王晓凡，张海芹．女性更年期综合征现状及影响因素分析［J］．护理学报，2014，6（21）：70-72.

［214］徐婷，徐静，周小培，等．镇江市妇女围绝经期综合征的发生情况及其影响因素研究［J］．中国妇幼保健，2015，44（30）：588-592.

［215］甄志平，杨秋颖，李晗冉，等．妇女更年期综合征流行现状与研究进展［J］．中国生育健康杂志，2014（2）：183-185.

［216］National Collaborating Centre for Women's and Children's Health. Menopause：Full guideline（Version 1.5）［Z］. London：National Institute for Health and Care Excellence，2015-11-12.

［217］谢幸，孙北华，段涛，等．妇产科学［M］．北京：人民卫生出版社，2018：353-356.

［218］中华医学会妇产科学分会绝经学组．中国绝经管理与绝经激素治疗指南（2018）［J］．协和医学杂志，2018，9（6）：512-525.

［219］中华医学会妇产科学分会绝经学组．绝经管理与绝经激素治疗中国指南（2018）［J］．中华妇产科杂志，2018，53（11）：729-739.

［220］中华预防医学会妇女保健分会，更年期保健学组．更年期妇女保健指南（2015年）［J］．实用妇科内分泌杂志（电子版），2016，3（2）：21-32.

［221］中华中医药学会．中医妇科常见病诊疗指南［M］．北京：中国中医药出版社，2012：41-43.

［222］申春悌，陈启光，常惠，等．更年期综合征中医辨证标准的临床研究［J］．江苏中医药，2003，24（11）：12-16.

［223］李丽霞，郜艳晖，陈小娜，等．潜在类别模型在围绝经期综合征中医证候研究中的应用［J］．广东药科大学学报，2017，33（6）：788-792.

［224］雷露．围绝经期综合征中医证型与血清 FSH、LH、E_2 及相关因素分析［D］．成都：成都中医药大学，2013.

［225］李剑红，王丽敏．2010 年我国成年人血脂异常流行特点［J］．中华预防医学杂志，2012，46（5）：414-418.

［226］吴兆苏，姚崇华，赵冬，等．我国多省市心血管病趋势及决定因素的人群监测（中国 MONICA 方案）Ⅰ．发病率和死亡率监测结果［J］．中华心血管病杂志，1997，25（1）：6-11.

［227］吴兆苏，姚崇华，赵冬，等．我国多省市心血管病趋势及决定因素的人群监测（中国 MONICA 方案）Ⅱ．人群危险因素监测结果［J］．中华心血管病杂志，1997，25（4）：255-259.

［228］文杰，杜晓彬．高脂血症行为因素的流行病学调查［J］．内蒙古中医药，2014，33

(3): 121.

[229] 中华医学会,中华医学会杂志社,中华医学会全科医学分会,等. 血脂异常基层诊疗指南(2019年)[J]. 中华全科医师杂志,2019,18(5): 406-416.

[230] 逄冰,赵林华,何丽莎,等. 中医对高脂血症的认识和展望[J]. 辽宁中医杂志,2016,43(5): 1107-1109.

[231] 安冬青,吴宗贵,梁春,等. 血脂异常中西医结合诊疗专家共识[J]. 中国全科医学,2017,20(3): 262-269.

[232] 陈婧,杨惠民,叶超,等. 血脂异常不同证候间患者血浆 $ONOO^-$、D-二聚体特点及其与血脂指标典型相关性分析[J]. 中华中医药杂志,2015,30(5): 1704-1707.

[233] 高博. 异病同证理论探讨[D]. 济南: 山东中医药大学,2006.

[234] 邵元欣,王兴臣. 吴茱萸汤"异病同治"验案3则[J]. 湖南中医杂志,2017,33(7): 112-113.

[235] 李竺. 高血压与糖尿病患者中医体质分布及其异病同治疗效分析[J]. 中医临床研究,2016,8(4): 70-71.

[236] 王方方,陈家旭,侯雅静,等. 异病同治,辨主证为要[J]. 北京中医药大学学报,2017,40(12): 978-981.

[237] 白晓晖,李晓娟,陈家旭,等. 微观辨证在现代中医辨证论治体系的发展和应用[J]. 中华中医药杂志,2015,30(3): 649-651.

[238] 吴丹,高耀,向欢,等. 逍遥散"异病同治"抑郁症和糖尿病的网络药理学作用机制研究[J]. 中草药,2019,50(8): 1818-1827.

[239] 陶乐维,陆灏. 六味地黄丸含药血清对MC3T3-E1细胞骨钙素的影响及其对"异病同治"理论的启示[J]. 上海中医药杂志,2018,52(05): 75-78.

[240] 黄亚丽,张静,戚秀中,等. 基于代谢组学分析冠心病和肝硬化血瘀证"异病同治"的物质基础[J]. 现代中西医结合杂志,2017,26(19): 2053-2056,2063.

[241] 汤朝晖,鲁法庭,严石林. 从中医辨证论治的层次看"异病同证"和"同证异治"[J]. 辽宁中医药大学学报,2008,10(1): 22-23.

[242] 李治中. 全球首个"广谱抗癌药"获批"异病同治"是如何实现的? [J]. 中国科技奖励,2017(6): 75-76.

[243] ORNES S. Core Concept: Basket trial approach capitalizes on the molecular mechanisms of tumors[J]. Proceedings of the National Academy of Sciences of the United States of America, 2016, 113(26): 7007-7008.

附录 1

中医四诊信息分级参考标准及编码

中医讲究望、闻、问、切,合称四诊,这是在历代医家长期医疗实践的基础上逐步形成和发展起来的,并随着时代的进步不断补充完善,从不同角度各个方面收集患者的病情资料,四者之间不能相互替代。因此,在临床实际应用中要四诊并重,而诸法参用获取的信息是临床辨证论治的关键。

四诊信息内容丰富,但相当多的症状和体征内涵模糊,表述不精确,尤其是有些症状含义相同,却表述各异。而进行病证结合的中医证候要素研究,首先是对构成该病的中医证候要素的四诊信息进行规范表述,即对研究病种临床常见的四诊信息名词的中、英文名称,定义,别名进行规范和统一。

20 世纪 80 年代初,在计算机中医诊疗系统研究时,我们进行了症状学的相关研究,并对四诊信息的用词作了分析,列出内外妇儿常见四诊信息 393 个,课题研究部分资料收录于徐迪华、申春悌等编著的《中医量化诊断》已在 1997 年江苏科技出版社出版;后于 1998 年国家自然基金委项目“证的运用基础研究”及 2005 年 973 项目“高血压病中医证候要素研究”的临床实践中,对以上四诊信息资料进行了补充。在此基础上,参照中国中医科学院王永炎院士主持的国家科技基础性专项项目“中医药基本名词术语规范化研究”的项目成果《中医药基本名词》、姚乃礼主编的《中医症状鉴别诊断学》及邓铁涛周仲瑛季绍良等主编的多部《中医诊断学》、江苏新医学院编写的《中医内科学》、李经纬等主编的《中医大词典》等有关内容修改和完善常用四诊信息术语,并根据全国科学技术名词审定委员会公布的《中医药名词》、《中医病证诊断疗效标准》(白皮书)、《中医名词术语解释》等对四诊信息的中英文及含义进行了对照。

除了对四诊信息进行规范表述,我们还对四诊信息进行相应编码,即按望、闻、问、切的顺序进行了详细的分类编排,各四诊信息均将设有计算机软件编码,因为只有对这些四诊信息进行统一标准化的编码,使其成为数字化形式,才能更准确地识别与记录,更迅速地处理和传递,更系统地储存及查询,更有效地发挥信息的特性和作用,为我们日常医疗工作、教学科研、医政管理、探讨交流提供便捷。

中医临床辨证四诊信息量化分级参考标准,按照望、闻、问、切四诊顺序,采用 likert 量表分类的理念,根据临床症状的有无、症状性质、出现频率、持续时间、程度轻重、病变范围及与外界刺激的关系等,进行模拟分级,即将每个信息分成正常、轻、中、重四级,正常指无症状或体征,分级系数为 1;轻度指偶然发生,分级系数为 2;中度指经常发生但自己能耐受或控制,分级系数为 3;重度指经常发生,程度较重,难以控制,分级系数为 4。

一、望诊信息量化分级标准

编码	四诊信息	定量（级）及其含义			
		1（正常）	2（轻度）	3（中度）	4（重度）
SZ110000	望神				
SZ110100	昏仆	无症状或体征	突然倒地，倒地后能自行坐起或产生保护性动作	突然倒地，不能自行坐起或产生保护性动作	突然倒地，不省人事
SZ110200	神昏	无症状或体征	意识模糊，对周围事物以及声、光等刺激有反应	意识大部丧失，无自主运动，对周围事物以及声、光等刺激无反应，但对强烈的疼痛刺激，仍可有痛苦表情或肢体退缩等防御反应	意识全部丧失，强烈刺激也不能引起反应，深浅反射均消失，肢体常呈弛缓状态
SZ110300	精神萎靡	无症状或体征	精神欠佳，缺乏生机，尚能应付日常活动	精神不振，少气懒言，日常活动明显减少	精神萎靡，状若久病，终日少气懒言，行动缓慢无力
SZ110400	精神忧郁	无症状或体征	表情淡漠，情绪低落	愁眉不展，精神抑郁，呈苦思状	愁眉苦脸，精神忧郁，终日闷闷不乐，常有负罪感
SZ110500	精神痴呆	无症状或体征	神态较呆，反应缓慢，不能胜任精细、快速动作	神态呆滞，反应迟钝，日常事务亦难胜任	神态痴呆，理智丧失，呈木僵状，对周围事物不起反应
SZ110600	表情淡漠	无症状或体征	言谈减少，无欲貌	神情冷淡，言谈甚少，无欲无求	神情呆板，表情淡漠，没有交流
SZ110700	烦躁	无症状或体征	心烦不宁，短暂即过	时时心烦不安，常胸闷叹息	心中烦热，情绪激动，性情急躁，举止有躁扰不宁之势
SZ120000	望色				
SZ120100	面色青	无症状或体征	面部微现青色	面部现明显青色	面部现青紫色

续表

编码	四诊信息	定量(级)及其含义			
		1(正常)	2(轻度)	3(中度)	4(重度)
SZ120200	面色暗黄	无症状或体征	面部微现暗黄色	面部明显暗黄色	面部暗黄且微黑
SZ120300	面色萎黄	无症状或体征	面色黄而少有光泽	面色黄而无光泽	面色黄似枯叶
SZ120400	身目俱黄	无症状或体征	身目色黄而少光泽	身目色黄而无光泽	身目色黄而晦暗如烟熏色
SZ120500	面色㿠白	无症状或体征	面白无华,仅眼睑浮肿	面白无华,面部轻度浮肿	面白无华,全无血色,面部浮肿明显,呈满月状
SZ120600	面色淡白	无症状或体征	面色稍显淡白	面色淡白	面色淡白,难见红润之色
SZ120700	面色枯槁	无症状或体征	面无光泽	面无光泽且晦暗	面无光泽如枯骨
SZ120800	面色无华	无症状或体征	颜面稍欠荣润光泽	颜面呈少荣	满面无光泽
SZ120900	面色苍白	无症状或体征	面部微带灰白色	面部呈现灰白色	面色灰白无华
SZ121000	面色黧黑	无症状或体征	面部呈现淡黧黑色	面部呈现黧黑色	面部呈现深黧黑色
SZ121100	面垢	无症状或体征	面色稍灰暗,如蒙落尘	面垢少量且面色晦暗	面垢较厚如堆积之状
SZ121200	颧红	无症状或体征	颧部较常人略红	颧红如朝霞色	颧赤如火
SZ121300	面色红	无症状或体征	偶有面颊红	面颊红,时隐时现,或有升火感	面红耳赤,如醉酒貌
SZ130000	望形态				
SZ130100	肥胖	无症状或体征	超重,体重指数 24~28	轻、中度肥胖,体重指数 28.1~30	重度肥胖,体重指数 >30
SZ130200	消瘦	无症状或体征	体重较平时减少 10%	体重较平时减少 20%	体重较平时减少 30%
SZ130300	咳逆倚息	无症状或体征	咳嗽气喘,活动后不能平卧	咳嗽气喘,夜晚不能平卧	咳嗽气喘,整日不能平卧
SZ130400	项背拘急	无症状或体征	项背部拘紧挛急,屈伸不利,偶然发作,短暂即过	项背部拘紧挛急,屈伸不利,时发时止	项背部拘紧挛急,不能屈伸,持续不解

续表

编码	四诊信息	定量（级）及其含义			
		1（正常）	2（轻度）	3（中度）	4（重度）
SZ130500	四肢拘急	无症状或体征	手足拘紧挛急，屈伸不利，偶然发作，短暂即过	手足拘紧挛急，屈伸不利，时发时止	手足拘紧挛急，不能屈伸，持续不解
SZ130600	手指挛急	无症状或体征	手指筋脉拘紧挛急，屈伸不利，偶然发作，短暂即过	手指筋脉拘紧挛急，屈伸不利，时发时止	手指筋脉拘紧挛急，不能屈伸，持续不解
SZ130700	四肢强直	无症状或体征	四肢僵直，偶然发作，短暂即过	四肢僵直，时发时止	四肢僵直，不能屈伸，持续不解
SZ130800	四肢抽搐	无症状或体征	四肢不随意抽动，偶然发作，短暂即过	四肢不随意抽动，时发时止	四肢不随意抽动，持续不解
SZ130900	半身不遂	无症状或体征	上下肢肌力Ⅳ	上下肢肌力Ⅲ	上下肢肌力Ⅱ~0
SZ131000	肌肉萎缩	无症状或体征	肌肉萎缩，不超过正常时的 1/3	肌肉萎缩，超过正常时的 1/3	肌肉萎缩，超过正常时的 2/3
SZ131100	肢体痿废	无症状或体征	肢体发软，活动尚可，举物登楼乏力	肢体软弱，活动费力，举物登楼困难	肢体痿弱，难以举物，肌肉多明显萎缩
SZ131200	步履蹒跚	无症状或体征	步伐不稳，行走需缓慢，活动略受影响	步伐不稳，需扶物而行，活动受影响	步伐不稳，需人搀扶，活动严重受到影响
SZ131300	筋惕肉瞤	无症状或体征	身体肌肉不自主地跳动，偶然发作，短暂即过	身体肌肉不自主地跳动，时发时止	身体肌肉不自主地跳动，持续不解
SZ131400	腹露青筋	无症状或体征	腹壁静脉增粗，隐约可见	腹壁静脉增粗，清楚显露	腹壁静脉粗大迂曲
SZ131500	单腹胀大	无症状或体征	腹略鼓起，平卧时高出胸骨 1~2 手掌	腹部膨鼓，平卧时高出胸骨 3~4 手掌	腹部膨大如鼓，如怀孕 6 月以上
SZ131600	脐下悸动	无症状或体征	脐下跳动，偶然发作，短暂即过	脐下跳动，时发时止	脐下跳动，日夜不停，焦虑不安
SZ131700	骨节肿胀	无症状或体征	骨节肿胀，而无关节畸形	骨节肿胀，关节轻度畸形，活动受限	骨节肿胀，关节严重畸形，活动困难

续表

编码	四诊信息	定量(级)及其含义			
		1(正常)	2(轻度)	3(中度)	4(重度)
SZ131800	角弓反张	无症状或体征	角弓反张,短暂发作	角弓反张,时作时止	角弓反张,持续状态
SZ131900	手颤	无症状或体征	手颤不显,不易察觉	手颤动明显	手及前臂同时颤抖
SZ132000	足颤	无症状或体征	足颤不显,不易察觉	足不自主地颤抖较明显	足及小腿同时颤抖
SZ132100	步履飘忽	无症状或体征	走路发飘,如踩棉花	步伐飘忽不稳,欲跌扑	步伐飘忽不稳,需人搀扶,活动严重受到影响
SZ132200	瘫痪	无症状或体征	下肢肌力Ⅳ	下肢肌力Ⅲ	下肢肌力Ⅱ~0
SZ132300	朱砂掌	无症状或体征	朱砂样手掌,色较浅,范围不及鱼际 1/3	朱砂样手掌,较明显,范围超过鱼际 1/3	朱砂样手掌,色较深,范围遍布鱼际
SZ132400	痉厥	无症状或体征	肢体抽搐,神志清楚	肢体抽搐,神志昏糊,呼之能醒	肢体抽搐,神志不清,呼之不醒
SZ132500	关节变形	无症状或体征	关节稍微变形,不影响功能活动	关节变形,功能活动受限制	关节严重变形,不能进行任何功能活动
SZ132600	关节红肿	无症状或体征	关节略红肿,不影响功能活动	关节红肿明显,功能活动受限制	关节严重红肿,不能进行任何功能活动
SZ132700	循衣摸床	无症状或体征	循衣摸床,手可对抗阻力	循衣摸床,手可抬离床面,但不能对抗阻力	循衣摸床,手不可抬离床面
SZ132800	手足蠕动	无症状或体征	手足偶有不自主活动,不影响日常活动	手足不自主活动明显,日常活动受限制	手足不自主活动严重,不能进行日常活动
SZ132900	身振摇	无症状或体征	身体略有摇晃感,可自己行走	身体摇晃明显,需拄拐而行	身体摇晃有振动感,拄拐后仍欲摔倒
SZ140000	望五官				
SZ140100	颜面浮肿	无症状或体征	颜面轻度浮肿	颜面浮肿,眼裂明显缩小,影响视物	头面浮肿,双眼成线,难以开合

续表

编码	四诊信息	定量（级）及其含义			
		1（正常）	2（轻度）	3（中度）	4（重度）
SZ140200	口眼㖞斜	无症状或体征	口眼及人中稍歪，一侧鼻唇沟稍浅	口眼及人中歪斜，一侧鼻唇沟变浅	口眼及人中明显歪斜，一侧鼻唇沟消失
SZ140300	颜面抽搐	无症状或体征	颜面抽动，偶然发作，短暂即过	颜面抽动，时发时止	颜面、口角、眼睑抽动，持续不解
SZ140400	毛发脱落	无症状或体征	体毛脱落较少，不超过10%	体毛脱落明显，在10%~30%之间	体毛大片脱落，超过30%
SZ140500	须发早白	无症状或体征	须发早白，不超过10%	须发早白，在10%~30%之间	须发早白，超过30%
SZ140600	毛悴色夭	无症状或体征	头发枯干，不见稀疏	头发枯干，少光泽，见有稀疏	头发枯干，无光泽，见有旷区
SZ140700	头发稀少	无症状或体征	头发稀疏，分布均匀	头发稀疏，分布不匀	头发稀疏，见有旷区
SZ140800	头摇	无症状或体征	头不自主地摇动，偶然发作，短暂即过	头不自主地摇动，时发时止，能自我控制	头不自主地摇动，持续不解，不能自我控制
SZ140900	腮肿	无症状或体征	腮部肿大尚不显，但有肿胀感	腮部肿大，不影响张口，但有肿胀疼痛	腮部肿大，张口困难，胀痛较甚
SZ141000	眼睑浮肿	无症状或体征	胞睑轻微肿胀，按压微陷	胞睑肿胀，犹如卧蚕	胞睑肿胀，睑隙缩小，视物困难
SZ141100	眼睑下垂	无症状或体征	眼睑下垂，睑隙略小，睁眼费力	眼睑下垂，遮及瞳孔，需仰视	眼睑下垂，遮没瞳孔，眼难睁开
SZ141200	目赤	无症状或体征	球结膜见有少量红丝	球结膜布满缕缕红丝	球结膜红丝密集融合或见溢血
SZ141300	目窠内陷	无症状或体征	目窠稍陷，眼球饱满	目窠内陷，弹性减退	目窠深陷，眼球下塌，结膜干皱
SZ141400	耳郭枯槁	无症状或体征	耳轮局部干枯呈黄黑色，不超过1/3	耳轮干枯呈黄黑色，在1/3~2/3之间	耳轮干枯呈黄黑色，超过2/3

续表

编码	四诊信息	定量（级）及其含义			
		1（正常）	2（轻度）	3（中度）	4（重度）
SZ141500	鼻衄	无症状或体征	偶尔出血，出血量少	每3日出现1次以上，出血量较少	每日或每两日出现1次以上，出血量较多
SZ141600	鼻煽	无症状或体征	鼻翼煽动，每分钟小于20次	鼻翼煽动，每分钟20~25次	鼻翼煽动，每分钟超过25次
SZ141700	口唇淡白	无症状或体征	口唇稍淡白，尚有血色	口唇淡白，缺乏血色	口唇苍白，全无血色
SZ141800	口唇红肿	无症状或体征	唇色红自觉肿胀不适	唇色鲜红肿起	唇色深红肿胀明显
SZ141900	口唇青紫	无症状或体征	唇微现青紫，色如深静脉，隐隐约约	唇色青紫较显，色似浅静脉	唇色紫兰色，色如美兰
SZ142000	口唇焦裂	无症状或体征	口唇稍干，不开裂	口唇干、脱屑，微开裂	口唇严重干燥、脱屑，开裂
SZ142100	口唇颤动	无症状或体征	偶有口唇颤动，短暂即过	时有口唇颤动	口唇颤动，持续不停
SZ142200	口中生疮	无症状或体征	口腔疮面浅小，微痛	口腔疮面较深大，疼痛明显	口腔疮面深大或多发，疼痛甚
SZ142300	牙龈肿胀	无症状或体征	牙龈略肿，或有疼痛，局部暗红，患侧面颊不隆	牙龈明显肿胀，多见疼痛，局部暗红，患侧面颊绷紧状	牙龈肿胀极显，疼痛甚剧，面颊明显隆起，口鼻偏歪
SZ142400	牙龈溃烂	无症状或体征	齿龈部见溃疡或腐点不过1、2处，范围较小	齿龈见腐点3、4处，范围较大，或有疼痛	齿龈见腐点4处以上，范围较大，肿痛较剧
SZ142500	牙龈萎缩	无症状或体征	牙龈略萎缩，齿根微露，不超过5mm	牙龈萎缩明显，齿根露出5mm~1cm	牙龈萎缩极显，齿根露出甚多，超过1cm
SZ142600	牙龈出血	无症状或体征	偶尔出血，出血量少	每3日出现1次以上，出血量较少	每日或每两日出现1次以上，出血量较多
SZ142700	牙齿焦黑	无症状或体征	牙齿灰黑无泽	牙齿漆黑无泽	牙齿焦黑而枯

续表

编码	四诊信息	定量（级）及其含义			
		1（正常）	2（轻度）	3（中度）	4（重度）
SZ142800	啮齿	无症状或体征	上下牙相互磨切，偶然发作，短暂即过	上下牙相互磨切，时发时止	上下牙相互磨切，持续不停
SZ142900	咽喉红肿	无症状或体征	咽喉微红肿，轻度充血或水肿	咽喉红肿，充血或水肿明显，咽腔缩小	咽喉红肿极显，咽腔缩小过半
SZ143000	口噤	无症状或体征	牙关微紧，启齿牵强，嚼肌略现紧张	嚼肌紧张，牙关紧闭，启齿困难，饮食难进	嚼肌痉挛，牙关咬紧，拨亦不开，滴水难进
SZ143100	瘰疬	无症状或体征	淋巴结肿大如豆，1~3 枚，无痛无热	淋巴结肿大成串，4~6 枚，微觉疼痛	淋巴结肿大，结块粘连，推之不移
SZ143200	项强	无症状或体征	项肌微僵硬，头颈下俯不利，下颌尚可贴近胸骨	项肌僵硬明显，头颈下俯困难，下颌不能贴近胸骨	项肌僵直，头颈不能下俯，抗力极强
SZ143300	颈脉怒张	无症状或体征	颈脉增粗，隐隐可见	颈脉增粗，清楚显露，尚无迂曲	颈脉怒张，粗大迂曲
SZ150000	望皮肤				
SZ150100	肌肤发黄	无症状或体征	局部肌肤呈淡黄色	大片肌肤呈桔黄色	全身肌肤呈金黄色
SZ150200	肌肤甲错	无症状或体征	肌肤局限性干燥，状如蛇皮	肌肤干燥脱屑，基底潮红，可融合成片	肌肤广泛性粗糙，形似树皮
SZ150300	皮肤结节	无症状或体征	结节小而少，范围局限	结节大而少，范围局限	结节多，散在分布
SZ150400	皮肤破溃	无症状或体征	皮肤破溃，累计面积不及一指面	皮肤破溃，累计面积不及一掌面	皮肤破溃，累计面积超过一掌面
SZ150500	指甲青紫	无症状或体征	指甲微青，隐隐约约，似深静脉色调	指甲青紫较显，似浅静脉色调	指甲青而发紫，近似美兰色调
SZ150600	紫癜	无症状或体征	紫红色斑点，压之不褪色，累计面积不及一指面	紫红色斑点，压之不褪色，累计面积不及一掌面	紫红色斑点，压之不褪色，累计面积超过一掌面

续表

编码	四诊信息	定量（级）及其含义			
		1（正常）	2（轻度）	3（中度）	4（重度）
SZ150700	丘疹	无症状或体征	粟粒样疹点，压之褪色，累计面积不及一指面	粟粒样点，压之褪色，累计面积不及一掌面	粟粒样点，压之褪色，累计面积超过一掌面
SZ150800	风团	无症状或体征	云片状红斑，散在稀疏，色淡红，一视野不过10处	云片状红斑，分布较密，部分高出皮面，一视野10~20处	云片状红斑，公布密集，颜色鲜红，一视野超过20处
SZ160000	望排出物				
SZ160100	咳痰	无症状或体征	咳痰每日不超过25ml	咳痰每日有26~50ml	咳痰每日超过50ml
SZ160110	白痰	无症状或体征	痰色白，每日不超过25ml	痰色白，每日有26~50ml	痰色白，每日超过50ml
SZ160111	白色黏痰	无症状或体征	痰白质黏，咳出欠爽，每日不超过25ml	痰白质黏，咳出不爽，每日有26~50ml	痰白质黏，咳出艰难，每日超过50ml
SZ160112	白色稀薄痰	无症状或体征	痰色白质微稀，每日不超过50ml	痰色白质清稀，每日有51~100ml	痰清稀似液，色白，每日超过100ml
SZ160113	白色泡沫痰	无症状或体征	少量泡沫样白痰，每日不超过50ml	中等量泡沫样白痰，每日有51~100ml	大量泡沫样白痰，每日超过100ml
SZ160120	黄痰	无症状或体征	痰色黄，每日不超过25ml	痰色黄，每日有26~50ml	痰色黄，每日超过50ml
SZ160121	黄色黏痰	无症状或体征	痰黄质黏，咯出欠爽，每日不超过25ml	痰黄质黏，咳出不爽，每日有26~50ml	痰黄质黏，咳出艰难，每日超过50ml
SZ160122	黄色稀薄痰	无症状或体征	痰色黄质微稀，每日不超过50ml	痰色黄质清稀，每日有51~100ml	痰清稀似液，色黄，每日超过100ml
SZ160130	绿痰	无症状或体征	痰色绿，每日不超过25ml	痰色绿，每日有26~50ml	痰色绿，每日超过50ml
SZ160131	绿色黏痰	无症状或体征	痰绿质黏，咳出欠爽，每日不超过25ml	痰绿质黏，咳出不爽，每日有26~50ml	痰绿质黏，咳出艰难，每日超过50ml

续表

编码	四诊信息	定量（级）及其含义			
		1（正常）	2（轻度）	3（中度）	4（重度）
SZ160132	绿色稀薄痰	无症状或体征	痰色绿质微稀，每日不超过 50ml	痰色绿质清稀，每日有 51~100ml	痰清稀似液，色绿，每日超过 100ml
SZ160140	血痰	无症状或体征	痰中仅带有少量血丝或粉红色的泡沫样痰	咳痰，夹杂有暗色血块	咳痰，同时夹杂大量鲜红色的血液
SZ160141	红色黏痰	无症状或体征	痰红质黏，咳出欠爽，每日不超过 25ml	痰红质黏，咳出不爽，每日有 26~50ml	痰红质黏，咳出艰难，每日超过 50ml
SZ160142	红色稀薄痰	无症状或体征	痰色红质微稀，每日不超过 50ml	痰色红质清稀，每日有 51~100ml	痰清稀似液，色红，每日超过 100ml
SZ160143	红色泡沫痰	无症状或体征	少量泡沫样红痰，每日不超过 50ml	中等量泡沫样红痰，每日有 51~100ml	大量泡沫样红痰，每日超过 100ml
SZ160144	铁锈样痰	无症状或体征	痰中少量铁锈色血丝，每日咳出量不超过 25ml	痰中有一半或以上为铁锈色，每日咳出量有 26~50ml	咳全铁锈痰，每日咳出量超过 50ml
SZ160200	咯血	无症状或体征	咯唾鲜血不超过 20ml	咯唾鲜血在 20~100ml	咯唾鲜血超过 100ml
SZ160300	鼻涕	无症状或体征	鼻流涕，每日不超过 5ml	鼻流涕，每日有 6~10ml	鼻流涕，每日超过 10ml
SZ160310	鼻流清涕	无症状或体征	鼻流清涕，每日不超过 10ml	鼻流稀薄清涕，每日有 11~20ml	鼻流清涕或液，每日超过 20ml
SZ160320	鼻流黄涕	无症状或体征	鼻流浅黄涕，每日不超过 5ml	鼻流黄涕似桔色，每日有 6~10ml	鼻流深黄色涕，质黏稠，每日超过 10ml
SZ160330	鼻流浊涕	无症状或体征	鼻流浊涕带~性，每日不超过 5ml	鼻流浊涕呈糊状，每日有 6~10ml	鼻流浊涕呈冻胶状，每日超过 10ml
SZ160400	呕吐食物	无症状或体征	呕吐食物，量较少，吐过即舒	呕吐食物，量较多，一日数次	呕吐全部食物，吐而不止

续表

编码	四诊信息	定量（级）及其含义			
		1（正常）	2（轻度）	3（中度）	4（重度）
SZ160410	呕吐酸水	无症状或体征	自觉泛酸或呕吐酸水，不超过25ml	呕吐酸水，量有26~50ml	呕吐酸水，超过50ml
SZ160420	呕吐蛔虫	无症状或体征	呕吐蛔虫1~2条	呕吐蛔虫3~4条	呕吐蛔虫4条以上
SZ160430	呕吐痰涎	无症状或体征	偶尔吐痰涎，量少	有时呕吐痰涎，量较多	经常呕吐痰涎，量很多
SZ160440	吐血	无症状或体征	吐血量不超过50ml	吐血量有51~200ml	吐血量超过200ml
SZ170000	望舌				
SZ170100	舌体				
SZ170110	舌色				
SZ170111	舌淡白	无症状或体征	较常人舌色略淡	舌质淡红色，缺少血色	舌质白而全无血色
SZ170112	舌红	无症状或体征	舌色略深于正常之淡红	舌红如血，色泽鲜明	舌质较淡红为深，呈鲜红色
SZ170113	舌绛	无症状或体征	舌略呈深红色	舌呈深红色	舌深红而发紫
SZ170114	舌紫	无症状或体征	舌微紫或见青紫斑点，隐隐约约	舌紫明显	舌紫暗，晦然不泽
SZ170115	舌生瘀斑	无症状或体征	舌体散在瘀点	舌体小块瘀斑	舌体大片瘀斑
SZ170116	舌尖红	无症状或体征	舌尖偏红	舌尖鲜红	舌尖红赤溃破
SZ170117	舌枯	无症状或体征	舌无光彩，尚有血色	舌无光彩，缺乏血色	舌无光彩血色，干枯死板
SZ170120	舌形				
SZ170121	瘦薄舌	无症状或体征	舌体瘦小，体积不及正常人的2/3	舌体瘦小，体积不及正常人的1/2	舌体瘦小，体积不及正常人的1/3
SZ170122	胖大舌	无症状或体征	舌体轻度虚浮，舌边齿痕不显	舌体虚浮肿大，舌边齿痕明显	舌体虚浮肿大，舌边深布较多齿痕

续表

编码	四诊信息	定量(级)及其含义			
		1(正常)	2(轻度)	3(中度)	4(重度)
SZ170123	齿痕舌	无症状或体征	舌边齿痕微显	舌体边缘齿痕明显	舌体边缘深布较多齿痕
SZ170124	裂纹舌	无症状或体征	舌面出现少量线状裂纹	舌面出现较多人、爻字形裂纹,呈地图样	舌裂呈菜花样
SZ170125	芒刺舌	无症状或体征	舌尖生有少量芒刺	芒刺量偏多,扪之碍手	舌生芒刺如杨梅,有高凸感
SZ170126	镜面舌	无症状或体征	舌面光洁如镜有润感	舌面光洁如镜无润感	舌面光洁如镜并干燥
SZ170127	肿胀舌	无症状或体征	舌体肿胀,体积增加不超过正常的20%	舌体肿胀,体积增加在正常的21%~50%	舌体肿胀,体积增加超过正常的50%
SZ170130	舌态				
SZ170131	舌痿	无症状或体征	舌形敛缩,伸不及承浆	舌形敛缩,伸不及唇	舌形敛缩,伸不过齿
SZ170132	舌强	无症状或体征	舌欠柔软,口齿欠清	舌硬笨拙,活动不利,言语含糊	舌体僵直,不能转动
SZ170133	舌歪	无症状或体征	舌体偏斜,不超过30°	舌体偏斜,不超过45°	舌体偏斜,超过45°
SZ170134	舌颤	无症状或体征	舌体颤动偶发,短暂即过,能自我控制	舌体颤动时作时止,不易控制	舌体颤动不停,不能控制
SZ170135	舌卷	无症状或体征	舌头微卷曲缩,口齿欠清	舌头卷曲回缩,转动不利,言语含糊	舌头卷曲回缩,不能转动
SZ170140	舌下络脉	无症状或体征	稍迂曲紫暗,或伴散在瘀点	比较迂曲紫暗,呈紫色网状	明显迂曲紫暗,如紫珠状的瘀血结节
SZ170200	舌苔				
SZ170210	苔质				
SZ170211	厚苔	无症状或体征	舌苔较厚,尚可隐约见底	舌苔厚不见底	舌苔厚不见底,如堆积之状

续表

编码	四诊信息	定量(级)及其含义			
		1(正常)	2(轻度)	3(中度)	4(重度)
SZ170212	滑苔	无症状或体征	舌苔白而湿滑	舌苔白而湿滑，表面似有一层水分	舌苔白而水多，伸舌欲滴
SZ170213	糙苔	无症状或体征	苔面少津，欠润	苔面少津，干燥	苔面无津，干燥，且生芒刺
SZ170214	腐苔	无症状或体征	舌苔稍见腐垢，松软而厚	舌苔腐垢明显，如豆渣堆积	舌苔腐垢，上覆白衣如霉，或生糜点如饭粒样
SZ170215	腻苔	无症状或体征	苔薄腻，隐隐见到舌底	苔粘腻细密，不见舌底	苔厚腻，如堆积之状
SZ170216	剥苔	无症状或体征	舌苔剥脱面积不超过舌面的1/5	舌苔剥脱面积在舌面的1/5~1/2之间	舌苔剥脱面积超过舌面的1/2
SZ170217	无根苔	无症状或体征	舌苔根部疏松，刮之不易脱落	舌苔中间及根部疏松，刮之易脱落	整个舌苔均疏松，轻刮即脱落
SZ170220	苔色				
SZ170221	白苔	无症状或体征	舌苔薄白，如罩薄雾	舌苔色白，如洒乳汁	舌苔厚白，如堆霜雪
SZ170222	黄苔	无症状或体征	舌苔呈浅黄色或黄中带白	舌苔呈深黄色	舌苔呈焦黄色
SZ170223	灰黑苔	无症状或体征	舌苔呈浅灰色	舌苔呈灰黑色	舌苔呈黑色
SZ170224	绿苔	无症状或体征	舌苔呈浅绿色	舌苔呈绿色	舌苔呈深绿色

二、闻诊信息编码及分级标准

编码	四诊信息	定量(级)及其含义			
		1(正常)	2(轻度)	3(中度)	4(重度)
SZ200000	闻诊				
SZ210000	闻声音				
SZ210100	语音重浊	无症状或体征	语声稍低沉，发音尚清	语声低沉，发音含糊，不易听懂	语声很低沉，发音不清，不能听懂

续表

编码	四诊信息	定量(级)及其含义			
		1(正常)	2(轻度)	3(中度)	4(重度)
SZ210200	语言謇涩	无症状或体征	口齿欠清,说话尚能成句	口齿不清,不能说出完整语句	口齿含糊,基本不能言语
SZ210300	少气懒言	无症状或体征	气力不足,多语则觉疲乏	体虚气短,懒于言语	极度虚弱,语声低微、断续,或无力言语
SZ210400	声嗄	无症状或体征	声音发沙,音量不低	声音发沙,音量降低,不易听清	声音嘶哑,语声低微,或难出声
SZ210500	失音	无症状或体征	声音微哑,发音低微	声音沙哑,音量低沉,不易听清	声音严重嘶哑或完全不能发声
SZ210600	谵语	无症状或体征	偶有胡言乱语,声音洪亮,神志欠清	胡言乱语频发,声音洪亮,神志不清	胡言乱语,声音低微、断续,神志不清
SZ210700	郑声	无症状或体征	偶有郑声	郑声频发	持续郑声
SZ210800	叹息	无症状或体征	偶有叹息	胸闷时有出现,叹息可舒	胸闷不舒,叹息反复出现,叹不觉松
SZ210900	气喘	无症状或体征	气喘,每于活动后出现,平静时不显	气喘,平静时也发生喘促	气喘,倚息不得卧,需端坐呼吸
SZ211000	动则喘甚	无症状或体征	连续登3楼以上则喘甚	连续登2楼以上则喘甚	平地行走50米以内则喘甚
SZ211100	哮鸣	无症状或体征	喉中哮鸣如哨声,呼吸稍快,不觉胸闷	喉中哮鸣如哨声,呼吸急促,自觉胸闷	喉中哮鸣如哨声,呼吸困难,伴发绀
SZ211200	喉中痰鸣	无症状或体征	喉中偶闻痰鸣或声音较小	喉中时有痰鸣,声音较响	喉中持续痰鸣辘辘
SZ211300	气粗	无症状或体征	气息稍粗,喉间似有鼾声	呼吸有力,声息粗大,喉有鼾声	呼吸深而有力,声息粗大,喉间鼾声响亮
SZ211400	气微	无症状或体征	呼吸无力,声息较低,坐在近旁可以闻及	呼吸浅而无力,声息低弱,靠近头部可以闻及	呼吸极为浅弱,声息低微,靠近头部亦难闻及

续表

编码	四诊信息	定量（级）及其含义			
		1（正常）	2（轻度）	3（中度）	4（重度）
SZ211500	咳嗽	无症状或体征	咳嗽时作，不影响正常生活和工作	咳嗽频次较高，正常生活和工作稍受影响	咳嗽频繁难止，影响正常生活和工作
SZ211510	干咳	无症状或体征	干咳，间断而作，不影响正常生活和工作	干咳，较频，睡眠及生活稍受影响	昼夜干咳频繁或阵咳，影响休息和睡眠
SZ211520	呛咳	无症状或体征	呛咳间断而作，不影响正常生活和工作	呛咳较频，睡眠及生活稍受影响	昼夜呛咳频繁，影响休息和睡眠
SZ211600	呃逆	无症状或体征	每日呃逆不超过 5 次	每日呃逆 5~10 次	每日呃逆超过 10 次
SZ211700	嗳气	无症状或体征	每日嗳气不超过 5 次	每日嗳气 5~10 次	每日嗳气超过 10 次
SZ211800	呵欠	无症状或体征	每日呵欠不超过 5 次	每日呵欠 5~10 次	每日呵欠超过 10 次
SZ211900	喷嚏	无症状或体征	每日喷嚏不超过 5 次	每日喷嚏 5~10 次	每日喷嚏超过 10 次
SZ212000	鼻鼾	无症状或体征	鼾声较小，时作时止	鼾声较响亮，时作时止，或鼾声较小，持续而作	鼾声响亮甚如雷鸣，入睡即作
SZ212100	干呕	无症状或体征	每日干呕不超过 1~2 次	每日干呕 3~4 次	每日干呕超过 4 次
SZ212200	肠鸣	无症状或体征	肠鸣有声，一日不超过 5 次	肠鸣有声，一日不超过 10 次	肠鸣有声，一日超过 10 次，或肠鸣持续
SZ212300	矢气	无症状或体征	矢气每日不超过 5 次	矢气每日 5~10 次	矢气每日超过 10 次，或频频矢气
SZ220000	闻气味				
SZ220100	口臭	无症状或体征	自觉口中出气臭秽，旁人难闻及	咫尺内可闻及口中出气臭秽	咫尺外亦可闻及口中出气臭秽
SZ220200	尿臭	无症状或体征	小便带有腥臭，但不太熏人	小便腥臭，熏及左右	小便臭秽，熏及满室
SZ220300	汗臭	无症状或体征	汗有异味，旁人能忍受	汗有轻微异味，旁人尚能忍受	汗有很重异味，旁人避之

三、问诊信息编码及分级标准

编码	四诊信息	定量（级）及其含义			
		1（正常）	2（轻度）	3（中度）	4（重度）
SZ300000	问诊				
SZ310000	问寒热				
SZ310100	恶风寒	无症状或体征	轻微畏风怕冷，加衣可缓解	畏风怕冷，覆被可缓解	畏风怕冷较重，避风近火可缓解
SZ310200	畏寒	无症状或体征	病人自觉怕冷，加衣可缓解	病人自觉怕冷，覆被可缓解	病人自觉怕冷，近火可缓解
SZ310300	寒战	无症状或体征	稍感寒冷，不颤抖	感觉寒冷，手足颤抖	感觉寒冷，全身颤抖
SZ310400	恶热	无症状或体征	感觉怕热，可忍受	感觉怕热，需脱衣饮水	感觉怕热，脱衣饮水仍不缓解
SZ310500	骨蒸	无症状或体征	午后或入夜有热自骨髓向外透发，持续时间不超过 1 小时	午后或入夜有热自骨髓向外透发，持续时间 1~2 小时	午后或入夜有热自骨髓向外透发，持续时间超过 2 小时
SZ310600	壮热	无症状或体征	身热，体温 39~40℃	身热，体温高于 40 ℃，但无谵语、神昏等神志症状	身热，体温高于 40 ℃，有谵语，甚则神昏等神志症状
SZ310700	潮热	无症状或体征	有时发热，状如潮水有定时	每天午后发热，状如潮水有定时	发热时间延续较长，状如潮水有定时，入夜及午后发热
SZ310800	烘热	无症状或体征	烘热每随情绪波动而发，发过则如常人	烘热时发，或伴面赤	烘热持续时间较长，全身如火烘烤
SZ310900	手背热	无症状或体征	察知或自觉两手背稍热	察知或自觉两手背热感明显，扪之灼热	察知两手背热感极显，扪之滚烫
SZ311000	身热夜甚	无症状或体征	夜间发热，偶尔发生	夜间发热，经常发生，影响睡眠	夜间持续发热，彻夜不眠
SZ311100	夜热早凉	无症状或体征	夜热早凉偶尔发生	夜热早凉经常发生，尚能耐受	夜热早凉每天发生，程度较重，影响生活，难以控制

续表

编码	四诊信息	定量（级）及其含义			
		1（正常）	2（轻度）	3（中度）	4（重度）
SZ311200	五心烦热	无症状或体征	手足心发热，偶有心烦	手足心发热，欲露衣被外，时有心烦	手足心发烫，欲持冷物，终日心烦不宁
SZ311300	手足心热	无症状或体征	手足心发热，时有时无	手足心发热，手足需暴露	手足心发烫，需接触冷物
SZ311400	身热不扬	无症状或体征	体表初扪不很热，稍久则觉灼热，体温不超过39℃	体表初扪不很热，稍久则觉灼热，体温39~39.5℃	体表初扪不很热，稍久则觉灼热，体温超过39.5℃
SZ311500	恶寒发热	无症状或体征	恶寒发热程度轻，不影响工作	恶寒发热较重，工作受影响	恶寒发热严重，不能进行任何工作
SZ311600	寒热往来	无症状或体征	恶寒与发热交替发作，发热时体温不超过39.5℃	恶寒与发热交替发作，发热时体温39.5~40℃	恶寒与发热交替发作，发热时体温超过40℃
SZ320000	问汗出				
SZ320100	无汗	无症状或体征	天热或同样环境下别人出汗而本人无汗，天气炎热有汗	天气炎热仍不易出汗	任何时候都无汗出
SZ320200	有汗	无症状或体征	较冷的环境或同样环境别人不出汗而本人微出汗	活动后或稍觉热的环境下，汗出湿衣	安静的状态也出汗或活动后、天热的环镜下，汗出如雨淋
SZ320300	半身无汗	无症状或体征	半身汗出量少，肌肤尚有润感	半身汗出量微，自觉肌肤干燥	半身无汗且肌肤干燥
SZ320400	多汗	无症状或体征	汗出肌肤湿润	汗出沾湿内衣	大汗淋漓
SZ320500	自汗	无症状或体征	稍动自然汗出，汗量不多	稍动或无故汗出，汗量较多，反复发作	无故汗出，汗量甚多，常湿透内衣
SZ320600	盗汗	无症状或体征	偶有盗汗	盗汗频发	盗汗每天发生
SZ320700	冷汗	无症状或体征	汗出较冷，量少，短暂即过，或偶发，不沾内衣	汗出冷，量较多，时常出现，沾湿内衣	汗出极冷，量多，持续时间长，遍身湿漉

续表

编码	四诊信息	定量（级）及其含义			
		1（正常）	2（轻度）	3（中度）	4（重度）
SZ320800	战汗	无症状或体征	寒战后出汗较少	寒战后出汗量大	寒战后周身出汗，如水浇透
SZ320900	腋汗	无症状或体征	偶有腋汗，局部潮湿	时常出腋汗，局部潮湿	腋汗时时而下，量多湿衣
SZ321000	黄汗	无症状或体征	出汗量少，微沾内衣，色淡黄	出汗较多，沾湿内衣，色深黄	出汗量多，遍身湿漉，且色如黄柏汁
SZ321100	油汗	无症状或体征	出汗较少，微沾内衣，微油	出汗较多，沾湿内衣，油多	出汗量多，如水浇透，油多黏腻
SZ321200	头汗	无症状或体征	头部微有汗出，不沾湿头发	头部汗出较多，沾湿头发	头部汗出，量多，头发湿透
SZ321300	手足汗出	无症状或体征	手足汗出量少，局部湿润	手足汗出较多，局部潮湿	手足汗出量多，如出水中
SZ321400	心胸汗出	无症状或体征	心胸汗出量少，局部湿润	心胸汗出较多，局部潮湿	心胸汗出量多，如水浇透
SZ321500	半身汗出	无症状或体征	半身汗出量少，局部湿润	半身汗出较多，局部潮湿	半身汗出量多，如水浇透
SZ330000	问疼痛				
SZ330100	头痛	无症状或体征	头痛较轻，偶有发作，可以忍受	头痛较重，时发时止，影响工作	头痛剧烈，欲炸欲裂，持续不解，面容痛苦
SZ330110	头胀痛	无症状或体征	头胀痛较轻，偶有发作，不影响工作和生活	头胀痛较重，时发时止，影响工作	头胀痛欲裂，持续不解，面容痛苦
SZ330120	头刺痛	无症状或体征	头痛如针刺，为时短暂，不影响日常工作和生活	头痛如针刺，时发时止，发时症状较重，但能忍受	头痛如锥刺，痛时剧烈，持续不解，难以忍受
SZ330130	头隐痛	无症状或体征	头部隐隐作痛，为时短暂，不影响工作和生活	头部隐隐作痛，时发时止，影响工作	头部隐隐作痛，持续不解，使人坐卧不安
SZ330140	头重痛	无症状或体征	头重痛偶发，不影响工作和生活	头重痛时发时止，影响工作	头重痛持续不解，使人坐卧不安

续表

编码	四诊信息	定量（级）及其含义			
		1（正常）	2（轻度）	3（中度）	4（重度）
SZ330150	头跳痛	无症状或体征	头痛呈搏动样，程度较轻，不影响日常工作和生活	头痛呈搏动样，时发时止，影响工作	头痛呈搏动样，持续不解，头部喜重裹、按压
SZ330160	偏头痛	无症状或体征	偏头痛偶尔发作，不影响工作	偏头痛经常发作，无恶心呕吐等症，工作受影响	偏头痛持续，伴恶心呕吐等症，不能进行任何工作
SZ330200	耳痛	无症状或体征	耳痛较轻，时发时止，可以耐受	耳痛较重，时发时止，或持续不解，影响听力和工作	耳痛剧烈，持续不解，无法正常生活
SZ330300	目痛	无症状或体征	目睛略痛，时发时止，可以耐受	目睛较痛，时发时止，或持续不解，影响视力	目睛痛甚，持续不解，严重影响视力
SZ330400	牙痛	无症状或体征	牙齿疼痛较轻，不影响饮食及工作	牙齿疼痛较重，影响饮食及工作	牙齿疼痛严重，不能进食及工作
SZ330500	舌痛	无症状或体征	舌体局部轻微疼痛，可以忍受	舌体局部疼痛，持续时间较长，自觉难受	全舌疼痛，持续不已，难以难受
SZ330600	咽喉肿痛	无症状或体征	咽喉略痛，对吞咽、讲话无影响，可以耐受	咽喉较痛，对吞咽、讲话有一定影响	咽喉痛甚，严重妨碍吞咽、讲话
SZ330700	颈项痛	无症状或体征	疼痛轻，颈部活动正常	疼痛稍重，颈部活动受限，影响工作	疼痛重，颈部活动严重受限，无法正常生活
SZ330800	肩痛	无症状或体征	肩痛轻微，肩关节活动正常	肩痛较重，肩关节活动受限，影响工作	肩痛剧烈，肩关节活动严重受限，无法正常生活
SZ330900	胸痛	无症状或体征	胸部疼痛，不影响工作和生活	胸部疼痛时发时止，发作时症状较重，但能忍受	胸部疼痛剧烈，持续不解，难以忍受

续表

编码	四诊信息	定量(级)及其含义			
		1(正常)	2(轻度)	3(中度)	4(重度)
SZ330910	胸胀痛	无症状或体征	胸部胀痛,程度较轻,不影响工作和生活	胸部胀痛,时发时止,捶打后方舒	胸部胀痛,持续不解,屈身不能,捶打后仍不解
SZ330920	胸刺痛	无症状或体征	胸痛如针刺,为时短暂,不影响日常工作和生活	胸痛如针刺,时发时止,发时症状较重,但能忍受	胸痛如锥刺,痛时剧烈,持续不解,难以忍受
SZ330930	胸灼痛	无症状或体征	胸部偶有烧灼样疼痛,不影响工作和生活	胸部烧灼样疼痛,时发时止,影响工作	胸部如烧灼,喜冷恶热,坐卧不宁
SZ330940	胸绞痛	无症状或体征	胸部偶有绞痛,为时较短,不影响工作和生活	胸部绞痛,时发时止,影响工作	胸部刀割样疼痛,持续不解,大汗淋漓
SZ330950	胸隐痛	无症状或体征	胸部隐隐作痛,程度较轻,不影响工作和生活	胸部隐痛,时发时止,影响工作	胸部隐痛,持续不解,使人心烦不安
SZ330960	胸闷痛	无症状或体征	胸部憋闷疼痛,程度较轻,为时短暂,不影响工作和生活	胸部憋闷疼痛,休息或叹息可缓解,影响工作	胸部憋闷疼痛呈压榨样,休息或叹息不得缓解,不能工作
SZ330970	胸走窜痛	无症状或体征	胸部疼痛走窜不定,范围小,程度轻,不影响工作和生活	胸部疼痛,走窜全胸,程度较重,影响工作	胸部疼痛,走窜全胸,并放射至肩臂,程度严重,不能工作
SZ331000	胁痛	无症状或体征	胁痛偶发,可自行缓解	胁痛频发,不易缓解	胁痛持续不缓解
SZ331010	胁胀痛	无症状或体征	胁部胀痛,程度较轻,不影响工作和生活	胁部胀痛,捶打后可缓解,影响工作	胁部胀痛,不可俯身,持续不解
SZ331020	胁刺痛	无症状或体征	胁痛如针刺,为时短暂,不影响日常工作和生活	胁痛如针刺,时发时止,发时症状较重,但能忍受	胁痛如锥刺,痛时剧烈,持续不解,难以忍受

续表

编码	四诊信息	定量（级）及其含义			
		1（正常）	2（轻度）	3（中度）	4（重度）
SZ331030	胁绞痛	无症状或体征	胁部偶有绞痛，为时较短，不影响工作和生活	胁部绞痛，时发时止，影响工作	胁部刀割样疼痛，持续不解，大汗淋漓
SZ331040	胁隐痛	无症状或体征	胁部隐痛，程度较轻，不影响工作和生活	胁部隐痛，时发时止，喜揉按，影响工作	胁部隐痛，持续不解，使人心烦不安
SZ331050	胁闷痛	无症状或体征	胁部闷痛，程度较轻，不影响工作和生活	胁部闷痛，揉按或叹息后可缓解，影响工作	胁部闷痛，持续不得缓解
SZ331060	胁走窜痛	无症状或体征	胁部走窜痛，程度较轻，不影响工作和生活	胁部走窜痛，时发时止，影响工作和生活	胁部走窜痛，程度较重，坐卧难安
SZ331100	胃脘痛	无症状或体征	胃痛偶发，可自行缓解	胃痛频发，不易缓解	胃痛频发不缓解
SZ331200	腹痛	无症状或体征	偶见腹痛，可自行缓解	腹痛较重，频发，生活和工作受干扰	腹痛剧烈，持续不解，多伴呻吟，无法正常生活
SZ331300	乳房疼痛	无症状或体征	乳房微痛，无明显肿块，可以忍受	乳房疼痛较重，可触及肿块，但无红赤发热，影响情绪和生活	乳房疼痛剧烈，局部红肿，伴发热
SZ331400	腰痛	无症状或体征	腰痛轻微，不影响腰部活动，可以忍受	腰痛较重，腰部活动受限，影响生活和工作	腰痛剧烈，腰部活动严重受限，痛苦呻吟，无法正常工作生活
SZ331500	背痛	无症状或体征	背痛轻微，不影响背部活动，可以忍受	背痛较重，背部活动受限，影响生活和工作	背痛剧烈，背部活动严重受限，痛苦呻吟，无法正常工作生活
SZ331600	身痛	无症状或体征	身痛轻微，肢体活动正常，可以忍受	周身疼痛较重，肢体活动受限，影响正常生活和工作	周身痛甚，肢体活动严重受限，痛苦呻吟，无法正常生活工作
SZ331700	关节疼痛	无症状或体征	关节痛轻微，不影响活动	关节疼痛较重，活动受限	关节疼痛剧烈，活动严重受限

续表

编码	四诊信息	定量（级）及其含义			
		1（正常）	2（轻度）	3（中度）	4（重度）
SZ331800	四肢疼痛	无症状或体征	四肢关节疼痛轻微，不影响活动	四肢关节疼痛较重，活动受限	四肢关节疼痛剧烈，活动严重受限
SZ331900	股阴痛	无症状或体征	大腿内侧痛轻微，短暂即过，可以忍受	大腿内侧疼痛较重，时发时止，难以忍受	大腿内侧疼痛剧烈持续，无法忍受
SZ332000	足痛	无症状或体征	足痛轻微，不影响行走	足痛较重，影响行走	足痛剧烈，无法行走
SZ340000	问其他不适				
SZ340100	神疲乏力	无症状或体征	偶感精神困倦，肢体乏力，程度轻微，不影响日常活动	一般活动即感困倦乏力，间歇出现，能坚持日常活动	休息亦感困倦乏力，持续出现，不能坚持日常活动
SZ340200	健忘	无症状或体征	记忆力减退，能回忆往事	记忆力明显减退，回忆往事速度缓慢，对近期事物易忘记	记忆力衰退，言语不知首尾，事过转瞬即忘
SZ340300	头昏	无症状或体征	头昏轻微，偶尔发生，重体力劳动时出现，不影响一般活动及工作	头昏较重，活动时出现，休息可安	头昏重，行走欲仆，终日不缓解，影响活动及工作
SZ340400	头晕	无症状或体征	头昏视物不清，时感旋转，能忍受	视物昏花旋转，如坐舟船之状，休息可安	张目则天旋地转，不能站立，上泛呕恶，甚或仆倒
SZ340500	头胀	无症状或体征	头部自觉发胀，偶尔发生，能自行缓解	头胀发重，症状间断出现，时轻时重	头胀如裂，反复发作，持续时间长
SZ340600	头皮麻木	无症状或体征	头部皮肤不知痛痒，短暂即逝	时感头皮麻木，持续时间不超过10分钟	头皮麻木不仁，持续时间超过10分钟
SZ340700	头重	无症状或体征	偶尔发生，症状轻，略感头部沉重	症状间断出现，时轻时重	反复发作，持续时间长，症状较重

续表

编码	四诊信息	定量(级)及其含义			
		1(正常)	2(轻度)	3(中度)	4(重度)
SZ340800	脑鸣	无症状或体征	脑鸣轻微,偶尔出现,数秒即逝,不影响工作和睡眠	脑鸣较重,经常出现,持续数秒,影响工作和睡眠	脑鸣如蝉,如火车声,持续不已,严重影响工作和睡眠
SZ340900	目眩	无症状或体征	偶有视物昏花晃动,但不影响日常生活及工作	时有视物昏花晃动,劳累后加重,影响日常生活	动则视物昏花晃动,甚则摔倒,严重影响日常生活
SZ341000	目胀	无症状或体征	偶有轻微目胀,1 小时内减轻或消失	目胀经常发生,较甚,持续时间 1~3 小时	目胀反复发作,持续 3 小时以上
SZ341100	目涩	无症状或体征	眼球欠润,稍感不适	眼球干涩,不适感明显	眼球干涩,难以忍受
SZ341200	目痒	无症状或体征	眼睛微痒,时有时无,揉眼现象不多	眼睛发痒,有难受感,常需揉眼方快	眼睛剧痒,极难忍受,重揉方快
SZ341300	视物模糊	无症状或体征	视物欠清晰	视物模糊,辨物费劲	视物模糊不清,难辨物体
SZ341400	畏光	无症状或体征	每遇光热刺激,眼睛涩痒不爽	每遇光热刺激,眼睛涩痛流泪	每遇光热刺激,双目畏避难睁
SZ341500	迎风流泪	无症状或体征	偶见迎风流泪,泪常不多	常见迎风流泪,泪出较多	迎风流泪随时发作,下睑湿润
SZ341600	耳痒	无症状或体征	耳朵微痒,时有时无,搔耳现象不多	耳朵发痒,有难受感,常需搔耳方快	耳朵剧痒,极难忍受,重搔方快
SZ341700	耳鸣	无症状或体征	轻微,偶出现或仅在安静环境中出现,不影响听力	较重,时时显现,在嘈杂环境中仍有耳鸣,或伴轻度听力障碍	严重,昼夜不停,影响工作休息,或伴有中度以上听力障碍
SZ341800	耳聋	无症状或体征	听力稍减,交际及答话小有影响,或需近听或重复问话	听力显减,交际及答话颇有影响,常需近听或重复问话	听力消失,难以交际及答话,或依赖助听器

续表

编码	四诊信息	定量（级）及其含义			
		1（正常）	2（轻度）	3（中度）	4（重度）
SZ341900	失嗅	无症状或体征	嗅觉稍钝，或香或臭，近闻方得	嗅觉不灵，对部分气味不能识别	嗅觉消失，不知香臭
SZ342000	舌麻	无症状或体征	偶感舌麻，短暂即过	舌体发麻，时作时止	舌体麻木，持续不解
SZ342100	牙齿浮动	无症状或体征	少数牙齿浮动	一半以上牙齿浮动，不能咬硬物	全牙浮动，牙齿过早脱落 4 颗以上，吃普食感到有困难
SZ342200	鼻咽痒	无症状或体征	鼻咽微痒，揉鼻、咳嗽现象少见	鼻咽痒，时要揉鼻、咳嗽	鼻咽痒难忍，揉鼻、咳嗽频作，情绪不安
SZ342300	咽喉异物感	无症状或体征	偶有咽部异物感，可自行缓解	咽部异物感，做“咔”的动作觉舒	咽部异物感持续存在不缓解，影响吞咽
SZ342310	咽喉紧迫感	无症状或体征	偶有咽喉紧迫感，短暂即过或不超过 1 天	咽喉紧迫感，时作时止，1~3 天	咽喉紧迫感，持续不解，超过 3 天
SZ342320	咽喉烧灼感	无症状或体征	偶有咽喉烧灼感，短暂即过或不超过 1 天	咽喉烧灼感，时作时止，1~3 天	咽喉烧灼感，持续不解，超过 3 天
SZ342330	咽喉烟呛感	无症状或体征	偶有咽喉烟呛感，短暂即过或不超过 1 天	咽喉烟呛感，时作时止，1~3 天	咽喉烟呛感，持续不解，超过 3 天
SZ342340	咽喉堵塞感	无症状或体征	偶有咽喉堵塞感，短暂即过或不超过 1 天	咽喉堵塞感，时作时止，1~3 天	咽喉堵塞感，持续不解，超过 3 天
SZ342350	咽喉痰附感	无症状或体征	偶有咽喉痰附着感，短暂即过或不超过 1 天	咽喉痰附着感，时作时止，1~3 天	咽喉痰附着感，持续不解，超过 3 天
SZ342400	胸胁苦满	无症状或体征	胸胁稍感满闷，不影响呼吸	胸胁满闷较显，影响呼吸	胸胁满闷难忍，呼吸困难
SZ342500	胁胀	无症状或体征	胁肋胀满不适，呼吸正常	胁肋胀满难受，呼吸欠畅，时作太息	胁肋胀满疼痛，呼吸受限，频作太息，情绪不安

续表

编码	四诊信息	定量(级)及其含义			
		1(正常)	2(轻度)	3(中度)	4(重度)
SZ342600	心下痞	无症状或体征	胃脘满闷偶发,可以忍受,不影响饮食	胃脘满闷频发,食欲减退	胃脘满闷,终日不解,难以忍受,影响餐饮次数
SZ342700	痞满	无症状或体征	脘腹满闷堵塞偶发,不影响食欲	脘腹满闷堵塞频发,影响食欲	脘腹满闷堵塞,终日不解,难以忍受,影响餐饮次数
SZ342800	腹胀	无症状或体征	轻微腹胀,偶尔发作,不影响工作及生活	腹胀不适,时有发作,影响工作及生活	腹胀,持续不止,常需服药缓解
SZ342900	少腹急结	无症状或体征	偶感下腹时有痉挛,程度轻微	少腹急迫痉挛,或伴痛伴胀,时作时止,不超过1小时	少腹急迫痉挛,伴痛伴胀,时间超过1小时
SZ343000	腰膝酸软	无症状或体征	腰膝酸软偶见,劳累后出现,工作活动仍正常	腰膝酸软隐隐,休息缓解,可进行一般工作	腰膝酸软明显,不能多站多行,休息时亦有,影响行动
SZ343100	肢体困重	无症状或体征	肢体有沉重感,尚未碍及活动	肢体沉重,活动费力	肢体困重,活动困难
SZ343200	关节酸痛	无症状或体征	关节酸痛偶发,活动正常	关节酸痛频发,活动受限	关节酸痛缠绵不愈,伴关节畸形
SZ343300	肌肤瘙痒	无症状或体征	肌肤略有瘙痒,短暂即过,或为偶发	肌肤痒感明显,抓挠方舒	肌肤极痒,欲反复抓挠
SZ343400	身痒	无症状或体征	身微痒,时有时无,抓搔现象不多	全身发痒,有难受感,常需抓搔方快	全身剧痒,极难忍受,重搔方快
SZ343500	身重	无症状或体征	感觉身体沉重,不影响日常活动	感觉身体沉重,活动受限	感觉身体沉重如裹,活动困难
SZ343600	腰冷重	无症状或体征	腰冷重,如坐水中,多兼腰痛	腰部寒凉重坠,如风吹入,缠绵不休	腰冷如冰,腰脚浮肿,活动不利

续表

编码	四诊信息	定量(级)及其含义			
		1(正常)	2(轻度)	3(中度)	4(重度)
SZ343700	背冷	无症状或体征	自觉背部冷,天寒时明显	背部经常发冷,需多加衣	背冷如敷冰,需热敷
SZ343800	背热	无症状或体征	自觉背部有热感,天热时更加明显	背部经常有热感,需脱衣	背热如火烤,需冰敷
SZ343900	形寒怕冷	无症状或体征	手足有时怕冷,不影响衣着,遇风出现	经常四肢怕冷,比一般人明显,夜晚出现	全身明显怕冷,着衣较常人差一季节
SZ344000	善悲欲哭	无症状或体征	郁郁寡欢,情绪低落,不影响日常工作和生活	心中悲伤,时欲哭泣,但能自我控制症状	终日沉浸在莫名的悲伤之中,甚则坐卧不安,无法自控
SZ344100	急躁易怒	无症状或体征	性情偏急,事欲速成,遇事不成易动感情	性情急躁,遇事欠冷静,容易发怒	性情暴躁,动辄发怒,易有过激行为
SZ344200	忧思郁闷	无症状或体征	思虑偏多,情怀不舒	遇事反复思考,忧虑重重,精神抑郁	终日思虑无度,心中忧郁,闷闷不乐
SZ344300	麻木	无症状或体征	稍觉肌肤麻木,短暂即过	肌肤麻木,持续时间不超过半小时	肌肤麻木较甚,持续时间超过半小时
SZ344310	半身麻木	无症状或体征	半身麻木轻微,短暂即过	半身麻木,持续时间不超过半小时,可见肌肤不仁,肢体乏力等症	半身麻木甚剧,持续时间超过半小时,多见肌肤不仁,肢体乏力等症
SZ344320	肌肤麻木	无症状或体征	稍觉肌肤麻木,短暂即过	肌肤麻木,持续时间不超过半小时	肌肤麻木较甚,持续时间超过半小时
SZ344330	四肢麻木	无症状或体征	四肢麻木轻微,短暂即过	四肢麻木较重,持续时间不超过半小时	四肢麻木不仁,持续时间超过半小时
SZ350000	问饮食				
SZ350100	渴不欲饮	无症状或体征	渴不欲饮,不超过 3 天	渴不欲饮 3~7 天	渴不欲饮超过 7 天

续表

编码	四诊信息	定量(级)及其含义			
		1(正常)	2(轻度)	3(中度)	4(重度)
SZ350200	饮水则呛	一次喝完，无噎呛	分两次以上喝完，无噎呛；或能一次喝完，但有噎呛	分两次以上喝完，且有噎呛	常噎呛，难以喝完
SZ350300	口淡	无症状或体征	口稍淡	口淡饮食乏味	口淡饮食无味
SZ350400	口甜	无症状或体征	口中似有甜味	口中有甜味	口中甚甜
SZ350500	口咸	无症状或体征	口有咸味	口咸明显	口咸甚极，如食咸盐
SZ350600	口苦	无症状或体征	晨起口苦，或口中微苦，注意方得	口苦食不知味，不意亦得	口中甚苦，如含苦药
SZ350700	口酸	无症状或体征	口中似有酸味	口中带有酸味，如醋回味	口味甚酸，如含酸果
SZ350800	口黏腻	无症状或体征	口中微腻，唾液偏稠	口中黏腻，唾液发黏	口中黏腻难受，唾液黏稠
SZ350900	流涎	无症状或体征	偶见流涎，涎量不多，吞咽动作略多	时见流涎，涎量较多，吞咽动作明显增加，幼儿可见衣领潮湿	时刻流涎，涎量甚多，频频吞咽或须吐出，幼儿湿透衣领，一日数更
SZ351000	多唾	无症状或体征	自觉口中唾液较多，无须唾出	口中唾液量多，唾出方快	口中唾液甚多，频频唾出
SZ351100	纳谷不香	无症状或体征	食欲欠佳，口味不香，食量较平时减少约 1/4	食欲不振，食不知味，食量较平时减少约 1/2	食欲甚差，无饥饿感，食量较平时减少 3/4 以上
SZ351200	恶心	无症状或体征	偶有恶心感	经常有恶心感	整日有恶心感
SZ351300	呕吐	无症状或体征	呕吐 3 次以内	呕吐超过 3 次	呕吐频频，难以忍受
SZ351400	反胃	无症状或体征	饮食入胃不消化，欲吐未吐	饮食入胃不消化，暮食朝吐、朝食暮吐	饮食入胃不消化，食已则吐
SZ351500	泛酸	无症状或体征	每日泛酸 1~2 次，未吐出酸水	每日泛酸 3~5 次，偶有酸水吐出	每日泛酸 5 次以上，吐出酸水

续表

编码	四诊信息	定量(级)及其含义			
		1(正常)	2(轻度)	3(中度)	4(重度)
SZ351600	梗噎	无症状或体征	吞咽食物时梗噎不顺,固体食物仍可咽下	吞咽食物时梗噎不顺,仅能咽下半流汁	吞咽食物时膈阻不通,饮食不下或只能下流质
SZ351700	嗳腐	无症状或体征	每日嗳腐 1~2 次	每日嗳腐 3~4 次	每日嗳腐 4 次以上
SZ351800	厌食	无症状或体征	食欲减退,饮食减少	缺乏食欲,饮食无味	厌恶饮食,不愿进食
SZ351900	厌食油腻	无症状或体征	见油腻食物无食欲,食之不舒	见油腻食物有厌恶感,拒不食用	闻油腻味即恶心欲吐
SZ352000	胃中嘈杂	无症状或体征	胃中嘈杂,偶然发作,短暂即过	胃中嘈杂,持续时间不超过 1 小时	胃中嘈杂,持续时间超过 1 小时
SZ352100	饥不欲食	无症状或体征	自觉饥饿,饮食量减少	自觉饥饿,饮食量微	自觉饥饿,不欲饮食
SZ352200	消谷善饥	无症状或体征	食欲增加,时有饥饿感	食欲比较亢进,进食后仍有饥饿感	食欲亢进,进大量食物后仍有饥饿感
SZ352300	喜食异物	无症状或体征	偶吃异物,食量不多,稍劝即止	经常吃异物,食量较多,不易劝阻	随时喜吃异物,获时如嚼美食,不易劝阻,不获则辗转不安
SZ360000	问二便二阴				
SZ360100	大便秘结	无症状或体征	粪便干结,用力尚可排出,未排便时间 2~3 天	粪便干结,用力也难排出,未排便时间 4~6 天	粪便干结,极难排出,经常需用通便药物,未排便时间超过 6 天
SZ360200	便溏	无症状或体征	软便,成堆不成形,每日 2~3 次	烂便,溏便,每日 4~5 次	烂便,溏便,每日超过 5 次
SZ360300	腹泻	无症状或体征	泻下稀水便,每日不超过 3 次	泻下稀水便,每日 3~5 次	泻下稀水便,每日超过 5 次
SZ360400	大便失禁	无症状或体征	大便偶尔不能自控,但不超过便次的 1/3	大便经常不能自控,超过便次的 1/3	大便完全失控,便出而无知觉

续表

编码	四诊信息	定量（级）及其含义			
		1（正常）	2（轻度）	3（中度）	4（重度）
SZ360500	大便不爽	无症状或体征	大便干涩，排出不爽，排出时间不超过 10 分钟	大便干涩，较难排出，排便时间超过 10 分钟	大便干涩，甚难排出，断断续续，努挣而下，排便时间超过 20 分钟
SZ360600	里急后重	无症状或体征	便前腹痛，急欲临厕，便出不畅，每日 5 次以内	便前腹痛，急欲临厕，便出不畅，每日 5~10 次	便前腹痛，急欲临厕，便出不畅，每日 10 次以上
SZ360700	便血	无症状或体征	便中带血，失血量不超过 30ml	便中带血，失血量 30~200ml	便中带血，失血量超过 200ml
SZ360710	便血暗红	无症状或体征	大便下血或带血，色暗红，量不超过 30ml	便血暗红，总量 30~200ml	下血甚多或全为血便，色暗红，总量超过 200ml
SZ360720	便血鲜红	无症状或体征	大便下血或带血，色鲜红，量不超过 30ml	大便下血或带血，色鲜红，总量 30~200ml	下血甚多或全为血便，色鲜红，总量超过 200ml
SZ360730	便脓血	无症状或体征	脓血粪便，量不超过 30ml	脓血粪便，量 30~200ml	脓血粪便，量超过 200ml
SZ360800	完谷不化	无症状或体征	粪便中夹有少量未消化食物	粪便中夹有较多量未消化食物	粪便中夹有大量未消化食物
SZ360900	小便量多	无症状或体征	小便量多，成人日尿量 2 000~3 000ml	小便量多，成人日尿量 3 000~4 000ml	小便量多，成人日尿量在 4 000ml 以上
SZ361000	小便量少	无症状或体征	小便量少，成人日尿量 500~800ml	小便量少，成人日尿量 200~500ml	小便量少，成人日尿量在 200ml 以下
SZ361100	小便频数	无症状或体征	小便次数增加，每日不超过 10 次	小便次数增加，每日 10~20 次	小便次数增加，每日 20 次以上
SZ361200	小便不畅	无症状或体征	排尿时有不畅感觉，然不影响尿液排出	排尿不畅，小便滴沥而出	排尿不通，小腹胀痛

续表

编码	四诊信息	定量(级)及其含义			
		1(正常)	2(轻度)	3(中度)	4(重度)
SZ361300	小便涩痛	无症状或体征	小便涩痛轻微，排尿时有，尿后消失	小便涩痛，排尿时明显，尿后减轻	小便涩痛较甚，持续不解
SZ361400	小便失禁	无症状或体征	小便偶有失控，自行溺出，所占比例不超过小便次数的 1/3	小便经常失控，自行溺出，所占比例超过小便次数的 1/3	小便完全失控，溺出而无知觉
SZ361500	小便黄赤	无症状或体征	小便色黄	小便深黄	小便黄赤，如浓茶色
SZ361600	小便清长	无症状或体征	小便清澈，成人日尿量 2 000~3 000ml	小便清澈，成人日尿量 3 000~4 000ml	小便清澈，成人日尿量在 4 000ml 以上
SZ361700	小便浑浊	无症状或体征	小便微浑，透明度尚可	小便较浑，透明度较差	小便浑浊，缺乏透明度
SZ361800	尿中砂石	无症状或体征	尿中挟砂石，数量少或粒小，无尿痛	尿中挟砂石，数量较多或粒稍大，或伴尿痛	尿中挟砂石，数量多或粒大，或伴剧烈尿痛
SZ361900	尿后余沥	无症状或体征	排尿后仍有点滴而出，能通畅排出	排尿后仍有点滴而出，排出欠畅	排尿后仍有尿意，但难排出
SZ362000	夜尿多	无症状或体征	夜尿增多，需起夜 2~3 次	夜尿增多，需起夜 4~5 次	夜尿增多，需起夜 6 次以上
SZ362100	遗尿	无症状或体征	遗尿，每月不过 3 次	遗尿，每月 4~10 次	遗尿，每月 10 次以上，甚至每夜必遗
SZ362200	尿血	无症状或体征	尿中带血，颜色淡红	尿中带血，颜色鲜红	尿中带血，颜色暗红，呈酱油色
SZ362300	小便夹精	无症状或体征	尿液中混夹精液或排尿后精液流出，每月不超过 4 次	尿液中混夹精液或排尿后精液流出，每月 5~10 次	尿液中混夹精液或排尿后精液流出，每月 10 次以上
SZ362400	血精	无症状或体征	精液中夹有少量血丝	精液中夹有血液，呈淡红色	精液中夹有血液，呈鲜红色

续表

编码	四诊信息	定量(级)及其含义			
		1(正常)	2(轻度)	3(中度)	4(重度)
SZ362500	早泄	无症状或体征	性交不足 1 分钟而泄精	性交不足 30 秒而泄精	性交不足 10 秒而泄精
SZ362600	遗精	无症状或体征	不性交而精自遗泄,每月 3~5 次	不性交而精自遗泄,每月 6~10 次	不性交而精自遗泄,每月 10 次以上
SZ362700	滑精	无症状或体征	白天精自滑出,每月不超过 3 次	白天精自滑出,每月 4~6 次	白天精自滑出,每月 6 次以上
SZ362800	阳痿	无症状或体征	阳事虽举,坚而不久,性交勉强	阳事虽举,举而不坚,性交困难	阳事不举,完全不能性交
SZ362900	阴冷	无症状或体征	阴部冷感时有时无	阴部发冷,如坐水中	阴冷如冰,需要热敷
SZ363000	阴痒	无症状或体征	阴痒轻微,时发时止	阴痒昼轻夜重,或昼重夜轻	阴痒甚剧,不分昼夜,难以忍受
SZ363100	梦遗	无症状或体征	有性梦而遗精,每月不超过 3 次	有性梦而遗精,每月 4~6 次	有性梦而遗精,每月 6 次以上
SZ363200	精液清稀	无症状或体征	精液稀薄清冷,量超过 2ml	精液稀薄清冷,量 1~2ml	精液稀薄清冷,量少不足 1ml
SZ363300	房事淡漠	无症状或体征	性欲减少至同龄人的 1/2	性欲减少至同龄人的 1/3	性欲减少,不及同龄人的 1/3
SZ370000	问睡眠				
SZ370100	失眠	无症状或体征	睡眠易醒,或睡而不实,不影响工作	睡眠时间明显减少,且易醒或睡而不实,晨醒过早,影响工作	彻夜不眠,难以坚持工作
SZ370200	多梦	无症状或体征	经常做梦,梦境清晰,醒后无明显不适	经常做梦,梦境时清时乱,醒后头脑欠清,但不影响工作	睡眠必梦,或噩梦纷纭,醒后头脑昏涨,影响工作
SZ370300	多寐	无症状或体征	不分昼夜,时时欲睡,睡眠少于 10 小时,呼之能醒,醒后复睡	每日睡眠 10~15 小时,呼之能醒,醒后复睡	每日睡眠 15 小时以上,呼之能醒,醒后复睡

续表

编码	四诊信息	定量(级)及其含义			
		1(正常)	2(轻度)	3(中度)	4(重度)
SZ380000	问月经				
SZ380100	问经期				
SZ380110	月经先期	无症状或体征	月经先期7~9天	月经先期10~12天	月经先期13天以上
SZ380120	月经后期	无症状或体征	月经后期不足天	月经后期10~20天	月经后期20天以上
SZ380130	经期延长	无症状或体征	经期延长7~9天	经期延长10~11天	经期延长11天以上
SZ380140	经期不定	无症状或体征	月经先后不定期,经期相差不超过20天	月经先后不定期,经期相差21~44天	月经先后不定期,经期相差超过45天
SZ380150	经来骤止	无症状或体征	经行期间,月经突然停止,偶尔出现	经行期间,月经突然停止,每年2~3次	经行期间,月经突然停止,每年超过3次
SZ380160	闭经	无症状或体征	月经停止,3个月以上未至者	月经停止,6个月以上未至者	月经停止,1年以上未至者
SZ380170	绝经	无症状或体征	月经停止,年龄在50岁以上	月经停止,年龄45~50岁	月经停止,年龄在45岁以下
SZ380200	问经量				
SZ380210	月经量多	无症状或体征	经血量较平时略多,经期需用11~15片卫生巾	经血量较平时明显增多,经期需用16~20片卫生巾	经血量较平时多,来势较涌,经期需用20片以上卫生巾
SZ380220	月经量少	无症状或体征	经血量略少,经血量40~60ml	经血量明显减少,经血量20~40ml	经血量极少,经血量少于20ml
SZ380230	崩漏	无症状或体征	不规则阴道出血,历时6~7天	不规则阴道出血,历时7~10天	不规则阴道出血,历时10天以上
SZ380300	问经色				
SZ380310	月经浅淡	无症状或体征	经血稍淡,红而不赤,逊于常人	经血呈浅红色	经血极淡,白胜于红,若枯黄色

续表

编码	四诊信息	定量（级）及其含义			
		1（正常）	2（轻度）	3（中度）	4（重度）
SZ380320	月经鲜红	无症状或体征	经血鲜红，每次不超过 30ml	经血鲜红，每次 30~100ml	经血鲜红，每次超过 100ml
SZ380330	月经紫暗	无症状或体征	经血呈深红色	经血呈紫红色	经血呈紫黑色
SZ380400	问经质				
SZ380410	月经清稀	无症状或体征	月经略稀，不太黏聚	月经清稀，不黏聚	月经清稀成液
SZ380420	月经黏稠	无症状或体征	月经质地较厚，带有黏性	月经呈浆糊状，黏性较强	月经质厚，浓厚如膏
SZ380430	经血夹块	无症状或体征	经血夹块，不超过经血量的 1/10	经血夹块，占经血量的 1/10~1/3	经血夹块，超过经血量的 1/3
SZ380500	痛经	无症状或体征	经期或行经前后小腹疼痛，时痛时止，尚能坚持工作	经期或行经前后小腹疼痛明显，持续时间长，影响工作	经期或行经前后小腹疼痛剧烈，痛连腰骶，坐卧不安，严重影响工作
SZ390000	问带下				
SZ390100	白带	无症状或体征	白带量少，偶用少量卫生纸	白带较多，每日更换卫生纸 1~2 次	带量甚多，每日更换卫生纸 2 次以上
SZ390200	黄带	无症状或体征	黄带量少，偶用少量卫生纸	黄带较多，每日更换卫生纸 1~2 次	带量甚多，每日更换卫生纸 2 次以上
SZ390300	赤白带	无症状或体征	带下赤白相杂量少，偶用少量卫生纸	带下赤白相杂较多，每日更换卫生纸 1~2 次	带下赤白相杂甚多，每日更换卫生纸 2 次以上
SZ390400	带下量多	无症状或体征	带下量稍多，每日更换卫生纸 1~2 次	带下量较多，每日更换卫生纸 3~5 次	带下量甚多，绵绵不断，每日更换卫生纸 5 次以上
SZ390500	带下稀薄	无症状或体征	带下略稀，不太黏聚	带下清稀，不黏聚	带下清稀成水样

续表

编码	四诊信息	定量（级）及其含义			
		1（正常）	2（轻度）	3（中度）	4（重度）
SZ390600	带下臭秽	无症状或体征	带下气味轻，旁人能忍受	带下气味较重，旁人不能忍受	带下有浓重的臭味，旁人远远避之
SZ390700	恶露	无症状或体征	恶露较少，无腥臭味	恶露较多，有腥臭味	恶露很多，有很重腥臭味

四、切诊信息编码及分级标准

编码	四诊信息	定量（级）及其含义	
		0（无）	1（有）
SZ400000	切诊		
SZ410000	脉诊		
SZ410100	浮脉	无症状或体征	脉位浮浅，轻取即得
SZ410200	沉脉	无症状或体征	轻取不应，重按可得
SZ410300	迟脉	无症状或体征	脉率 60 次 /min 以下
SZ410400	数脉	无症状或体征	脉率 90 次 /min 以上
SZ410500	洪脉	无症状或体征	脉来洪大，如波涛汹涌，来盛去衰
SZ410600	细脉	无症状或体征	脉细如线，应指明显
SZ410700	虚脉	无症状或体征	三部脉举按皆无力
SZ410800	实脉	无症状或体征	三部脉象举按皆有力
SZ410900	滑脉	无症状或体征	应指圆滑，有流利之感
SZ411000	涩脉	无症状或体征	脉来涩滞，如轻刀刮竹
SZ411100	长脉	无症状或体征	脉形长，首尾端直，超过本位
SZ411200	短脉	无症状或体征	脉形首尾俱短，不及三部
SZ411300	弦脉	无症状或体征	脉端直而长，如按琴弦
SZ411400	芤脉	无症状或体征	脉浮大，按之中空，如按葱管
SZ411500	紧脉	无症状或体征	脉来绷紧，状如牵绳转索
SZ411600	缓脉	无症状或体征	一息四至，来去怠缓
SZ411700	弱脉	无症状或体征	沉细无力

续表

编码	四诊信息	定量（级）及其含义	
		0（无）	1（有）
SZ411800	濡脉	无症状或体征	浮细而软
SZ411900	促脉	无症状或体征	脉来数而时一止，止无定数
SZ412000	结脉	无症状或体征	脉来缓而时一止，止无定数
SZ412100	代脉	无症状或体征	脉来中止，止有定数，良久方来
SZ412200	疾脉	无症状或体征	脉来急疾，脉率 140 次 /min 以上
SZ412300	伏脉	无症状或体征	脉在筋骨之间，需重按，甚则伏而不见
SZ412400	散脉	无症状或体征	浮散无根，稍按则无

编码	四诊信息	定量（级）及其含义			
		1（正常）	2（轻度）	3（中度）	4（重度）
SZ420000	按诊				
SZ420100	腹部硬满	无症状或体征	腹部轻微胀满，偶有局部小结硬	腹部胀满不适，按之偏硬，可触及结硬	腹部胀满难忍，全腹板硬，拘急紧张
SZ420200	浮肿	无症状或体征	肌肤略浮，微有光亮，按之微陷	肌肤水肿，皮肤有光，按之可陷半指	肌肤明显水肿，皮肤薄而有光，按之没指
SZ420300	腹痛拒按	无症状或体征	腹软，轻压痛	腹软，压痛明显	腹壁紧张，压痛明显，反跳痛阳性

附录 2

高血压病临床信息采集表

973 计划课题——证候规范与辨证方法体系的研究

证候要素研究临床流行病学现场调查

高血压病临床信息采集表

高血压□ 1 级 □ 2 级 □ 3 级 □对照

患者姓名缩写：□ □ □ □

调查医师：________________

调查单位（盖章）：________________

病例调查时间：______年______月______日

南京中医药大学常州附属医院
高血压病病证结合证候要素研究课题组制作
2005 年 12 月

填 写 说 明

1. 在安静、舒适的环境下进行，保证调查过程不受干扰。

2. 填写本表一律使用黑色签字笔或圆珠笔。

3. 患者姓名拼音缩写（大写字母）四格需填满。两字姓名填写两字前两个字母；三字姓名填写三字首字母及第三字第二个字母；如第三字为单音节字，如“娥”，则将“E”双写。四字姓名填写每一个字的首个字母。举例：王红—WAHO；张建华—ZJHU；高敏娥 -GMEE；欧阳予纯—OYYC。

4. 采集表的填写必须准确、清晰，不得随意涂改，如需更正，请用红色签字笔在错误处中间划一水平线，使仍能看到其原始内容，将更正的记录写在旁边，再用黑色签字笔或圆珠笔在右上方标明研究者的姓名和更正日期。如“2005张君 2005-04-28”；

5. 请在________上填写上相应的具体内容；在所选项相应的□中填写 ×。

6. 调查医师对患者的症状描述与信息采集表有差异，或有具体补充及认为属于干扰症状时，请将有关信息尽量详细地记录于相应的备注栏中（详见工作手册）。

7. 所有调查项目，必须全部填写，不得有缺项，有特殊说明者除外；因故未查或漏查，请在旁边空白处填写数字“9”，并注明原因。

8. 必须严格按照工作手册的要求进行临床调查工作。

9. 信息采集表必须严格如实填写，保密收藏。

原发性高血压诊断及分类标准（中国高血压防治指南 2005 年修订版）：

（1）原发性高血压诊断：未服用降压药物情况下 2 次或 2 次以上非同日多次血压测定所得平均值，收缩压（SBP）≥140mmHg 和 / 或舒张压（DBP）≥90mmHg。

（2）血压水平的分类：（WHO/ISH）

类别	收缩压 /mmHg	舒张压 /mmHg
正常血压	<120	<80
正常高值	120~139	80~89
高血压	≥140	≥90
1 级高血压（“轻度”）	140~159	90~99
2 级高血压（“中度”）	160~179	100~109
3 级高血压（“重度”）	≥180	≥110
单纯收缩性高血压	≥140	<90

试验组纳入标准	是	否
1. 符合原发性高血压诊断标准	□	□
2. 属高血压分级 1、2、3 级，初次诊治或已经过诊治者	□	□
3. 年龄在 20~75 岁，性别不限	□	□
4. 入选时血压≥140/90mmHg	□	□
如果以上任何一项回答“否”，则患者不能被纳入		

试验组排除标准	是	否
1. 年龄 20 岁以下及 75 岁以上者	□	□
2. 已出现高血压并存的临床情况，如：大面积脑梗死、脑出血、急性 / 陈旧性心肌梗死、不稳定型心绞痛、心衰等	□	□
3. 合并有肝、肾、造血系统、内分泌系统等严重疾病	□	□
4. 妊娠期或哺乳期妇女	□	□
5. 继发性高血压患者	□	□
6. 精神病患者或因其他原因不能配合完成调研者	□	□
如果以上任何一项回答“是”，则患者不能被纳入		

健康对照组纳入标准（参照中药新药临床指导原则— I 期临床）	是	否
年龄在 20~75 岁，体检正常，理化检查指标正常，无明显疾病者	□	□
如果回答“否”，则患者不能被纳入		

高血压危险分层量化表：

其他危险因素和病史	血压 /mmHg		
	1 级高血压 SBP140~159 或 DBP90~99	2 级高血压 SBP160~179 或 DBP100~109	3 级高血压 SBP≥180 或 DBP≥110
Ⅰ 无其他危险因素	低危	中危	高危
Ⅱ 1~2 个危险因素	中危	中危	很高危
Ⅲ ≥3 个危险因素或糖尿病或靶器官损害	高危	高危	很高危
Ⅳ 并存的临床情况	很高危	很高危	很高危

附：表中危险因素指：心血管病的危险因素，包括收缩压和舒张压水平（1~3 级）；男性 >55 岁；女性 >65 岁；吸烟；血脂异常；早发心血管病家族史；腹型肥胖或肥胖；缺乏体力活动；高敏 C 反应蛋白≥3mg/L 或 C 反应蛋白≥10mg/L。

Ⅰ 一般资料：

门诊（住院号）____________________

姓名及缩写：__________□□□□　　性别：□ 1 男　□ 2 女

出生日期：□□□□年□□月□□日　　民族：□ 1 汉族　□ 2 其他民族

职业：□ 1 工人　□ 2 农民　□ 3 干部　□ 4 知识分子

□ 5 军人　□ 6 个体职业者　□ 7 职员

□ 8 离退休　□ 9 无业　□ 10 其他（____________________）

婚姻状况：□ 1 未婚　□ 2 已婚　□ 3 丧偶　□ 4 离异

□ 5 分居　6 其他（____________________）

文化程度：□ 1 文盲　□ 2 小学　□ 3 中学（含中专）

□ 4 大学（含大专）　□ 5 研究生及以上

服药史：避孕药：有□　无□　　非甾体类抗炎药：有□　无□

过敏史：无□　有□____

家庭总人口：□□人　　邮编：□□□□□□

联系电话：固定电话：__________　　移动电话：______________________

通讯地址：__________省__________市（县）____________________________

信息采集地点：__________省__________市（县）____________________医院

Ⅱ　病史特征及治疗情况：

既往高血压诊治情况：

项目	内　　容				
原发性高血压	确诊时间	□□□□年□□月	病程□□年		
	确诊年龄	□□周岁	病程中最高血压：□□□ / □□□ mmHg		
	确诊医院				
	治疗情况	□经常	□间断	□偶尔	□未治

治疗情况	药品名称			剂量 / 日	开始日期	是否停药	结束日期
	西药	利尿剂			年　月	□是□否	年　月
		钙离子拮抗剂			年　月	□是□否	年　月
		血管紧张素转换酶抑制剂			年　月	□是□否	年　月
		血管紧张素受体阻滞剂			年　月	□是□否	年　月
		α 受体阻滞剂			年　月	□是□否	年　月
		β 受体阻滞剂			年　月	□是□否	年　月
		复方制剂			年　月	□是□否	年　月
	中成药				年　月	□是□否	年　月
					年　月	□是□否	年　月
					年　月	□是□否	年　月
	服中药汤剂	□是		□否			

目前及过去患有的其他疾病及用药情况（包括既往史及合并疾病，如有，请详细填写下表）：

诊断	有或无	诊断日期	用药名称及剂量	开始日期	结束日期
稳定性心绞痛	□有 □无	年　月			
腔隙性脑梗死	□有 □无	年　月			
糖尿病	□有 □无	年　月		年　月	年　月

续表

诊断	有或无	诊断日期	用药名称及剂量	开始日期	结束日期
血脂异常	□有 □无	年　月		年　月	年　月
痛风	□有 □无	年　月			
打鼾	□有 □无	年　月		年　月	年　月
肾脏疾病	□有 □无	年　月		年　月	年　月
外周血管疾病	□有 □无	年　月		年　月	年　月
备注					

高血压相关危险因素：

1　家族史　□有　□无　□不详

A　亲生（□父　□母）有高血压　　　　　发病年龄：父□□周岁，母□□周岁

B　血缘亲戚中，有高血压者为：□直系（父母、祖父母、外祖父母）

□旁系（叔叔、姑姑、舅舅、阿姨等）

2　体重指数

体重 □□□．□ kg　　　　　　　　　身高 □□□ cm

腰围 □□□ cm

3　吸烟　□有　□无

（1）□□岁开始吸烟，平均每天吸□□支

（2）烟常（□带、□不带）过滤嘴，（□用、□不用）烟斗

（3）烟常吸到（□嘴里、□嗓子、□气管、□肺部）

（4）曾（□戒、□没戒）过烟，戒了□□次，平均每次戒 □□年□□月

（5）现已（□戒掉、□没戒掉），戒了□□年□□月

（6）（□生活、□工作）环境处于被动吸烟（□是、□否）

（7）其他有关吸烟情况的补充说明：________________________

4　饮酒　□有　□无

（1）已有□□年饮酒史，曾经戒酒□□次，平均每次坚持□□月，现在（□继续、□不再）饮酒

（2）饮酒主要种类：□葡萄酒、□黄酒、□啤酒、□白酒

（3）每周平均饮酒□□次，平均每次饮□□两

（4）曾经（□有、□无）过醉酒史，平均每年醉□□次

（5）其他有关饮酒情况的补充说明：______________________________

5 活动

（1）工作以（□脑力、□体力）劳动为主，体力劳动为（□轻、□重）度

（2）上班或上学途中，一般（□乘车、□步行、□骑自行车）□□□分钟

（3）体育活动 □有 □无

①不出汗活动：每周平均□□次，每次平均□□□分钟

②出汗活动：每周平均□□次，每次平均□□□分钟

③出汗气喘剧烈活动：每周平均□□次，每次平均□□□分钟

6 精神情绪

（1）生活中大部分时间情绪状态（□良好、□一般、□不好）

（2）心情以（□愉快、□平静、□抑郁、□气愤、□焦虑）状态较多出现

（3）是一个具有（□争强好胜、□开朗乐观、□乖僻谨慎、□敏感多疑、□自我矛盾、□情绪不稳、□顺从依赖、□拼搏进取、□自负固执、□随和易处、□与世无争、□缺乏信心）性格的人

（4）（□是、□否）经历过造成重大打击或精神创伤的负性生活事件（诸如亲近家人死亡、失恋、离婚、重伤、大病等）。

7 膳食

（1）做菜口味（□偏咸、□偏淡、□偏甜、□偏辣、□偏酸）

（2）下列食品，平均每周共吃几次？（早、中、晚三餐，共计 21 次）

蔬菜□□次 瘦肉禽类□□次 鱼类□□次 豆类及制品□□次

蛋类□□次 油炸食品□□次 甜食□□次 奶及奶制品□□次

水果□□次 腌制食品□□次 熏烤□□次 腊制香肠类□□次

酸泡菜□□次 动物肝、肾、脑□□次 肥肉或多油食品□□次

（3）主食以（□精米、□细面、□杂粮、其他：________________________）

Ⅲ 体格检查：

入选时	治疗二周至一月内（ 年 月 日）
体温□□．□ ℃	体温□□．□ ℃
心率□□□次 /min	心率□□□次 /min
呼吸□□次 /min	呼吸□□次 /min
血压□□□ / □□□ mmHg	血压□□□ / □□□ mmHg

本患者诊断：□ 1 级 □ 2 级 □ 3 级高血压

危险分层：□低危 □中危 □高危 □很高危

Ⅳ　根据您的知识和经验对本患者作中医诊断：

中医诊断	入选时	治疗两周至一月内
病名	□ 1 眩晕　□ 2 头痛 □ 3______　□ 4______	□ 1 眩晕　□ 2 头痛 □ 3______　□ 4______
证候	□ 1 肝火亢盛　□ 2 痰火上扰 □ 3 痰浊壅盛　□ 4 肝阳上亢 □ 5 肝肾阴虚　□ 6 肝风上扰 □ 7 阴阳两虚　□ 8 心肾阴虚 □ 9 气血亏虚　□ 10 瘀血阻络 □ 11 阳虚型　□ 12 痰瘀阻络 □ 13 阴虚阳亢　□ 14________ □ 15________	□ 1 肝火亢盛　□ 2 痰火上扰 □ 3 痰浊壅盛　□ 4 肝阳上亢 □ 5 肝肾阴虚　□ 6 肝风上扰 □ 7 阴阳两虚　□ 8 心肾阴虚 □ 9 气血亏虚　□ 10 瘀血阻络 □ 11 阳虚型　□ 12 痰瘀阻络 □ 13 阴虚阳亢　□ 14________ □ 15________
请您提供处方中主要的 5~7 味中药		

Ⅴ　中医四诊信息：

填表注意：请详细填写入选时四诊信息；治疗两周至一月内第二次填写四诊信息。对照组四诊信息只需填写入选时情况。

入选时情况：

代码	四诊信息	入选时	分　级
S3300200	神疲乏力	□ 1 无 □ 2 轻 □ 3 中 □ 4 重	1 分　无症状或体征 2 分　偶感困倦乏力，程度轻微，不影响日常活动 3 分　一般活动即感困倦乏力，间歇出现，勉强支持日常活动 4 分　休息亦感困倦乏力，持续出现，不能坚持日常活动
S1010200	精神萎靡	□ 1 无 □ 2 轻 □ 3 中 □ 4 重	1 分　无症状或体征 2 分　精神欠佳，缺乏生机，尚能应付日常活动 3 分　精神不振，少气懒言，日常活动明显减少 4 分　精神萎靡，状若久病，终日少气懒言，行动缓慢无力
S3304700	急躁易怒	□ 1 无 □ 2 轻 □ 3 中 □ 4 重	1 分　无症状或体征 2 分　性情偏急，事欲速成，遇事不成易动感情 3 分　性情急躁，容易发怒 4 分　性情暴躁，动辄发怒
S3304600	善悲欲哭	□ 1 无 □ 2 轻 □ 3 中 □ 4 重	1 分　无症状或体征 2 分　郁郁寡欢，情绪低落 3 分　心中悲伤，时欲哭泣 4 分　终日沉浸在莫名的悲伤之中

续表

代码	四诊信息	入选时	分　级
S3304800	忧思郁闷	□1无 □2轻 □3中 □4重	1分　无症状或体征 2分　思虑偏多，情怀不舒 3分　经常反复思虑，精神抑郁 4分　终日思虑无度，闷闷不乐
S1010600	烦躁	□1无 □2轻 □3中 □4重	1分　无症状或体征 2分　心烦不宁，短暂即过 3分　时时心烦不安，常叹息 4分　心中烦闷，情绪激动，急躁易怒，时时叹息
S2010700	叹息	□1无 □2轻 □3中 □4重	1分　无症状或体征 2分　偶有叹息 3分　时有出现，叹息方舒 4分　反复出现，叹不觉松
S3011400	五心烦热	□1无 □2轻 □3中 □4重	1分　无症状或体征 2分　手足心发热，偶有心烦 3分　手足心发热，欲露衣被外，时有心烦 4分　手足心发烫，欲持冷物，终日心烦不宁
S3311100	纳呆	□1无 □2轻 □3中 □4重	1分　无症状或体征 2分　食欲欠佳，口味不香，食量较平时减少约1/4 3分　食欲不振，口味不香，食量较平时减少约1/2 4分　食欲甚差，无饥饿感，食量较平时减少3/4以上
S3330100	失眠	□1无 □2轻 □3中 □4重	1分　无症状或体征 2分　睡眠易醒，或睡而不实，晨醒过早，不影响工作 3分　睡眠时间明显减少，睡眠易醒或睡而不实晨醒过早，影响工作 4分　彻夜不眠，难以坚持工作
S3330200	多梦	□1无 □2轻 □3中 □4重	1分　无症状或体征 2分　经常做梦，梦境清晰，醒后无明显不适 3分　经常做梦，梦境时清时乱，醒后头脑不清 4分　睡眠必梦，或噩梦纷纭，醒后头脑昏涨
S3330300	多寐	□1无 □2轻 □3中 □4重	1分　无症状或体征 2分　不分昼夜，时时欲睡，睡眠少于10小时，呼之能醒，醒后复睡 3分　每日睡眠10~15小时，呼之能醒，醒后复睡 4分　每日睡眠15小时以上，呼之能醒，醒后复睡

续表

代码	四诊信息	入选时	分　级
S3300300	健忘	□1 无 □2 轻 □3 中 □4 重	1 分　无症状或体征 2 分　记忆力减退,回忆往事速度缓慢 3 分　记忆力明显减退,对往事、近期事物易忘记 4 分　记忆力衰退,言语不知首尾,事过转瞬即忘
S3010900	潮热	□1 无 □2 轻 □3 中 □4 重	1 分　无症状或体征 2 分　发热如潮水有定时,入夜即发热,伴阴虚征象 3 分　发热如潮水有定时,午后发热,伴湿遏或热结征象 4 分　发热如潮水有定时,入夜及午后发热,伴阴虚、湿遏或热结征象
S3020400	自汗	□1 无 □2 轻 □3 中 □4 重	1 分　无症状或体征 2 分　稍动汗出,汗量不多或偶发 3 分　稍动或无故汗出,汗量较多,反复发作,湿着衣襟 4 分　无故汗出,汗量甚多,常湿透内衣
S3020500	盗汗	□1 无 □2 轻 □3 中 □4 重	1 分　无症状或体征 2 分　寐时汗出量少,偶尔出现 3 分　寐时汗出沾湿内衣,间歇出现 4 分　寐时汗出量多,遍身湿漉,经常出现
S2010900	气喘	□1 无 □2 轻 □3 中 □4 重	1 分　无症状或体征 2 分　咳嗽气急,平卧增剧,欲半倚而卧 3 分　咳嗽气急,平卧增剧,常欲坐起呼吸 4 分　倚息不得卧,整日端坐呼吸,卧则喘息不已
S2011500	气短	□1 无 □2 轻 □3 中 □4 重	1 分　无症状或体征 2 分　较重体力活动或登三四楼可有气短 3 分　稍微体力活动或登二楼即气短,休息则安 4 分　休息时即有气息短促,稍动则气短不安
S3304100	身重	□1 无 □2 轻 □3 中 □4 重	1 分　无症状或体征 2 分　感觉身体沉重较轻,不影响活动 3 分　感觉身体沉重明显,活动费力 4 分　感觉身体沉重如裹,活动困难
S1032500	身振摇	□1 无 □2 轻 □3 中 □4 重	1 分　无症状或体征 2 分　身体稍微摇晃,可自行行走 3 分　身体摇晃明显,需拄拐而行 4 分　身体摇晃明显,拄拐后仍欲摔倒

续表

<table>
<tr><th>代码</th><th>四诊信息</th><th colspan="2">入选时</th><th colspan="2">分　级</th></tr>
<tr><td>S3304910</td><td>半身麻木</td><td colspan="2">□1 无
□2 轻
□3 中
□4 重</td><td colspan="2">1 分　无症状或体征
2 分　半身麻木轻微，短暂即过
3 分　半身麻木，持续时间不超过半小时，可见肌肤不仁，肢体乏力等症
4 分　半身麻木甚剧，持续时间超过半小时，多见肌肤不仁，肢体乏力等症</td></tr>
<tr><td>S4020200</td><td>浮肿</td><td colspan="2">□1 无
□2 轻
□3 中
□4 重</td><td colspan="2">1 分　无症状或体征
2 分　肌肤略浮，微有光亮，按之微陷
3 分　肌肤水肿，皮肤有光，按之可陷半指
4 分　肌肤明显水肿，皮肤薄而有光，按之没指</td></tr>
<tr><td>S1030100</td><td>肥胖</td><td colspan="2">□1 无
□2 轻
□3 中
□4 重</td><td colspan="2">1 分　无症状或体征
2 分　体重超标，体重指数 >25
3 分　体重超标，体重指数 >30
4 分　体重超标，体重指数 >35</td></tr>
<tr><td>S1030200</td><td>消瘦</td><td colspan="2">□1 无
□2 轻
□3 中
□4 重</td><td colspan="2">1 分　无症状或体征
2 分　体重较平时减少 5kg
3 分　体重较平时减少 10kg
4 分　体重较平时减少 15kg</td></tr>
<tr><td rowspan="4">S3030000</td><td rowspan="4">头痛
□1 有
□2 无</td><td rowspan="4">S3031000
全头痛
□1 有
□2 无</td><td rowspan="2">S3031010
□胀痛</td><td>□1 无
□2 轻
□3 中
□4 重</td><td>1 分　无症状或体征
2 分　头胀痛较轻，时发时止，不影响工作和生活
3 分　头胀痛较重，时发时止，影响工作
4 分　头胀痛剧烈欲裂，持续不解，面容痛苦</td></tr>
<tr><td colspan="2">□喜温 S3031011　□喜凉 S3031012
□喜按 S3031013　□拒按 S3031014
□无特殊 S3031015</td></tr>
<tr><td rowspan="2">S3031020
□刺痛</td><td>□1 无
□2 轻
□3 中
□4 重</td><td>1 分　无症状或体征
2 分　头刺痛较轻，为时短暂，不影响工作和生活
3 分　头刺痛较重，时发时止，影响工作
4 分　头刺痛剧烈如锥刺，持续不解</td></tr>
<tr><td colspan="2">□喜温 S3031021　□喜凉 S3031022
□喜按 S3031023　□拒按 S3031024
□无特殊 S3031026</td></tr>
</table>

续表

代码	四诊信息	入选时	分级		
S3030000	头痛 □1有 □2无	S3031000 全头痛 □1有 □2无	S3031030 □隐痛	□1无	1分 无症状或体征
				□2轻	2分 头部隐隐作痛，为时短暂，不影响工作和生活
				□3中	3分 头部隐隐作痛，时发时止，影响工作
				□4重	4分 头部隐隐作痛，持续不解，使人坐卧不安
				□喜温 S3031031 □喜凉 S3031032 □喜按 S3031033 □拒按 S3031034 □无特殊 S3031035	
			S3031040 □跳痛	□1无	1分 无症状或体征
				□2轻	2分 头部有搏动样疼痛，程度较轻，不影响工作和生活
				□3中	3分 头部有搏动样疼痛，时发时止，影响工作
				□4重	4分 头部有搏动样疼痛，持续不解，头部喜重裹、压
				□喜温 S3031041 □喜凉 S3031042 □喜按 S3031043 □拒按 S3031044 □无特殊 S3031045	
		S3032000 局部头痛 □1有 □2无 : 前额、颠顶、枕部、两侧、偏侧	S3032010 □胀痛	□1无	1分 无症状或体征
				□2轻	2分 头胀痛较轻，时发时止，不影响工作和生活
				□3中	3分 头胀痛较重，时发时止，影响工作
				□4重	4分 头胀痛剧烈欲裂，持续不解，面容痛苦
				□喜温 S3032011 □喜凉 S3032012 □喜按 S3032013 □拒按 S3032014 □无特殊 S3032015	
			S3032020 □刺痛	□1无	1分 无症状或体征
				□2轻	2分 头刺痛较轻，为时短暂，不影响工作和生活
				□3中	3分 头刺痛较重，时发时止，影响工作
				□4重	4分 头刺痛剧烈如锥刺，持续不解
				□喜温 S3032021 □喜凉 S3032022 □喜按 S3032023 □拒按 S3032024 □无特殊 S3032025	

续表

<table>
<tr><th>代码</th><th>四诊信息</th><th>入选时</th><th colspan="3">分　级</th></tr>
<tr><td rowspan="4">S3030000</td><td rowspan="4">头痛
☐ 1 有
☐ 2 无</td><td rowspan="4">S3032000
局部头痛
☐ 1 有
☐ 2 无
:
前额、颠顶、枕部、两侧、偏侧</td><td rowspan="2">S3032030
☐隐痛</td><td>☐ 1 无
☐ 2 轻
☐ 3 中
☐ 4 重</td><td>1 分　无症状或体征
2 分　头部隐隐作痛，程度轻，为时短暂，不影响工作和生活
3 分　头部隐痛，时发时止，影响工作
4 分　头部隐痛，持续不解，使人坐卧不安</td></tr>
<tr><td colspan="2">☐喜温 S3032031　☐喜凉 S3032032
☐喜按 S3032033　☐拒按 S3032034
☐无特殊 S3032035</td></tr>
<tr><td rowspan="2">S3032040
☐跳痛</td><td>☐ 1 无
☐ 2 轻
☐ 3 中
☐ 4 重</td><td>1 分　无症状或体征
2 分　头部搏动样疼痛，程度较轻，不影响工作和生活
3 分　头部有搏动样疼痛，时发时止，影响工作
4 分　头部有搏动样疼痛，持续不解，头部喜重裹、压</td></tr>
<tr><td colspan="2">☐喜温 S3032041　☐喜凉 S3032042
☐喜按 S3032043　☐拒按 S3032044
☐无特殊 S3032045</td></tr>
<tr><td>S3300500</td><td>头晕</td><td>☐ 1 无
☐ 2 轻
☐ 3 中
☐ 4 重</td><td colspan="3">1 分　无症状或体征
2 分　头晕轻，偶发生，重体力劳动时出现，不影响一般活动及工作
3 分　头晕较重，活动时出现，休息可安
4 分　头晕重，行走欲仆，终日不缓解，影响活动及工作</td></tr>
<tr><td>S3300800</td><td>头重</td><td>☐ 1 无
☐ 2 轻
☐ 3 中
☐ 4 重</td><td colspan="3">1 分　无症状或体征
2 分　偶尔发生，症状轻，略感头部沉重
3 分　症状间断出现，时轻时重
4 分　反复发作，持续时间长，症状较重</td></tr>
<tr><td>S3300600</td><td>头胀</td><td>☐ 1 无
☐ 2 轻
☐ 3 中
☐ 4 重</td><td colspan="3">1 分　无症状或体征
2 分　偶尔发生，症状轻，自行缓解快，略感头部膨胀不适
3 分　症状间断出现，时轻时重
4 分　反复发作，持续时间长，感觉撑胀如裂</td></tr>
<tr><td>S3300700</td><td>头皮麻木</td><td>☐ 1 无
☐ 2 轻
☐ 3 中
☐ 4 重</td><td colspan="3">1 分　无症状或体征
2 分　偶感头皮麻木，短暂即逝
3 分　时感头皮麻木，持续时间不超过 10 分钟
4 分　头皮麻木不仁，持续时间超过 10 分钟</td></tr>
</table>

续表

代码	四诊信息	入选时	分级
S1040800	头摇	□1无 □2轻 □3中 □4重	1分 无症状或体征 2分 头不自主地摇动,偶然发作,短暂即过 3分 头不自主地摇动,时发时止 4分 头不自主地摇动,持续不解
S3300900	脑鸣	□1无 □2轻 □3中 □4重	1分 无症状或体征 2分 脑鸣轻微,偶尔出现,数秒即逝,不影响工作和睡眠 3分 脑鸣较重,经常出现,持续数秒,轻度影响工作和睡眠 4分 脑鸣如蝉,如火车声,持续不已,明显影响工作和睡眠
S3021110	头汗	□1无 □2轻 □3中 □4重	1分 无症状或体征 2分 头部微有汗出,不沾湿头发 3分 头部汗出较多,沾湿头发 4分 头部汗出,量多,头发湿透
S3011000	烘热	□1无 □2轻 □3中 □4重	1分 无症状或体征 2分 烘热每随情绪波动而发,发过则如常人 3分 烘热时发,或伴面赤 4分 烘热持续时间较长,全身如火烘烤
S1020700	面色无华	□1无 □2轻 □3中 □4重	1分 无症状或体征 2分 面色欠荣 3分 面色淡白少华 4分 面色苍白无华
S1021300	面红	□1无 □2轻 □3中 □4重	1分 无症状或体征 2分 偶有面颊红 3分 面颊潮红,时隐时现,或有升火感 4分 面红耳赤,如醉酒貌
S1020100	面色青紫	□1无 □2轻 □3中 □4重	1分 无症状或体征 2分 面部微现青紫色 3分 面部大部分现青紫色 4分 满面皆现明显青紫色
S1020300	面色萎黄	□1无 □2轻 □3中 □4重	1分 无症状或体征 2分 面色萎黄较淡 3分 面色萎黄明显 4分 面色萎黄似枯叶

续表

代码	四诊信息	入选时	分级
S1040300	颜面抽搐	□1无 □2轻 □3中 □4重	1分 无症状或体征 2分 颜面抽动,偶然发作,短暂即过 3分 颜面抽动,时发时止 4分 颜面、口角、眼睑抽动,持续不解
S3301000	目眩	□1无 □2轻 □3中 □4重	1分 无症状或体征 2分 偶有视物昏花晃动,但不影响日常生活及工作 3分 时有视物昏花晃动,劳累后加重,影响日常生活 4分 动则视物昏花晃动,甚则摔倒,严重影响日常生活
S3301100	目胀	□1无 □2轻 □3中 □4重	1分 无症状或体征 2分 偶有轻微目胀,1小时内减轻或消失 3分 目胀常发生,较甚,持续1~3小时 4分 目胀反复发作,持续3小时以上
S1041200	目赤	□1无 □2轻 □3中 □4重	1分 无症状或体征 2分 球结膜见有少量红丝 3分 球结膜布满缕缕红丝 4分 球结膜红丝密集融合或见溢血
S3301400	视物模糊	□1无 □2轻 □3中 □4重	1分 无症状或体征 2分 视物欠清晰 3分 视物模糊,辨物费劲 4分 视物模糊不清,难辨物体
S3301300	目痒	□1无 □2轻 □3中 □4重	1分 无症状或体征 2分 眼睛微痒,时有时无,揉眼现象不多 3分 眼睛发痒,有难受感,常须揉眼方快 4分 眼睛剧痒,极难忍受,重揉方快
S3301600	迎风流泪	□1无 □2轻 □3中 □4重	1分 无症状或体征 2分 偶见迎风流泪,泪常不多 3分 常见迎风流泪,泪出较多 4分 迎风流泪随时发作,下睑湿润
S3301200	目涩	□1无 □2轻 □3中 □4重	1分 无症状或体征 2分 眼球欠润,稍感不适 3分 眼球干涩,不适感明显 4分 眼球干涩,难以忍受
S3301800	耳鸣	□1无 □2轻 □3中 □4重	1分 无症状或体征 2分 轻微,偶出现或仅在安静环境中出现,不影响听力 3分 较重,时时显现,在嘈杂环境中仍有耳鸣,或伴轻度听力障碍 4分 严重,昼夜不停,影响工作休息,或伴有中度以上听力障碍

续表

代码	四诊信息	入选时	分　级
S3301900	耳聋	□1无 □2轻 □3中 □4重	1分　无症状或体征 2分　听力稍减,交际及答话小有影响,或须近听或重复问话 3分　听力显减,交际及答话颇有影响,常须近听或重复问话 4分　听力消失,难以交际及答话,或依赖助听器
S3310100	口咽干燥	□1无 □2轻 □3中 □4重	1分　无症状或体征 2分　口微干,唾液减少,稍饮水即可缓解 3分　口咽干燥,唾液明显减少,需饮水方能缓解 4分　口咽干燥,唾液很少,饮水亦难缓解
S3310600	口苦	□1无 □2轻 □3中 □4重	1分　无症状或体征 2分　晨起口苦,或口中微苦,注意方得 3分　口苦食不知味,不意亦得 4分　口中甚苦,如含苦药
S3310300	口淡	□1无 □2轻 □3中 □4重	1分　无症状或体征 2分　口稍淡 3分　口淡饮食乏味 4分　口淡饮食无味
S3310700	口酸	□1无 □2轻 □3中 □4重	1分　无症状或体征 2分　口中似有酸味 3分　口中带有酸味,如醋回味 4分　口味甚酸,如含酸果
S3310800	口黏腻	□1无 □2轻 □3中 □4重	1分　无症状或体征 2分　口中微腻,唾液偏稠 3分　口中黏腻,唾液发黏 4分　口中黏腻难受,唾液黏稠
S1060440	呕吐痰涎	□1无 □2轻 □3中 □4重	1分　无症状或体征 2分　偶吐痰涎,量少 3分　有时呕吐痰涎,量较多 4分　经常呕吐痰涎,量很多
S3302200	舌麻	□1无 □2轻 □3中 □4重	1分　无症状或体征 2分　偶感舌麻,短暂即过 3分　舌体发麻,时作时止 4分　舌体麻木,持续不解
S1042600	牙龈出血	□1无 □2轻 □3中 □4重	1分　无症状或体征 2分　偶尔出血,出血量少 3分　每3日出现1次以上,出血量较少 4分　每日或每两日出现1次以上,出血量较多

续表

代码	四诊信息	入选时	分　级
S1041500	鼻衄	□1 无 □2 轻 □3 中 □4 重	1 分　无症状或体征 2 分　偶尔出血，出血量少 3 分　每 3 日出现 1 次以上，出血量较少 4 分　每日或每两日出现 1 次以上，出血量较多
S3090000	颈项痛	□1 无 □2 轻 □3 中 □4 重	1 分　无症状或体征 2 分　疼痛轻，颈部活动正常 3 分　疼痛稍重，颈部活动受限，影响工作 4 分　疼痛重，颈部活动严重受限，无法正常生活
S3304930	四肢麻木	□1 无 □2 轻 □3 中 □4 重	1 分　无症状或体征 2 分　四肢麻木轻微，短暂即过 3 分　四肢麻木较重，持续时间不超过半小时 4 分　四肢麻木不仁，持续时间超过半小时
S1031600	手颤	□1 无 □2 轻 □3 中 □4 重	1 分　无症状或体征 2 分　手颤不显，穿针引线时方觉察 3 分　手不自主地颤抖较明显 4 分　手及前臂同时颤抖
S3220000	足痛	□1 无 □2 轻 □3 中 □4 重	1 分　无症状或体征 2 分　足痛隐隐，不影响行走 3 分　足痛较重，影响行走 4 分　足痛剧烈，无法行走
S1031700	步履飘忽	□1 无 □2 轻 □3 中 □4 重	1 分　无症状或体征 2 分　足颤不显，双足并举时方能觉察 3 分　足趾不自主地颤抖 4 分　足及下肢同时颤抖
S3304300	背冷	□1 无 □2 轻 □3 中 □4 重	1 分　无症状或体征 2 分　自觉背部冷，冬季更加明显 3 分　背部经常发冷，需多加衣 4 分　背冷如敷冰，需热敷
S3304400	背热	□1 无 □2 轻 □3 中 □4 重	1 分　无症状或体征 2 分　自觉背部有热感，夏季更加明显 3 分　背部经常有热感，需脱衣 4 分　背热如火烤，需冰敷
S3303500	腰膝酸软	□1 无 □2 轻 □3 中 □4 重	1 分　无症状或体征 2 分　腰膝酸软偶见，劳累后出现，工作活动正常 3 分　腰膝酸软隐隐，休息缓解，可一般工作 4 分　腰膝酸软明显，不能多站多行，休息时亦有，影响行动

续表

代码	四诊信息	入选时	分　级
S3311200	恶心	□1无 □2轻 □3中 □4重	1分　无症状或体征 2分　偶有恶心感 3分　经常有恶心感 4分　整日有恶心感
S1060400	呕吐	□1无 □2轻 □3中 □4重	1分　无症状或体征 2分　呕势较缓，或为偶发，吐出少量食物 3分　呕势较猛，或连呕数次，吐出大部分食物 4分　呕势猛烈，或连呕不止，吐出全部食物，或见胆汁
S3302800	胸闷	□1无 □2轻 □3中 □4重	1分　无症状或体征 2分　偶有胸闷，能耐受 3分　胸闷如压，时有叹息样呼吸 4分　胸闷频发，如窒息样，叹息不止
S3302700	心悸	□1无 □2轻 □3中 □4重	1分　无症状或体征 2分　心中突然不自主悸动，偶然间断出现，体力活动较重时出现，程度轻微，不影响工作，不需休息 3分　心中突然不自主悸动，经常出现，轻微劳动即作，程度稍重，尚可耐受，休息可缓解 4分　心中不自主悸动，程度较重，休息亦不安静
S3120000	胁痛 □1有 □2无	S3120010 □胀痛、走窜痛、闷痛	□1无　1分　无症状或体征 □2轻　2分　胁部胀痛，程度较轻，不影响工作和生活 □3中　3分　胁部胀痛，捶打后可缓解，影响工作 □4重　4分　胁部胀痛，不可俯身，持续不解 □喜温 S3120011　□喜凉 S3120012 □喜按 S3120013　□拒按 S3120014 □无特殊 S3120015
		S3120020 □刺痛、固定痛	□1无　1分　无症状或体征 □2轻　2分　胁部刺痛，为时短暂，不影响工作和生活 □3中　3分　胁部刺痛，时发时止，影响工作 □4重　4分　胁部如锥刺样疼痛，持续不解 □喜温 S3120021　□喜凉 S3120022 □喜按 S3120023　□拒按 S3120024 □无特殊 S3120025
		S3120030 □绞痛	□1无　1分　无症状或体征 □2轻　2分　胁部偶有绞痛，为时较短，不影响工作和生活 □3中　3分　胁部绞痛，时发时止，影响工作 □4重　4分　胁部刀割样疼痛，持续不解，大汗淋漓

续表

代码	四诊信息	入选时	分级	
S3120000	胁痛 □1有 □2无	S3120030 □绞痛	□喜温 S3120031 □喜凉 S3120032 □喜按 S3120033 □拒按 S3120034 □无特殊 S3120035	
		S3120040 □隐痛	□1无 □2轻 □3中 □4重	1分 无症状或体征 2分 胁部隐痛，程度较轻，不影响工作和生活 3分 胁部隐痛，时发时止，喜揉按，影响工作 4分 胁部隐痛，持续不解，使人心烦不安
			□喜温 S3120041 □喜凉 S3120042 □喜按 S3120043 □拒按 S3120044 □无特殊 S3120045	
S3110000	胸痛 □1有 □2无	S3110010 □胀痛、走窜痛、闷痛	□1无 □2轻 □3中 □4重	1分 无症状或体征 2分 胸部胀痛，程度较轻，不影响工作和生活 3分 胸部胀痛，时发时止，捶打后方舒 4分 胸部胀痛，持续不解，屈身不能，捶打后仍不解
			□喜温 S3110011 □喜凉 S3110012 □喜按 S3110013 □拒按 S3110014 □无特殊 S3110015	
		S3110020 □刺痛、固定痛	□1无 □2轻 □3中 □4重	1分 无症状或体征 2分 胸部刺痛，为时短暂，仅几秒钟，不影响工作和生活 3分 胸部刺痛，时发时止，影响工作 4分 胸部刺痛如锥刺，持续不解，伴大汗淋漓
			□喜温 S3110021 □喜凉 S3110022 □喜按 S3110023 □拒按 S3110024 □无特殊 S3110025	
		S3110030 □灼痛	□1无 □2轻 □3中 □4重	1分 无症状或体征 2分 胸部偶有烧灼样疼痛，不影响工作和生活 3分 胸部烧灼样疼痛，时发时止，影响工作 4分 胸部如烧灼，喜冷恶热，坐卧不宁
			□喜温 S3110031 □喜凉 S3110032 □喜按 S3110033 □拒按 S3110034 □无特殊 S3110035	

续表

代码	四诊信息	入选时		分　　级
S3110000	胸痛 □1有 □2无	S3110040 □绞痛	□1无	1分　无症状或体征
			□2轻	2分　胸部偶有绞痛，为时较短，不影响工作和生活
			□3中	3分　胸部绞痛，时发时止，影响工作
			□4重	4分　胸部刀割样疼痛，持续不解，大汗淋漓
			□喜温 S3110041　□喜凉 S3110042 □喜按 S3110043　□拒按 S3110044 □无特殊 S3110045	
		S3110050 □隐痛	□1无	1分　无症状或体征
			□2轻	2分　胸部隐隐作痛，程度较轻，不影响工作和生活
			□3中	3分　胸部隐痛，时发时止，影响工作
			□4重	4分　胸部隐痛，持续不解，使人心烦不安
			□喜温 S3110051　□喜凉 S3110052 □喜按 S3110053　□拒按 S3110054 □无特殊 S3110055	
S3303300	腹胀	□1无		1分　无症状或体征
		□2轻		2分　轻微腹胀，时作时止，不影响工作及生活
		□3中		3分　腹胀不适，时有发作，影响工作及生活
		□4重		4分　腹胀，持续不止，常需服药缓解
S3321600	小便清长	□1无		1分　无症状或体征
		□2轻		2分　小便清澈，成人日尿量2 000~3 000ml
		□3中		3分　小便清澈，成人日尿量3 000~4 000ml
		□4重		4分　小便清澈，成人日尿量4 000ml以上
S3321200	小便不畅	□1无		1分　无症状或体征
		□2轻		2分　排尿时有不畅感觉，然不影响尿液排出
		□3中		3分　排尿不畅，小便滴沥而出
		□4重		4分　排尿不通，小腹胀痛
S3321900	尿后余沥	□1无		1分　无症状或体征
		□2轻		2分　排尿后仍有点滴而出，能通畅排出
		□3中		3分　排尿后仍有点滴而出，排出欠畅
		□4重		4分　排尿后仍有尿意，但难排出
S3322000	夜间多尿	□1无		1分　无症状或体征
		□2轻		2分　夜尿增多，需起夜2~3次
		□3中		3分　夜尿增多，需起夜4~5次
		□4重		4分　夜尿增多，需起夜6次以上

续表

代码	四诊信息	入选时	分　级
S3321500	小便黄赤	□1 无 □2 轻 □3 中 □4 重	1 分　无症状或体征 2 分　小便色黄 3 分　小便深黄 4 分　小便黄赤，如浓茶色
S3320100	便秘	□1 无 □2 轻 □3 中 □4 重	1 分　无症状或体征 2 分　粪便干结，用力尚可排出，未排便时间 2~3 天 3 分　粪便干结，用力也难排出，未排便时间 4~6 天 4 分　粪便干结，极难排出，经常需用通便药物，未排便时间超过 6 天
S3322800	阳痿	□1 无 □2 轻 □3 中 □4 重	1 分　无症状或体征 2 分　阳事虽举，坚而不久，性交勉强 3 分　阳事虽举，举而不坚，性交困难 4 分　阳事不举，完全不能性交
S3340170	绝经	□1 是 □2 否	
S3340110	月经先期	□1 无 □2 轻 □3 中 □4 重	1 分　无症状或体征 2 分　月经先期 8~9 天 3 分　月经先期 10~12 天 4 分　月经先期 13 天以上
S3340120	月经后期	□1 无 □2 轻 □3 中 □4 重	1 分　无症状或体征 2 分　月经后期 8~9 天 3 分　月经后期 10~12 天 4 分　月经后期 13 天以上
S3340210	月经量多	□1 无 □2 轻 □3 中 □4 重	1 分　无症状或体征 2 分　经血量较平时略多 3 分　经血量较平时明显增多 4 分　经血量较平时多，来势较涌
S3340330	月经紫暗	□1 无 □2 轻 □3 中 □4 重	1 分　无症状或体征 2 分　经血呈深红色 3 分　经血呈紫红色 4 分　经血呈酱油色
备注			描述：
			描述：

舌、脉象（先选择是否为正常舌象，如属正常舌象，则不需填写异常舌象）

代码			舌脉	入选时	分　级
S1070300			正常舌象	□1是 □2否	指淡红舌，薄白苔
舌体	舌色	S1070111	舌淡白	□1无 □2轻 □3中 □4重	1分　无症状或体征 2分　较常人舌色略淡 3分　舌质淡红色，缺少血色 4分　舌质白无血色
		S1070112	舌红	□1无 □2轻 □3中 □4重	1分　无症状或体征 2分　舌色偏红，略深于常人 3分　舌红如血，色泽鲜明 4分　舌质红绛呈暗红色
		S1070113	舌绛	□1无 □2轻 □3中 □4重	1分　无症状或体征 2分　舌绛不超过舌体的1/5 3分　舌绛，范围在舌体的1/5~1/2 4分　舌绛，范围超过舌体的1/2
		S1070114	舌青	□1无 □2轻 □3中 □4重	1分　无症状或体征 2分　舌体微青，隐隐约约 3分　舌体部分呈现青色 4分　舌体大部分呈现青色
		S1070115	舌紫	□1无 □2轻 □3中 □4重	1分　无症状或体征 2分　舌微紫暗，隐隐约约 3分　舌体部分呈现紫暗色 4分　舌体大部分呈现紫暗色
		S1070126	舌生瘀斑	□1无 □2轻 □3中 □4重	1分　无症状或体征 2分　舌体瘀点、瘀斑1~5处 3分　舌体瘀点、瘀斑6~10处 4分　舌体瘀点、瘀斑10处以上
	舌形	S1070124	舌干	□1无 □2轻 □3中 □4重	1分　无症状或体征 2分　舌体少津，舌面微干 3分　舌质干燥无津，扪之不润 4分　舌干裂无津，扪之燥涩
		S1070123	胖大舌	□1无 □2轻 □3中 □4重	1分　无症状或体征 2分　舌体轻度虚浮，舌边齿痕不显 3分　舌体虚浮肿大，舌边齿痕明显 4分　舌体虚浮肿大，舌边深布较多齿痕

续表

代码			舌脉	入选时	分级
舌体	舌形	S1070122	瘦薄舌	□1无 □2轻 □3中 □4重	1分 无症状或体征 2分 舌体瘦小,体积不及正常人的2/3 3分 舌体瘦小,体积不及正常人的1/2 4分 舌体瘦小,体积不及正常人的1/3
	舌态	S1070134	舌颤	□1无 □2轻 □3中 □4重	1分 无症状或体征 2分 舌颤偶发,短暂即过 3分 舌颤时作时止 4分 舌颤不停
	舌下络脉	S1070140	舌下青筋	□1无 □2轻 □3中 □4重	1分 无症状或体征 2分 稍迂曲紫暗,或伴散在瘀点 3分 比较迂曲紫暗,呈紫色网状 4分 明显迂曲紫暗,如紫珠状的瘀血结节
舌苔	苔质	S1070212	厚苔	□1无 □2轻 □3中 □4重	1分 无症状或体征 2分 舌苔较厚,尚可隐约见底,见于舌根部 3分 舌苔厚不见底,见于舌中心及根部 4分 舌苔厚不见底,布满舌面
		S1070217	腻苔	□1无 □2轻 □3中 □4重	1分 无症状或体征 2分 苔薄腻,见于舌中心 3分 苔黏腻细密,见于舌中心及根部 4分 苔厚腻,布满舌面
		S1070218	舌苔剥脱	□1无 □2轻 □3中 □4重	1分 无症状或体征 2分 舌苔剥脱面积不超过舌面的1/5 3分 舌苔剥脱面积在舌面的1/5~1/2之间 4分 舌苔剥脱面积超过舌面的1/2
	苔色	S1070221	白苔	□1无 □2轻 □3中 □4重	1分 无症状或体征 2分 舌苔薄白,如罩薄雾 3分 舌苔色白,如洒乳汁 4分 舌苔厚白,如堆霜雪
		S1070222	黄苔	□1无 □2轻 □3中 □4重	1分 无症状或体征 2分 舌苔呈浅黄色或黄中带白 3分 舌苔呈菊黄色,较鲜明 4分 舌苔呈赭黄色,或焦黄色
		S1070223	灰黑苔	□1无 □2轻 □3中 □4重	1分 无症状或体征 2分 舌苔呈浅灰色,见于舌中心 3分 舌苔呈灰黑色,见于舌中心及根部 4分 舌苔呈黑色,布满舌面

续表

代码	舌脉	入选时	分级
S4010600	细脉	□1 无 □2 轻 □3 中 □4 重	1 分　无症状或体征 2 分　脉较细，应指如线 3 分　脉极细，应指如丝 4 分　脉细微而弱，似有似无
S4010400	数脉	□1 无 □2 轻 □3 中 □4 重	1 分　无症状或体征 2 分　脉率 90~100 次 /min 3 分　脉率 101~120 次 /min 4 分　脉率 121~140 次 /min
S4011300	弦脉	□1 无 □2 轻 □3 中 □4 重	1 分　无症状或体征 2 分　脉端直而长，弦中带柔 3 分　脉端直而长，指下挺然，如按琴弦 4 分　脉端直而长，指下挺然，如新张弓弦
S4010900	滑脉	□1 无 □2 轻 □3 中 □4 重	1 分　无症状或体征 2 分　应指较圆滑，有流利之感 3 分　流利圆滑，往来前即应指而还 4 分　流利圆滑极明显，如珠走盘
备注		描述：	
		描述：	
		描述：	

治疗二周至一月内情况：（暂时省略）

Ⅵ　实验室检查：

说明：①请将各项检查结果按表中要求填好，根据具体数值所在范围，在相应分级□中打 ×，属正常范围者，在正常一档□中打 ×。②以近期检查的结果为准，所测项目与入选时点相差不超过一周。③对照组实验室检查同高血压组。④黑色加粗线以上为必查项目，线以下为选查项目，根据对各单位检查数量要求进行检查并录入。⑤若参加单位实验室指标与表中有出入，请在表中填写正常值范围，并按照工作手册中分级原则进行分级。

一、血脂分析（S5010000）

代码	指标	结果 / $mmol \cdot L^{-1}$	正常值	参考分级			
				正常	异常		
				1 分	2 分	3 分	4 分
S5010100	总胆固醇			☐ <5.20	5.20~5.71	5.72~7.00	>7.01
S5010200	甘油三酯			☐ <1.70	1.70~2.20	2.21~2.71	>2.71
S5010300	高密度脂蛋白			☐ >1.04	1.04~0.91	0.90~0.70	<0.70
S5010400	低密度脂蛋白			☐ <3.12	3.12~3.63	3.64~4.00	>4.01
医院名称				参加医院分级			
S5010100	总胆固醇						
S5010200	甘油三酯						
S5010300	高密度脂蛋白						
S5010400	低密度脂蛋白						

二、血生化（S5060000）

代码	指标	结果 / $mmol \cdot L^{-1}$	正常值	正常	异常		
				1 分	2 分	3 分	4 分
S5060100	静脉空腹血糖			☐ <5.6	☐ 5.6~6.9	☐ 7.0~10.1	☐ >10.1
医院名称				参加医院分级			
S5060100	静脉空腹血糖						

三、尿常规（S5020000）

代码	指标	结果	单位	正常	异常		
				1 分	2 分	3 分	4 分
S5020100	尿蛋白		定性	☐ –	☐ +	☐ ++	☐ >+++

四、心电图（S5030000）

代码	指标	结果	正常	异常		
S5030100	左室高电压		1 分	2 分	3 分	4 分
S5030200	左房肥大		☐正常	☐左室高电压	☐左房肥大	☐左室肥厚伴劳损，左房负荷重
S5030300	左室肥厚伴劳损，左房负荷重		其余异常：			

续表

五、心脏彩超（S5040000）				
代码	指标	结果		单位
S5040100	左房内径			mm
S5040200	左室舒张末期内径			mm
S5040300	主动脉根部内径			mm
S5040400	室间隔厚度			mm
S5040500	左室后壁厚度			mm
分级	1 分	2 分	3 分	4 分
	□正常	□舒张功能下降	□左房扩大	□室间隔 / 左室后壁厚度 >1.2

六、动态血压（S5050000）						
代码	指标	单位	□ 1 分	□ 2 分	□ 3 分	□ 4 分
S5050100	昼平均血压	mmHg	≤135/85	136~155/86~95	156~175/96~105	≥175/105
S5050200	夜平均血压	mmHg	≤125/75	126~145/76~85	146~165/86~95	≥165/95
S5050300	夜昼比值	结果：□ <0.9　　□ ≥0.9				

健康状况调查问卷

本调查是要询问患者对自己健康状况的看法。调查得到的信息有助于患者掌握自己的感觉及为控制自身血压能保持在理想水平，须在日常活动时注意哪些事项。

请医生询问患者问题后在下面列出的答案中选择。如果患者回答没有把握，请医生根据回答尽量给出最近似的答案。

1.（SF120100）总的说来，您的健康状况是：

□非常好　□很好　□好　□一般　□差

2. 以下的一些问题是有关在一天中可能做的日常活动。目前您的健康状况是否限制了这些活动？如果有限制，程度任何？

（1）（SF120201）适度活动，如移动桌子，扫地，做操

□是，有很多限制　□是，有点限制　□不，一点也没限制

（2）（SF120202）上几层楼梯

□是，有很多限制　□是，有点限制　□不，一点也没限制

3. 在过去四个星期里，有多少时间因为您的身体健康原因而使您在工作或日常活动中出现以下这些问题？

（1）（SF120301）只完成原先想要做的一部分事情

□所有时间　□大部分时间　□有部分时间　□少部分时间　□没有

（2）（SF120302）想要做的工作或其他活动的种类受到限制

□所有时间　□大部分时间　□有部分时间　□少部分时间　□没有

4. 在过去四个星期里，有多少时间因为您的情绪原因（如感情压抑或焦虑）而使您在工作或日常活动中出现以下这些问题？

（1）（SF120401）只完成原先想要做的一部分事情

□所有时间　□大部分时间　□有部分时间　□少部分时间　□没有

（2）（SF120402）所做的工作或其他活动不如平时那样仔细

□所有时间　□大部分时间　□有部分时间　□少部分时间　□没有

5.（SF120500）在过去四个星期里，身体上的疼痛影响您的日常工作吗（包括上班工作和家务活动）？

□一点也不受影响　□有一点影响　□有中度影响　□有较大影响　□有极大影响

6. 以下这些问题是有关过去四个星期里您的感觉如何以及您的情况如何。对于每一个问题，请您给出最接近您的感觉的那个答案。在过去四个星期里持续的时间…

（1）（SF120601）您感觉平静吗？

□所有时间　□大部分时间　□有部分时间　□少部分时间　□没有

（2）（SF120602）您精力充沛吗？

□所有时间　□大部分时间　□有部分时间　□少部分时间　□没有

（3）（SF120603）您的情绪低落和压抑吗？

□所有时间　□大部分时间　□有部分时间　□少部分时间　□没有

7.（SF120700）过去四个星期里，有多少时间因为您的健康或情绪的原因影响了您的社交活动（如走亲访友等）？

□所有时间　□大部分时间　□有部分时间　□少部分时间　□没有

数据录入员签字

	时间	备　注	签字
数据录入	/　/		

目标任务单位监查人评定

	时间	备　注	签字
监查	/　/	□1 差　□2 合格　□3 良好　□4 优秀	

目标任务负责人评定

	时间	等　　级	签字
评定	/ /	□1 不合格 □2 合格 □3 良好 □4 优秀	

任务负责单位监查人评定

	时间	等　　级	签字
监查	/ /	□1 差 □2 合格 □3 良好 □4 优秀	

任务负责人评定

	时间	等　　级	签字
评定	/ /	□1 差 □2 合格 □3 良好 □4 优秀	

流程图

项目＼时间		入选当天	两周至一个月后	二个月内	三个月内
筛选病例		√			
一般情况调查		√			
既往病史和治疗史		√			
合并疾病和治疗史		√			
危险因素		√			
体格检查		√	√		
中医四诊信息采集		√	√		
实验室检查	血脂分析	√必做			
	血生化				
	尿常规				
	心电图				
	心脏彩超	√选做			
	动态血压				
健康状况调查问卷		√			
监查员审查				√	
数据录入				√	
目标任务负责人审查					√
调查表提交与存档					√

附录 3

高血压病研究全国范围专家咨询问卷

国家重点基础研究发展计划（973 计划）课题
课题编号：2003CB517101

高血压病研究全国范围专家咨询问卷

项 目 名 称：证候规范及其与疾病、方剂相关的基础研究

课 题 名 称：证候规范与辨证方法体系的研究

课题负责人：王庆国　朱文锋

任 务 名 称：高血压病证候要素研究

任务负责人：申春悌

承 担 单 位：北京中医药大学

问卷制作单位：南京中医药大学常州附属医院

2005 年 11 月

尊敬的专家：

您好！我们是国家重点基础研究发展计划（973 计划）课题的一个项目——证候规范及其与疾病、方剂相关的基础研究（编号：2003CB517101）的研究人员。目前正在对证候规范与辨证方法体系进行研究，其中的一项任务是对高血压病的证候要素进行研究。课题的目的是要提取和确定高血压病临床常见的证候要素，明确各要素的诊断依据及相互关系，探索临床应证组合的规律，从而为建立新的辨证方法体系提供可靠依据，提高诊治水平。

我们在已完成的国家自然科学基金重点项目“证的应用基础研究”（编号：39830460）的基础上，完成了对高血压病的文献调研，建立了专家咨询问卷表，现在进入专家咨询阶段。

您是中医、中西医结合领域的知名专家、学者。我们诚挚地希望您支持我们的咨询工作，请您根据咨询问卷表的具体要求填写问卷的各项内容。我们希望能在预定的时间内收到您填写好的问卷。

我们感谢您对我们的研究工作给予的大力支持。

北京中医药大学“证候规范与辨证方法体系的研究”课题组

2005 年 11 月

专家情况简表

专　家　姓　名：________________________

专家所在单位名称：________________________

专家所从事的专业：________________________

专家工作侧重的方向：______________________

□教学　□临床　□科研　□编辑 / 编审

（请在相应的方格中打钩）

第一部分
关于高血压病中医证候的专家咨询问卷

参照《中药新药治疗高血压病的临床研究指导原则》和我们在国家自然科学基金重点项目“证的应用基础研究”关于高血压病的证候诊断标准研究结果，我们列出了以下证候，请根据您丰富的临床经验在所列出的证候中，按患者出现证候的频数多少，用钢笔或签字笔在相应的格子中打钩。如果您认为还有需要添加其他的证候，请您添加在证候栏目的空格中。

高血压病患者中医证候临床出现频数问询表

证候	最常见	较常见	常见	较少见	少见
肝阳上亢证					
肝肾阴虚证					
肝火上炎证					
脾虚浊阻证					
痰浊壅盛证					
痰瘀阻络证					
冲任失调证					
阴阳失和证					

续表

证候	最常见	较常见	常见	较少见	少见
阴阳两虚证					
阴虚阳亢证					
痰浊内阻证					
痰郁气虚证					
痰火上扰证					

第二部分
关于高血压病四诊信息的专家咨询问卷

根据我们对高血压病的文献调研和我们在国家自然科学基金重点项目“证的应用基础研究”关于高血压病的研究结果，我们列出了以下四诊信息，请根据您丰富的临床经验在所列出的四诊信息中，按患者出现的频数的多少，用钢笔或签字笔在相应的格子中打钩。如果您认为还有需要添加其他的四诊信息，请您添加在四诊信息栏目的空格中。

高血压病患者四诊信息出现频数问询表

一、临床症状	最常见	较常见	常见	较少见	少见
眩晕					
失眠					
胸闷					
疲倦乏力					
心悸					
头痛					
目眩					
口干					
口苦					
耳鸣					
纳少					
胸痛					
形体肥胖					

续表

一、临床症状	最常见	较常见	常见	较少见	少见
头胀					
腰膝酸软					
健忘					
头重					
胸膈满闷					
面红					
视力模糊					
气短					
食少					
多梦					
便秘					
腹胀					
腰酸					
精神萎靡					
面色无华					
目赤					
目胀					
心烦易怒					
小便黄赤					
口淡					
盗汗					
呕吐痰涎					
畏寒肢冷					
夜尿频					

续表

二、舌象	最常见	较常见	常见	较少见	少见
舌红					
舌胖					
舌瘦					
舌裂					
舌生瘀斑					
舌红少津					
舌紫暗					
舌红绛					
舌下青筋					
舌苔白					
舌苔黄					
舌苔薄					
舌苔厚					
舌苔黑					
舌淡白					
舌苔腻					
舌苔干					
舌苔少 / 无					
舌苔滑					

续表

三、脉象	最常见	较常见	常见	较少见	少见
弦脉					
细脉					
滑脉					
数脉					
沉脉					
浮脉					
弱脉					
结脉					
代脉					
迟脉					
促脉					
涩脉					
虚脉					
洪脉					
细数脉					
弦细数脉					
结代脉					
沉细弱脉					

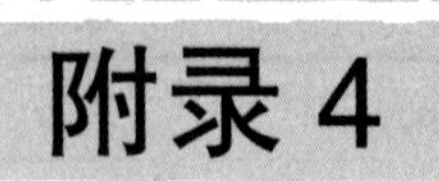

附录 4

研究历程回眸

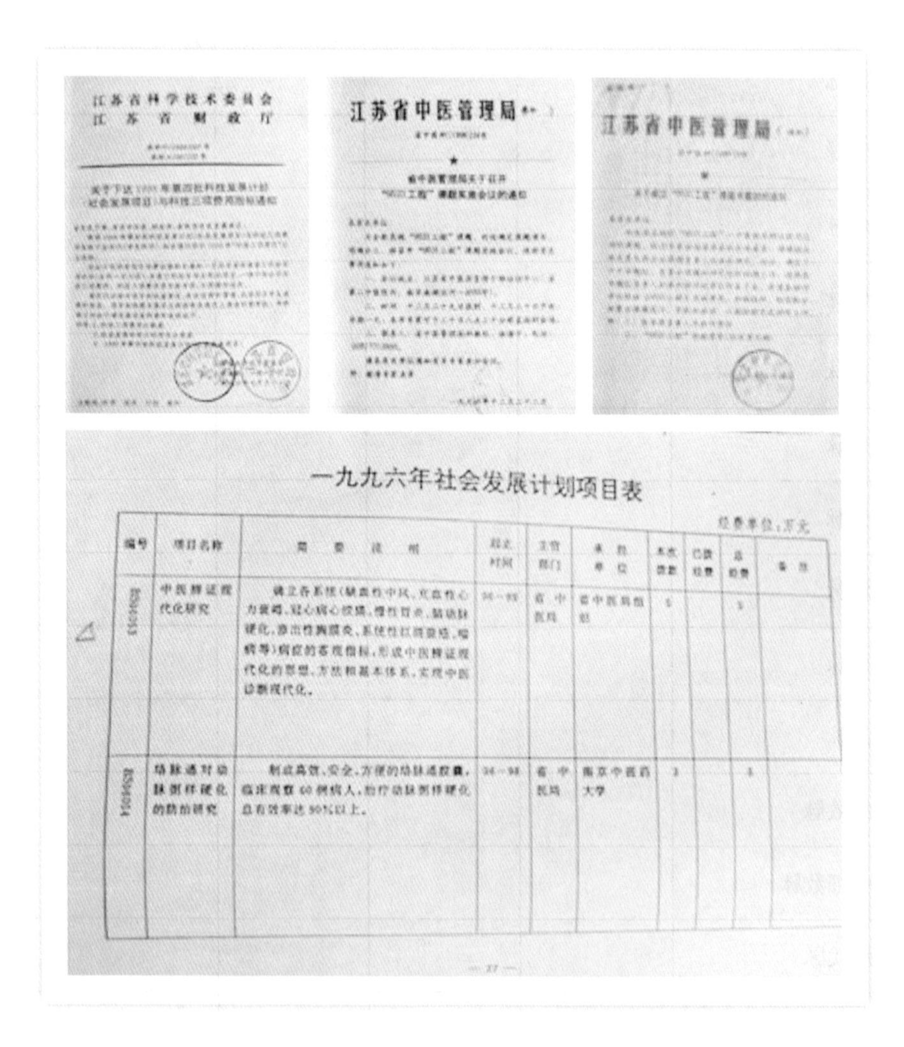

江苏省科学技术委员会
江苏省财政厅

江苏省中医管理局

江苏省中医管理局

一九九六年社会发展计划项目表

经费单位：万元

编号	项目名称	简要说明	起止时间	主管部门	承担单位	本次拨款	已拨经费	总经费	备注
BS96053	中医辨证现代化研究	建立各系统（缺血性中风、充血性心力衰竭、冠心病心绞痛、慢性胃炎、脑动脉硬化、渗出性胸膜炎、系统性红斑狼疮、哮喘等）病症的客观指标，形成中医辨证现代化的思想、方法和基本体系，实现中医诊断现代化。	96—99	省中医局	省中医局组织	5		5	
BS96054	络脉通对动脉粥样硬化的防治研究	制成高效、安全、方便的络脉通胶囊，临床观察60例病人，治疗动脉粥样硬化总有效率达90%以上。	96—98	省中医局	南京中医药大学	3		3	

1995—1996 年，江苏省科学技术委员会、江苏省中医管理局立项

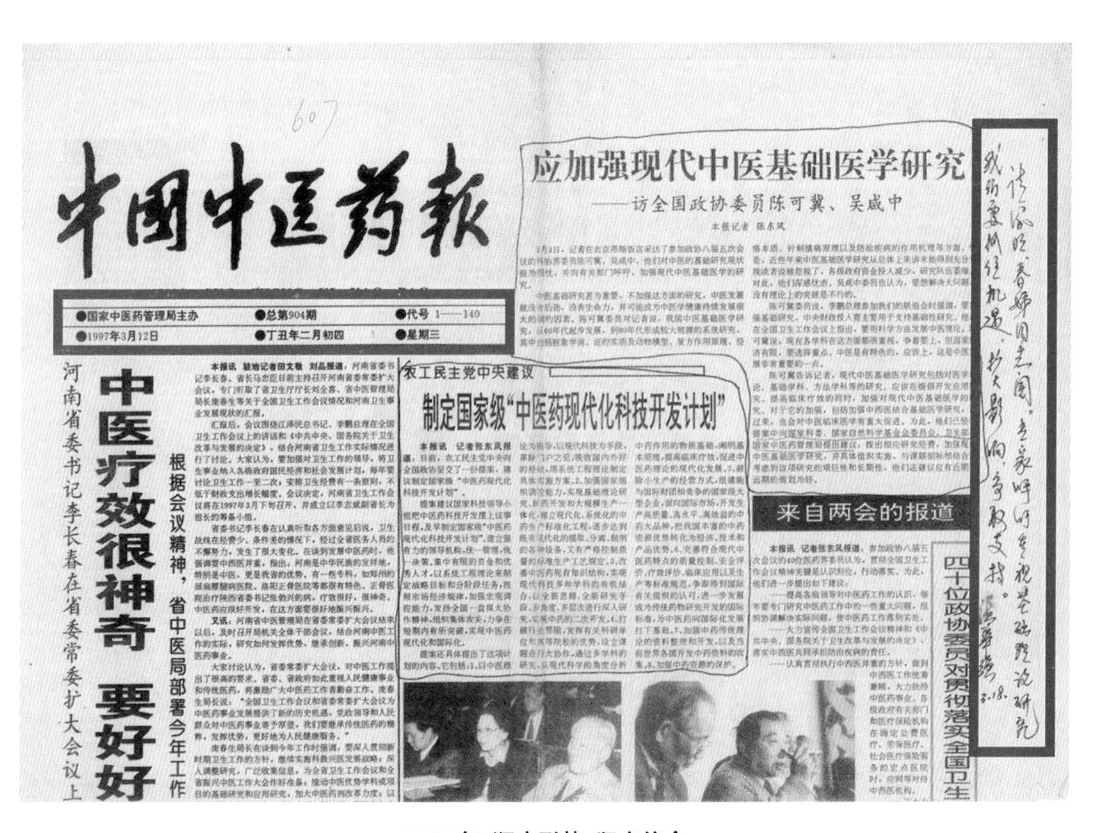

中国中医药报

●国家中医药管理局主办　●总第904期　●代号 1——140

●1997年3月12日　●丁丑年二月初四　●星期三

应加强现代中医基础医学研究

——访全国政协委员陈可冀、吴咸中

本报记者 张东风

河南省委书记李长春在省委常委扩大会议上

中医疗效很神奇 要好好

根据会议精神，省中医局部署今年工作

农工民主党中央建议

制定国家级“中医药现代化科技开发计划”

来自两会的报道

四十位政协委员对贯彻落实全国卫生

1997 年，顺应形势，坚定信念

国家中医药管理局文件

国中医药科〔1998〕7号

关于下达国家中医药管理局科研基金1997-1998年度第二批重点课题计划及经费的通知

各省、自治区、直辖市卫生厅（局）、中医（药）管理局、医药管理局（总公司），总后卫生部，本局直属单位：

国家中医药管理局科研基金1997-1998年度重点课题招标评审工作已经完成，此次招标共受理重点课题802项，经专家评审及复核后，共有24项课题列为国家中医药管理局科研基金1997-1998年度第二批重点课题（资助部分）项目。

现将第二批课题计划及1997年课题经费下达给你们，请尽快将课题经费转拨课题承担单位，要注意专款专用，并按有关规定将课题执行情况和经费使用情况上报我局。

请局领导阅，科教处阅处。

局办 98.4.24

国家中医药管理局科研基金1997-1998年度第二批重点课题（资助部分）计划表

课题合同号	课题名称	申请单位	课题负责人
97Z098	防治动脉瘤性SAH后再出血和脑血管痉挛及降低病死率的研究	北京天坛医院	王 硕
97Z099	连翘、黄柏等中药体外抗菌作用检测方法的研究	河北医科大学第二医院	李仲兴
97Z100	补肾纳气法对支气管哮喘固本原理的临床和实验研究	上海中医药大学附属龙华医院	吴银根
97Z101	补肾固表法治疗小儿反复呼吸道感染的研究	上海中医药大学附属曙光医院	虞坚尔
97Z102	活血温肾法对抑制系统性硬皮病的研究	上海市中西医结合医院	[illegible]
97Z103	中医临床辨证现代化研究	江苏省中医管理局	[illegible]
97Z104	丹参创伤修复药膜对创伤修复作用的实验与临床研究	南京中医药大学	潘立群
97Z105	眼科、耳鼻喉科专科辨证体系的建立	湖南中医学院	[illegible]
97Z106	针刺治疗中风中重度吞咽障碍临床研究及其机理探讨	中国中医研究院广安门医院	刘志顺
97Z107	动态监测围绝经期妇女骨丢失与肾虚证的演变规律	中国中医研究院骨伤科研究所	[illegible]
97Z108	宣肺平喘气雾剂治疗发作期哮喘的临床与实验研究	中国中医研究院望京医院	[illegible]
97Z109	清开灵注射液治疗干燥综合征的临床及实验研究	北京中医药大学	[illegible]
97Z110	关于中医药学特色和优势的调查与研究	北京中医药大学	[illegible]
97Z111	"清金得生片"治疗肺癌的新药开发研究	广州中医药大学	周岱翰
97Z112	OBF可吸收骨内固定材料的研究	广州中医药大学	[illegible]
97Z113	模糊信息综合法与DME方法对RA证候识别的比较研究	广州中医药大学	邓兆智
97Z114	内外合治慢性再生障碍性贫血的临床与分子作用机理的研究	广州中医药大学	陈志雄
97Z115	复方丹参片血清药理学研究	广州中医药大学	王宁生
97Z116	青蒿碱抗炎机理——选择性环氧化酶抑制作用的研究	广州中医药大学	王培训
97Z117	补肾活血法防治血管性痴呆的临床与药效研究	中国医学科学院北京协和医院	郭赛珊
97Z118	补肾强督治尪汤提高强直性脊柱炎的临床疗效的研究	中日友好医院	阎小萍
97Z119	养肝息风方药提高帕金森病临床疗效的研究	上海医科大学	蔡定芳
97Z120	针刺对面神经再生机制的探讨	华西医科大学	[illegible]
97Z121	用分子生物学方法探讨凉血散的作用机理	解放军第一军医大学	[illegible]

1998年，国家中医药管理局立项

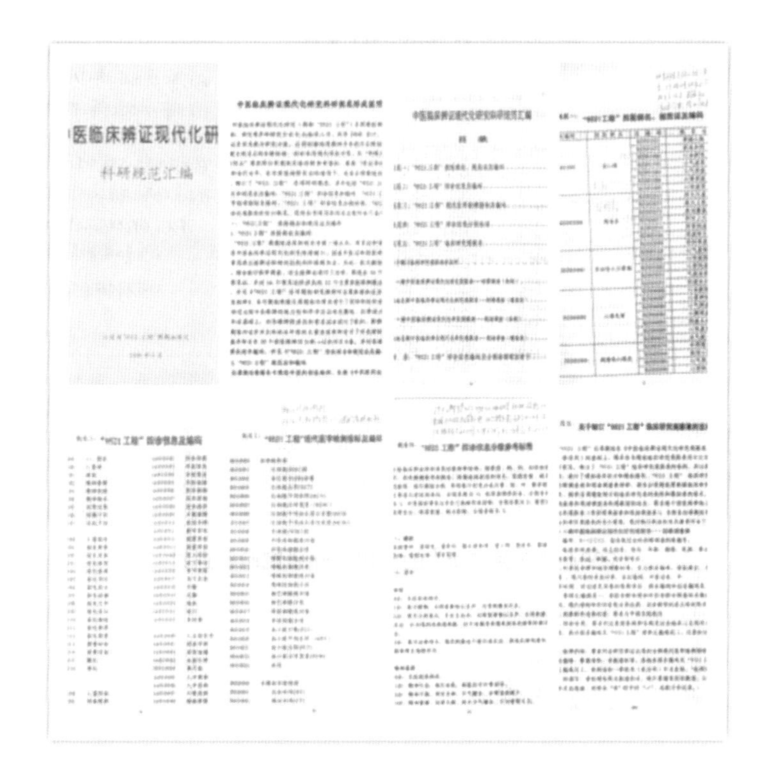

医临床辨证现代化研

科研规范汇编

1998 年,江苏省 9521 工程课题组制定的中医临床辨证现代化研究科研规范汇编

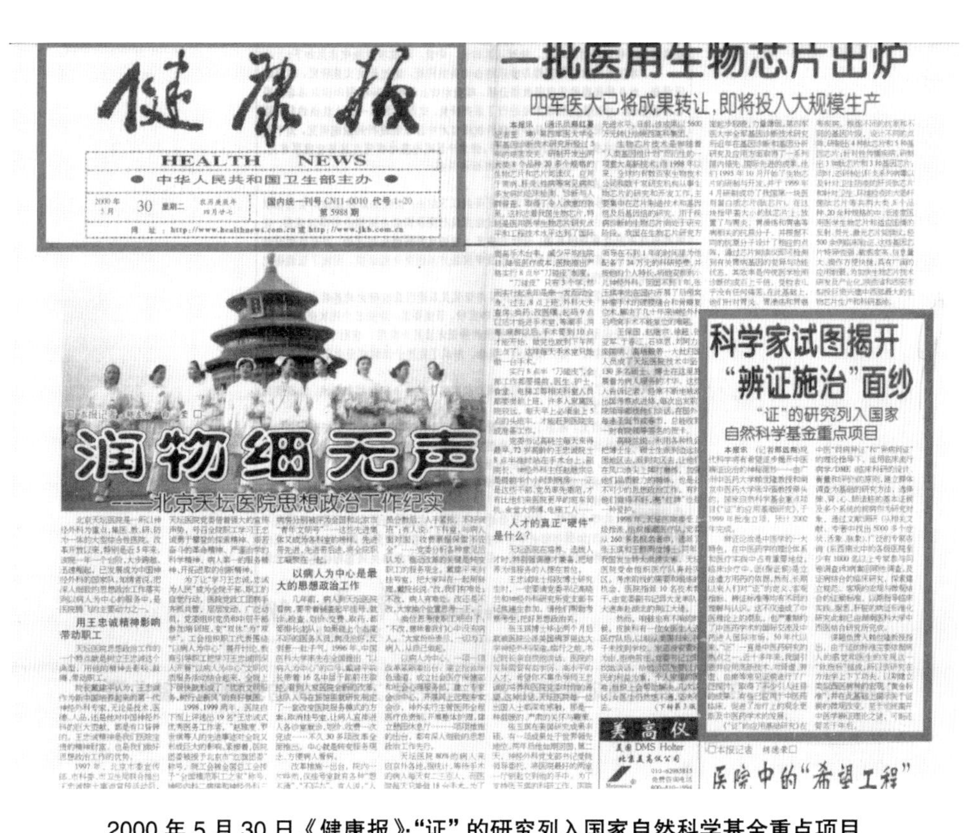

健康报

HEALTH NEWS

中华人民共和国卫生部主办

一批医用生物芯片出炉

四军医大已将成果转让,即将投入大规模生产

润物细无声

——北京天坛医院思想政治工作纪实

用王忠诚精神影响带动职工

人才的真正"硬件"是什么?

科学家试图揭开"辨证施治"面纱

"证"的研究列入国家自然科学基金重点项目

医院中的"希望工程"

2000 年 5 月 30 日,《健康报》:"证" 的研究列入国家自然科学基金重点项目